间充质干细胞与肿瘤

主编 朱 伟 沈 波 陈 云

U0396118

Mesenchymal Stem Cell and Tumors

 东南大学出版社
SOUTHEAST UNIVERSITY PRESS

内容简介

本书全面概述了间充质干细胞（mesenchymal stem cells，MSCs）的来源、分离培养及生物学特性，重点阐述 MSCs 在肿瘤发生、发展中的调控作用与机制，以及在肿瘤诊治应用研究中的最新进展，主要包括 MSCs 自身突变为肿瘤、MSCs 参与肿瘤微环境形成、MSCs 与肿瘤细胞及微环境细胞相互作用促进肿瘤进展、MSCs 相关分子在肿瘤诊疗中的应用，以及 MSCs 在肿瘤药物治疗和免疫治疗中的作用。

本书共分 6 章，内容有 MSCs 概述、MSCs 参与肿瘤微环境形成、MSCs 与肿瘤发生及发展、肿瘤微环境趋化 MSCs 及对肿瘤的作用、MSCs 在肿瘤诊疗评估中的作用及基于 MSCs 的肿瘤治疗策略。希望该书能作为从事肿瘤及干细胞相关基础与临床研究者的指导书。

图书在版编目（CIP）数据

间充质干细胞与肿瘤/朱伟，沈波，陈云主编. --
南京：东南大学出版社，2020.8
ISBN 978-7-5641-9048-4

Ⅰ．①间… Ⅱ．①朱… ②沈… ③陈… Ⅲ．①干
细胞-临床应用-肿瘤-诊疗 Ⅳ．①Q24②R733

中国版本图书馆CIP数据核字(2020)第147448号

间充质干细胞与肿瘤

Jianchongzhi Ganxibao Yu Zhongliu

出版发行	东南大学出版社
社　　址	南京市玄武区四牌楼 2 号（邮编：210096）
出 版 人	江建中
责任编辑	张　慧
经　　销	全国各地新华书店
印　　刷	南京工大印务有限公司
开　　本	700 mm×1000 mm　1/16
印　　张	20.75
字　　数	349 千字
版　　次	2021 年 1 月第 1 版
印　　次	2021 年 1 月第 1 次印刷
印　　数	1～3000 册
书　　号	ISBN 978-7-5641-9048-4
定　　价	120.00 元

东大版图书若有印装质量问题，请直接与营销部联系。电话（传真）：025-83791830

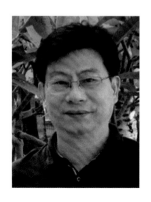

许文荣

二级教授，博士研究生导师，江苏大学临床医学学科带头人，江苏大学医学院院长，江苏省检验医学重点实验室主任，国家一流专业（医学检验技术）带头人，全国高等医学院校医学检验校际协作理事会专家组成员，教育部医学技术类专业指导委员会委员，全国临床生物化学与分子生物学会常务理事，江苏省医学会检验学会主任委员，临床检验杂志荣誉主编，江苏省细胞与发育生物学会副理事长，美国马里兰大学、德州理工大学健康医学中心高级访问学者，国家基金评审专家。江苏省医学优秀重点人才，江苏省"兴卫工程"领军人才和创新团队带头人，江苏省"333"工程中二层次领军学科带头人，江苏省优秀科技创新团队带头人。主持国家自然科学基金项目6项（其中国家自然科学基金重大研究计划1项）、省自然科学基金重点和面上项目10项。已公开发表学术论文300余篇，其中第一和通讯作者SCI收录论文120篇，主要发表在ACS Nano ,Oncogene，Gut， Mol Cancer，Stem Cells ，Theranostics等国际权威刊物上，SCI收录杂志他引3296次。获国家技术发明奖1项，省部级科技成果二、三等奖8项。主编教材和专著6本。

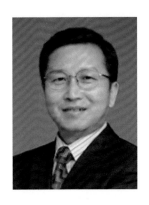

冯继锋

主任医师，教授，博士研究生导师，享受国务院政府特殊津贴，江苏省肿瘤医院党委书记，江苏省肿瘤防治联盟理事长，江苏省抗肿瘤药物临床试验中心主任，江苏省肿瘤科医疗质量控制中心主任。现担任中国抗癌协会肿瘤临床化疗专业委员会主委、中国医师协会肿瘤医师分会副会长、中国医院协会第三届理事、中国抗癌协会淋巴瘤专委会常务委员 CSCO 罕见肿瘤专家委员会副主任委员、CSCO 理事会常务理事、江苏省抗癌协会化疗专业委员会主任委员、江苏省抗癌协会淋巴瘤专业委员会主任委员、江苏省预防医学会肿瘤预防与控制专业委员会主任委员、江苏省医院协会肿瘤医院分会主任委员等。主要从事肺癌、淋巴瘤的基础与临床研究。主持国家自然科学基金面上项目多项，江苏省卫生计生委科教强卫重点学科建设 1 项，荣获中国抗癌协会科技奖二等奖 2 项，江苏省科学技术奖一等奖、三等奖多项。

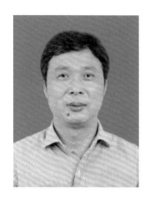

朱伟

医学博士，研究员，博士研究生导师。现任江苏大学医学院医学教育实验中心主任、江苏大学血液病研究所副所长，江苏省免疫学会转化医学专业委员会常务委员及肿瘤诊疗多学科协作学组名誉组长，临床检验杂志常务编委。主要从事干细胞和肿瘤基础与临床研究。目前主持承担国家自然科学基金面上项目三项，江苏省社会发展重大研发项目（临床前沿技术）一项，省自然基金一项。作为主要完成人获中华医学科技奖二等奖一项、教育部自然科学奖二等奖一项、江苏省科技进步三等奖三项、江苏医学科技奖一等奖一项。近年共发表第一作者及通讯作者 SCI 论文 40 余篇，其中单篇 SCI 最高被引用 300 多次、ESI 高被引论文 1 篇。获江苏省优秀教学成果奖（高等教育类）一、二等奖各一项。主编及参加编写教材和专著共 10 余本。

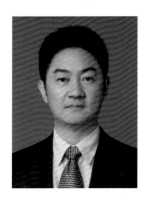

沈波

　　医学博士，主任医师，硕士研究生导师，江苏省有突出贡献中青年专家、"六大人才高峰""333"工程培养人才。现担任国家卫健委能力建设和继续教育专家委员会委员，中国抗癌协会肿瘤临床化疗专业委员会常委，亚太医学生物免疫学会第二届理事会理事、亚太医学生物免疫学会肿瘤学分会常务委员，Journal of Clinical Oncology 中文版编委，江苏省抗癌协会肿瘤复发与转移专业委员会副主委、江苏省免疫学会第五届理事会常务理事 / 副秘书长、转化医学分会主委。从事恶性肿瘤的临床诊治和基础研究工作，主持国家自然科学基金面上项目、江苏省科技厅社会发展项目、江苏省六大人才高峰、吴阶平基金、北京医学奖励基金会等课题二十余项，以第一作者或通讯作者发表 SCI、中文核心期刊论文 80 余篇。

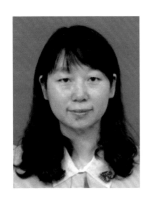

陈云

　　南京医科大学特聘教授，博士生导师，免疫学系主任，免疫微环境与重大疾病研究中心主任。主要从事肿瘤微环境免疫特性及肿瘤免疫治疗研究，阐明免疫细胞分化调控慢性炎症及肿瘤发生发展的分子机制，探讨新的治疗靶点、生物标志物和免疫治疗的可行性。近3年研究结果先后发表于 Science Advances、 Nat Commun、Clin Cancer Res、J Immuno Ther Cancer 等期刊上，主持国家自然科学基金重大研究计划集成培育、面上项目、江苏省社会发展重大项目（临床前沿技术）等省级课题、参与国家重点研发计划"精准医学研究"。研究成果获教育部高校自然科学一等奖、江苏省高校自然科学二等奖、江苏省科技进步一等奖。

　　现任学术兼职为：中华医学会微免分会青年委员、中华医学会病毒学分会青年委员、江苏省抗癌协会肿瘤病因学及流行病专业委员会副主任委员和江苏省免疫学会常务理事。

《间充质干细胞与肿瘤》编写委员会

主　编

朱　伟　江苏大学

沈　波　江苏省肿瘤医院

陈　云　南京医科大学

副主编

王　梅　江苏大学

吴剑秋　江苏省肿瘤医院

赵媛媛　江苏大学

张明顺　南京医科大学

编　者

（按姓氏笔画排序）

丁　颖　江苏大学

王　梅　江苏大学

王倩倩　江苏大学

王新龙　山东潍坊市中医院

仇　荣　上海市第六人民医院东院

朱　伟　江苏大学

孙　丽　江苏大学

杨　芳　连云港市妇幼保健院

吴剑秋　江苏省肿瘤医院

沈　波　江苏省肿瘤医院

张明顺　南京医科大学

陈　云　南京医科大学

陈　斌　江苏大学

赵媛媛　江苏大学

郭书伟　江苏大学

郭芹瑜　江苏大学

黄佳圆　江苏省肿瘤医院

韩奕文　江苏卫生健康职业学院

主　审

许文荣　江苏大学

冯继锋　江苏省肿瘤医院

前　言

　　具有多向分化潜能和免疫调节功能的间充质干细胞（mesenchymal stem cells，MSCs）是组织再生、区域免疫和肿瘤微环境的重要细胞成分。近年来研究表明 MSCs 可以作为肿瘤微环境的主要细胞成分对肿瘤的进展及治疗起到关键作用。肿瘤微环境中 MSCs、免疫细胞及相关细胞因子相互作用促进了肿瘤免疫逃避、转移和耐药。肿瘤的综合治疗应该考虑到肿瘤细胞以外的微环境细胞，其中与肿瘤生长、转移、耐药及肿瘤免疫调控相关的肿瘤 MSCs 的研究不断取得进展，有望为临床肿瘤免疫治疗提供新的靶点。

　　肿瘤免疫与肿瘤代谢是目前肿瘤研究的前沿和热点，在这一领域还有许多科学问题需要探讨。本书总结了编者多年来一直致力于 MSCs 与肿瘤的研究成果，具有鲜明的研究特色，并结合肿瘤代谢与肿瘤免疫治疗的研究进展较系统地介绍了有关 MSCs 参与肿瘤微环境形成及相互作用，MSCs 肿瘤免疫调控在肿瘤发生及发展中的作用及基于 MSCs 的肿瘤治疗策略，为肿瘤微环境区域免疫特征研究提供了一个新思路，将有助于我们更好地理解肿瘤发生发展的分子机制，并为通过干预免疫反应来抑制肿瘤发展这一新的癌症防治策略提供理论依据与药物靶点。

　　本书基础医学、细胞生物学及临床肿瘤学等各学科交叉，聚焦于 MSCs 与肿瘤进展及免疫调控与免疫治疗研究。本书可作为干细胞及肿瘤基础与临床研究者的一本参考书。

　　本书得到了江苏大学医学院、江苏省肿瘤医院及南京医科大学同行们的大力支持，出版过程得到了国家自然科学基金（81972313，81972822）及江苏省社会发展重大研发项目（临床前沿技术，BE2017694）资助。编者在编写本书过程中参考了大量文献，对相关文献作者表示衷心感谢！也向为本书出版付出辛勤劳动的东南大学出版社有关同志致以诚挚的感谢！

编者

2020 年 7 月

目　录

第一章　间充质干细胞概述

第一节　间充质干细胞的来源和发现 …………………………………001

第二节　骨髓间充质干细胞分离培养及鉴定 …………………………002

第三节　骨髓间充质干细胞的生长特性及细胞化学特点 …………007

第四节　间充质干细胞调控因子 …………………………………………009

第五节　肿瘤微环境间充质干细胞的分离及生物学特性 …………012

第六节　间充质干细胞的多向分化特性及临床应用潜能 …………016

参考文献 …………………………………………………………………………018

第二章　间充质干细胞参与肿瘤微环境形成

第一节　间充质干细胞与细胞外基质重构 …………………………022

第二节　间充质干细胞与肿瘤血管生成 ………………………………031

第三节　间充质干细胞与免疫抑制微环境形成 ……………………039

参考文献 …………………………………………………………………………048

第三章　间充质干细胞与肿瘤发生及发展

第一节　间充质干细胞突变肿瘤细胞及体内致瘤 …………………059

第二节　间充质干细胞与肿瘤生长及转移 …………………………068

第三节　间充质干细胞与肿瘤耐药 ……………………………………089

第四节　间充质干细胞与肿瘤代谢 ┈┈┈┈┈┈┈┈┈┈┈┈┈┈┈┈┈095

第五节　间充质干细胞与肿瘤免疫 ┈┈┈┈┈┈┈┈┈┈┈┈┈┈┈┈┈105

参考文献 ┈┈┈┈┈┈┈┈┈┈┈┈┈┈┈┈┈┈┈┈┈┈┈┈┈┈┈┈┈┈┈115

第四章　肿瘤微环境趋化间充质干细胞及对肿瘤的作用

第一节　间充质干细胞肿瘤趋向性及抗肿瘤治疗 ┈┈┈┈┈┈┈144

第二节　肿瘤招募、趋化间充质干细胞的主要方式 ┈┈┈┈┈┈┈151

第三节　间充质干细胞转分化为肿瘤相关基质细胞 ┈┈┈┈┈┈┈160

第四节　肿瘤相关间充质干细胞在肿瘤进展中的作用 ┈┈┈┈┈174

参考文献 ┈┈┈┈┈┈┈┈┈┈┈┈┈┈┈┈┈┈┈┈┈┈┈┈┈┈┈┈┈┈┈191

第五章　间充质干细胞在肿瘤诊疗评估中的作用

第一节　间充质干细胞在肿瘤诊断中的应用 ┈┈┈┈┈┈┈┈┈┈┈228

第二节　间充质干细胞与肿瘤监测 ┈┈┈┈┈┈┈┈┈┈┈┈┈┈┈┈┈238

第三节　间充质干细胞与肿瘤治疗反应性 ┈┈┈┈┈┈┈┈┈┈┈┈┈242

第四节　间充质干细胞与肿瘤预后 ┈┈┈┈┈┈┈┈┈┈┈┈┈┈┈┈┈252

参考文献 ┈┈┈┈┈┈┈┈┈┈┈┈┈┈┈┈┈┈┈┈┈┈┈┈┈┈┈┈┈┈┈259

第六章　基于间充质干细胞的肿瘤治疗策略

第一节　间充质干细胞作为药物载体治疗肿瘤 ┈┈┈┈┈┈┈┈┈275

第二节　基因工程间充质干细胞治疗肿瘤 ┈┈┈┈┈┈┈┈┈┈┈┈┈281

第三节　间充质干细胞来源的细胞外囊泡与肿瘤治疗 ┈┈┈┈┈295

第四节　间充质干细胞与肿瘤免疫治疗 ┈┈┈┈┈┈┈┈┈┈┈┈┈┈297

第五节　间充质干细胞肿瘤治疗安全性评价 ┈┈┈┈┈┈┈┈┈┈┈308

参考文献 ┈┈┈┈┈┈┈┈┈┈┈┈┈┈┈┈┈┈┈┈┈┈┈┈┈┈┈┈┈┈┈309

第一章　间充质干细胞概述

间充质干细胞（mesenchymal stem cell，MSC）是骨髓中除造血干细胞以外的另一种干细胞，MSC 主要存在于骨髓基质中，约占骨髓有核细胞的 0.001%～0.01%。不同于骨髓造血干细胞，MSC 属于非造血组织的间质干细胞，具有多向分化潜能，可分化为多种组织和细胞，包括骨、软骨、脂肪、肌肉、神经细胞、胰岛细胞和心肌细胞等。MSC 分离纯化容易，可长期传代培养，具有多向分化潜能及定向迁移特点，在组织工程、细胞治疗、基因治疗和再生医学中具有广泛的应用前景。近期研究表明，MSC 可存在于骨髓以外的多种组织，尤其可存在于肿瘤组织，对肿瘤的发生发展及治疗起到重要作用，本章主要介绍 MSC 的来源、骨髓及肿瘤组织 MSC 的分离培养及其生物学特性，为更好地理解 MSC 的生物学作用及临床应用潜能提供帮助。

第一节　间充质干细胞的来源和发现

MSC 最早发现于骨髓中。在 19 世纪中叶，德国病理学家 Julius Friedrich Cohneim[1] 在研究创伤愈合时提出了骨髓中可能存在非造血组织干细胞的观点。1976 年，Friedenstein 等[2] 研究证实骨髓中除含有造血干细胞外，还含有梭形的集落形成成纤维祖细胞或成纤维集落形成单位（fibroblast colony-forming unit，CFU-F），这些细胞在体内处于休眠状态，而在体外适当条件的刺激下可以进入细胞周期，从而形成类似于骨或软骨碎片的细胞集落。将 CFU-F 移植到宿主动物体内能形成异位小骨。在此基础上，Friedenstein 等于 1987 年又发现在塑料培养皿中培养的贴壁骨髓单个核细胞在一定条件下可分化为成骨细胞、成软骨细胞、脂肪细胞和成肌细胞，而且这些细胞扩增 20～30 代后仍能保持其多向分化潜能，并将之称为骨髓多能基质干细胞（marrow pluripotent stromal stem cells）。之后，一系列研究报道从骨髓中分离到的这些有黏附贴壁能力的非造血干细胞可分化成多种成熟的间质细胞。1991 年 Caplan[3] 将之命名为骨髓 MSC（BMMSC）。目前对这些细胞还没有统一的命名。最初，因它们呈成纤维细胞样外观而被称为集落形成单位成纤维细胞（colony forming units fibroblasts）、骨髓基质成纤维细胞（bone marrow stromal fibroblasts）；由于来源于骨髓基质，故又称骨髓基质细胞（bone marrow stromal cells）、骨髓基质干细胞（bone marrow stromal stem cell）；然而，骨髓基质细胞常泛指组成骨髓基质中的所有细胞，主要包括成纤维细胞、脂肪细胞、巨噬细胞等等，并非所有的 CFU-F 都是 MSC。2001 年 Minguell 等[4] 将 MSC 概括为：存在于骨髓基质内的非造血细胞来源的细胞亚群，它们可以在体外扩增，在体外经诱导后最终分化为成骨细胞、软骨细胞、脂肪细胞、肌腱细胞、肌管、神经细胞与支持造血干细胞的基质。后来许多研究显示，骨髓以外的其他组织中也广泛存在着 MSC，骨髓基质内的 MSC 则是 MSC 大家族的一员或亚类，各 MSC 之间存在明显的异质性，Okamoto 等[5] 利用永生性 MSC 细胞株研究表明，MSC 是由一组不同分化潜能的细胞组成的，进一步说明 MSCs 具有内在的异质性。Paolo Bianco 的研究团队在 2007 年将这些细胞命名为"间充质基质细胞"（mesenchymal stromal cells）[6]。这个命名是今天最广为接受的名称，并且保留了与"MSC"相同的缩写。最后，国际细胞治疗学会（ISCT）进一步规范了 MSC 命名。他们建议在标准培养条件下将成纤维细胞样的贴附于塑料表面的细胞称为"多能间充质基质细胞"，同时将符合特定干细胞标准的细胞称为"MSC"。因此，只有满足以下最低标准[7] 时才能被定义为"多能间充质基质细胞"：① 表达膜表面标记物 CD105、CD73 和 CD90，而不表达内皮细胞和白细胞标记物（特别是巨噬细胞标记物）；② 体外分化成骨细胞、脂肪细胞和软骨细胞。由于其特殊的分化能力，从 BM 基质部分分离的 MSC 成为研究干细胞生物学的常用模型，并且在临床医学中具有重大的应用价值[8]。

第二节　骨髓间充质干细胞分离培养及鉴定

骨髓中 MSC 的含量很低，一般为 0.001% ~ 0.01%，要获得足够的 MSC 就必须实现其体外分离培养、扩增。

2.1　MSC 来源

MSC 存在于多种组织，主要包括骨髓、脂肪组织、骨骼肌、肝脏、皮肤结缔组织、胚胎组织、脐带、脐血及外周血等，骨髓是最常用的 MSC 体外分离培养的组织来源，脐血及外周血仅含有少量的 MSCs，而且这种结果还存在着争论[9]。

2.2　MSC 分离培养方法

MSCs 最初是由 Friedenstein 等利用 MSCs 具有贴附于塑料培养板表面的特性分离纯化，后来不断有学者改进其分离方法。目前常用的方法有全骨髓贴壁培养法、密度梯度离心分离法及流式细胞仪分离法[10]。全骨髓贴壁培养法是抽取骨髓后直接加入培养液制成细胞悬液，以合适的细胞浓度进行接种培养，一般流程见图 1.1[11]。利用 MSCs 的黏附特性，通过换液去除造血细胞等非贴壁细胞，再经过反复传代而获得 MSCs，但这种方法所分离 MSCs 的效率不高，而且大多数为基质细胞群体。通过这一方法分离到的 MSC 均一性较差，抗原特性差异也较大，但操作简易，分离到的细胞分化潜能较好。密度梯度离心分离法[12]是采用 1.073 g/mL 的 Percoll 液分离骨髓单个核细胞，用 PBS 洗涤两遍后，以 1×10^4 细胞 /cm^2 到 4×10^5 细胞 /cm^2 密度接种于细胞培养瓶，培养体系为 DMEM 培养液中含 10% 胎牛血清（FBS），5% 马血清，青、链霉素 100 U/mL，0.25 μg/mL 两性霉素，置 5% CO_2、饱和湿度、37℃ CO_2 培养箱培养。3 d 后

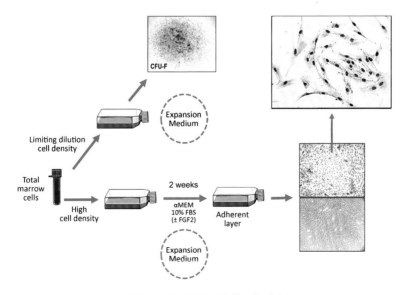

图 1.1　BMMSCs 扩增一般流程

换液，去掉非贴壁细胞，以后每 3 d 换液一次。大约培养 10 d 左右，贴壁细胞形成融合层，用 0.25% 胰蛋白酶（用 1 mmol/L EDTA-Na$_2$ 配制）消化，按 1 : 3 的比例再次传代，当这些细胞生长接近融合层时，即得到 BMMSCs。流式细胞仪分离法是通过 MSC 表面带有或缺失的抗原成分进行正选或负选，从而获得相对纯化的 MSC。有研究应用 CD105 包被磁珠，经双抗体程序（DAP）和单抗体程序（SAP）分别分选人 CD105$^+$MSC，表明 SAP 法分选效率较高。Orlic 等[13]用免疫磁珠结合流式细胞仪，从骨髓分选 Lin$^-$c-kit$^+$ 细胞获得更高的效率和专一性。但由于至今还没能筛选到 MSC 特有的标记分子，从骨髓中获得纯 MSC 的方法仍在探索中。

2.3　MSC 体外培养条件的优化

由于存在于组织中的 MSCs 数量极少，体外分离培养 MSCs 又缺乏长期的传代能力，因此，为了获得足够数量的 MSCs 以满足临床需要，研究者们对 MSCs 的生长条件做了一系列的优化，这些条件主要包括培养基的种类、血清的种类及浓度、接种细胞数量及添加辅助生长因子等。DMEM 培养基是首选的 MSCs 培养基，血清的种类及浓度对 MSCs 的生长影响较大，在 MSCs 原代培养中应该预先选择适宜的血清及浓度，血清浓度过高易导致 MSCs 的自发分化，一般应选择 10% 的 FBS。当为了治疗目的而培养 MSC 时，使用补充 FBS 的培养基会引起安全问题，可用 FBS 替代物，如自体或同种异体混合人血小板裂解物等[14]。此外，MSCs 的生长环境对 MSCs 的增殖和分化也有较大的作用。Matsubara 等[15]将 MSCs 接种于细胞外基质上，发现 MSCs 的增殖效率大大提高，而且不影响分化潜能。Lin 等[16]也报道，在低钙的 DMEM 培养基中加入 N- 乙酰 -L- 半胱氨酸和 L- 抗坏血酸 -2- 磷酸盐可明显提高成人脂肪来源 MSCs 的扩增效率和传代次数。

2.4　MSC 的主要特征

由于标本的来源、分离的方法、检测细胞的代次以及培养条件的差异，检测到的 MSC 标记物之间亦存在较大差异。目前研究表明，MSC 具有多种分子标记，有造血干细胞生长因子及间质细胞（CD166$^+$）/ 基质细胞（CD29$^+$、CD44$^+$）抗原和细胞外基质受体的表达，也有成纤维细胞、内皮细胞、上皮细胞和肌肉细胞的表面抗原特征[17]。但并不表达 CD45、CD11、CD14、CD34 等造血干 / 祖细胞的标记物。而且，随着 MSC 的不断传代，其中一部分细胞表现出凋亡的特征，高度传代的 MSC 可以出现 Src 同源区 3（SH-3）、细胞间黏附分子 1

（ICAM-1）等抗原的丢失，其细胞外基质分子的产生也减少。MSC细胞表面表达SH2、SH3、SH4、SB10、SB20、SB21、CD13、CD29、CD44、CD49b、CD90、CD120a及CD124等表面抗原以及纤维连接蛋白和Ⅰ型胶原，不表达CD3、CD19、CD33、CD34、CD38、CD45、HLA-DR等，MSCs不表达MHC Ⅱ类分子、CD40、CD40L、CD80（B7-1）和CD86（B7-2），低表达或不表达MHC Ⅰ类分子。目前MSCs的鉴定主要鉴于以下几个方面：① MSCs的体外生长形态特性；② MSCs的主要细胞表面标记物，如SH2（CD105）、SH3（CD166）、SH4（CD73）、CD44、CD29和STRO-1阳性，而CD14 、CD34、CD45及HLA-DR阴性；③ MSCs的多向分化潜能，即在一定条件下可体外诱导分化为多种非造血组织，如成骨细胞、成软骨细胞、脂肪细胞、成肌细胞、成腱细胞和神经元样细胞等；④ MSCs的细胞化学特性，如PAS、α-NAE阳性，SB 、POX、ACP阴性。总的来说，通过多次传代后MSC的形态学和免疫学特征表明该细胞群的均一性（图1.2）[11]，其主要特征见图1.3[8]。

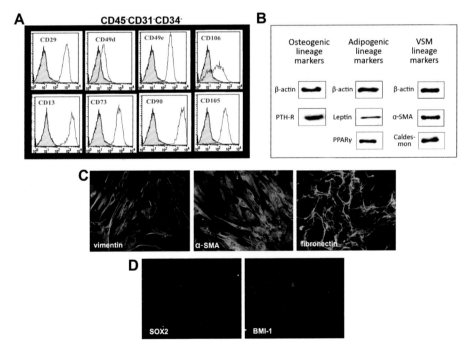

A—流式分析MSC表面标记物；B—Western blot检测成骨、脂肪和血管平滑肌抗原；C—免疫荧光分析MSC波形蛋白、VSM特异性细胞骨架α平滑肌肌动蛋白（α-SMA）、BM细胞外基质分子纤维连接蛋白的表达；D—MSC SOX2和BMI-1染色

图 1.2　BMMSCs形态学和免疫学特征

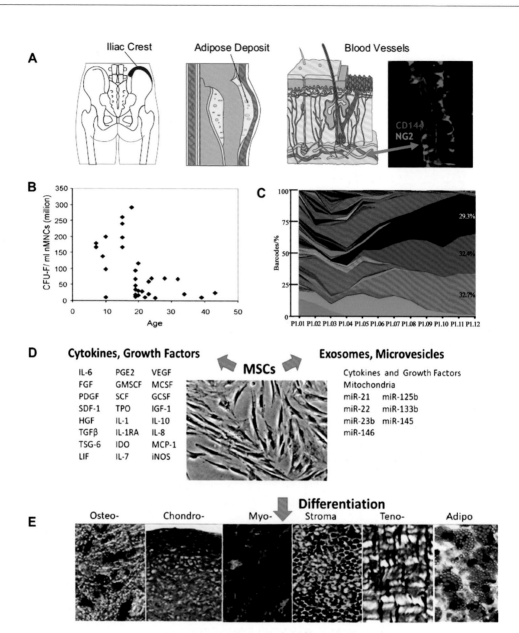

A—MSCs 可以很容易地从骨髓和脂肪组织中分离出来，但是所有的组织都有 MSC 样细胞作为微血管的一部分。B—BMMSC 的数量在 15～20 岁后下降，并持续下降，这里显示为集落形成单位（CFU-F）。C—MSCs 在骨髓中数量极少，一般体外培养以获得大量用于研究或治疗的细胞。然而，克隆的多样性随着传代数增加而减少，但对 MSC 使用的影响尚不清楚。D—众所周知，MSCs 产生大量可溶性或囊泡负载的生长因子和细胞因子，以及 miRNAs，它们可以向其他细胞和组织转递信号。E—体外培养的 MSCs 在不同的条件下可以分化为多个细胞系

图 1.3 MSCs 主要特征

第三节 骨髓间充质干细胞的生长特性及细胞化学特点

3.1 MSC 形态学特点

骨髓细胞接种培养 3 d 后，显微镜下可见单个或少量成群落生长的贴壁细胞，形态大多呈短梭形，有一个核位于中央，可见核仁（图 1.4A）。7～10 d后，细胞集落不断扩大并形成融合单层，细胞形态大多呈长梭形或多角形。经胰酶消化传代培养后，MSCs 不再以集落方式生长，而呈均匀分布生长，形态以长梭形为主（图 1.4B）。

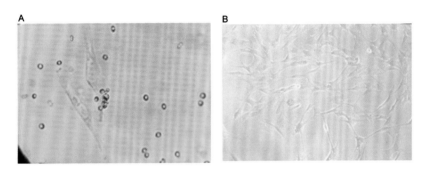

A—BMMSCs 分离培养第 3 d 形态（250×）；
B—BMMSCs 分离培养第 7 d 形态（100×）

图 1.4 BMMSCs 形态学特点

3.2 MSCs 生长曲线

MSCs 生长曲线呈"S"形，接种后第 1 d 和第 2 d 为潜伏适应期，从第 3 d起细胞开始增殖并进入对数生长期，第 8 d 达到生长高峰，以后进入平台期，平台期后如不进行传代培养，细胞则受到接触抑制而逐步死亡。根据生长曲线可知 MSCs 的群体倍增时间约为 26 h（图 1.5A）。

3.3 MSCs 生长与接种骨髓有核细胞数量关系

在一定的骨髓有核细胞接种数量范围内，MSCs 生长集落数与接种骨髓有核细胞数量成正相关（图 1.5B）。

3.4 MSCs 细胞周期

流式细胞仪检测结果显示：MSCs 中 G0/G1 期细胞占 72.22%，G2/M 期细胞占 9.35%，S 期细胞占 18.23%。可知在上述培养条件下，MSCs 细胞增殖比较活跃（图 1.5C）。

3.5 超微结构

透射电镜下，人 BMMSC 核较大，核形状多样，以圆形 / 类圆形为主；染色质分布稀疏，电子密度较低；胞浆中细胞器少，线粒体、高尔基体、内质网不发达，表明其为较幼稚的细胞（图 1.5D）。

3.6 细胞化学

细胞化学染色结果显示，几乎所有的 MSCs 细胞 POX、SB 染色呈阴性，α-NAE、PAS 染色呈强阳性，ALP 染色绝大多数细胞呈阴性，只有 1% 左右呈弱阳性（图 1.6A—C）。

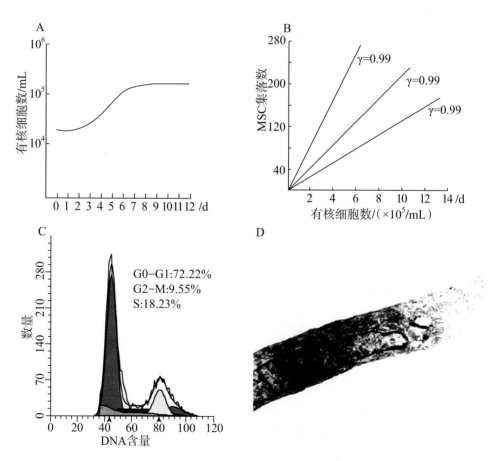

A—BMMSCs 生长曲线；   B—MSCs 生长与接种骨髓有核细胞数量关系；
C—BMMSCs 细胞周期分析； D—人类 BMMSC 透射电镜下超微结构（4 800×）

图 1.5 BMMSCs 生长特性及超微结构

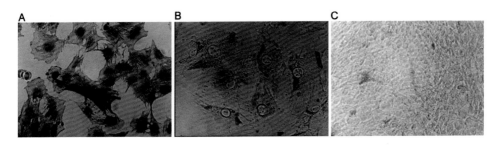

A—BMMSCs α- 乙酸萘酚酯酶染色阳性（250×）；B—BMMSCs 糖原染色阳性（250×）；
C—骨髓极大部分 MSCs 碱性磷酸酶染色阴性（100×）

图 1.6　BMMSCs 细胞化学染色

第四节　间充质干细胞调控因子

4.1　MSC 释放的细胞因子及其生物学功能

目前已知的 MSC 在体内分泌的细胞因子主要包括：血管内皮生长因子（VEGF）、单核细胞趋化蛋白 -1（MCP-1）、单核细胞集落刺激因子（M-CSF）、干细胞因子（SCF）、基质细胞衍生因子 -1α（SDF-1α）、成纤维生长因子（FGF）、促血管生成素 -1（Ang-1）、胎盘生长因子（PGF）、转化生长因子 β（TGF-β）、肿瘤坏死因子 α（TNF-α）、IL-1、IL-6、肝细胞生长因子（HGF）、胰岛素样生长因子 -1（IGF-1）、肾上腺髓质素（AM）、脑源性神经营养因子（BDNF）、神经生长因子（NGF）及造血细胞因子等。其生物学特性分类见表 1.1[18-21]。

表 1.1　MSC 分泌的主要细胞因子及生物学功能

分类	名称	功能
与血管有关细胞因子	VEGF、FGF、TGF-β、TNF-α、Ang-1、HGF、FGF	促进血管内皮细胞或平滑肌细胞增殖及迁移
趋化因子	M-CSF、MCP-1、SDF-1α、SCF	通过趋化多种细胞参与损伤组织修复
炎症因子	IL-1、IL-6、IGF-1、AM	参与炎症的发生与修复
神经营养因子	BDNF、NGF	对损伤脊髓神经元起保护作用
造血细胞因子	Flt3-ligand、TPO、LIF、IL-6、IL-7、IL-8、IL-11、IL-12、IL-14、IL-15	支持骨髓正常造血，参与造血调控

4.2 MSC 趋化因子受体

趋化性细胞因子（chemotactic cytokines，CK）被定义为白细胞分泌的一类相对分子质量为 8 000 ~ 18 000，具有趋化作用的细胞因子。根据半胱氨酸的位置，可将 CK 分为 4 个亚族：CXC、CC、C 和 CX3C 亚族。目前已有 50 个 CK 成员得以克隆。功能研究表明，CK 在胚胎发育、血管生成、炎症、肿瘤、艾滋病等机体多种生理和病理过程中发挥重要作用，部分 CK 的衍生物或抑制物具有潜在的临床应用前景。越来越多的研究表明 MSC 注射入尾静脉 24 h 后，大约 60% 的原代 BMSC 在骨髓中检测出，并且可迁徙整合入胃肠道组织和其他组织，如肾、肺、肝、胸腺和皮肤[22]。并证实了 MSC 有定向迁移至受伤部位的能力，达到修复损伤组织的作用。体内 BMSC 这种定向迁移和归巢方式与 CK 受体表达特征有关。受体在 BMSC 的表达具有如下特点：① BMSC 存在特定的 CK 受体表达谱；② CK 受体在 BMSC 的表达呈异质性；③ 培养条件和培养时间是影响 CK 受体表达的关键因素。阐明 MSC 在特定生理环境下的 CK 受体表达谱和功能对研究 MSC 体内定向迁移和归巢的调节机制和临床治疗策略具有重要意义。

4.3 MSC 来源细胞外囊泡的功能蛋白

细胞外囊泡（extracellular vesicles，EVs）含有蛋白质、miRNAs、mRNAs、长链非编码 RNA（lncRNA）和磷脂，是一种新的细胞间通信机制。有人认为免疫调节和 MSC 的再生效应主要由可溶性旁分泌因子和 MSC-EVs 介导。最近的研究表明 MSC-EVs 可能是一种新颖的无细胞的全细胞疗法的替代品。越来越多的研究报道了 MSC-EVs 的蛋白质组特征（见表 1.2）[23]。与亲代细胞一样，MSC-EVs 功能蛋白与人类疾病免疫调节和病理生理相关。

表 1.2 MSC-EVs 的蛋白质组学

References	Sources of MSCs and MSC-EVs	Analytic techniques	Major findings
Kim et al.[24]	Human BM-derived MSC-EVs	LC-MS/MS	730 proteins including markers of MSCs and EVs as well as proteins involved in the therapeutic effects of MSCs
Angulski et al.[25]	Human BM-derived MSC-EVs	Nano LC-MS/MS	797 proteins with 60% overlapping with those of Kim et al.

References	Sources of MSCs and MSC-EVs	Analytic techniques	Major findings
Anderson et al.[26]	Human BM-derived MSC-EVs	Nano LC-MS/MS	Total 1 927 proteins under normoxic and hypoxic conditions, with increased expression of angiogenic proteins under hypoxic condition
La Greca et al.[27]	Human pluripotent stem cell-derived MSC-EVs	LC-MS/MS	560 proteins enriched with immune, extracellular matrix, and cell adhesion molecules compared with MSCs
Lai et al.[28]	Human embryonic stem cell-derived MSC-EVs	LC-MS/MS and antibody arrays	766 proteins via MS analysis and 101 via antibody array, with functions such as communication, motility, inflammation, and biogenesis of EVs
Lai et al.[29]	Human embryonic stem cell-derived MSC-EVs	LC MS/MS	1 806 proteins in CTB-bound fraction, 1 547 proteins in CTB-depleted fraction, and 987 proteins in both fractions, with function of EV biogenesis in CTB-bound fraction
Otero-Ortega et al.[30]	Rat adipose-derived MSC-EVs	LC-MS/MS	2 416 proteins, a big percentage of which was related to brain repair function
Eirin et al.[31]	Pig adipose-derived MSC-EVs	LC-MS/MS	4 937 proteins with 128 enriched proteins, which were associated with tissue regeneration
Eirin et al.[32]	Pig adipose-derived MSC-EVs	LC-MS/MS	5 623 proteins with 277 enriched proteins along with 4 enriched miRNAs and 255 enriched mRNAs in an integrated transcriptomic and proteomic analysis
Eirin et al.[33]	Adipose-derived MSC-EVs from pigs with metabolic syndrome or control	LC-MS/MS	6 690 proteins with 146 enriched proteins relating regeneration in control EVs. 6 790 proteins with 787 enriched proteins relating pro-inflammatory pathways in EVs from metabolic syndrome

MSC-Evs, mesenchymal stem cell-derived extracellular vesicles；BM, bone marrow；LC-MS/MS, liquid chromatography with tandem mass spectrometry；CTB, cholera toxin B chain

近年有研究报道 MSC 通过外泌体（exosomes）发挥生物学作用，MSC 来源外泌体含有较多的脂质、蛋白质、miRNAs（图 1.7），在组织再生的疾病治疗中发挥重要作用[34]。

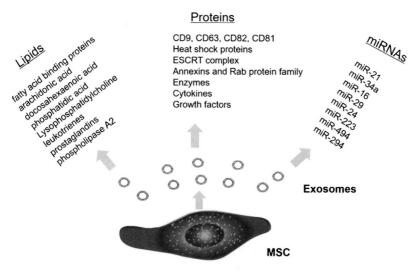

图 1.7　MSC 来源外泌体（直径 40～100 nm）产生和释放的包膜脂质、蛋白质和 miRNAs

第五节　肿瘤微环境间充质干细胞的分离及生物学特性

MSCs 已从许多人体组织中成功分离，其生物学特性包括可塑性、细胞因子的分泌及其低免疫原性预示了其用于治疗具有广阔的应用前景。然而，MSCs 可向肿瘤部位迁移并参与肿瘤的发生和发展。我们较早地发现了 MSCs 有利于肿瘤生长[35]，并首次报道了从人胃癌组织中分离出 MSC 样细胞（gastric cancer-derived MSC-like cells，hGC-MSCs）[36]。另据报道，MSCs 样细胞可以从多种肿瘤中分离出来，如脂肪瘤和骨肉瘤[37-38]。这对从肿瘤微环境研究肿瘤的发生发展及治疗具有重要作用。

5.1　hGC-MSCs 分离培养及生物学特性

新鲜的胃癌组织块用含青霉素和链霉素的磷酸盐缓冲液（PBS）洗涤浸泡约 15 min，洗净残留血液，将组织块剪碎为大约 1 mm^3 的组织块，培养于含 10% 胎牛血清的 L-DMEM 中，接种于直径 35 mm 培养皿中，37℃，5%CO$_2$，饱和湿度孵箱中培养。3～4 d 后换液一次，去除未贴壁细胞，以后每 3 d 换液一次。大约培养 10 d 左右，贴壁细胞从组织块中爬出，待形成融合层时，用

0.25% 胰酶（0.1 mmol/L EDTA-Na$_2$ 配制）室温消化，细胞沉淀按 1∶3 比例传代，当这些细胞生长接近融合层时，即得到 hGC-MSCs。

5.2　hGC-MSCs 生物学特性[39]

5.2.1　hGC-MSCs 细胞形态及生长特性

于培养皿中原代培养 10 d 后，在倒置显微镜下可见单个或少量集落生长的贴壁细胞（图 1.8Aa），细胞形态大多呈长梭形。传代培养 21 d 后，hGC-MSCs 不再以集落方式生长，而呈均匀分布生长，融合时呈有序排列，并可传代培养。图 1.8Ab 为 hGC-MSCs 第八代形态，其形态与 hBM-MSCs 形态相似（图 1.8Ac），但与胃癌细胞株 SGC-7901 形态不同（图 1.8Ad）。图 1.8Be, f, g 分别为 hBM-MSCs、hGC-MSCs 和 SGC-7901 细胞透射电镜形态，发现 hGC-MSCs 较 hBM-MSCs 具有更丰富的细胞器。且 hGC-MSCs 较癌旁 MSCs（adjacent non-cancerous tissues，hGCN-MSCs）及 hBM-MSCs 具有更强的生长能力（图 1.9）。

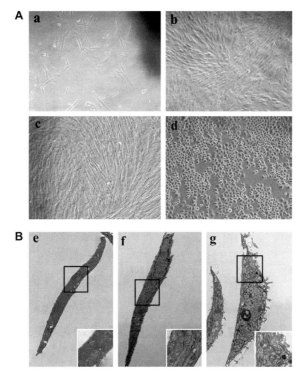

A—a，原代培养 10 d 后，hGC-MSCs 呈长梭形，成纤维细胞样；b，hGC-MSCs 在第八代的形态；c, d 分别为 hBM-MSCs 和 SGC-7901 形态（100×）。B—e, f, g 分别为 hBM-MSCs、hGC-MSCs、SGC-7901 透射电子显微照片（6000× 和 8000×）

图 1.8　hGC-MSCs 的形态学和超微结构

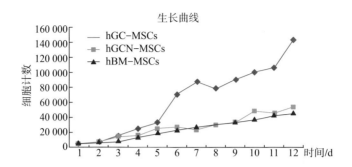

图 1.9 hGC-MSCs、hGCN-MSCs 和 hBM-MSCs 细胞生长曲线

5.2.2 hGC-MSCs 细胞表面标记物

hGC-MSCs、hGCN-MSCs 均表达 CD29、HLA-l 及 CD105，不表达 CD14、CD31、CD34 和 CD71。hGC-MSCs 表达 CD44，但不表达 CD13（图 1.10）。

5.2.3 hGC-MSCs 细胞基因表达

hGC-MSCs、hGCN-MSCs 均高表达 MSC 特异基因：OCT-4、NANOG、ABCG2、SALL4、BMI1 和 Nucleostemin 基因，以及干细胞相关基因 CD44、CD73、α-SMA 基因、TGF-β 基因、VEGF 基因、IGF 基因，hGC-MSCs、hGCN-MSCs 均高表达 N- 钙黏蛋白，但不表达 E- 钙黏蛋白，hGC-MSCs 表达 hGCN-MSCs 但不表达 MDM2、p21 和 SALL4，结果与对照组 BMMSCs 的表达基本一致（图 1.11）。

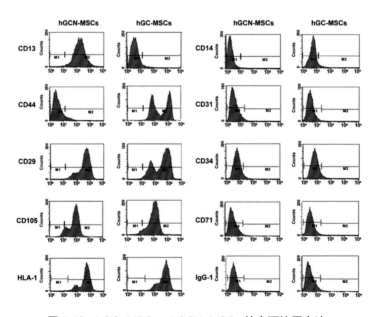

图 1.10 hGC-MSCs、hGCN-MSCs 的表面抗原表达

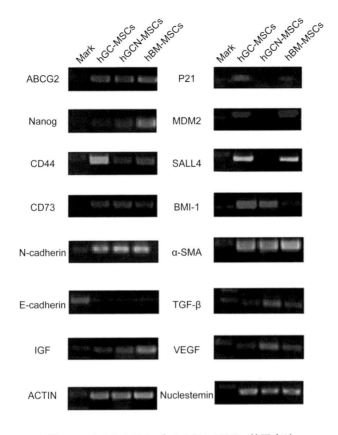

图 1.11　hGC-MSCs 和 hGCN-MSCs 基因表达

5.2.4　hGC-MSCs 具有分化为成骨细胞和脂肪细胞的潜能

hGC-MSCs、hGCN-MSCs 在成骨细胞诱导条件培养液中第 4 d 后细胞形态开始发生明显变化，大约 40% 的细胞由长梭形转变为立方形或多角形，经 21 d 诱导后，作 ALP 染色，可见密集生长的细胞集落，中心有钙盐沉积，大多数细胞呈阳性，与诱导前相比阳性细胞明显增加。hGC-MSCs、hGCN-MSCs 被脂肪定向分化诱导后 3 d，胞浆内出现脂滴并逐渐聚集。分化诱导后 7 d，细胞形态发生明显改变，类成纤维细胞外观从长梭形逐渐变圆，并且开始出现充满脂滴的细胞。脂肪分化诱导 14 d 后出现了大量的脂滴，21 d 后大约有 30% ~ 40% 的 hGC-MSCS、hGCN-MSCs 被诱导成为成熟的脂肪细胞。未加成脂诱导剂的阴性对照组则为梭形细胞形态。成脂诱导第 14 d 和 21 d 油红 O 染色均为阳性。且 hGC-MSCs 较 hGCN-MSCs 及 hBM-MSCs 具有更强的迁移能力（图 1.12）。

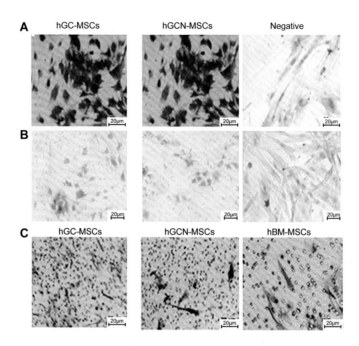

A—hGC-MSCs、hGCN-MSCs 在成骨细胞诱导条件培养液中第 14 d 后 ALP 染色；
B—hGC-MSCs、hGCN-MSCs 在成脂细胞诱导条件培养液中第 14 d 后油红 O 染色；
C—Transwell 迁移分析 hGC-MSCs 和 hGCN-MSCs 的迁移能力

图 1.12   hGC-MSCs 和 hGCN-MSCs 的多分化潜能及迁移能力

第六节   间充质干细胞的多向分化特性及临床应用潜能

MSCs 除参与构成造血干细胞生存和分化的微环境，支持和调节造血外，其主要的功能是具有多向分化潜能。在体内外可诱导分化成多种组织细胞，如成骨细胞、成软骨细胞、脂肪细胞、心肌细胞、神经细胞及骨髓基质细胞等[13,40-42]，为骨、软骨、肌肉、神经等细胞的损伤修复提供了一条新的途径。MSC 体外诱导分化及诱导条件见表 1.3。由于其取材方便且对人体无害，自体移植不存在免疫排斥问题，并且 MSCs 在体外可长期扩增培养，因此，MSCs 在细胞、组织工程及作为基因载体用于遗传病及肿瘤的治疗研究中已受到广泛的关注，尤其在治疗心脏损伤、免疫疾病和衰老等方面取得了重大进展。目前有 950 多个 MSC 临床试验获 FDA 批准。已有超过 10 000 名患者在临床试验中接受治疗，其中 188 项临床 I 期和 II 期试验已经完成，有 10 项研究已进入临床 III 期试验。在 2011—2018 年间，全球范围内有 1 043 项 MSC 临床试验有针对性地招募 47 548 名患者[8]。

表 1.3　MSCs 体外诱导分化及诱导条件

终末分化细胞	主要诱导剂
软骨细胞	转化生长因子 β3 或 + 抗坏血酸 +BMP-6+ 地塞米松
成骨细胞	地塞米松 +β- 甘油磷酸钠 + 抗坏血酸
造血细胞基质	氢化可的松 + 马血清
骨骼肌细胞	5- 氮胞苷 + 表皮生长因子 EGF
平滑肌细胞	血小板衍生生长因子 –BB
心肌细胞	碱性成纤维细胞生长因子 +5- 氮胞苷
脂肪细胞	地塞米松或氢化可的松 + 吲哚美辛 + 胰岛素
星形胶质细胞	二甲基亚砜 + 地塞米松
神经细胞	β- 巯基乙醇 + 二甲基亚砜 + 叔丁基羟基茴香醚
	表皮生长因子或脑源性神经营养因子（BDNF）+ 全反式维甲酸
肝细胞	肝细胞生长因子 + 地塞米松 + 制瘤素 +ITS+ 添加剂等
胰岛细胞	烟酰胺 +β- 巯基乙醇

　　在干细胞微环境中，MSCs 被认为是最为关键的一部分，该细胞的表型和功能特征主要是在体外确定的，但其在体内以及与其他基质细胞之间的相互关系和作用还没有完全清楚。此外，MSCs 可以从一个微环境迁移到另一个微环境的机制也有待阐明。MSCs 在体内对组织损伤修复和再生以及免疫系统的作用还需要进一步探究。事实上，MSCs 的免疫调节能力可能会影响肿瘤细胞的发育，因为 MSCs 也是各种组织器官中肿瘤微环境的一部分。

　　因此，MSCs 临床应用的长期安全性问题也已成为 MSCs 广泛应用于临床前必须首先解决的问题，这些问题主要表现在：① MSCs 在一定条件下可突变为肿瘤干细胞；② MSCs 在体内可能具有促进肿瘤细胞生长的作用。目前迫切需要解决的问题是探明 MSCs 在肿瘤发生发展中的作用机制，并对其生物学特性、基因表达模式和蛋白表达模式进行研究，找到 MSCs 在肿瘤发生过程中必需的功能基因和蛋白，为解决 MSCs 临床应用的安全性问题及肿瘤的发生发展机制及治疗提供策略。

参考文献:

［1］ COHNEIM J. Ueber Entzündung und Eiterung ［J］. Archiv für pathologische Anatomie und Physiologie und für klinische Medicin, 1867, 40（1–2）: 1–79.

［2］ FRIEDENSTEIN A J, GORSKAJA J F, KULAGINA N N. Fibroblast precursors in normal and irradiated mouse hematopoietic organs ［J］. Exp Hematol, 1976, 4（5）: 267–274.

［3］ CAPLAN A I. Mesenchymal stem cells ［J］. J Orthop Res, 1991, 9（5）: 641–650.

［4］ MINGUELL J J, ERICES A, CONGET P. Mesenchymal stem cells ［J］. Exp Biol Med, 2001, 226（6）: 507–520.

［5］ OKAMOTO T, AOYAMA T, NAKAYAMA T, et al. Clonal heterogeneity in differentiation potential of immortalized human mesenchymal stem cells ［J］. Biochem Biophys Res Commun, 2002, 295（2）: 354–361.

［6］ SACCHETTI B, FUNARI A, MICHIENZI S, et al. Self-renewing osteoprogenitors in bone marrow sinusoids can organize a hematopoietic microenvironment ［J］. Cell, 2007, 131（2）: 324–336.

［7］ DOMINICI M, LE BLANC K, MUELLER I, et al. Minimal criteria for defining multipotent mesenchymal stromal cells. The international society for cellular therapy position statement ［J］. Cytotherapy, 2006, 8（4）: 315–317.

［8］ PITTENGER M F, DISCHER D E, PÉAULT B M, et al. Mesenchymal stem cell perspective: cell biology to clinical progress ［J］. NPJ Regen Med, 2019, 4: 22.

［9］ WEXLER S A, DONALDSON C, DENNING-KENDALL P, et al. Adult bone marrow is a rich source of human mesenchymal 'stem' cells but umbilical cord and mobilized adult blood are not ［J］. Br J Haematol, 2003, 121（2）: 368–374.

［10］裴雪涛. 干细胞实验指南 ［M］. 北京: 科学出版社, 2006: 1.

［11］ BOLONTRADE M F, GARCÍA M G. Preface ［M］//Mesenchymal stromal cells as tumor stromal modulators. Amsterdam: Elsevier, 2016: 11.

［12］许文荣, 张锡然, 钱晖, 等. 人骨髓间质干细胞分离纯化及生物学作用研究 ［J］. 临床检验杂志, 2003, 21（4）: 193–195.

［13］ ORLIC D, KAJSTURA J, CHIMENTI S, et al. Bone marrow cells regenerate infarcted myocardium ［J］. Nature, 2001, 410（6829）: 701–705.

［14］ SCHALLMOSER K, BARTMANN C, ROHDE E, et al. Human platelet lysate can replace fetal bovine serum for clinical-scale expansion of functional mesenchymal stromal cells［J］. Transfusion, 2007, 47（8）: 1436−1446.

［15］MATSUBARA T, TSUTSUMI S, PAN H O, et al. A new technique to expand human mesen-chymal stem cells using basement membrane extracellular matrix［J］. Biochem Biophys Res Commun, 2004, 313（3）: 503−508.

［16］LIN T M, TSAI J L, LIN S D, et al. Accelerated growth and prolonged lifespan of adipose tissue-derived human mesenchymal stem cells in a medium using reduced calcium and anti-oxidants［J］. Stem Cells Dev, 2005, 14（1）: 92−102.

［17］TOCCI A, FORTE L. Mesenchymal stem cell: use and perspectives［J］. Hematol J, 2003, 4（2）: 92−96.

［18］吴永超，郑启新，胡东，等. 骨髓间充质干细胞神经营养因子的表达及对脊髓神经元的保护作用［J］. 中国康复医学杂志，2006, 21（10）: 867−870.

［19］朱光荣，周小玉，陆化，等. 人骨髓间充质干细胞表达多种造血细胞因子［J］. 中国实验血液学杂志，2003, 11（2）: 115−119.

［20］侯炳波，王挹青. 骨髓间充质干细胞通过旁分泌作用治疗心肌缺血研究进展［J］. 中国分子心脏病学杂志，2007, 7（2）: 117−120.

［21］苏立. 骨髓间充质干细胞的生物学特性［J］. 医学综述，2004, 10（5）: 306−309.

［22］DEVINE S M, COBBS C, JENNINGS M, et al. Mesenchymal stem cells distribute to a wide range of tissues following systemic infusion into nonhuman primates［J］. Blood, 2003, 101（8）: 2999−3001.

［23］QIU G G, ZHENG G P, Ge M H, et al. Functional proteins of mesenchymal stem cell-derived extracellular vesicles［J］. Stem Cell Res Ther, 2019, 10（1）: 359.

［24］KIM H S, CHOI D Y, YUN S J, et al. Proteomic analysis of microvesicles derived from human　mesenchymal stem cells［J］. J Proteome Res, 2012, 11（2）: 839−849.

［25］ANGULSKI A B, CAPRIGLIONE L G, BATISTA M, et al. The protein content of extracel-lular vesicles derived from expanded human umbilical cord blood-derived CD133[+] and human bone marrow-derived mesenchymal stem cells partially explains why both sources are advan-tageous for regenerative medicine［J］. Stem Cell Rev, 2017, 13（2）: 244−257.

［26］ANDERSON J D, JOHANSSON H J, GRAHAM C S, et al. Comprehensive proteomic analy-sis of mesenchymal stem cell exosomes reveals modulation of angiogenesis via nuclear factor-kappaB signaling［J］. Stem Cells, 2016, 34（3）: 601−613.

［27］ LA Greca A, SOLARI C, FURMENTO V, et al. Extracellular vesicles from pluripotent stem cell-derived mesenchymal stem cells acquire a stromal modulatory proteomic pattern during differentiation ［J］. Exp Mol Med, 2018, 50 （9）: 119.

［28］ LAI R C, TAN S S, TEH B J, et al. Proteolytic potential of the MSC exosome proteome: implications for an exosome-mediated delivery of therapeutic proteasome ［J］. Int J Proteomics, 2012, 2012: 971907.

［29］ LAI R C, TAN S S, YEO R W, et al. MSC secretes at least 3 EV types each with a unique permutation of membrane lipid, protein and RNA ［J］. J Extracell Vesicles, 2016, 5: 29828.

［30］ OTERO-ORTEGA L, Laso-García F, Gómez-de Frutos M D, et al. White matter repair after extracellular vesicles administration in an experimental animal model of subcortical stroke ［J］. Sci Rep, 2017, 7: 44433.

［31］ EIRIN A, ZHU X Y, PURANIK A S, et al. Comparative proteomic analysis of extracellular vesicles isolated from porcine adipose tissue-derived mesenchymal stem/stromal cells ［J］. Sci Rep, 2016, 6: 36120.

［32］ EIRIN A, ZHU X Y, PURANIK A S, et al. Integrated transcriptomic and proteomic analysis of the molecular cargo of extracellular vesicles derived from porcine adipose tissue-derived mesenchymal stem cells ［J］. PLoS One, 2017, 12 （3）: e0174303.

［33］ EIRIN A, ZHU X Y, WOOLLARD J R, et al. Metabolic syndrome interferes with packaging of proteins within porcine mesenchymal stem cell-derived extracellular vesicles ［J］. Stem Cells Transl Med, 2019, 8 （5）: 430–440.

［34］ DENG H, SUN C, SUN Y X, et al. Lipid, protein, and microRNA composition within mesenchymal stem cell-derived exosomes ［J］. Cell reprogram, 2018, 20 （3）: 178–186.

［35］ ZHU W, Xu W, JIANG R, et al. Mesenchymal stem cells derived from bone marrow favor tumor cell growth *in vivo* ［J］. Exp Mol Pathol, 2006, 80 （3）: 267–274.

［36］ CAO H L, XU W R, QIAN H, et al. Mesenchymal stem cell-like cells derived from human gastric cancer tissues ［J］. Cancer Lett, 2009, 274 （1）: 61–71.

［37］ LIN T M, CHANG H W, WANG K H, et al. Isolation and identification of mesenchymal stem cells from human lipoma tissue ［J］. Biochem Biophys Res Commun, 2007, 361 （4）: 883–889.

［38］ GIBBS C P, KUKEKOV V G, REITH J D, et al. Stem-like cells in bone sarcomas: implications for tumorigenesis ［J］. Neoplasia, 2005, 7 （11）: 967–976.

［39］XU X M, ZHANG X, WANG S, et al. Isolation and comparison of mesenchymal stem-like cells from human gastric cancer and adjacent non-cancerous tissues［J］. J Cancer Res Clin Oncol, 2011, 137（3）: 495-504.

［40］朱洪生，连锋，朱伟，等. 骨髓间质干细胞体外转化为心肌细胞的实验研究［J］. 上海第二医科大学学报，2002, 22（5）: 391-395.

［41］朱伟，许文荣，孙晓春，等. 骨髓间质干细胞体外分化为成骨细胞的实验研究［J］. 生物医学工程研究，2003, 22（3）: 41-43.

［42］钱晖，许文荣，朱伟，等. 5- 氮胞苷体外诱导大鼠骨髓间质干细胞定向分化为心肌样细胞［J］. 江苏大学学报（医学版），2004, 14（6）: 461-464.

（朱　伟）

第二章　间充质干细胞参与肿瘤微环境形成

骨髓 MSCs（BMMSCs）可归巢到肿瘤微环境，成为肿瘤微环境的重要细胞成分，参与肿瘤细胞外基质重构、肿瘤血管形成及通过旁分泌可溶性细胞因子或外泌体发挥免疫抑制作用，引起肿瘤免疫逃逸，促进肿瘤生长、转移和耐药。肿瘤微环境中的 MSC 正成为肿瘤免疫治疗的新靶标。

第一节　间充质干细胞与细胞外基质重构

1.1　干细胞类型和 MSC

一般来说，干细胞被认为是具有自我更新、克隆和分化能力的特殊细胞。它们主要分为四种类型：胚胎干细胞（embryonic stem cell，ESC）、诱导多能干细胞（induced pluripotent stem cell，IPSC）、癌症干细胞（cancer stem cell，CSC）和成体干细胞（adult stem cell，ASC）。所有的干细胞类型都有一些优点与缺点[1]。例如，ESC 可以形成所有的体细胞组织，并且有很大的应用前景，可作为新的治疗手段，但是由于伦理规则、宗教信仰和畸胎瘤形成的高风险，创建和使用人类 ESC 细胞系仍存在争议和限制。为了克服这些问题，研究者将目光转向 IPSC，IPSC 是人们利用不同的技术从体细胞中获取的新型干细胞。然而，IPSC 和 ESC 并不完全相同。此外，IPSC 技术费用昂贵，其临床应用非常有限，且需要明确的质量标准。IPSC 仅对一位黄斑变性患者实验性应用过，但它可能成为未来个性化医疗的主角。第三种类型，CSC 是病理细胞，具有肿瘤起始的维持和转移能力。越来越多的证据表明，CSC 处于肿瘤细胞分层等级体系的顶端。目前，研究 CSC 有助于深入了解癌症的机制，并为癌症患者提供新的治疗靶点[2]。最后一种干细胞类型，ASC，在出生后的生物体中维持组织内稳态，它们存在于动态的特定的微环境中。在这些环境中，ASC 有休眠和活跃的亚群。休眠的 ASC 仅进行最低限度的生命活动，并作为紧急情况下机体的后备力量。相反地，活跃的 ASC 根据传递的信号类型（如生物活性因子、细胞因子、生长因子和激素）补充组织细胞。与 ESC 和 IPSC 相比，ASC 具有有限的自我更新和分化能力（多能或单能）。然而，因为道德伦理风险、免疫原性、畸胎瘤风险均较低，ASC 可能更适合于临床应用。有趣的是，在一些组织（例如乳腺、骨骼肌、皮肤和小肠）中有许多类型的 ASC。具有结缔组织起源的 MSC 也是一种 ASC[3-4]。

损伤部位的 MSC 能促进组织修复、干细胞稳态和免疫调节。MSC 在肿瘤进展期间显示出类似的功能，导致无限增殖和侵袭性生长的肿瘤细胞形成了"永不愈合的创伤"的炎性微环境。因此，MSC 表现出的组织修复和促进血管生成功能，有助于促进肿瘤细胞的生长[5]。MSC 与间隙连接、膜受体和纳米管直接发生细胞的相互作用，并间接通过可溶性因子促进了其向炎症部位的迁移。继而 MSC 通过释放不同的内分泌和旁分泌信号，刺激邻近细胞产生促肿瘤和（或）抗肿瘤活性。反过来，MSC 也可被肿瘤细胞刺激产生异常的肿瘤相关表型[6]。

1.2　细胞外基质

组织固有的基质细胞常常被不严谨地定义为成纤维细胞，它们在形成和维持成人有机组织的基质时构成了结缔组织中细胞外基质（extracellular matrix，ECM）的支架结构。在损伤后的伤口愈合、慢性炎症或是在肿瘤中发生的上皮间质转化等内环境稳态失调的情况下，基质细胞被激活开始增殖，细胞外基质的产生量也得以上调。激活的基质细胞有一个很重要的特征是能获得平滑肌细胞的特征，最显著的是表达新生成的有收缩性的应力纤维和 α 平滑肌肌动蛋白（α-SMA）。因此，被命名为肌成纤维细胞。这种表型有利于一般组织修复进程。但是，肌成纤维细胞的存在会使组织硬化和变形。纤维化扩展过程中，硬化的瘢痕组织会导致器官功能的改变；在基质对上皮细胞肿瘤作用的过程中，肌成纤维细胞所产生的机械性和化学性因素推进了肿瘤的进程。肿瘤形成和普通伤口愈合具有很强的相似性[7]，事实上，我们发现肿瘤所引起的基质环境改变在很多方面类似于纤维组织。极为类似于纤维化的挛缩，"修复"在肿瘤环境之中并没有停滞过。通常情况下，不同器官内的基质细胞是由 ECM 中的疏松镶嵌的细胞所组成的结构性支架。ECM 包括各种胶质蛋白、弹性蛋白、纤维蛋白、透明质酸、蛋白聚糖和糖蛋白。除了在发育过程和维持组织结构中起到重要作用，ECM 组分也能改变生长因子和细胞因子的活动。ECM 可以作为一个储存生长因子的库，并且在接收到细胞的请求之后能迅速地释放它们。ECM 分子可以保护生长因子不发生降解。比如，TGF-β1 的静息和激活可以通过与原纤维蛋白家族、潜在性转化生长因子结合蛋白 -1（LTBP-1）、核心蛋白聚糖和血小板反应蛋白 -1 相结合来达到精密调控[8]。VEGF 可以和蛋白多糖和肝素结合，同时血纤溶蛋白酶和乙酰肝素酶所引起的 VEGF 释放也会促进内皮细胞的增殖[9]。因此，当 ECM 的生成和降解失衡时，维持衰老过程中 ECM 稳态显得尤为重要。随着年龄的增长，真皮 - 表皮连接区的结构性和功能性发生改变，使表皮锚固系统弱化。老年人体内的成纤维细胞中 Ⅰ 型和 Ⅲ 型胶原蛋白的合成下降，同时伴有 TGF-β1 和下游中介物 CTGF/CCN2 水平的下降。有研究表明，TGF-β1/Smad/CCN2 轴的活动减少导致了老年人体内 Ⅰ 型胶原蛋白的表达下调。相反，老化的结缔组织的成纤维细胞会产生比年轻机体中更高水平的胶原溶解酶[10]。由于成纤维细胞无法附着在破碎的胶原上，由它们构成的 ECM 支架逐渐瓦解。

1.3　MSC 迁移

在肿瘤进展期间，ECM 的动态重构对于细胞迁移是必需的。ECM 重塑主要通过调控 ECM 酶，如基质金属蛋白酶（matrix metalloproteinase，MMPs）和丝氨酸蛋白酶纤溶酶来实现。尽管纤溶酶系统因纤溶活性，即溶解已形成的血凝块而闻名，但最近的证据表明纤溶酶在调节细胞迁移和增殖中也起关键作用。MSC 已被确定为再生医学中基于细胞疗法的候选物，并且被认为是将治疗剂递送至损伤区域和肿瘤的载体。然而，干细胞归巢和募集到这些位点所需的信号尚不清楚。两种主要的纤维蛋白溶解因子尿激酶纤溶酶原激活剂（urokinase plasminogen activator，uPA；也被称为尿激酶）和 uPA 受体（urokinase plas-minogen activator receptor，uPAR）在各种组织起源的肿瘤微环境中上调，并与侵袭特征和化疗抵抗相关。uPA 和 uPAR 在脑瘤、肺癌、前列腺癌和乳腺癌中的激活增强了 MSC 趋向性[11]。MSC 对肿瘤细胞的化学吸引力与肿瘤细胞中的 uPAR 表达水平相关，这对于开发基于干细胞最佳的抗癌疗法可能很重要。因此，MSC 已被认为是细胞药物递送和新型癌症治疗策略的完美候选物。类似地，在由化学疗法或放疗或者在炎症等应激状态导致生长因子刺激造血的过程中，我们可以观察到纤维蛋白溶解系统的激活。微环境包括直接围绕正常或处于初始状态的恶性干细胞的所有元素，这些元素包括可能与其直接接触的非干细胞以及 ECM 和可溶性分子。所有这些因素共同作用，以维持干细胞未分化状态。MSC 是骨髓（bone marrow，BM）中造血微环境的细胞成分之一，但也可以在肿瘤（生长期肿瘤部位）等其他微环境中发现。BM 衍生的 MSC 在与血管周细胞相互作用的外周中被发现，并且能在组织损伤之后或在肿瘤进展期间发挥作用。细胞因子、趋化因子、蛋白酶和黏附分子的复杂相互作用确保了细胞的锚定以及细胞（如干细胞）对外部刺激反应性的潜能，从而在微环境 / 生态位内实现恰当的细胞反应[12]。

激肽释放酶介导的纤溶酶已被发现可以增强小鼠的伤口愈合。纤溶酶在伤口愈合中的重要性在 *Plg*−/− 小鼠中得到了进一步的证实，这种小鼠显示出严重迟缓的伤口愈合[13]。在人体内，纤溶酶的丧失同样导致伤口愈合异常。患有晚期糖尿病的患者表现出伤口愈合受阻，伴随着循环血浆纤溶酶原激活物抑制剂（plasminogen activator inhibitor-1，PAI-1）水平的升高。模仿人类疾病的情况，糖尿病小鼠也表现出循环高水平的 PAI-1。纤溶酶原治疗能改善这些小鼠的急性烧伤和慢性糖尿病伤口的愈合。被破坏的血流可能阻止组织再生和伤口愈合的过程。MSC 被招募到伤口中并加速伤口愈合。在稳态条件下的小鼠和人 MSC 表达 uPA、uPAR 和 PAI-1[14]。有趣的是，uPAR 和 PAI-1 是缺氧诱导因子 1α（hypoxia-inducible factor 1 alpha，HIF-1α）的靶点。在 MSC 中，MSC 中的 HIF-1α 活化介导 FGF-2 和 HGF 的上调，而 HIF-2α 上调 VEGF-A[15]。所有这些因素都能促进伤口愈合。另外，HGF 可以增强 MSC 在受伤组织中的募集。缺血和缺氧是伤口修复失调的主要原因。尽管 MSC 来自低氧水平的组织，例如 BM 或脂肪组织，但移植的 MSC 在体内存活限制了其整体效力并影响其临床使用。移植的细胞通常在创伤、瘢痕或缺氧组织等不利生态环境中死亡。在伤口愈合过程的早期阶段，与炎性细胞结合的纤溶酶原被运送到伤口区域。这些伤口区域可以检测到高水平纤溶酶原。Neuss 等人报道，培养的表达人 uPAR 的 MSC 显示出纤维蛋白溶解活性[16]。在伤口愈合期间，迁移的细胞增加了 PA 的表达。uPA（促黏附作用）和 PAI-1（抑黏附作用）之间的平衡调节着 MSC 对基质胶基质的黏附。对玻连蛋白具有更高亲和力的 PAI-1 可以与玻连蛋白竞争 uPAR 结合，从而确定 uPAR 的黏附或非黏附效应。据报道，PAI-1 和 PA 的复合物形成导致 PAI-1 对玻连蛋白的亲和力丧失并恢复细胞迁移能力[17]。这些研究表明 MSC 分泌的纤维蛋白溶解因子影响 MSC 在低氧条件下的存活和黏附。

对肿瘤相关组织的适应性增加了肿瘤细胞的侵袭和转移以及基质细胞（成纤维细胞、巨噬细胞和 MSC）的运动性和活性。最早的肿瘤生态位 / 微环境以蛋白酶为主。蛋白酶促进细胞周围的蛋白水解，并调节由肿瘤或激活的基质细胞释放的细胞外趋化因子和生长因子，诱导其从组织锚定细胞转变为移动细胞。研究表明 MSC 中趋化因子受体和黏附分子的差异基因表达诱导了 MSC 向特定的肿瘤微环境迁移。由 MSC 持续表达的 uPAR 在各种病理条件下（包括炎症或癌症）都是不良的预后因子[18]。uPA 和 uPAR 在恶性实体瘤（脑、肺、前列腺和乳房）中的激活促进 MSC 被招募到肿瘤部位。uPA 和 uPAR 参与趋化和细胞引导。uPA 在脐带血 MSC 中超表达后，可抑制 MSC 的肿瘤趋向性，uPAR 下调能抑制人 MSC 迁移。此外，uPAR 下调或上调也能分别抑制或增强 MSC 分化成血管平滑肌细胞的能力。uPA 和 uPAR 在不同来源的肿瘤中上调，从而在肿瘤进展转移和化疗抵抗中发挥关键作用。结肠癌细胞与 MSC 相互作用也可以促进结肠癌进展。BMMSC 能通过释放可溶性神经调节蛋白 -1 来刺激结直肠癌（CRC）细胞的侵袭、存活和肿瘤发生，进而激活人表皮生长因子受体 2/3（HER2/3）依赖性 PI3K/AKT 信号传导过程。类似地，CRC 中的肿瘤相关 MSC 表现出高水平的跨膜神经调节蛋白 -1 的表达。高水平的神经调节蛋白 -1 的表达与晚期肿瘤分期、侵袭转移程度和 5 年无进展生存率有密切联系。HER2、uPAR 表达与乳腺癌进展之间存在很强的相关性。因此有必要进一步研究 MSC 在这方面的作用。Sier 等人发现，结肠腺癌较正常结肠上皮，表达的 PAI-1 水平增加了 10 倍，PAI-2 水平增加了 2～3 倍[19]。MSC 分泌的 PAI-1 能增强结肠癌细胞的迁移。这可能是由于 uPAR 和 PAI-1 具有玻连蛋白结合位点，因此对玻连蛋白具有较高亲和力的 PAI-1 可能竞争 uPAR 与玻连蛋白结合，增强细胞分离和迁移。在 PC3 前列腺癌细胞中敲减 uPA-uPAR 抑制了 uPA 过表达导致的 MSC 的肿瘤特异性迁移[20]。这些证据表明纤维蛋白溶解因子或其受体在肿瘤微环境内招募 MSC，其最终促进肿瘤生长。

1.4   MSC 和上皮 - 间质转化（EMT）

上皮细胞（包括内皮细胞）失去它们原有的特征并获得与 MSC 相关的特征的过程称为上皮 - 间质转化（epithelial-mesenchymal transition，EMT）。来自腺器官内的上皮细胞通常以紧密的细胞间质和细胞基底膜连接成极化细胞片的形式存在。EMT 过程中，上皮细胞脱离这些连接，开始自由迁移并侵入 ECM 中。EMT 促进了普通伤口愈合等一系列的生理过程，还有纤维化与肿瘤转移

等多种病理学情况。EMT 涉及了纤维化、肿瘤发生和转移等病理事件，TGF-β
信号传导在其中起重要作用。上皮细胞经历其细胞模式和形态学的复杂多重变
化，从而转化为间充质细胞表型[21]。这种转变通常通过上皮样细胞特性的变
化来描述，例如：① E- 钙黏蛋白下调以降低顶面 - 底侧极性和细胞 - 细胞黏
附；② 分泌酶，例如基质金属蛋白酶以降解 ECM；③ 间充质标志物，比如波
形蛋白、N- 钙黏蛋白和纤连蛋白的上调。所有这些都与伴随着迁移能力、侵袭
性的增强和对细胞凋亡的抵抗[22]，EMT 转录因子（EMT-TF）Snail1/2、Slug、
Twist1 和 ZEB1/2，以及诸如 TGF-β 和 Wnt 信号传导途径介导 EMT 形成并促
进多种肿瘤进展[23]。EMT-TF 除了抑制 E- 钙黏蛋白使其丧失细胞黏附功能
之外，Snail 和 Slug 还调节紧密连接稳定性和蛋白酶表达，而 Twist1 诱导间充
质基因表达。近来，研究人员已证实结肠癌细胞 EMT-TF，如 ZEB1/2、Slug、
Snail 和 Twist 的表达增加并伴随 E- 钙黏蛋白表达下调[24]。而且与脂肪组织来
源的 MSC 共培养后，这些结肠癌细胞获得了包括 *Oct4* 和 *Sox2* 的干细胞基因的
表达。另外，结肠癌细胞的形态转变为伸长的成纤维细胞样，转化为间充质表
型。相反，这些结肠癌细胞也能够通过激活 Wnt 信号转导通路诱导 MSC 中的
细胞因子（TNF-α、IL10、IFN-γ）和转移相关因子（VEGFC、MMPs）的分
泌，从而导致结肠癌进展。有趣的是，Wnt 信号的抑制降低了体内外肿瘤细胞
的侵袭性和致瘤性[25]。除了 MSC 和结肠癌细胞间的直接相互作用能诱导 EMT
和更强的侵袭性之外，间接作用也可以诱导 EMT。脂肪组织来源的 MSC 可以
促进 SKBR3 乳腺癌细胞的汇合和迁移，增强干细胞成球能力，诱导 EMT 并改
变肿瘤细胞形态。这些特征改变是由于 MSC 所分泌的细胞因子和趋化因子诱
导了乳腺癌细胞中 EMT 相关分子变化[26]。鼻咽癌（nasopharyngeal carcinoma，
NPC）细胞在摄取 MSC 分泌的外泌体后表现出更强的增殖和迁移能力。此外，
EMT 标志物在摄取外泌体后发生显著改变，包括 E- 钙黏蛋白的下调，以及波
形蛋白和 N- 钙黏蛋白的上调[27]。MSC 产生的外泌体与肿瘤细胞之间的这种间
接联系诱导了 EMT 发生，促进了体内外肿瘤的生长和转移。因此，直接和间
接的 MSC- 肿瘤细胞相互作用诱导了 EMT 的形成，从而改变了肿瘤细胞的细
胞模式和形态，使之转变为间充质表型并导致肿瘤远处转移。

1.5　MSC 和肌成纤维细胞

肌成纤维细胞是一种存在于创面愈合过程中的肉芽组织中，分泌 ECM 和
引起创面收缩的成纤维细胞。肌成纤维细胞这一概念源于该细胞同时具有成纤

维细胞的形态特征，例如发达的内质网，以及平滑肌（smooth muscle，SM）细胞的特征如收缩性肌动蛋白微丝束。目前对细胞的定义仍然取决于其功能和形态上最基本最重要的特征。肌成纤维细胞活化包括两个阶段，每个阶段都以特定的细胞骨架特征为特点：① 从头收缩产生足够力量的收缩束促进细胞迁移，并最先改造 ECM。对于这些较初始的收缩细胞，我们引入了"肌原成纤维细胞"这个概念。② 在机械应力和 TGF-β1 存在的条件下，肌原成纤维细胞可以进一步分化为在应力纤维中新表达 α-SMA 的成肌纤维细胞。当 α-SMA 结合到应力纤维中，肌成纤维细胞可以高度收缩。严格来讲，表达 α-SMA 但未结合到收缩微丝束中的细胞不能是功能性肌成纤维细胞。术语"肌成纤维细胞"通常定义为收缩的微丝束中表达 α-SMA 的细胞[27]。

　　α-SMA 是鉴定组织肌成纤维细胞和诊断肌成纤维细胞相关疾病最广泛使用的标志。通过以 α-SMA 为标志物，肌成纤维细胞已被证明是肿瘤基质中肿瘤相关成纤维细胞的主要亚群。存在于肿瘤基质和伤口肉芽组织中的血管 SM 细胞也是 α-SMA 阳性的。然而，肌成纤维细胞很少表达晚期肌分化标志物，包括 SM 肌球蛋白重链、重型钙调蛋白结合蛋白和平滑肌蛋白。中间丝蛋白中的结蛋白是另一个可靠的排除标准，因为它仅在特殊情况下才在肌成纤维细胞中表达。区分可表达波形蛋白和结蛋白，同时 α-SMA 阳性、SM 肌球蛋白阴性并且缺乏收缩特征（即应力纤维）的肌成纤维细胞和周细胞同样困难。鉴于肌成纤维细胞与许多其他类型细胞具有共有特征和标记，我们应该从细胞类型及其表型来进行区分。事实上，肌成纤维细胞来源于各种不同的前体细胞，进一步表明"肌成纤维细胞"与"成纤维细胞"可能并非相同。肿瘤相关的肌成纤维细胞可能来源于 BM、血液中循环的纤维细胞和 MSC，它们被募集到发生炎症反应和重塑的组织中。在肿瘤进展过程以及受纤维化刺激的各种不同器官中，BM 来源的肌成纤维细胞数量与损伤程度相关。然而在肝纤维化和肺纤维化的研究中，BM 来源的纤维细胞形成肌成纤维细胞的可能性被排除，并且纤维细胞与肌成纤维细胞分化问题仍然有待探讨[28]。循环和移植的 MSC 靶向作用于上皮肿瘤的基质环境，这种向肿瘤归巢的特性可被用于特异性递送抗癌药物、细胞因子和病毒到肿瘤部位并抑制肿瘤发展。然而，肿瘤微环境有可能会激活类似于其他前体细胞的 MSC 肌成纤维细胞。在肿瘤条件培养基中培养的 BMMSC 分化成 α-SMA 阳性肌成纤维细胞。最近对 MSC 和上皮肿瘤细胞间相互作用的体内外研究表明 MSC 获得肌成纤维细表型使 MSC 治疗成功率下降，甚至可能加重疾病。在培养体系中经低侵袭性人乳腺癌细胞株激活的 MSC，皮下注射于荷瘤鼠时能增强肿瘤细胞的转移潜能，这种效应是由旁分泌反馈环路介导的。然而其他研究并未证实 BMMSC 在肿瘤微环境中促进肌成纤维细胞活化，并且 BM 来源的 MSC 对肌成纤维细胞群的贡献仍有争议。

肿瘤相关的细胞外基质比周围正常软结缔组织更硬是一个公认的事实。正因如此，临床上可通过触诊和（或）成像来检测肿瘤。活化的基质细胞的迁移特性和肌成纤维细胞的高收缩活性有助于在基质反应的更晚期阶段逐渐增加 ECM 硬度。但是，其他过程似乎也促进了基质的硬化[28]。纤维化和肿瘤组织中炎症反应期间发生的组织硬度变化，可能由促进胶原蛋白交联的赖氨酰氧化酶（LOX）和 LOX 酶样蛋白诱导，降低这些酶的活性具有抑制肿瘤作用[29]。肿瘤微环境中"预硬化"的另一个可能原因是组织间液压升高，淋巴液回流量增加。

1.6　ECM 调控 MSC 分化

细胞存在于各种不同硬度的组织内，从软的脑组织到坚硬的头盖骨。在体外，基质刚度已显示其在调节 MSCs 向特定谱系的分化中发挥作用[30]。在模拟生理性神经源性、肌源性和成骨环境的二维培养体系中，MSCs 在细胞形态学、转录标记和相关蛋白表达上显示出与组织刚度相对应的表型。在其他类似的实验中，接种到软基质上的 MSCs 显示出更大的脂肪形成和软骨形成潜能，而在更硬的基质上的 MSCs 具有更强的分化为肌肉的潜力。在这种二维培养体系中，基质刚度通常会影响细胞形态。已证实整联蛋白结合对于在刚性基质上发生成骨分化是必需的，而当在软基质上培养时整联蛋白结合的缺失对 MSC 分化成脂肪或神经源谱系几乎没有影响。基质刚性可调节多种类型细胞的形状。细胞形状由细胞质的内部结构以及细胞与 ECM 和邻近细胞的外部相互作用决定。研究表明，细胞形状是调节 MSC 分化的关键因素。将细胞接种于纤维连接蛋白涂布的不同大小的微岛上，然后用混合培养基刺激细胞，这些细胞可沿着多个谱系进行分化。在圆形的较小微岛上，MSCs 主要形成脂肪细胞，而在扩散生长的较大微岛上，MSCs 主要向成骨细胞分化，这直观地表明了细胞形状对 MSC 分化的调控作用[31]。同时该研究还发现 RhoA GTP 酶（RhoA）和 Rho 激酶（rho-associated kinase，ROCK）的活性调节了细胞形状。RhoA 是组织收缩的关键调节剂，而 ROCK 是参与肌球蛋白收缩的 Rho 靶效应器。ROCK 的抑制改变了细胞系，使它从成骨细胞表型变为形成脂肪的表型，而在促进脂肪形成的培养体系中，激活细胞中的 RhoA 能促进形成成骨细胞表型，表明细胞收缩性调控着 MSC 向成骨细胞或脂肪细胞的分化[32]。在另一项类似的研究中，TGF-β 刺激的 MSCs 可以扁平化和扩散生长，或保持圆形的细胞形态。MSC 可以扁平化扩散生长形成肌原细胞系，而那些形态保持不变的细胞向软骨细胞系分化，RhoA 水平不变，而在扩散生长的细胞中 Rac1（Rho GTPase 家族成员）上调，能诱导向肌肉分化并抑制软骨形成。同时，发现 Rac1 和 TGF-β 能上调 N- 钙黏蛋白（与细胞黏附有关的分子），表明细胞骨架的结构变化在决定 MSC 向多种不同途径的谱系定向分化中起关键作用[33]。

近年来材料学的发展使人们能够开发可调的体外三维模型系统来进一步明确细胞形状、基质硬度和细胞骨架张力在调节 MSC 命运中的作用。有研究将 MSC 用共价交联 MMP 敏感肽的 3D 水凝胶包封，调控水凝胶降解时产生的细胞牵引力，发现可降解水凝胶中的细胞更为分散，具有更多的黏着斑和细胞骨架组装，并且表达更多的成骨细胞标志物；而不可降解水凝胶中的细胞（不考虑它们的硬度）更圆，有较少的黏着斑和细胞骨架组装，并且表达更多的脂肪细胞标志物。表明细胞介导的牵引力对于诱导 MSC 分化是非常重要的。为了排除基质降解本身对细胞形状的影响，将 MSC 接种在可降解的基质中，在 1 周后加入交联剂阻止水凝胶的降解，同时保持扩散生长的形态。这些 MSC 显示出从成骨细胞向脂肪细胞谱系的转变，表明 MSC 的分化是由细胞 – 基质间相互作用而不是细胞形状来决定[34]。

1.7 展望

多项研究表明，基质中被肿瘤细胞分泌因子所激活的局部和循环前体细胞参与构成了肿瘤微环境，且肿瘤细胞和基质细胞都具有异质性。然而，这些激活的基质细胞不论其来源，都具备肌成纤维细胞特征。肿瘤相关的肌成纤维细胞，即分泌 ECM 成分和高收缩性的 α-SMA 阳性基质细胞，在肿瘤细胞和基质间相互作用中发挥着核心的促肿瘤效应。因此，我们可以提出特异性的以肿瘤基质表型为靶标的抗肿瘤策略，靶向收缩性的肿瘤相关肌成纤维细胞有助于减少 ECM 硬化，从而抑制肿瘤进展。此外，还能采用包括抑制细胞力学传感系统中重要的特定肌成纤维细胞整联蛋白，以及向 ECM 传递细胞内力等方法。肌成纤维细胞整联蛋白也参与了促肿瘤发生因子 TGF-β1 的激活，鉴于其在肿瘤和基质细胞中的核心作用，靶向 TGF-β1 和 TGF-β1 信号通路的治疗方法已进行了临床试验和应用。抗 TGF-β1 策略包括使用 TGF-β1 受体 I 型激酶结构域的小分子抑制剂、TGF-β1 特异性中和抗体和寡核苷酸反义化合物。抑制肿瘤细胞内 TGF-β1 信号通路可减少肿瘤新生血管的形成，并最终限制血管中肿瘤细胞的扩散，抑制肿瘤转移。在此过程中，Smad7 和 I-Smad 被证实能下调 TGF-β1 和骨形态发生蛋白（BMP）信号传导，并有效抑制小鼠乳腺癌的肺和肝转移。Smad7 也能抑制细胞的侵袭和迁移，表明 Smad7 有助于预防 EMT 的形成[35]。所有这些策略旨在抑制有活性的 TGF-β1 在肿瘤形成过程后期中的作用，并预防肿瘤转移。然而，在整联蛋白介导的 TGF-β1 激活过程中，靶向整联蛋白的优势在于它能在多个层面上干扰肿瘤的发展，将可能成为替代原有策略的、更有针对性的肿瘤治疗方法。

第二节　间充质干细胞与肿瘤血管生成

MSC 是一类具有自我更新、多向分化潜能和损伤趋化性的多能干细胞。在一定诱导条件下，MSC 可以分化为骨、软骨、肌肉、脂肪（产生骨髓脂肪组织的脂肪细胞）及血管内皮等细胞，常将其应用于组织修复和心肌缺血等其他缺血性疾病的实验研究及临床治疗中。过去的十几年中，介于 MSC 具有向肿瘤间质的"损伤趋化性"，人们将其作为携带治疗基因的合适载体用于肿瘤治疗研究，而进一步研究发现趋化至肿瘤间质的 MSC 与肿瘤微环境相互作用，可分化为血管内皮、血管周细胞等，或者通过旁分泌等各种机制对肿瘤血管生成产生影响。研究表明 MSC 可以促进肿瘤血管结构和功能的完整性，修复肿瘤血管，具有针对肿瘤血管生成的治疗潜能。MSC 具有公认的维持成人组织健康的作用，并且 MSC 功能减退已成为各种疾病的关键病理生理驱动因素[36]。由于 MSC 内在的肿瘤归巢能力，MSC 治疗作为癌症靶向治疗的新平台，最近受到了广泛的关注[37]。

Douglas Hanahan 和 Robert A. Weinberg 在 *Cell* 上发表文章，概括肿瘤的十大特征（图 2.1），包括：持续的增殖信号，逃避生长抑制，抵抗细胞死亡，无限复制的潜能，诱导血管生成，组织浸润和转移，避免免疫摧毁，促进肿瘤炎症，细胞能量异常，基因组不稳定和突变[38]。其中"诱导血管生成"解释为，对细胞来说，血管就是最重要的"粮道"，一个细胞与其最近的毛细血管的距离不能超过 100μm。这个"粮道"对于细胞正常生长并良好地行使其功能是十分重要的。通常情况下，在组织形成和器官发生这些生理过程中，血管生成是受到精细调控的，而且这种情况下的血管形成也是暂时的，当上述生理过程结束后，血管生成即停止。促进和抑制血管生成的信号分子通常处于"势均力敌"的平衡状态。

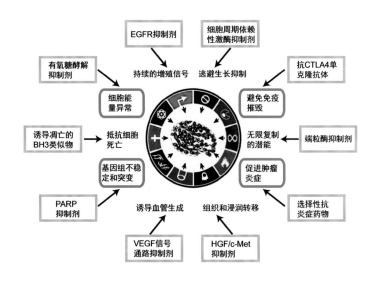

图 2.1　肿瘤的十大特征

癌细胞获得持续的新生血管形成能力就是通过打破这种平衡状态开始的。科学家们在许多类型的肿瘤中发现，一些促进血管形成的信号分子如 VEGF（血管内皮生长因子）和 FGF（成纤维细胞生长因子）的表达水平都远高于相应的正常组织对照，而一些起抑制作用的信号分子如血小板反应蛋白 -1（thrombospondin-1）或干扰素 β（β-interferon）的表达则下降。

1972 年 Folkman 团队发现肿瘤之所以能够扩增是因为它们促进血管生成，这些血管会为快速分裂的癌细胞提供营养、氧气，从而提出"抗血管生成治疗"的观点，人们试图阻断血管从而"饿死"肿瘤，如使用沙利度胺、恩度、贝伐单抗、甲磺酸阿帕替尼等抗血管生成药物，然而在缺氧条件下可发生肿瘤"血管生成拟态"，即癌细胞本身会形成类似血管的通道，负责血液、营养物质、氧气的供给，预示"抗血管生成治疗"并不能取得确切的疗效[39]。2014 年 Jain 提出肿瘤治疗的一个新方向：缓解肿瘤缺氧的同时增加肿瘤血液灌注有利于增强放疗、化疗和免疫治疗的疗效。即肿瘤血管正常化，增加血流灌注，改善内部缺氧，有利于抗肿瘤药物进入肿瘤组织内发挥作用[40]。Arai 等证明了瑞格菲尼可以抑制 VEGF 抑制分子的逃逸途径，即使在对 VEGF 抑制剂有抗性的肿瘤中也具有连续的抗血管生成作用[41]。Incio 等发现患有肥胖症的乳腺癌患者的外周血白细胞介素 –6（IL-6）和 / 或成纤维细胞生长因子 –2（FGF-2）的浓度增加，并且他们的肿瘤脉管系统对抗 VEGF 治疗的敏感性较低[42]。

MSC 存在于许多组织中，并且已知能主动迁移到组织损伤的部位，参与伤口修复。MSC 具多向分化潜能和损伤趋化性，可以趋化迁移至缺血受损组织内，向血管内皮细胞方向分化，促进缺血部位的血管生成，而 MSC 同样可以趋化至不可愈合的肿瘤创伤组织中，分化为壁细胞、血管内皮细胞，或通过其他机制影响肿瘤的生长及血管生成，成为肿瘤治疗的新方向。最近多种研究表明肿瘤相关的 MSC（TA-MSC）在肿瘤的发生、促进、发展和转移中具有积极作用[43]。本章旨在探讨 MSC 对肿瘤血管的影响，为以后的研究以及临床肿瘤的治疗提供理论指导。

2.1　MSC 与血管形成特性

2.1.1　MSC 的损伤趋化性

MSC 趋化迁移至损伤缺血部位，促进新生血管生成。肿瘤间质可产生炎症因子如趋化因子、细胞因子以及黏附分子，它们在肿瘤的发生和发展中起到重要作用，因此肿瘤被称为"永不愈合的创伤"。MSC 可趋化迁移至肿瘤间质这一与炎症类似的缺血缺氧部位产生作用。Kidd 等将鼠的皮肤穿刺伤模型和 MD-AMB-231 肺转移瘤、HEY 腹腔卵巢癌、皮下 4T1 乳腺癌模型与正常鼠比较，发现荧光信号标记的 MSC 不仅趋化迁移至损伤部位，同样也在肿瘤组织中聚集，而且分别在 MSC 输入后第 29、14、12 d 均可检测到[44]。Bexell 等发现在胶质瘤模型中，绿色荧光标记的鼠 MSC 迁移至移植瘤的血管壁，表达周细胞的表面标记物如 α-SMA、NG-2、PDGFR-β 等[45]。

2.1.2　MSC 的血管分化性

MSC 是一类具有自我更新、多向分化潜能和损伤趋化性的多能干细胞，存在于骨髓、脐带、胎盘和脂肪等组织。MSC 具有在体内、体外分化成成骨细胞、软骨细胞和脂肪细胞等间充质细胞的潜能。MSC 由健康供体的单核骨髓细胞产生，并且通过密度梯度离心分离出来。使用一组单克隆抗体通过流式细胞术对细胞进行分型，并测试其沿着不同间充质谱系分化的潜力。分离的 MSC 表达 CD105、CD73、CD166、CD90 和 CD44 标记物而不表达内皮标记物。它们在各自培养基中能够分化成脂肪细胞和骨细胞，用 2% 胎牛血清和 50 ng/mL 的血管内皮生长因子培养 BMMSC，发现其可以向血管内皮细胞分化。对原位 MSC 的激光扫描细胞计数分析显示内皮特异性标记物如 KDR 和 FLT-1 的表达显著增加，并且免疫荧光分析显示血管性血友病因子（von Willebrand factor，vWF）典型表达，使用体外血管生成测试试剂盒检测分化细胞的功能行为，MSC 分化后细胞形成特征性毛细管样结构。证实成人的 MSC 在一定诱导下可分化成具有内皮细胞表型和功能特征的细胞。临床应用中，Kim 等在血栓闭塞性脉管炎患者体内移植入 HLA 相合的脐带来源的 MSC，患者缺血性溃疡在 4 周内治愈，为进一步研究 MSC 作用的机理，研究者在缺血模型小鼠的肢体缺血部位局部输入 MSC 后，在缺血肢体的动脉管壁内发现标记的 MSC 新生血管，这说明趋化迁移至损伤缺血部位的 MSC 参与到新生血管的组成中，促进血管修复[46]。

2.2 MSC 对肿瘤血管生成的影响

2.2.1 MSC 促进肿瘤血管生成

目前大部分观点支持 MSC 促进肿瘤血管生成，从而影响肿瘤的增殖与转移。由表 2.1 可知：MSC 通过与肿瘤细胞共同种植于皮下或静脉注射等方式，可以在多种实体瘤动物模型体内促进血管生成，并且 MSC 与肿瘤细胞共同种植于皮下对于肿瘤生长产生更加明显的有利影响，包括促进肿瘤血管生成与加快肿瘤生长速度。肿瘤细胞与 MSC 共同种植于裸鼠皮下时，MSC 对肿瘤血管生成的促进作用可能与二者的比例无明显相关性。Ouyang 等充分探索了基于 MSC 的仿生传递，以利用 MSC 的向肿瘤性和渗透特性来使药物积累和渗透到肿瘤中[47]。不同组织来源的 MSC 对肿瘤生长的作用可能不同：O'neill 等发现人脂肪组织来源的 MSC 对乳腺癌的促生长作用比骨髓来源的 MSC 更强[49]。在同为 HT-29 结肠癌的皮下移植瘤模型中，在移植比例与移植方式相同的条件下，Huang 和 Wang 等的实验中使用人骨髓来源的 MSC，发现肿瘤血管明显增加且 MSC 促进肿瘤生长[50]，Nakagaki 等使用鼠骨髓来源的 MSC 却得到了相反的实验结果，这可能受不同种属的骨髓 MSC 增殖分化能力影响[51]。

表 2.1　MSC 促进肿瘤血管生成[48]

MSC 类型	肿瘤模型	MSCs/肿瘤	MSC 输入方式	对血管的影响	对肿瘤的影响	机制
鼠 BMSC	C26 结肠癌	1:10	共同种植于皮下	促进	促进	IFN-γ 及 TNF-α 促进 MSC 分泌多种因子
hUCMSC	Eca109 食管癌	1:1	共同种植于皮下	促进	促进	上调 MMP-2、MMP-9 等
鼠 BMSC	RT-1 前列腺癌	1:10	共同种植于皮下	促进	促进	VEGF 促进血管生成
hUCMSC	Hela 宫颈癌	1:10	共同种植于皮下	促进	促进	VEGF 表达增加
FMSC 及 AMSC	SW480 及 F6 结肠癌	10:1 1:1	共同种植于皮下	促进	促进	—
BMSC	KM12SM 结肠癌	2:1	共同种植于肠壁	促进	促进且增加转移	MSC 分化为 CAF，抑制凋亡
鼠 BMSC	Colo320 结肠癌	1:1	共同种植于皮下	促进	促进	MSC 依赖的血管生成
hMSC	HT-29 结肠癌	1:1	共同种植于皮下	促进	促进	IL-6/ET-1 信号通路
hBMSC	HT-29 结肠癌 SW480 结肠癌	1:1 1:1	共同种植于皮下	促进 促进	促进 促进	MSC 分泌的 IL-8 促进血管生成
鼠 BMSC	HT-29 结肠癌	1:1	共同种植于皮下	促进	抑制	VEGF 依赖的血管生成
hBMSC	MHCC97-H 肝癌	1:12	多次静脉注射	促进	无影响，但转移减少	MSC 修复肿瘤血管
hPMSC	LiBr 黑色素瘤	1:3	成瘤静脉输入	促进	不明确	MSC 参与肿瘤血管生成
hAMSC	A549 肺腺癌	1:1	共同种植于皮下	促进	不明确	LPA 导诱导 MSC 分化为 α-SMA、VEGF、SDF-1 阳性的 CAF
hAMSC	SW480 结肠癌	1:3	左心室内注入	促进	不明确	NF-κβ 诱导 MSC-EC 黏附

2.2.2　MSC 促进血管生成相关机制

目前，MSC 促进血管生成的机制尚不明确。一方面，MSC 具有趋化性与多向分化性，其趋化迁移至肿瘤组织中分化为血管内皮细胞、周细胞或肿瘤相关成纤维细胞，促进肿瘤血管生成，为肿瘤的增殖与转移提供条件。体外实验中 MSC 在一定条件下可以诱导分化为内皮细胞：有实验证明在体外条件下，不到 0.01% 的 MSC 可以分化为内皮细胞；在体内胰腺癌移植瘤模型中，GFP 标记的 MSC 可以黏附至肿瘤血管壁上，参与血管形成，但无法明确是否分化为内皮细胞。在黑色素瘤模型中，可见人胎儿骨髓来源的 MSC 分化为肿瘤血管内皮细胞，参与肿瘤血管生成。还有观点则认为 MSC 分化为血管周细胞，从而促进肿瘤血管生成[52]，例如，N32 和 N29 胶质瘤组织中输入的鼠骨髓来源的 MSC 表达周细胞的表面标记 α-SMA、NG-2 等，并不表达血管内皮细胞标记。另外在前列腺癌模型中，Du154 前列腺癌细胞分泌的囊泡经过纯化后作用于 MSC，可诱导其分化为肌成纤维细胞，促进前列腺癌血管生成[53]。

一方面，部分观点认为肿瘤细胞可以分泌细胞因子，通过旁分泌方式对迁移至肿瘤间质的 MSC 产生作用，从而促进血管生成。研究表明人 A549 肺腺癌中，肿瘤细胞通过 LPA-LPA1 介导的旁分泌机制，诱导人脂肪组织来源的干细胞向肿瘤相关成纤维细胞（cancer-associated fibroblasts，CAF）分化。CAF 是肿瘤间质中最主要的细胞类型，包括肿瘤微环境中除了癌变细胞以外的所有细胞。CAF 通常起源于间充质细胞，可诱导细胞增殖、炎症反应、血管生长和转移，从而促进肿瘤进展。可见肿瘤细胞分泌至间质的可溶性细胞因子可能对 MSC 的分化产生影响。MSC 也可与肿瘤微环境相互作用，自身分泌多种促血管生成因子促进血管生成：TNF-α 激活的 MSC 分泌 IL-6、IL-8 等细胞因子促进内皮祖细胞的迁移和血管生成。IL-6 刺激肿瘤细胞产生内皮素 1，从而诱导内皮细胞上 AKT 和 ERK 的激活，促进内皮细胞聚集和肿瘤血管生成。在结肠癌移植瘤内，MSC 分泌的 IL-8 通过促进脐静脉内皮细胞增殖、迁移并形成血管腔样结构，促进肿瘤血管生成。更重要的是，MSC 分泌的 VEGF 在肿瘤血管生成中发挥关键作用，IFN-γ、TNF-α 等细胞因子通过 HIF-1α 信号通路影响 MSC 分泌 VEGF，增加微血管密度，促进肿瘤生长和转移。Schmolhl 等报道甲状腺激素通过整联蛋白 αvβ3 影响 MSC 中的血管生成信号，并进一步证实四碘甲状腺乙酸在肿瘤微环境中的抗血管生成活性[54]。促红细胞生成素（EPO）可以显著增强 MSC 的增殖、迁移和抗凋亡能力[55]。

2.2.3　MSC 抑制肿瘤血管生成

与上述观点相反，部分研究认为 MSC 有抑制肿瘤血管生成的作用（表 2.2）。在成瘤后的 MDA-MB-231 人乳腺癌的瘤组织内分次注射相同数量的 MSC，利用分子成像技术检测到在 MSC 治疗组中 CD31 的表达减少，且该组肿瘤的凋亡指数明显增加，MSC 可能通过抑制血管生成及促进肿瘤细胞凋亡从而抑制肿瘤生长。成瘤后再输入 MSC 多表现出抑制肿瘤血管生成的效应，由此可见不同时机输入 MSC 可对肿瘤血管生成产生不同影响。在研究 MSC 对胶质瘤影响的体外实验中，人骨髓来源的 MSC 不仅可以抑制传代培养的人胶质瘤细胞系的生长，同样可以抑制来源于患者的原代胶质瘤细胞的生长。为了进一步研究，进行体内实验，MSC 与胶质瘤细胞以同等比例共同种植于裸鼠皮下，联合组的肿瘤体积和重量明显减少，用 CD31 检测微血管密度，肿瘤血管明显减少，但血管的结构更加完整，并在联合组中发现周细胞 α-SMA 的表达。这与大多数研究中 MSC 和肿瘤细胞共同种植于皮下促进血管生成不同，表明多种因素都对 MSC 对肿瘤血管作用有影响。

表 2.2　MSC 抑制肿瘤血管生成[48]

MSC 类型	肿瘤模型	MSCs/肿瘤	MSC 输入方式	对血管的影响	对肿瘤的影响	机制
hPMSC	A2780s 卵巢癌	1∶25	成瘤后多次腹腔注射	抑制	抑制	—
hUCMSC	MDA-MB-231 乳腺癌	1∶1	成瘤后多次瘤内注射	抑制	抑制	内皮抑素增加抗血管作用
hBMSC	TSA-PGL3 乳腺癌	1∶2 5∶1	成瘤后皮下或静脉或瘤后静脉	抑制 抑制	抑制	修复肿瘤血管
鼠 BMSC	B16F10 黑色素瘤	1∶1、 1∶3	成瘤后瘤内注射	抑制	抑制	高浓度 MSC 促进内皮凋亡
hBMSC	ΔGli36 胶质瘤	1∶1	共同种于基质中	抑制	抑制	下调 PDGF/PDGFR、IGF-1、FGF-2 等
hBMSC	SK-MES-1 肺鳞癌 A549 肺腺癌	—	MSC 培养后的培养基治疗肿瘤	抑制 抑制	抑制	MSC 分泌的可溶性细胞因子抑制血管生成

高浓度的 MSC 可能促进内皮细胞凋亡，抑制血管生成。在 B16F10 黑色素瘤模型中，成瘤组织内注射鼠来源的 BMMSC 产生抑制肿瘤血管生成的效应[56]。为进一步研究，将内皮细胞与 MSC 分别以 1∶1、1∶3 比例于培养基中共同培养，内皮细胞凋亡增加，而以 10∶1 剂量比混合时，MSC 对内皮细胞则无明显影响。

部分研究中，MSC 抑制血管生成，但同时可以修复肿瘤血管的功能。在鼠的 TSA-pGL3 乳腺癌皮下移植瘤和肺转移瘤模型中，把人类骨髓 MSC 输入成瘤裸鼠的瘤周或尾静脉，与单纯肿瘤组相比，联合组肿瘤生长速率减慢，肿瘤进展延缓，输入人类骨髓 MSC 后血管数目减少，肿瘤内血管中血红蛋白的含量无明显改变，但肿瘤组织中周细胞 α-SMA 表达增加，而且联合组中发生了血管结构和形态改变，血管长度较对照组明显延长[57]。此实验表明 MSC 可以修复血管，促进血管成熟和功能改善，肿瘤血管越成熟，则血管越趋近正常化。这与 MSC 在缺血损伤性疾病中修复损伤血管使血管正常化相似，但这种使肿瘤血管结构及功能趋近正常化的相关分子机制尚未阐明。MSC可能分化为周细胞，促进肿瘤血管结构和功能的完整性，以及肿瘤组织中纤维血管网络的有序化。经过长期培养的人类周细胞会产生多谱系祖细胞，并表现出MSC的特征[52]。

2.2.4　MSC抑制血管生成的机制

肿瘤血管生成由多信号分子、多信号通路参与调控。MSC抑制卡波氏肉瘤的血管生成和肿瘤生长的关键是对AKT信号通路的抑制。β-连环蛋白在分化的MSC中不完全沉默[58]，在人血管内皮细胞和MSC共同体外培养的实验中，发现MSC与血管内皮细胞直接接触，通过调节血管内皮钙黏蛋白/β-连环蛋白信号通路，抑制内皮细胞增殖和血管生成[59]。在体内实验中，静脉输入MSC可得到同样的结果。将MSC与人脐血管内皮细胞共培养同样发现其可以增加血管内皮钙黏蛋白水平，并且增加血管内皮钙黏蛋白和β-连环蛋白在细胞膜及胞质内的聚集。在脑损伤模型中，MSC可调节血管内皮细胞的通透性，其可能通过与内皮细胞之间的相互作用释放细胞因子保护血管内皮，同时下调PDGF-BB、IL-1β等的表达，释放可溶性细胞因子抑制内皮细胞形成，从而抑制胶质瘤血管生成。不同类型肿瘤中MSC作用的信号通路及信号分子可能不同，仍需要进一步研究明确。

很多研究认为，肿瘤的血管生成与肿瘤的转移有着必然的联系，血管生成被作为评估肿瘤预后的标志。MSC参与多个肿瘤促进过程，包括血管生成、上皮-间质转化、转移、免疫抑制和治疗抵抗[60]。但是皮下输注MSC或原位移植MSC于瘤组织血管生成与肿瘤生长、侵袭和转移是否存在正相关性，目前并不明确。在肝癌模型中，静脉多次输入人骨髓来源的MSC，CD31标记的肿瘤微血管密度明显增加，但肿瘤的转移却明显减少[61]。在部分肿瘤中MSC促进肿瘤血管生成并且使肿瘤体积增加，但增加的具体成分还未确定，部分学者认为肿瘤体积增加的原因可能包括：肿瘤细胞数目的增加、MSC的增殖或二者皆增。多个实验表明，MSC所在实验组肿瘤组织血管周细胞覆盖明显增加，周细胞则对血管通透性有重要影响，并提供肿瘤转移的屏障。MSC促进肿瘤血管生成的同时可修复血管结构和功能，更有利于肿瘤的治疗。

2015年，Wong等用低剂量西仑吉肽联合维拉帕米、吉西他滨治疗肺癌和胰腺癌，三药联合组的肿瘤血管密度、直径、数量较其他组明显增加，缺氧也得到改善，而且促进了肿瘤的生长，但是随着瘤内吉西他滨浓度增加，肿瘤的生长受到了明显抑制[62]。同年也有学者提出了类似的观点，促进血管生成、增加血流灌注和促进药物输送，肿瘤生长可受到抑制。Li 等研究表明，促进肿瘤发生发展的 GC-MSC 通过大量分泌 IL-6 和 IL-8 促进胃癌微环境中的 M2 巨噬细胞极化，从而促进胃癌的转移[63]。在一定的实验条件下，MSC 可促进部分肿瘤血管生成，有促进肿瘤生长、转移的可能，但趋化迁移至肿瘤间质内的 MSC 可修复肿瘤血管，增加血管周细胞的覆盖，使肿瘤血管结构和功能更加完善，改善肿瘤缺血、缺氧所致的肿瘤生长及转移，肿瘤的恶性行为可能发生转化；同时，在肿瘤血管生成、血流灌注增加的情况下，联合抗肿瘤药物可能更利于抗肿瘤药物的进入，对杀灭肿瘤细胞、治疗肿瘤可能具有良好的效果。可进一步明确联合时间、作用方式、剂量，以及研究 MSC 归巢的相关机制，模拟 MSC 进入肿瘤间质内的方式，使抗肿瘤药物更多进入肿瘤间质内，治疗更具有效性。MSC 对肿瘤血管生成具有双向作用，具体机制尚有待进一步研究，但其对肿瘤血管的结构正常化及功能的恢复具有积极的作用，这对肿瘤的治疗有重要意义。进一步研究将使 MSC 更有效归巢至肿瘤，明确其对肿瘤血管结构和功能影响，为更好地利用 MSC 改善肿瘤微环境提供理论依据。肿瘤的治疗必须是总体综合治疗，既针对肿瘤的微环境又针对肿瘤细胞，双管齐下才能达到更好的效果。

第三节　间充质干细胞与免疫抑制微环境形成

肿瘤的生长、浸润、转移与其微环境的改变密切相关，其中细胞间质是肿瘤微环境的主要构成部分，主要由成纤维细胞、新生血管、细胞外基质、炎症细胞及免疫组分等构成，参与肿瘤的生长、发展[64]，它们通过分泌激素、细胞因子、趋化因子及蛋白酶等来参与对肿瘤细胞及其微环境的调节。作为肿瘤免疫效应阶段的执行场所，肿瘤微环境内存在许多因素，它们参与肿瘤组织与免疫系统的相互作用，包括局部效应细胞功能障碍，抑制性免疫调节细胞 Tregs、细胞因子的免疫负调节作用，抑制性配体受体反应以及肿瘤微环境中细胞代谢活性的负调节等。

MSCs 作为一种多功能干细胞，具有高度自我更新能力和多向分化潜能，同时具极好的迁移能力和肿瘤趋向性，并且其表面可表达多种生长因子受体，因此，MSCs 可在肿瘤微环境中各种细胞因子作用下定向趋向性迁移至肿瘤部位，参与微环境的构成，并通过多种途径调控肿瘤细胞的生长[65]。多项研究已证明了 MSCs 的免疫调节特性，它通过与固有免疫细胞（NK 细胞）和适应性免疫细胞［DC（树突状细胞）、B 细胞、T 细胞］组分间的相互作用来影响免疫应答，且免疫调节可通过细胞直接接触和不同生物活性因子的分泌而发生。由于这些特性，MSCs 可阻止 T 细胞的错误活化并在受损时产生耐受性环境，在修复时停止免疫应答从而维持免疫稳态[66]。研究者们逐步证实了 MSCs 在体内对 T 细胞、B 细胞、DC、NK 细胞、粒细胞和巨噬细胞等均有不同程度的免疫调节能力。下文会介绍 MSCs 对这些细胞不同的免疫调节特性，鉴于 T 细胞是构成多种疾病免疫组分的重要效应细胞，我们将着重介绍 MSC 对 T 细胞的调节作用。

免疫抑制是指在物理因素（如 X 线辐射）、化学因素（如硫唑嘌呤、皮质类固醇等）或生物因素（如抗淋巴细胞血清）的作用下，机体免疫应答能力降低的过程。这些影响因素可用作免疫抑制剂以防止移植物被排斥和治疗自身性免疫疾病，但这些治疗会对机体自身造成很大的损伤。MSCs 在特定条件下具有良好的免疫抑制能力，这种副作用小的细胞疗法为免疫抑制治疗提供了契机。MSCs 的免疫抑制作用在临床试验中已有一定尝试，尤其是在治疗移植物抗宿主反应（graft versus host disease，GVHD）方面，展现了十分诱人的应用前景。由于其具体分子作用机制尚不明确，故其安全性和治疗效果有待提高。MSCs 在体外具有很强的免疫抑制能力，其作用对象几乎涉及所有的免疫细胞，表达几种整合素在内的不同黏附分子，可产生一系列生长因子、细胞因子、趋化因子及酶类，而以上物质会在细胞迁移过程或免疫调节过程中发挥作用。肝细胞生长因子（hepatocyte growth factor，HGF）、肿瘤坏死因子 -α（tumor necrosis factor-α，TNF-α）、白细胞介素 -10（interleukin-10，IL-10）、转化生长因子 -α（transforming growth factor-α，TGF-α）、TGF-β、前列腺素 E2（prostaglandin E2，PGE-2）、吲哚胺 -2，3- 双加氧酶（indoleamine 2，3-dioxygenase，IDO）是目前公认的介导免疫抑制的细胞因子。

3.1 MSC 的免疫抑制机制

3.1.1 免疫抑制功能需要初步活化

MSCs 介导的免疫抑制需通过单独分泌促炎细胞因子 IFN-γ 或分泌 TNF-α 与 IL-1α/IL-1β 共同经免疫细胞介导初步激活 MSCs。该活化步骤已在体内移植物抗宿主病（GVHD）模型中证实：缺乏 IFN-γ 受体的 T 细胞对 MSCs 治疗无反应且最终死亡。因此，来自缺乏 IFN-γ 受体 1 小鼠的 MSCs 不具免疫抑制活性，突出 IFN-γ 在 MSC 初步活化过程中的重要作用。未经处理的小鼠 MSCs 不具备抑制免疫反应的能力，但一旦受到相关促炎症因子的刺激，它们即具很强的免疫抑制作用。使用 CD3 特异性抗体激活的 T 细胞条件培养液，或 IFN-γ 与 TNF-α、IL-1α、IL-1β 中任一种联合刺激 MSCs 后，即可使这些细胞获得免疫抑制能力。这一 MSCs 诱导性免疫抑制作用机制的提出，为实验与临床开拓了新思路和方法。

3.1.2　免疫抑制由可溶性因子介导

尽管靶细胞和 MSCs 相互作用可发挥功效，但 MSCs 介导的免疫抑制主要是通过分泌可溶性因子起作用，可溶性因子在与靶细胞作用后被诱导或上调。

3.1.2.1　吲哚胺 2，3- 双加氧酶（IDO）

在这些因子中，IDO 一直是受关注的热点。IDO 是色氨酸沿犬尿酸途径分解代谢的限速酶，而色氨酸是 T 细胞活化增殖过程中合成蛋白质所必需的氨基酸。IDO 表达增强后，一方面消耗局部色氨酸，创造局部的低色氨酸环境参与诱导维持 T 细胞耐受；另一方面色氨酸经 IDO 催化的代谢产物对 T 细胞有直接溶解作用。在用 IFN-γ 刺激时，该酶将色氨酸代谢成犬尿氨酸，致局部色氨酸消耗和毒性降解产物积累，其中以代谢物局部积累作用为主。但有研究表明[67]，缺乏 IFN-γ 受体 1 和 IDO 的人 MSCs 仍可发挥免疫调节活性，可能原因是 MSCs 上表达的 Toll 样受体（TLR）诱导 IDO 的自分泌产生 IFN-β 信号环，可在缺乏 IFN-γ 的情况下增强 MSCs 免疫抑制活性。TLR 主要表达于抗原提呈细胞并识别保守病原体来源组分，阻断 TLR 可激活多种固有和适应性免疫应答途径，消除、抵御侵入性病原体。研究[68]已证实人骨髓来源的 MSC 表达的 TLR 可增强 MSC 的免疫抑制表型：TLR 介导的免疫抑制反应不依赖 IDO 产生的免疫抑制物质犬尿氨酸，其诱导 IDO 的反应涉及自分泌的 IFN-β 信号环，该信号环依赖于蛋白激酶 R（PKR），并独立于 IFN-γ 之外，使机体在无 IFN-γ 时亦可增强 MSC 的免疫抑制特性，而非诱导促炎性免疫应答。使用竞争性 IDO 抑制剂可降低 MSCs 对同种异体抗原激活的 CD4$^+$T 淋巴细胞的免疫抑制作用。IDO 参与催化、消耗色氨酸从而抑制 Th17 分化[69]，此外，IDO 参与抑制 MSCs 存在时 IL-2 激活的 NK 细胞增殖和细胞毒性反应[70]，并且还抑制 DC 的成熟和功能活性。

3.1.2.2　一氧化氮合酶（iNOS）和一氧化氮

与人 MSC 不同，小鼠 MSC 缺乏 IDO 活性。小鼠 MSCs 诱导一氧化氮合酶（iNOS）和一氧化氮产生被认为在 T 细胞增殖抑制中起主要作用。一氧化氮是影响巨噬细胞和 T 细胞功能的气体生物活性化合物，iNOS 在 IFN-γ、TNF-α、IL-1α 或 IL-1β 活化后被诱导，而来自缺乏 iNOS 小鼠的 MSCs 抑制 T 细胞增殖的能力会降低。首先，若 MSCs 所处环境中没有足够促炎细胞因子诱导其产生足量的一氧化氮，MSCs 是可以增强免疫反应的。其次，即便在能引起 MSCs 发挥免疫抑制作用的环境中，当一氧化氮的形成被阻断的时候，MSCs 同样可以显著地增强 T 细胞的增殖，这一现象在体外的细胞增殖实验以及迟发超敏反应的疾病动物模型中都得到了充分的验证[71]。进一步研究发现，缺乏 iNOS 的 MSCs 能明显抑制黑色素瘤在小鼠体内的生长。因此，一氧化氮是控制 MSCs 介导的免疫调节作用的核心调控因素。当一氧化氮的合成被阻断时，促炎因子激活的 MSCs 可以通过趋化作用吸引免疫细胞聚集到其周围进而促进免疫反应。iNOS mRNA 在人类 MSCs 中表达水平低，无法检测人类 MSCs 分泌的一氧化氮[72]。

3.1.2.3　前列腺素 E2（PGE2）

PGE2 在 MSCs 介导的免疫调节中也起着重要作用。PGE2 是通过 COX1 和 COX2 酶作用将花生四烯酸转化为前列腺素而产生的脂质介质，这些酶与 PGE2 均可以由 MSCs 表达，尤其在炎症环境中表达增加。其作为强有力的免疫抑制剂，可抑制 T 细胞有丝分裂和 IL-2 的产生，以及 MSCs 存在时 IL-2 激活的 NK 细胞增殖和细胞毒活性；且是诱导 Th2 型淋巴细胞活性的辅助因子；可刺激 IL-4 和 IL-10 分泌，通过刺激 IL-10 产生作用于巨噬细胞，并促进 $CD4^+CD25^+Foxp3^+$ 和 $IL-10^+IFN-γ^+CD4^+Tregs$ 分化；抑制单核细胞向 DCs 分化。有研究表明 PGE2 是 MSCs 效应分子，其合成可被吲哚美辛或 NS-398（COX-2 选择性抑制剂）及活化 T 细胞的增殖所阻断。

3.1.2.4　TGF-β1 和肝细胞生长因子（HGF）

MSCs 介导的同种异体抗原激活的 T 细胞免疫调节中，参与的分子是 TGF-β1 和 HGF，这两种细胞因子均可独立抑制同种异体抗原激活的 T 细胞增殖。MSCs 表达 TGF-β1 和 HGF，两者产生协同作用，TGF-β1 参与 MSCs 介导的 $CD4^+CD25^+Foxp3^+Tregs$ 的产生和 NK 细胞增殖减少[73]。TGF-β1 和 HGF 也参与混合淋巴细胞培养（MLC）中 MSCs 介导的增殖抑制。

3.1.2.5　IL-10

MSCs 与活化 T 细胞的接触可诱导 IL-10 产生，研究[74]发现来自人 MSCs

和免疫细胞共培养物的上清液中存在高浓度 IL-10，且 IL-10 参与共培养过程中 MSCs 介导的免疫抑制。上清液中高浓度的 IL-10 对于 BMMSCs 诱导与 T 细胞的细胞间接触后抑制显得至关重要，有研究[75] 利用 IL-10 封闭抗体证实 IL-10 参与 BMMSCs 介导的免疫调节和 Tregs 产生，IL-10 能下调 Th1 细胞因子的表达，并刺激 HLA-G5 表达和分泌。HLA-G5 是 MCSs 介导的免疫调节中的另一重要分子，HLA-G5 与 BMMSCs 共培养的 $CD4^+CD25^+Tregs$ 的免疫抑制能力增加，这是由于共培养物上清液中 IL-10 的存在刺激 Tregs 上 PD-1（程序性死亡受体 1，免疫抑制分子）的高表达[76]。此外，IL-10 还参与抑制 DC 成熟、DC 的活性，以及 DC 产生 IL-12 的能力[77]。

据研究[78]，另一种 MSCs 分泌因子 IL-6 能抑制单核细胞向 DC 分化的过程，降低 DC 对 T 细胞的刺激能力。也有报道[79] 称 IL-6 可延缓淋巴细胞和嗜中性粒细胞的凋亡。

3.1.2.6　HLA-G5

HLA-G 分子是非典型 HLA 分子，其特征在于有限的等位基因多态性和组织特异性表达模式，分膜结合同种型（HLA-G1、G2、G3 和 G4）和可溶性同种型（HLA-G5、G6 和 G7）。BMMSCs 表达膜结合同种型 HLA-G1 和可溶性同种型 HLA-G5，IL-10 可促进两种分子的表达，类似地，HLA-G5 在正反馈环路中可刺激 IL-10 的分泌。HLA-G5 抑制 T 细胞增殖、NK 细胞和 T 细胞的细胞毒性作用，促进调节性 T 细胞（Treg）的产生。MSCs 和 T 细胞之间的直接接触建立于正反馈环路和随后产生的免疫抑制环境，HLA-G1、HLA-G5 诱导 $CD4^+CD25^+Foxp3^+Tregs$ 的产生，进一步促进免疫抑制环境的形成。

单独这些分子中的任何一种均不会完全抑制 T 细胞增殖，反映了其非排他性作用，从而表明 MSCs 介导的免疫调节是由几种分子累积作用的结果。

3.2　对免疫细胞的免疫抑制作用

3.2.1　对 T 淋巴细胞的免疫调节

T 细胞作为适应性免疫反应的主要执行细胞，诸多体内外实验已证实 MSCs 对 T 细胞具免疫抑制效应。当淋巴细胞被激活时，T 细胞通过增殖分化来实现效应功能，而 MSCs 可对这些过程进行调节，从而影响 T 淋巴细胞的免疫应答。激活阶段 T 淋巴细胞表达和分泌相关特征分子，如 CD25、CD69、CD38、细胞毒性 T 淋巴细胞抗原 -4（CTLA-4）、人白细胞抗原 -DR（HLA-DR）、细胞因子 IFN-γ、肿瘤坏死因子（TNF-α）和 IL-2 等。目前，关于 MSCs 对 T 细胞的活化作用有不同的看法：有研究[80]观察到骨髓来源的 MSCs 在植物血凝素（PHA）刺激下可阻止 T 细胞早期激活标记物 CD25 和 CD69 的表达，而其他研究则未观察到 BMMSCs 对这些分子表达的影响。这种矛盾的结果可能是由 T 淋巴细胞群体的异质性造成的。如存在以下不同的研究结果：① 在 BMMSCs 存在时，用 PHA 活化外周血单核细胞（PBMC），导致表达 CD25、CD38 和 CD69 的 CD4⁺、CD8⁺ 细胞数量减少[81]；使用相同模型，其他研究则发现 CD3⁺CD25⁺ 和 CD3⁺CD38⁺ 细胞的比例更小[82]。② 有的研究则发现存在 BMMSCs 的情况下，用抗体激活 PBMC 不会改变 CD4⁺、CD8⁺ 细胞群体中 CD25 或 CD69 的表达[83]。同样，在同种异体抗原激活的 CD4⁺、CD8⁺ 淋巴细胞富集群的研究中，CD25、CD69 或 CTLA-4 的表达并没有变化[84]。③ 然而，新的研究表明[85]，BMMSCs 存在时，在使用富含抗 CD2/CD3/CD28 激活的 CD3⁺T 淋巴细胞群体中发现 CD4⁺ 和 CD8⁺T 细胞群中 CD69 的表达增加。这些结果均强调了 MSCs 免疫调节中细胞环境的重要性。

MSCs 对活化 T 淋巴细胞分泌细胞因子作用的研究结果亦是矛盾的：MSCs 的存在可明显减少或显著增加活化 T 细胞分泌 IFN-γ，MSCs 对 IFN-γ 分泌的影响取决于所研究的淋巴细胞群的来源[86]。

增殖 MSCs 对 T 细胞增殖的影响与激活方式无关，自体或同种异体来源的 MSCs 均可发生抑制，表明它不受主要组织相容性复合体（MHC）的限制，除了抑制同种异体抗原诱导的增殖外，MSCs 可抑制多克隆激活因子如 PHA 或抗 CD3/CD28 诱导的增殖。首次针对 BMMSCs 对 T 淋巴细胞增殖影响的研究是将 MSCs 与活化的 PBMC 共培养，研究表明[82]，MSCs 以剂量依赖性方式抑制 T 细胞增殖。利用 PBMC 的总细胞群体和富含 CD3⁺、CD4⁺ 或 CD8⁺ 淋巴细胞的群体分析 MSCs 的免疫抑制作用，每一组均证明 MSCs 能够抑制细胞增殖反应。

免疫调节不依赖于细胞凋亡的诱导，对增殖的抑制作用取决于 T 细胞在细胞周期 G0/G1 期的停滞，是通过细胞接触相关机制进行的。除了分泌的因子如 TGF-β1、HGF、IDO、PGE2、IL-10 和 HLA-G5 外，程序性死亡配体 1（PD-L1）和 HLA-G1 也参与细胞接触依赖性机制。对于 MSCs 和 T 淋巴细胞之间的直接接触是否为抑制 T 细胞增殖所必需仍存在争议：一些研究提出，MSCs 通过独立于细胞接触的免疫抑制机制起作用，而其他研究则表示需通过细胞接触以实现有效的免疫调节。总之，MSCs 免疫调节的机制取决于细胞群体、激活模式以及是否存在细胞间接触[86]。具体作用效应：MSCs 抑制活化

CD4[+]Th 细胞和 CD8[+]CTL 增殖，使活化 T 细胞停滞在细胞 G0/G1 期，但并不导致 T 细胞凋亡；MSCs 下调 T 细胞 Fas 受体及配体，抑制内源性蛋白酶导致的细胞死亡，延长未活化 T 细胞的生存；MSCs 诱导 Th1/Th2 平衡朝向抗炎的 Th2 倾斜，使 CD4[+]Th1 细胞生成 IFN-γ 减少，CD4[+]Th17 细胞释放 IL-17 减少，CD4[+]Th2 细胞释放 IL-4 增多；MSCs 抑制 CTL 的细胞毒作用；MSCs 促进功能性的 CD4[+]CD25[+]Foxp3[+] 或 CD8[+] 调节性 T 细胞（Treg）生成，通过直接接触或分泌 IL-10 和 TGF-β 的方式来抑制其他 T 细胞的增殖。

3.2.2　对 B 淋巴细胞的免疫调节

B 淋巴细胞参与适应性免疫应答，负责体液免疫，专门用于产生抗体。多数研究报道 MSCs 抑制 B 细胞增殖[87]。B 细胞可由 Ig 抗体、可溶性 CD40 配体或 IL-2 和 IL-4 等细胞因子所激活，活化 B 细胞在外源性 IFN-γ 的作用下对 MSCs 的抑制活性敏感度增加。在外源性 IFN-γ 的参与下，IFN-γ 刺激 MSCs 生成抑制性 IDO，并抑制效应 T 细胞的增殖反应[88]。MSCs 通过释放体液因子发挥其对 B 细胞终末分化的抑制作用，可在增强 B 细胞活力同时抑制增殖，阻止 B 淋巴细胞进入细胞周期的 G0/G1 期，MSCs 通过 B 细胞在 G0/G1 期的周期停滞，而并非通过诱导细胞凋亡来减少 B 细胞增殖[89]；MSCs 使 IgM、IgG 和 IgA 的产生减少从而影响 B 细胞分化；此外，MSCs 可改变 B 细胞的趋化特性，诱导其趋化因子受体包括 CXCR4、CXCR5 和 CCR7 表达的变化[90]。

3.2.3　对 NK 细胞的免疫调节

固有免疫中 NK 细胞起着重要作用，表现出细胞溶解活性，参与机体对抗感染及癌症侵袭的防御功能。NK 细胞通过分泌细胞因子如 IFN-γ、TNF-β 和 GM-CSF 来发挥其效应功能，并具有自发性和抗体依赖性细胞毒活性。NK 细胞杀伤作用受激活性和抑制性受体传递的信号的调节，该受体与靶细胞上的特定 HLA 分子相互作用。MSCs 通过下调活性受体 NKp30 和 NKG2D，抑制 NK 细胞激活和对靶细胞的杀伤作用。MSCs 影响 NK 细胞的表型、增殖、细胞毒性和细胞因子分泌：NK 细胞经 IL-2 激活分泌 IFN-γ，而在 MSCs 存在时，IFN-γ 分泌显著减少；在 MSCs 存在时，由 IL-2 和同种异体抗原激活的 NK 细胞增殖减少且裂解活性降低[91]；IL-15 是另一种可促进 NK 细胞增殖、存活和效应功能的细胞因子，但 MSCs 可通过分泌其他因子抑制 IL-15 诱导的细胞增殖[92]。MSCs 能抑制 IL-2 或 IL-15 诱导的 NK 细胞增殖，减少 IFN-γ 生成并抑制其对表达 HLA-I 分子的靶细胞的细胞毒作用，其中一些效应可能取决于

MSCs 与 NK 细胞间的接触以及可溶性因子（包括 TNF-β1 和 PGE2）的释放，表明 MSCs 介导的自然杀伤细胞抑制存在不同机制，具体仍需探究。

3.2.4 对 DC 细胞的免疫调节

DC 是体内最重要的抗原呈递细胞，其来源于体内 BM-CD34$^+$ 细胞和体外利用 IL-4、GM-CSF 诱导的单核细胞。DC 的主要功能是处理抗原并将其呈递给初始 T 细胞和记忆 T 细胞，并与其他免疫组分如 B 淋巴细胞和 NK 细胞相互作用。DC 必须成熟化以启动适当的免疫应答，并在成熟过程中增加 MHC-Ⅰ类、MHC-Ⅱ类和 T 细胞共刺激分子 CD80、CD86、CD11c 等的膜表达。未成熟的 DC 可激活 T 细胞和诱导免疫耐受。MSCs 可影响 DC 的募集、成熟及功能，显著抑制单核细胞分化为 DC，影响 CD1a、CD40、CD80、CD86 和 HLA-DR 的上调。当单核细胞与 MSCs 共培养得到的未成熟 DC（iDC）被脂多糖（LPS）激活最终被诱导分化时，DC 对成熟标记物 CD83 和共刺激分子 CD80、CD86 的表达处于较低水平，此结果表明，MSCs 可维持 DC 处于未成熟状态。有研究表明 MSCs 对从单核细胞向 iDC 的分化过程产生强烈的抑制作用，但对 LPS 诱导的 iDC 向成熟 DC（mDC）的转化过程没有作用[93]。另外，与 MSCs 共培养的 mDC 显示 HLA-DR、CD1a、CD80、CD86 的表达减少，表明 MSCs 可以将 mDC 推向未成熟状态并降低受刺激能力。

MSCs 抑制作用通过分泌因子产生相应效应，且为可逆过程，因而单核细胞在去除 MSCs 后会正常分化。MSCs 影响 DCs 成熟关键的几种细胞因子的分泌：① MSCs 利用 LPS 激活的 DC 抑制 TNF-α 的分泌。由于对捕获、处理抗原所必需的几种受体表达的改变，DCs 对 TNF-α 的抑制作用也抑制了 DCs 成熟，并降低了其迁移到淋巴结及刺激同种异体反应性 T 淋巴细胞的能力。② 抑制 DCs 分泌 IL-12，IL-12 产生不足与 T 细胞无反应性、耐受性的诱导有关。③ 通过 Notch 信号通路作用的 BMMSCs 可诱导 CD34$^+$ 造血祖细胞分化成具有特定性质的调节性 DC 的群体。表达高水平 IL-10 mRNA 和低水平 IL-2 mRNA；抑制同种异体反应性 T 细胞增殖和功能；诱导 Tregs 分化，其特征在于 Foxp3 和 TGF-β1 mRNA 的表达[94]。

此外，活化的 MSCs 分泌 IL-6 和 PGE2。IL-6 主要作用于单核细胞向树突状细胞的转化过程，降低 DC 对 T 细胞的抗原呈递能力，抑制 T 细胞活化；而 PGE2 主要是通过刺激 IL-10 生成作用于巨噬细胞，下调其表面的 MHC-Ⅱ类分子，并阻碍单核细胞向 DC 分化。

3.2.5　对中性粒细胞的免疫调节

中性粒细胞是通过产生活性氧和其他抗菌活性物质来杀死微生物的固有免疫的重要介质。MSCs 分泌 IL-6，IL-6 介导与活性氧下调相关的机制，从而延缓中性粒细胞的凋亡，凋亡延迟有助于维持中性粒细胞池水平，使其在感染早期即能迅速发挥作用。近来，Nemeth 等人提出 LPS 和 TNF-α 在败血症期间可刺激 MSCs 分泌高水平的 PGE2，后者可促进单核细胞和巨噬细胞产生大量的 IL-10，释放的 IL-10 可阻止中性粒细胞迁移到组织中引起氧化损伤，从而减轻多器官损伤[95]。结果提示 MSCs 可通过调节宿主固有免疫应答预防败血症，提高存活率。

3.3　在肿瘤治疗方面应用

MSC 具肿瘤趋向性，能特异性归巢到各种肿瘤组织，首次证实 MSCs 肿瘤趋向性的研究是大鼠神经胶质瘤的 MSC 移植，随后大量研究证实 MSCs 具有对肿瘤及转移肿瘤部位的趋向性。MSCs 向肿瘤部位迁移的特性在一些前临床体外迁移实验和肿瘤动物模型实验中得到证实，例如：乳腺癌[96]、卵巢癌[97]、结肠癌[98]，以及在肿瘤过程中发生的转移[99]。研究发现肿瘤微环境中的炎症在 MSCs 募集中发挥了作用。在 MSC-IFN-β 介导的胰腺癌治疗研究中发现：抗感染治疗后 MSCs 向肿瘤趋化能力下降，逆转了 MSCs 对肿瘤的抑制作用。MSCs 到达肿瘤之后，表现出促肿瘤，发挥免疫抑制作用，抑制肿瘤凋亡，刺激上皮间质转变，血管生成、增殖、外渗、迁移和转移。在肉瘤、白血病研究中发现 MSCs 具有抗肿瘤的作用，永生化的 MSCs 还可以抑制原发肿瘤的生长和集落的形成[100]。

目前的抗肿瘤治疗主要是对 MSC 进行基因修饰，这些基因包括干扰素类、肿瘤坏死因子相关的凋亡诱导配体（TRAIL）、白细胞介素类、趋化因子 CX3（CX3CL1）等。在小鼠黑色素瘤肺转移模型中，IFN-α 基因修饰的 MSCs 抑制肿瘤细胞增殖，减缓肺转移灶的生长。体内外研究显示，表达 IFN-β 的腺病毒转染 MSCs 后可以有效杀死神经胶质瘤细胞[101]。在黑色素瘤肺转移模型中，表达 IFN-β 的 MSCs 抑制肿瘤生长并延长生存期，这种抗肿瘤作用是由于肿瘤部位 IFN-β 的释放，提示 MSCs 移植对肿瘤靶向治疗的重要性。在前列腺癌肺转移模型中[102]，表达 IFN-β 的 MSCs 可以延长生存期和降低肿瘤负荷，其可能机制是 IFN-β 促进肿瘤细胞凋亡、抑制血管新生和增加自然杀伤细胞的活性。在人胰腺癌肿瘤模型中，转染 IFN-β 的 MSCs 抑制肿瘤细胞的生长。表达

IFN-γ 的腺病毒转染 MSCs 后在体外可以抑制白血病细胞增殖并可以引起白血病细胞的凋亡[103]。在肺癌模型中，TRAIL 基因修饰的 MSCs 可以抑制肿瘤生长[104]。研究发现携带 TRAIL 的 MSC 可以减少肿瘤生长和复发，并在多数小鼠中抑制肺转移灶的生长[105]。

由于 MSCs 具有向癌症部位定向迁移和大量表达外源导入基因的双重特性，因此有望作为载体携带自杀基因发挥靶向抗肿瘤的作用[106]。另外，加利福尼亚大学的科研人员利用 MSC 能够感知肿瘤僵硬度并改变自身行为的能力，通过 MSCs 向小鼠体内靶向输送抗癌药物，大大减少了药物对非肿瘤组织的损害[107]。

MSC 已经应用在多种疾病治疗中，并且取得了良好的效果，而其低存活率、移植物植入和分化限制了其临床应用。MSCs 具趋向肿瘤部位的特性，故以 MSCs 为细胞载体的肿瘤治疗方式具有广阔的前景。且临床前的基因修饰 MSC 相关动物实验为其临床应用提供了更开阔的思路。与其他肿瘤治疗方式比起来，MSCs 作为载体用于肿瘤治疗可特异性集中在不同的肿瘤细胞内以及它们的转移灶中。尽管仍有许多问题没有解决，包括应用 MSCs 治疗的最佳时机、需要的细胞数量、输注途径以及确切的归巢机制，以及 MSCs 基因修饰后的安全性问题，但这些不能阻止 MSCs 临床试验的发展。随着研究深入，相信人 MSC 作为细胞治疗、免疫治疗、基因治疗的靶细胞以及组织工程的种子细胞具有广阔的应用前景。

参考文献：

[1] WU J, IZPISUA BELMONTE J C. Stem cells：a renaissance in human biology research［J］. Cell, 2016, 165（7）：1572-1585.

[2] BAGLIO S R, LAGERWEIJ T, PÉREZ-LANZÓN M, et al. Blocking tumor-educated MSC paracrine activity halts osteosarcoma progression［J］. Clin Cancer Res, 2017, 23（14）：3721-3733.

[3] TROUNSON A, MCDONALD C. Stem cell therapies in clinical trials：progress and challenges［J］. Cell Stem Cell, 2015, 17（1）：11-22.

[4] BACAKOVA L, ZARUBOVA J, TRAVNICKOVA M, et al. Stem cells：their source, potency

and use in regenerative therapies with focus on adipose-derived stem cells — a review ［J］. Biotechnol Adv, 2018, 36（4）: 1111−1126.

［5］ GRISENDI G, SPANO C, ROSSIGNOLI F, et al. Tumor stroma manipulation by MSC ［J］. Curr Drug Targets, 2016, 17（10）: 1111−1126.

［6］ MELZER C, YANG Y Y, HASS R. Interaction of MSC with tumor cells ［J］. Cell Commun Signal, 2016, 14（1）: 20.

［7］ OTRANTO M, SARRAZY V, BONTÉ F, et al. The role of the myofibroblast in tumor stroma remodeling ［J］. Cell Adh Migr, 2012, 6（3）: 203−219.

［8］ GOMEZ-Duran A, MULERO-NAVARRO S, CHANG X, et al. LTBP-1 blockade in dioxin receptor-null mouse embryo fibroblasts decreases TGF-β activity: Role of extracellular proteases plasmin and elastase ［J］. J Cell Biochem, 2006, 97（2）380−392.

［9］ GANGADARAN P, RAJENDRAN R L, LEE H W, et al. Extracellular vesicles from mesenchymal stem cells activates VEGF receptors and accelerates recovery of hindlimb ischemia ［J］. J Control Release, 2017, 264: 112−126.

［10］ KURUNDKAR A R, KURUNDKAR D, RANGARAJAN S, et al. The matricellular protein CCN_1 enhances TGF-β1/SMAD3-dependent profibrotic signaling in fibroblasts and contributes to fibrogenic responses to lung injury ［J］. FASEB J, 2016, 30（6）: 2135−2150.

［11］ HEISSIG B, DHAHRI D, EIAMBOONSERT S, et al. Role of mesenchymal stem cell-derived fibrinolytic factor in tissue regeneration and cancer progression ［J］. Cell Mol Life Sci, 2015, 72（24）: 4759−4770.

［12］ BREZNIK B, MOTALN H, VITTORI M, et al. Mesenchymal stem cells differentially affect the invasion of distinct glioblastoma cell lines ［J］. Oncotarget, 2017, 8（15）: 25482−25499.

［13］ KAWAO N, TAMURA Y, OKUMOTO K, et al. Plasminogen plays a crucial role in bone repair ［J］. J Bone Miner Res, 2013, 28（7）: 1561−1574.

［14］ MAO L, KAWAO N, TAMURA Y, et al. Plasminogen activator inhibitor-1 is involved in impaired bone repair associated with diabetes in female mice ［J］. PLoS One, 2014, 9（3）: e92686.

［15］ TAMAMA K, KAWASAKI H, KERPEDJIEVA S S, et al. Differential roles of hypoxia inducible factor subunits in multipotential stromal cells under hypoxic condition ［J］. J Cell Biochem, 2011, 112（3）: 804−817.

［16］ NEUSS S, SCHNEIDER R K M, TIETZE L, et al. Secretion of fibrinolytic enzymes facilitates human mesenchymal stem cell invasion into fibrin clots [J]. Cells Tissues Organs, 2010, 191 (1): 36–46.

[17] ZHONG J, YANG H C, KON V, et al. Vitronectin-binding PAI-1 protects against the development of cardiac fibrosis through interaction with fibroblasts [J]. Lab Invest, 2014, 94 (6): 633–644.

[18] STEM cells democracy [J]. Nature, 2000, 406 (6798): 813.

[19] SIER C F M, VERSPAGET H W, GRIFFIOEN G, et al. Imbalance of plasminogen activators and their inhibitors in human colorectal neoplasia. Implications of urokinase in colorectal carcinogenesis [J]. Gastroenterology, 1991, 101 (6): 1522–1528.

[20] VALLABHANENI K C, TKACHUK S, KIYAN Y, et al. Urokinase receptor mediates mobilization, migration, and differentiation of mesenchymal stem cells [J]. Cardiovasc Res, 2011, 90 (1): 113–121.

[21] TIMANER M, TSAI K K, SHAKED Y. The multifaceted role of mesenchymal stem cells in cancer [J]. Semin Cancer Biol, 2020, 60: 225–237.

[22] LAMOUILLE S, XU J, DERYNCK R. Molecular mechanisms of epithelial-mesenchymal transition [J]. Nat Rev Mol Cell Biol, 2014, 15 (3): 178–196.

[23] LAURENZANA A, BIAGIONI A, BIANCHINI F, et al. Inhibition of uPAR-TGFβ crosstalk blocks MSC-dependent EMT in melanoma cells [J]. J Mol Med (Berl) , 2015, 93 (7): 783–794.

[24] WANG Y F, SHI, J, CHAI K Q, et al. The role of Snail in EMT and tumorigenesis [J]. Curr Cancer Drug Targets, 2013, 13 (9): 963–972.

[25] CELESTI G, DI CARO G, BIANCHI P, et al. Presence of Twist1-positive neoplastic cells in the stroma of chromosome-unstable colorectal tumors [J]. Gastroenterology, 2013, 145 (3): 647–657.

[26] MARTIN F T, DWYER R M, KELLY J, et al. Potential role of mesenchymal stem cells (MSCs) in the breast tumour microenvironment: stimulation of epithelial to mesenchymal transition (EMT)[J]. Breast Cancer Res Treat, 2010, 124 (2): 317–326.

[27] SHI S, ZHANG Q C, XIA Y F, et al. Mesenchymal stem cell-derived exosomes facilitate nasopharyngeal carcinoma progression [J]. Am J Cancer Res, 2016, 6 (2): 459–472.

[28] EL AGHA E, KRAMANN R, SCHNEIDER R K, et al. Mesenchymal stem cells in fibrotic disease [J]. Cell Stem Cell, 2017, 21 (2): 166–177.

[29] AMENDOLA P G, REUTEN R, ERLER J T, et al. Interplay between LOX enzymes and inte-grins in the tumor microenvironment [J]. Cancers(Basel) , 2019, 11 (5)：729.

[30] STEWARD A J, KELLY D J. Mechanical regulation of mesenchymal stem cell differentiation [J]. J Anat, 2015, 227 (6)：717–731.

[31] ZHANG D, SUN M B, LEE J, et al. Cell shape and the presentation of adhesion ligands guide smooth muscle myogenesis [J]. J Biomed Mater Res, 2016, 104 (5)：1212–1220.

[32] LI C J, ZHEN G H, CHAI Y, et al. RhoA determines lineage fate of mesenchymal stem cells by modulating CTGF-VEGF complex in extracellular matrix [J]. Nat Commun, 2016, 7：11455.

[33] DUBON M J, YU J, CHOI S, et al. Transforming growth factor β induces bone marrow mes-enchymal stem cell migration via noncanonical signals and N-cadherin [J]. J Cell Physiol, 2018, 233 (1)：201–213.

[34] FONSECA K B, BIDARRA S J, OLIVEIRA M J, et al. Molecularly designed alginate hydro-gels susceptible to local proteolysis as three-dimensional cellular microenvironments [J]. Acta Biomater, 2011, 7 (4)：1674–1682.

[35] PARK S H, JUNG E H, KIM G Y, et al. Itch E3 ubiquitin ligase positively regulates TGF-β signaling to EMT via Smad7 ubiquitination [J]. Mol Cells, 2015, 38 (1)：20–25.

[36] SUI B D, ZHENG C X, LI M, et al. Epigenetic regulation of mesenchymal stem cell homeo-stasis [J]. Trends Cell Biol, 2020, 30 (2)：97–116.

[37] CHETTY S S, PRANEETHA S, VADIVEL MURUGAN A, et al. Human umbilical cord wharton's jelly-derived mesenchymal stem cells labeled with Mn^{2+} and Gd^{3+} co-doped CuInS2-ZnS nanocrystals for multimodality imaging in tumor mice model [J]. ACS Appl Mater Interfaces, 2020, 12 (3)：3415–3429.

[38] HANAHAN D, WEINBERG R A. The hallmarks of cancer [J]. Cell, 2000, 100 (1)：57–70.

[39] HOLLEB A I, FOLKMAN J. Tumor angiogenesis [J]. CA Cancer J Clin, 1972, 22：226–229.

[40] JAIN R K. Antiangiogenesis strategies revisited：from starving tumors to alleviating hypoxia [J]. Cancer Cell, 2014, 26 (5)：605–622.

[41] ARAI H, BATTAGLIN F, WANG J Y, et al. Molecular insight of regorafenib treatment for colorectal cancer [J]. Cancer Treat Rev, 2019, 81：101912.

[42] INCIO J, LIGIBEL J A, MCMANUS D T, et al. Obesity promotes resistance to anti-VEGF therapy in breast cancer by up-regulating IL-6 and potentially FGF-2 [J]. Sci Transl Med,

2018, 10（432）：eaago945.

［43］SHI Y F, DU L M, LIN L Y, et al. Tumour-associated mesenchymal stem/stromal cells：emerging therapeutic targets［J］. Nat Rev Drug Discov, 2017, 16（1）：35−52.

［44］KIDD S, CALDWELL L, DIETRICH M, et al. Mesenchymal stromal cells alone or express-ing interferon-beta suppress pancreatic tumors *in vivo*, an effect countered by anti-inflamma-tory treatment［J］. Cytotherapy, 2010, 12（5）：615−625.

［45］BEXELL D, SVENSSON A, BENGZON J. Stem cell-based therapy for malignant glioma［J］. Cancer Treat Rev, 2013, 39（4）：358−365.

［46］KIM S W, HAN H, CHAE G T, et al. Successful stem cell therapy using umbilical cord blood-derived multipotent stem cells for Buerger's disease and ischemic limb disease animal model［J］. Stem Cells, 2006, 24（6）：1620−1626.

［47］OUYANG X, WANG X L, KRAATZ H B, et al. A Trojan horse biomimetic delivery strategy using mesenchymal stem cells for PDT/PTT therapy against lung melanoma metastasis［J］. Biomater Sci, 2020, 8（4）：1160−1170.

［48］韩昌敏，张雷，吴启龙，等. 间充质干细胞对肿瘤血管生成的影响［J］. 中华细胞与干细胞杂志（电子版），2016, 6（4）：252−257.

［49］O'NEILL J D, FREYTES D O, ANANDAPPA A J, et al. The regulation of growth and me-tabolism of kidney stem cells with regional specificity using extracellular matrix derived from kidney［J］. Biomaterials, 2013, 34：9830−9841.

［50］HUANG F, WANG M, YANG T T, et al. Gastric cancer-derived MSC-secreted PDGF-DD promotes gastric cancer progression［J］. J Cancer Res Clin Oncol, 2014, 140（11）：1835−1848.

［51］NAKAGAKI S, ARIMURA Y, NAGAISHI K, et al. Contextual niche signals towards colorectal tumor progression by mesenchymal stem cell in the mouse xenograft model［J］. J Gastroenterol, 2015, 50（9）：962−974.

［52］CAPORARELLO N, D'ANGELI F, CAMBRIA M T, et al. Pericytes in microvessels：from "mural" function to brain and retina regeneration［J］. Int J Mol Sci, 2019, 20（24）：6351.

［53］KIM W, BARRON D A, SAN MARTIN R, et al. RUNX1 is essential for mesenchymal stem cell proliferation and myofibroblast differentiation［J］. Proc Natl Acad Sci, 2014, 111（46）：16389−16394.

［54］SCHMOHL K A, MUELLER A M, DOHMANN M, et al. Integrin αvβ3-mediated effects of thyroid hormones on mesenchymal stem cells in tumor angiogenesis［J］. Thyroid, 2019, 29（12）: 1843-1857.

［55］ SUN C, ZHANG S S, WANG J, et al. EPO enhances the protective effects of MSCs in experi-mental hyperoxia-induced neonatal mice by promoting angiogenesis［J］. Aging（Albany NY）, 2019, 11（8）: 2477-2487.

［56］ REN C C, KUMAR S, CHANDA D, et al. Therapeutic potential of mesenchymal stem cells producing interferon- α in a mouse melanoma lung metastasis model［J］. Stem Cells, 2008, 26（9）: 2332-2338.

［57］ MELESHINA A V, CHERKASOVA E I, SHIRMANOVA V, et al. Influence of mesenchymal stem cells on metastasis development in mice *in vivo*［J］. Stem Cell Res Ther, 2015, 6: 15.

［58］ DIEDERICHS S, TONNIER V, MÄRZ M, et al. Regulation of WNT5A and WNT11 during MSC *in vitro* chondrogenesis: WNT inhibition lowers BMP and hedgehog activity, and re-duces hypertrophy［J］. Cell Mol Life Sci, 2019, 76（19）: 3875-3889.

［59］ MENGE T, GERBER M, WATAHA K, et al. Human mesenchymal stem cells inhibit endo-thelial proliferation and angiogenesis via cell-cell contact through modulation of the VE-Cadherin/β-catenin signaling pathway［J］. Stem Cells Dev, 2013, 22（1）: 148-157.

［60］ KLAUZINSKA M, CASTRO N P , RANGEL M C, et al. The multifaceted role of the embryonic gene Cripto-1 in cancer, stem cells and epithelial-mesenchymal transition［J］. Semin Cancer Biol, 2014, 29: 51-58.

［61］ EUN J R, JUNG Y J, ZHANG Y L, et al. Hepatoma SK Hep-1 cells exhibit characteristics of oncogenic mesenchymal stem cells with highly metastatic capacity［J］. PLoS ONE, 2014, 9（10）: e110744.

［62］ WONG P P, DEMIRCIOGLU F, GHAZALY E, et al. Dual-action combination therapy en-hances angiogenesis while reducing tumor growth and spread［J］. Cancer Cell, 2015, 27（1）: 123-137.

［63］ LI W, ZHANG X, WU F L, et al. Gastric cancer-derived mesenchymal stromal cells trigger M2 macrophage polarization that promotes metastasis and EMT in gastric cancer［J］. Cell Death Dis, 2019, 10（12）: 918.

［64］ CUIFFO B G, KARNOUB A E. Mesenchymal stem cells in tumor development: emerging roles and concepts［J］. Cell Adh Migr, 2012, 6（3）: 220-230.

［65］ YANG X, HOU J, HAN Z P, et al. One cell, multiple roles: contribution of mesenchymal stem cells to tumor development in tumor microenvironment [J]. Cell Biosci, 2013, 3 (1): 5.

[66] MA S, XIE N, LI W, et al. Immunobiology of mesenchymal stem cells [J]. Cell Death and Differentiation, 2014, 21 (2): 216-225.

[67] LEE H J, CHOI B, KIM Y, et al. The upregulation of toll-like receptor 3 via autocrine β signaling drives the senescence of human umbilical cord blood-derived mesenchymal stem cells through JAK1 [J]. Front Immunol, 2019, 10: 1659.

[68] MUNN D H, MELLOR A L. Indoleamine 2, 3 dioxygenase and metabolic control of immune responses [J]. Trends Immunol, 2013, 34 (3): 137-143.

[69] SPAGGIARI G M, MORETTA L. Cellular and molecular interactions of mesenchymal stem cells in innate immunity [J]. Immunol Cell Biol, 2013, 91 (1): 27-31.

[70] LI W, REN G, HUANG Y, et al. Mesenchymal stem cells: a double-edged sword in regulating immune responses [J]. Cell Death & Differentiation, 2012, 19 (9): 1505-1513.

[71] SU J, CHEN X, HUANG Y, et al. Phylogenetic distinction of iNOS and IDO function in mesenchymal stem cell-mediated immunosuppression in mammalian species [J]. Cell Death Differ, 2014, 21 (3): 388-396.

[72] YUAN X L, CHEN L, ZHANG T, et al. Gastric cancer cells induce human CD4[+]Foxp3[+] regulatory T cells through the production of TGF-β1 [J]. World J Gastroenterol, 2011, 17 (15): 2019-2027.

[73] PREVOSTO C, ZANCOLLI M, CANEVALI P. Generation of CD4[+] or CD8[+] regulatory T cells upon mesenchymal stem cell-lymphocyte interaction [J]. Haematologica, 2007, 92 (7): 881-888.

[74] RYAN J M, BARRY F, MURPHY J M, et al. Interferon-γ does not break, but promotes the immunosuppressive capacity of adult human mesenchymal stem cells [J]. Clin Exp Immunol, 2007, 149 (2): 353-363.

[75] YAN Z D, ZHUANSUN Y X, CHEN R. Immunomodulation of mesenchymal stromal cells on regulatory T cells and its possible mechanism [J]. Exp Cell Res, 2014, 324 (1): 65-74.

[76] LIU W H, LIU J J, WU J, et al. Novel mechanism of inhibition of dendritic cells maturation by mesenchymal stem cells via interleukin-10 and the JAK1/STAT3 signaling pathway [J]. PLoS One, 2013, 8 (1): e55487.

[77] DJOUAD F, CHARBONNIER L M, BOUFFI C. Mesenchymal stem cells inhibit the differentiation of dendritic cells through an interleukin-6-dependent mechanism [J]. Stem Cells,

2007, 25（8）：2025-2032.

［78］ XU G W, ZHANG Y Y, ZHANG L Y. The role of IL-6 in inhibition of lymphocyte apoptosis by mesenchymal stem cells［J］. Biochem Biophys Res Commun, 2007, 361（3）: 745-750.

［79］ LIU Y B, QIAN H R, HONG D F, et al. Mesenchymal stem cells inhibit the expression of CD25 on phytohaemagglutinin-activated lymphocytes［J］. Zhonghua Yixue Zazhi, 2007, 87（30）：2136-2139.

［80］ GROH M E, MAITRA B, SZEKELY E, et al. Human mesenchymal stem cells require monocyte-mediated activation to suppress alloreactive T cells［J］. ExpHematol, 2005, 33（8）: 928-934.

［81］ LE BLANC K, RASMUSSON I, GÖTHERSTRÖM C, et al. Mesenchymal stem cells inhibit the expression of CD25（interleukin-2 receptor）and CD38 on phytohaemagglutinin-activated lymphocytes［J］. Scand J Immunol, 2004, 60（3）: 307-315.

［82］ RAMASAMY R, TONG C K, SEOW H F, et al. The immunosuppressive effects of human bone marrow-derived mesenchymal stem cells target T cell proliferation but not its effector function［J］. Cell Immunol, 2008, 251（2）: 131-136.

［83］ KRAMPERA M, COSMI L, ANGELI R, et al. Role for interferon-γ in the immunomodulatory activity of human bone marrow mesenchymal stem cells［J］. Stem Cells, 2006, 24（2）: 386-398.

［84］ SALDANHA-ARAUJO F, HADDAD R, DE FARIAS K C R M, et al. Mesenchymal stem cells promote the sustained expression of CD69 on activated T lymphocytes：roles of canonical and non-canonical NF-κB signalling［J］. J Cell Mol Med, 2012,16（6）: 1232-1244.

［85］ KRONSTEINER B, WOLBANK S, PETERBAUER A, et al. Human mesenchymal stem cells from adipose tissue and amnion influence T-cells depending on stimulation method and presence of other immune cells［J］. Stem Cells Dev, 2011, 20（12）: 2115-2126.

［86］ PALOMARES CABEZA V, HOOGDUIJN M J, KRAAIJEVELD R, et al. Pediatric mesenchymal stem cells exhibit immunomodulatory properties toward allogeneic T and B cells under inflammatory conditions［J］. Front Bioeng Biotechnol, 2019, 7: 142.

［87］ KHARE D, RESNICK I, et al. Mesenchymal stromal cell-derived exosomes affect mRNA expression and function of B-lymphocytes［J］. Front Immunol, 2018, 9（16）: 3053.

［88］ CHEN X Y, CAI C, XU D J, et al. Human mesenchymal stem cell-treated regulatory CD23[+]CD43[+] B cells alleviate intestinal inflammation［J］. Theranostics, 2019, 9（16）:

4633-4647.

[89] CORCIONE A, BENVENUTO F, FERRETTI E, et al. Human mesenchymal stem cells modulate B-cell functions [J]. Blood, 2006,107（1）: 367-372.

[90] OPITZ C A, LITZENBURGER U M, LUTZ C, et al. Toll-like receptor engagement enhances the immunosuppressive properties of human bone marrow-derived mesenchymal stem cells by inducing indoleamine-2, 3-dioxygenase-1 via interferon-β and protein kinase R [J]. Stem Cells, 2009, 27（4）: 909-919.

[91] SOTIROPOULOU P A, PEREZ S A, GRITZAPIS A D, et al. Interactions between human mesenchymal stem cells and natural killer cells [J]. Stem Cells, 2006, 24（1）: 74-85.

[92] SPAGGIARI G M, ABDELRAZIK H, BECCHETTI F, et al. MSCs inhibit monocyte-derived DC maturation and function by selectively interfering with the generation of immature DCs: central role of MSC-derived prostaglandin E2 [J]. Blood, 2009, 113（26）: 6576-6583.

[93] XU L L, FU H X, ZHANG J M, et al. Impaired function of bone marrow mesenchymal stem cells from immune thrombocytopenia patients in inducing regulatory dendritic cell differentiation through the notch-1/jagged-1 signaling pathway [J]. Stem Cells Dev, 2017, 26（22）: 1648-1661.

[94] MAGAÑA-GUERRERO F S, DOMÍNGUEZ-LÓPEZ A, MARTÍNEZ-ABOYTES P, et al. Human amniotic membrane mesenchymal stem cells inhibit neutrophil extracellular traps through TSG-6 [J]. Sci Rep, 2017, 7: 12426.

[95] NÉMETH K, LEELAHAVANICHKUL A, YUEN P S T, et al. Bone marrow stromal cells attenuate sepsis via prostaglandin E$_2$-dependent reprogramming of host macrophages to increase their interleukin-10 production [J]. Nat Med, 2009, 15（1）: 42-49.

[96] LIUBOMIRSKI Y, LERRER S, MESHEL T, et al. Tumor-Stroma-Inflammation networks promote pro-metastatic chemokines and aggressiveness characteristics in triple-negative breast cancer [J]. Front Immunol, 2019, 10: 757.

[97] YANG C, KIM H S, SONG G, et al. The potential role of exosomes derived from ovarian cancer cells for diagnostic and therapeutic approaches [J]. J Cell Physiol, 2019, 234（12）: 21493-21503.

[98] WANG S, MIAO Z G, YANG Q Y, et al. The dynamic roles of mesenchymal stem cells in colon cancer [J]. Can J Gastroenterol Hepatol, 2018, 2018: 7628763.

[99] DE BECKER A, RIET I V. Homing and migration of mesenchymal stromal cells: How to

improve the efficacy of cell therapy? ［ J ］. World J Stem Cells, 2016, 8 (3): 73–87.

［ 100 ］ LI M, CAI H, YANG Y, et al. Perichondrium mesenchymal stem cells inhibit the growth of breast cancer cells via the DKK-1/Wnt/β-catenin signaling pathway ［ J ］. Oncol Rep, 2016, 36 (2): 936–944.

［ 101 ］ NAKAMIZO A, MARINI F, AMANO T, et al. Human bone marrow-derived mesenchymal stem cells in the treatment of gliomas ［ J ］. Cancer Res, 2005, 65 (8): 3307–3318.

［ 102 ］ REN C, KUMAR S, CHANDA D, et al. Cancer gene therapy using mesenchymal stem cells expressing interferon-beta in a mouse prostate cancer lung metastasis model ［ J ］. Gene Ther, 2008, 15 (21): 1446–1453.

［ 103 ］ LI X Q, LU Y, HUANG W L, et al. *In vitro* effect of adenovirus-mediated human gamma interferon gene transfer into human mesenchymal stem cells for chronic myelogenous leukemia ［ J ］. Hematol Oncol, 2006, 24 (3): 151–158.

［ 104 ］ PACIONI S, D'ALESSANDRIS Q G, GIANNETTI S, et al. Human mesenchymal stromal cells inhibit tumor growth in orthotopic glioblastoma xenografts ［ J ］. Stem Cell Res Ther, 2017, 8: 53.

［ 105 ］ BALYASNIKOVA I V, PRASOL M S, FERGUSON S D, et al. Intranasal delivery of mesenchymal stem cells significantly extends survival of irradiated mice with experimental brain tumors ［ J ］. Mol Ther, 2014, 22 (1): 140–148.

［ 106 ］ MORADIAN TEHRANI R, VERDI J, NOUREDDINI M, et al. Mesenchymal stem cells: A new platform for targeting suicide genes in cancer ［ J ］. J Cell Physiol, 2018, 233 (5): 3831–3845.

［ 107 ］ LIU L, ZHANG S X, LIAO W B, et al. Mechanoresponsive stem cells to target cancer metastases through biophysical cues ［ J ］. Sci Transl Med, 2017, 9: 2966.

（陈　云、张明顺）

第三章　间充质干细胞与肿瘤发生及发展

　　肿瘤发生、发展是一个非常复杂的过程，肿瘤的形成机制主要有环境因素以及个体自身因素引起细胞遗传物质或表观遗传修饰的改变。遗传物质改变［基因拷贝数变异（copy number variation，CNV）、单核苷酸多态性（single nucleotide polymorphism，SNP）及染色体畸变等］、表观遗传学改变（DNA甲基化、组蛋白修饰和非编码RNA调控等）引起原癌基因的激活或抑癌基因的失活，加上DNA修复基因或凋亡调节基因的改变，继而引起细胞表达水平异常，导致靶细胞发生转化。被转化的细胞先发生克隆性增生，经过一个长期的、分阶段的演进过程，形成肿瘤。

　　肿瘤虽然在本质上是一种基因病，但肿瘤的形成并不完全由肿瘤细胞决定，研究证实了多种非肿瘤细胞影响肿瘤行为，肿瘤微环境在肿瘤发生过程中起到很重要的作用。正常细胞在环境及自身因素作用下，经过长期的复杂的过程发生遗传学或表观遗传学改变，并且在适于肿瘤细胞生长的微环境中，最终突变、增殖形成肿瘤。肿瘤防治的一个新焦点就是将这些非肿瘤细胞作为治疗目标。炎症是肿瘤发生的一个重要诱因，很多肿瘤如肺癌、胃癌、皮肤癌等均首先发生于炎症或感染部位。有损伤就伴随着修复，机体中的干细胞在此过程中起到很重要的作用。慢性炎症的持续存在（如胃溃疡、宫颈糜烂等）会给肿瘤形成提供一个炎症微环境，细胞在此环境中极易突变形成肿瘤细胞。此外持续的慢性炎症可致机体产生免疫耐受，产生一个免疫抑制微环境，促进肿瘤发生。

　　MSCs广泛存在于各种组织，如骨髓、脐带、脂肪组织、外周血和肺组织等，骨髓是其主要来源。这些细胞具有相似的特性，如较强的自我更新能力、多向分化能力、向损伤组织或肿瘤组织归巢的能力和免疫调节能力等。一方面，由于MSCs功能上的特殊性，在一定的环境下，它们也可突变或转分化为肿瘤相关MSCs促进肿瘤发生，或直接突变为肿瘤细胞；另一方面，MSCs是肿瘤微环境中的重要组成部分，这群细胞如何影响肿瘤微环境进而促进肿瘤发生值得探讨。已有研究表明 MSCs 能够归巢至损伤组织或肿瘤组织部位，产生一些炎症因子或细胞因子，促进肿瘤炎症微环境形成，促进肿瘤血管生成；另外还可影响免疫细胞的作用，促进肿瘤免疫抑制微环境的形成，进而促使肿瘤发生发展。

第一节　间充质干细胞突变肿瘤细胞及体内致瘤

1　MSCs 突变肿瘤

1.1　MSCs 体外突变肿瘤细胞

传统观念认为，肿瘤是由体细胞突变而来，每个肿瘤细胞都可以无限制地增殖。但这无法解释肿瘤细胞似乎具有无限的生命力以及并非所有肿瘤细胞都能无限制生长的现象。肿瘤细胞生长、转移和复发的特点与干细胞的基本特性十分相似，随着对干细胞生物学特性认识的深入，人们注意到干细胞与肿瘤细胞具有一些共同的特点：① 干细胞与肿瘤细胞都有较高的端粒酶活性。② 干细胞和肿瘤细胞均有自我更新和无限制增殖能力。③ 干细胞和肿瘤细胞有共同的调节自我更新的信号转导通路，如 Notch、Shh 及 Wnt 信号途径在调节干细胞自我更新的同时也在肿瘤的生长中起作用。④ 干细胞和肿瘤细胞都具有分化能力，有分化程度不同的干细胞，也有分化程度不同的肿瘤细胞。⑤ 干细胞和肿瘤细胞都具有迁移特性。⑥ 干细胞是癌变的靶标[1]。因此，有学者提出肿瘤干细胞（cancer stem cells，CSCs）的理论。CSCs 也叫肿瘤起始细胞，在肿瘤发生、发展、转移、治疗耐药性以及肿瘤复发中起重要作用[2]。近年来有研究提示，肿瘤组织中存在比例很小一部分肿瘤细胞群，它们充当着干细胞角色，具有无限增殖潜能，能维持长期自我更新，在启动肿瘤形成、生长和转移中起着至关重要的作用，也是形成肿瘤细胞异质性，导致肿瘤复发的根源。而肿瘤组织中其余的大多数细胞不具备成瘤能力，经过短暂的增殖分化，最终死亡[3]。CSCs 和其他干细胞在很多方面极为相似，如自我更新能力、分化能力，CSCs 能够分化为不同类型的肿瘤细胞，导致不同分化程度的肿瘤细胞形成，也是肿瘤异质性的原因之一；具有迁移特性，CSCs 有较强的迁移能力，可能是肿瘤转移的主要细胞；具备相似的生长调控机制，Notch、Wnt 及

BMI-1 等信号调节通路[4-5]。这一理论让我们重新认识了肿瘤的起源及本质，为肿瘤临床治疗提供了新的方向。CSCs 不同于正常干细胞的是自我更新信号传导途径的负反馈调节机制已被破坏。正常干细胞的自我更新具有自身稳定性，其细胞数量保持在一定水平；而 CSCs 具有无限增殖潜能，缺乏分化成熟能力，存在异常分化现象，形成了不同分化程度的异质性的肿瘤细胞群。CSCs 易发生突变和突变累积，也是造成肿瘤异质性的原因[6]。肿瘤干细胞理论认为 CSCs 起源于正常干细胞或祖细胞突变。即使肿瘤细胞具有分化细胞的表型，也是 CSCs 首先发生突变，再传递给子代，在此基础上再发生其他突变。从分子生物学角度来看，肿瘤的发生是一个多基因参与的多层次的基因突变过程，CSCs 是正常干细胞经多次突变后形成的。正常细胞转化为肿瘤细胞通常至少需要 4~7 次突变，与分化成熟的细胞相比，干细胞具有自我更新能力及多向分化能力，更易发生恶性转化，这意味着突变可能更容易发生在干细胞中并得以积累[7]。最早被分离鉴定的 CSCs 是急性髓性白血病的 CSCs[8]，此外乳腺癌[9]、前列腺癌[10]、胰腺癌[11-12]、结肠癌[13-14]、肾癌[15]、恶性胶质瘤[16-17]和卵巢癌[18]等多种肿瘤中都被证实有 CSCs 存在。

　　MSCs 具有向多种细胞分化的潜能，这群细胞在特定的环境下能否被诱导为肿瘤细胞值得关注。有研究证据表明，MSCs 可以通过自发转化进入肿瘤形成的早期阶段。无论是体外研究还是在啮齿类动物模型中的研究都表明，在长期培养过程中，MSCs 发生了染色体畸变，随后出现了恶性转化。白血病及多种肉瘤的形成与 MSCs 的恶性转化相关[19-22]。此外部分体外实验证明一些细胞因子能够诱导 MSCs 发生恶性转化，转化后的 MSCs 染色体形态异常，数目变化，细胞增殖、侵袭、迁移与致瘤能力增强，而分化能力降低。研究者为了研究粒细胞 - 巨噬细胞集落刺激因子（granulocyte-macrophage colony stimulating factor，GM-CSF）和白介素 -4（interleukin-4，IL-4）对 BMMSCs 的影响，用 GM-CSF 和 IL-4 诱导成人 BMMSCs 一个月，发现 BMMSCs 形态和表型均发生转变，转变后类似于肿瘤细胞，能够快速增殖，并能够使免疫缺陷小鼠致瘤[23]。Cui 等发现 MSCs 可以在肿瘤微环境中发生恶变，高水平的白介素 -6（interleukin-6，IL-6）及 IL-22 起到重要作用。在这项研究中，他们探索了 IL-6、IL-22 和 STAT3 信号在 MSCs 恶性转变中的作用。大鼠 MSCs 与 C6 神经胶质瘤细胞间接共培养，7 d 后结果表明，几乎所有与 C6 神经胶质瘤细胞间接共培养后的 MSCs 发生表型变化，当这些细胞被注入裸鼠体内也会成瘤。进一步研究发现 IL-6/STAT3 信号、IL-22-IL-

22RA1/STAT3 信号在其中起到重要作用[24-25]。此外有研究数据表明化学致癌物如 4- 硝基喹啉 -1- 氧化物（4-nitroquinoline-1-oxide，4-NQO）处理后的 MSCs 能够绕过衰老阶段，表现出无限增殖能力。这些细胞经历了一场恶性转化，通过尾静脉注射方式将其接种于免疫缺陷小鼠导致肿瘤形成。它们转换为肿瘤细胞的过程涉及染色体异常、端粒酶活性增加以及 P53 表达减少或缺失[26]。

　　Serakinci 等使用端粒酶（human telomerase reverse transcriptase，hTERT）基因转导的成人 MSCs 来研究成人干细胞的肿瘤发生潜力，发现成人 MSCs 可以转化成肿瘤细胞，这种转化主要是由于 MSCs 失去接触抑制，使细胞获得独立性，直到转化为肿瘤细胞。这种转化本质上是肿瘤基因的激活。一般地说，肿瘤基因的激活是基因变异积累的过程，而事实上，人体内的 MSCs 数量很少，但为什么 MSCs 却常常发生基因变异而成为肿瘤细胞呢？这是因为 MSCs 有强大的增殖分化能力，且其增殖分化阶段历时较长，这就为 MSCs 基因的改变提供了可能，一旦对 MSCs 的抑制因子解除或减少，就会突变为 CSCs[27]。Xu 等在研究人类胚胎 BMMSCs 经 GM-CSF 和 IL-4 体外诱导的过程中，发现它们可突变成一种新型肿瘤细胞，并将其命名为 F6。F6 细胞呈圆形，细胞核型发生改变（图 3.1），具有与 MSC 相似的很强的自我更新能力，表达 CD13、CD29、CD44，但不表达 CD1α、CD3、CD10、CD14、CD23、CD33、CD34、CD38、CD41、CD45、CD54 和 HLA-DR，表面抗原少于人类胚胎 MSCs。F6 细胞的核型异常，细胞周期包括：G0/G1 期，52.24%；G2/M 期，8.00%；S 期，41.76%。F6 生长寿命较人胚胎 BMMSCs 明显延长，在细胞被连续传代 17 个月之后，仍保持肿瘤细胞特性。F6 细胞导致了重症联合免疫缺陷小鼠（severe combined immunodificiency，SCID）体内肿瘤（8/8），造成转移（3/8）（图 3.2）。广泛的病理检查发现肿瘤细胞入侵周围正常组织，如皮肤、肌肉组织、神经组织、脂肪组织和淋巴组织[28]。此外，对 F6 形成的机制做了初步探讨，结果表明参与细胞自我更新与增殖调控的 P53 结合蛋白核干细胞因子（nucleostemin，NS）在上述人胚胎 BMMSCs 恶性转化过程中具有重要作用。进一步从 F6 中分离出 CD133⁺ 肿瘤干细胞样细胞，并对其进行了生物学功能进行研究，发现 CD133⁺ 的 F6 细胞较 F6 细胞具有较强的克隆形成能力，对免疫缺陷裸鼠的致瘤能力也更强[29-30]。胃肠道间质瘤（gastro intestinal stromal tumor，GIST）是常见的消化道间叶性肿瘤，其来源于胃肠壁 MSCs，免疫组化检测显示多数肿瘤高表达 CD117 和 / 或 CD34，这提示 GIST 来源可能与更原始的、未分化的 MSCs 有着密切关系。有学者研究发现具多向分化潜能的 MSCs 能够分化为多种中胚层组织，而 GIST 细胞恰巧也被证实来源于中胚层，MSCs 广泛存在于消化系统的各个部位，具有多向分化潜能，这可以很好地解释 GIST 可发生于腹膜、肠系膜、网膜等消化道外的原因。在 GIST 中，髓母细胞的抗原标记物 CD34 有较高的阳性率，它存在于骨髓造血干细胞等组织中，以上这些表明 GIST 细胞的来源可能与原始的、尚未定向分化的 MSCs 有着密切联系[31]。

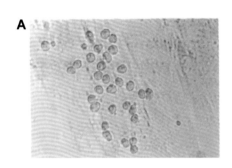
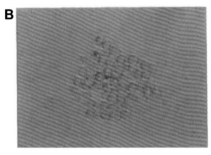

A—人类胚胎 BMMSCs 体外诱导一个月后细胞形态；B—F6 细胞克隆形成结果

图 3.1　F6 细胞形态

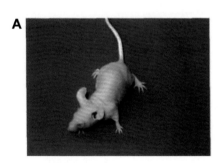
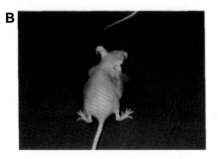

A—对照组；B—F6 细胞致瘤

图 3.2　F6 细胞体内致瘤结果

1.2　MSCs 体内突变肿瘤

MSCs 除了在体外培养中被发现能发生恶性突变转化为肿瘤细胞外，也有研究发现 MSCs 体内移植可致瘤。上皮癌被认为是由组织干细胞转化引起的。然而，常被招募到组织损伤和炎症部位的骨髓源性细胞也可能是恶性肿瘤的潜在来源。有研究发现，感染幽门螺杆菌的 C57BL/6 小鼠胃部骨髓源性细胞数量显著增加，并且这些细胞通过化生转化为上皮癌[32]。还有研究者以小鼠 BMMSCs 为对象，验证了肿瘤发生可能源于干细胞自发突变的假设。这项研究证明了小鼠 BMMSCs 经过长期传代，获得了无限生长的特性，并进入恶性转化状态，最终在体内形成纤维肉瘤[33]。Zhou 等在体外培养条件下观察到小鼠骨髓基质细胞出现了快速增殖和失去接触抑制的细胞群。这些细胞在注入裸鼠后形成侵袭性软组织肉瘤，静脉注射亦导致肺部肿瘤病灶的形成[34]。Tolar 等[35]为了研究 BMMSCs 在体内的分布情况，用萤火虫荧光酶和红色荧光蛋白标记成年 C57BL/6 小鼠 BMMSCs，应用活体成像发现，荧光信号在第 3 周和第 12 周之间增加，并且一些显示出最强荧光信号的小鼠死亡，所有存活小鼠的肺部均出现了肉瘤病灶，还有两只小鼠骨端发生肉瘤。来自 BALB/c 和 C57BL/6 两个品系小鼠的骨髓原代基质细胞经体外培养均会出现细胞遗传学畸变，表明这种转化并不是偶发事件，无种系特异性。MSCs 来源的肉瘤细胞还能再次致瘤，进一步揭示 MSCs 突变发生在再次移植前。Jeong 等[36]在研究 BMMSCs 对心肌梗死治疗效果时，将 BMMSCs 移植到梗死周边区域，作为对照实验，同时将同一批 BMMSCs 注入糖尿病神经病变小鼠的后肢肌肉，细胞移植后观察 4~8 周发现，在 30% 的心肌梗死模型中以及 46% 的糖尿病神经病变模型中均有肿瘤发生。肿瘤的组织学检查显示细胞增生、坏死，核仁多形性。对这些 BMMSCs 的染色体分析显示有多种染色体畸变。

前面提到 Xu 等在研究人类胚胎 BMMSCs 经 GM-CSF 和 IL-4 体外诱导的过程中，发现它们可突变成一种新型肿瘤细胞，并将其命名为 F6[28]。然而 MSCs 在体内能否发生恶变，他们也进行了一系列研究，在这项研究中，雄性小鼠骨髓来源 MSCs 被注入雌性小鼠的尾巴，结果发现 2/10 雌性小鼠尾部有肿块，进一步确认为纤维肉瘤。随后他们建立了一个新的肿瘤细胞系，命名为 K3，此细胞系来自突变的骨髓来源 MSCs（图 3.3）。

此外，他们评估了 K3 细胞的致瘤潜力，K3 细胞通过皮下注射 BALB/c 裸鼠，结果发现 20 d 后注射超过 1×10^5 个细胞组所有裸鼠均出现皮下肿瘤，而注射 1×10^4 个细胞组 2 只小鼠只有一只成瘤（表 3.1）[37]。

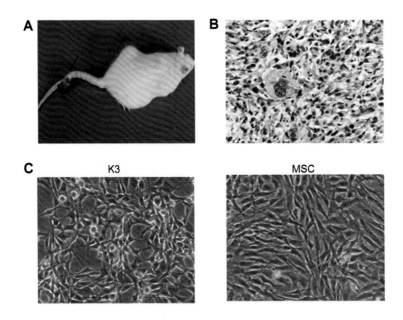

A—雌性小鼠尾部纤维肉瘤；B—尾部纤维肉瘤 HE 染色结果（400×）；C—K3 显微镜下形态（200×）和雄性小鼠骨髓来源 MSCs 显微镜下形态（200×）

图 3.3　肿瘤细胞系 K3 分离和鉴定

表 3.1　K3 细胞致瘤潜能评估

接种细胞数量	接种时间 /d	成瘤小鼠数 / 小鼠总数
10^7	7	2/2
10^6	13	1/1
10^5	20	2/2
10^4	20	1/2
10^3	30	0/3

1.3　MSCs 突变肿瘤相关机制

MSCs 转化成肿瘤细胞的机制与染色体形态数目畸变、端粒酶活性逐渐升高、肿瘤相关基因及信号转导通路的异常改变、miRNA 调控等有关[24-25, 33-34, 38-45]。Honoki 等提出某些类型肉瘤的形成是 MSCs 基因变异后逃避细胞衰老所致[42]。有研究者还提出了 MSCs 恶性转化的两步假说：首先原癌基因 *c-myc* 上调及抑癌基因 *p16* 下调，从而逃避细胞衰老；其次通过获得端粒酶活性、抑癌基因

Ink4a/Arf 位点的缺失以及 Rb 的高度磷酸化，进而逃避细胞死亡[40]。进一步研究发现 MSCs 恶性转化与 STAT3、Wnt、Hedgehog 及 Notch 等肿瘤相关信号转导通路异常调控相关[25,43-44]。Xu 等在研究中观察到来自 C57Bl/KaLwRij 小鼠的 BMMSCs 在体外扩大培养后发生了转化，失去特定的干细胞标记（CD90 和 CD105）并获得 CD34 表达，展现出更强的增殖、集落形成和迁移能力，并且对抗肿瘤药物更敏感，可以在免疫缺陷小鼠体内致瘤。进一步研究发现 Notch 信号下游基因（*Hey1*、*Hey2* 和 *HeyL*）在转化后的 MSCs 中表达显著上调，而 Hedge-hog 信号下游基因 *Gli1* 和 *Ptch1*，以及 Wnt 信号下游 β- 连环蛋白（β-catenin）基因都下调了[43]。

　　研究者选取骨肉瘤研究 MSCs 的恶性突变机制，芯片筛选骨肉瘤与其同源 MSCs 间基因差异表达情况，结果显示 CD44、CD73、CD105、和 CD90 表达下降，Hedgehog 信号通路被激活，Wnt 信号通路被抑制，CDK4-cyclimD1 和 CDK2-cyclinE 的升高以及 P21 的降低是导致骨肉瘤形成的主要原因[44]。另外，已有研究证实 MSCs 恶性转化由表观遗传修饰而引起。Teng 等[45]实验结果表明，MSCs 发生细胞克隆形成能力增强、接触性抑制丧失及耐药等一系列异常改变与抑癌基因启动子区域 CpG 岛的异常甲基化有关。

　　此外，Xu 等研究团队在发现 MSCs 能够体内突变致瘤以后，为了探讨其机制，做了进一步研究，发现小分子核糖核酸（miRNA）在细胞转换和致癌作用中扮演了重要角色。miRNA 微阵列和荧光定量 PCR 结果显示与骨髓来源 MSCs 相比，K3 细胞中 miR-374 表达增加，而 miR-199a、miR-145、miR-34a 和 miR-214 表达减少。过表达 miR-374 的骨髓来源 MSCs 形成克隆数量和侧群（side population，SP）细胞数量均增加，且代表内皮细胞特性的上皮型钙黏蛋白（E-cadherin）表达减少，代表细胞间质特性的神经型钙黏蛋白（N-cadherin）表达增加。相反，miR-374 敲低组 K3 细胞增殖和迁移能力均受到抑制。此外，Wnt5a 被确认为 miR-374 的目标基因，研究发现 miR-374 通过调节 Wnt5a/β-catenin 信号通路促进了 MSCs 恶变[41]。

2　MSCs 与肿瘤发生

2.1　MSCs 向炎症或损伤部位趋化

慢性炎症持续存在往往是肿瘤发生的前兆，MSCs 具有向损伤部位趋化迁移的能力，炎症发生时释放大量炎症介质，通过细胞因子与其相应受体相结合的方式，MSCs 趋化迁移至炎症发生部位，与其他细胞相互作用，促进炎症微环境形成。Sasaki 等将来源于 GFP 转基因小鼠的 BMMSCs 经尾静脉输入到皮肤损伤小鼠体内，结果在损伤部位能够检测到由 GFP⁺BMMSCs 转化而来的角质细胞。皮内注射 SLC/CCL21 可以促进 MSC 迁移，MSCs 向损伤部位迁移可能是由 SLC/CCL21-CCR7 介导的[46]。Yang 等也发现 BMMSCs 能够迁移至皮肤损伤部位，并且是通过 SDF-1/CXCR4 途径实现的[47]。

此外已有研究者发现上皮性肿瘤不全是来源于相应组织干细胞，有部分还来自骨髓来源的细胞[48]。说明有其他的细胞迁移至炎症或肿瘤部位促进肿瘤发生。Xu 等研究发现 MSCs 能够被招募至肺炎发生部位，起到抑制炎症作用[49]。Donnelly 等的实验结果显示骨髓来源的基质细胞会被招募至幽门螺杆菌感染的胃黏膜，促进胃癌发生[50]。另一些研究者的体外实验结果也表明幽门螺杆菌感染的胃上皮细胞释放多种细胞因子，有较强的诱导 MSCs 迁移的能力，这主要与 TNF-α/NF-κB 有关[51]。Stoicov 等发现 MSCs 能通过 SDF-1/CXCR4 途径归巢到急性胃炎胃黏膜部位[52]。

2.2 炎症改变 MSCs 促进肿瘤发生

MSCs 具有向多种细胞分化的潜能，而具体向哪种细胞分化取决它们所处的环境。炎症或肿瘤微环境均可影响 MSCs，诱导其表型发生改变。在一些肿瘤发生过程中，慢性炎症微环境具有极其重要的作用，比如幽门螺杆菌感染是胃癌发生的一个很重要的危险因素，Bhardwaj 等发现幽门螺杆菌通过 ERK-HDM2 途径下调了胃上皮细胞 E-钙黏蛋白表达，抑制了 P53 表达[53]。Donnelly 等[50]研究发现与 C57BL/6（BL/6）小鼠相比，已经发生严重萎缩性胃炎的胃泌素缺陷小鼠来源的 BMMSCs 表现出更强的增殖能力并伴随 Smad3/TGF-β 信号通路的活化。进一步的异种移植实验证明骨髓来源的基质细胞会很快被招募至幽门螺杆菌感染的胃黏膜，促进胃癌发生，更令人惊讶的是这些基质细胞已经发生了表型转化，*Shh*、*Grem1* 及 α-SMA 基因表达显著增高。这表明胃炎能促使骨髓来源的基质细胞向炎症部位迁移，并转化为有利于胃癌发生的表型。Zhang 等[54]研究发现幽门螺杆菌可以改变 MSCs 表型以及炎症因子表达谱，使其转化为肿瘤相关成纤维细胞，经幽门螺杆菌处理的 MSCs 能够增强胃黏膜上皮细胞的迁移能力，向间质细胞转化的能力，增加了其致癌可能性。

2.3 炎症微环境促进肿瘤发生

很多数据表明炎症是肿瘤发生的重要过程。慢性炎症环境提供了肿瘤发生必须具备的条件：一是 DNA 损伤，基因突变；二是产生的大量生长刺激信号，使细胞增殖异常活跃。炎症部位存在大量自由基和炎症介质，诱导 DNA 损伤，抑制 DNA 修复，导致多种原癌基因激活，抑癌基因失活，促使细胞恶变。另一方面，慢性炎症伴随着细胞的不断损伤修复，其炎症环境中聚集了大量免疫细胞分泌的细胞因子（黏附分子、生长因子、炎症因子及趋化因子等），这些细胞反复接受刺激，最终导致恶变。此外，这些细胞因子还能够促进细胞增殖，抑制细胞凋亡，促进肿瘤发生。

研究者发现在感染幽门螺杆菌、乙型肝炎病毒、丙型肝炎病毒、人乳头瘤病毒、EB 病毒和血吸虫的患者的临床标本中，明显观察到有 8- 硝基鸟嘌呤（8-nitroguanine）以及 8- 羟基脱氧鸟苷（8-oxodg）表达。有趣的是，硝化和氧化性 DNA 损伤恰恰发生在各种炎症条件诱发的致癌部位[55]。8-nitroguanine 和 8-oxodg 主要在基因组 DNA 中形成，具有很强的诱变性，可能导致基因组不稳定性。炎症相关的肿瘤发生不仅可由感染因素引起，许多物理、化学和免疫因素以及慢性炎性疾病如口腔苔藓、黏膜白斑和炎症性肠病也可引起肿瘤发生。在白斑病患者的口腔组织中，观察到组织学上的变化，如上皮炎性细胞发育不良和浸润，这与 DNA 损伤的积累、*p53* 基因突变有很大关系，另外在炎症性肠病模型中也有类似变化[56-57]。

组织损伤后释放危险信号，一个多因素的化学信号网络就会形成，去"治愈"受损的组织。中性粒细胞、嗜酸性粒细胞、单核细胞被激活并定向迁移到损伤部位。损伤发生后，释放的危险信号激活选择素家族成员（L-、P-、E-选择素）促进中性粒细胞沿血管内皮滚动并黏附于此，进一步激活和上调整合素分子，通过 $\alpha_4\beta_1$ 和 $\alpha_4\beta_7$ 分别与血管内皮细胞黏附分子和黏膜地址素细胞黏附分子结合，在细胞外蛋白酶如基质金属蛋白酶作用下转移到损伤部位。随后单核细胞迁移到组织损伤部位分化成巨噬细胞。被激活的巨噬细胞是生长因子和细胞因子的主要来源，严重影响内皮细胞、上皮细胞和间充质细胞在局部微环境中的作用。肥大细胞因其合成和释放一些炎性介质，如组胺、细胞因子、蛋白酶、硫化物蛋白多糖等，在急性炎症中也很重要。

通常炎症过程中炎症促进因子 IL-1、TNF-α、IFN-γ 等，以及炎症抑制因子 IL-1、IL-10、IL-13 等保持平衡，损伤与纤维修复伴行，炎症不会无限发展。但若体内外刺激因素持续存在，炎症调控过程出现异常，促炎因子持续或大量存在，抑或炎症抑制因子释放减少，都会加快 DNA 损伤突变，促进肿瘤发生。

第二节 间充质干细胞与肿瘤生长及转移

MSCs 可以向肿瘤部位趋化迁移这一特性使得人们对研究 MSCs 在肿瘤生长转移中的作用产生兴趣。为了研究 MSCs 对肿瘤的作用，研究者已经用了体内外实验去证明 MSCs 对肿瘤起到什么作用。然而有趣的是，这些研究报道出完全相反的结果，一些研究发现 MSCs 促进肿瘤生长及转移，而另一些则发现 MSCs 抑制肿瘤。产生这种分歧的原因尚未明了，但这可能归因于肿瘤模型的不同、MSCs 的异质性、加入 MSCs 的剂量及时间不同、所选动物宿主不同以及一些还不清楚的影响因素，其机制可能包括趋化因子作用、凋亡调控、血管支持及免疫调节。

1 MSCs 与肿瘤生长

1.1 MSCs 影响肿瘤生长

肿瘤生长离不开肿瘤微环境，肿瘤微环境中细胞种类复杂，包括各种免疫细胞、内皮细胞、成纤维细胞及肌成纤维细胞等，这些细胞能够与肿瘤细胞相互作用，在肿瘤血管生成、肿瘤免疫、肿瘤生长及转移等方面发挥着重要作用。其中活化的成纤维细胞通常被称为癌相关成纤维母细胞（cancer associated fibroblasts，CAFs）或肿瘤相关成纤维细胞（tumor associated fibroblasts，TAFs）。已经有研究者提出，CAFs/TAFs 可以来源于 MSCs，在 TGF-β 刺激下 MSCs 可以转分化为 CAFs，高表达 α-SMA、生腱蛋白 -C（tenascin-C）、FSP 以及一些生长刺激因子，如趋化因子 CCL5、SDF-1 等[58-59]。

Zhu 等在研究 MSCs 对肿瘤生长的影响过程中，将来自胎儿的 BMMSCs（MSCs derived from fetal bone marrow，FMSCs）或成人 MSCs（adult MSCs，AMSCs）与肿瘤细胞系（F6 或 SW480）单独或共同注射到 BALB/c 裸鼠皮下，通过测量肿瘤大小、病理切片、免疫组织化学方法、流式细胞术和实时定量 PCR 对肿瘤大小、肿瘤细胞的特点进行研究。结果表明，FMSCs 和 AMSCs 均能促进体内肿瘤生长。病理切片显示肿瘤组织在正常组织如肌组织和皮下组织周围具有丰富的血管分布、广泛坏死和侵袭。免疫组织化学染色结果显示，与 MSCs 共同移植组肿瘤细胞增殖能力更强，血管生成更丰富。为了进一步了解 MSCs 是否影响体内肿瘤细胞的一般特性，该研究检测了体内肿瘤细胞的一些

表面抗原和 *BMI-1* 基因的表达，结果表明 MSCs 与体内肿瘤细胞相互作用后这些参数不受影响[60]。Fierro 等报道在与 MSCs 共培养后，乳腺癌细胞 MCF-7 的形态学、增殖能力和聚集模式都发生了变化，但在 MSCs 与非致瘤性乳腺上皮细胞系 MCF-10 共培养后，这些参数没有受到影响。由于 MCF-7 与 MSCs 或其产物间接培养也导致肿瘤细胞功能改变，这可能归因于 MSCs 细胞产生的细胞因子（vascular endothelial growth factor，VEGF 和 IL-6 等）[61]。研究者将人 BMMSCs 与经荧光蛋白标记的人乳腺癌细胞 3∶1 注射于免疫功能低下的小鼠，发现 MSCs 促进 4 种细胞系中的 1 种（MCF/Ras）生长，而对其他细胞系无促肿瘤生长作用。还发现与 MSCs 共同注射的 4 种细胞系中乳腺癌细胞转移的数量都增加了。体内实验已经证明来源于骨髓的 MSCs 可以加速结肠癌、淋巴瘤及黑色素瘤生长，来源于成人及胎儿的 MSCs 与结肠癌细胞共同注入小鼠异种移植体中，结果发现肿瘤发生率提高了。来源于成人和胎儿的 MSCs 对肿瘤生长促进作用相似，但来源于成人的 MSCs 比来源于胎儿的 MSCs 更能提高肿瘤发生率。B16 黑色素瘤细胞只有与 MSCs 同时注射于异种移植的小鼠中才能形成肿瘤，这表明 MSCs 有免疫抑制效应，这种效应对肿瘤在此模型中发生是必需的。MSCs 也可支持体内人类淋巴瘤 B 细胞的存活。经肿瘤坏死因子 α 和淋巴毒素 $\alpha_1\beta_2$ 处理后，MSCs 的这种保护性效应会进一步增加。脂肪组织含有丰富的多能 MSCs，它们具有肿瘤趋化性，并且同 BMMSCs 有相似的功能。另有研究者证明了在同源小鼠模型中脂肪来源间质细胞（adipose derived mesenchymal cells，ASCs）可促进肿瘤生长。将乳腺癌细胞与 ASCs 共同移植，结果发现更快地形成了肿瘤并且肿瘤大小也增加了。在裸鼠中人类 ASCs 也可加速肿瘤细胞生长，裸鼠皮下共注射人 ASCs 与肺癌细胞或胶质瘤细胞，肿瘤大小及有活力的肿瘤细胞数量会大大增加。通过注入异种移植肿瘤临近部位的白色脂肪组织可以促进这种肿瘤生长，在这些异种移植肿瘤中可发现脂肪组织来源的间质细胞，这说明来源于特定区域脂肪组织的脂肪间质细胞能够促进肿瘤生长[62]。

　　然而大部分报道中，MSCs 都和一定数量的肿瘤细胞混合作用，这导致细胞总数增加值可能既包括肿瘤细胞也包括 MSCs。已经证明在体内有肿瘤细胞存在的地方也会有 MSCs 增殖。因此，检测到的肿瘤细胞的增加数可以是：① 肿瘤细胞增加数；② MSCs 在肿瘤中的增殖数；③ 两者均有。肿瘤中间质细胞的相对比率还无法确定，已经检测出的肿瘤生长"促进"作用还需要谨慎考虑。

此外还有一些研究者报道了相反的结果，Li 等从小儿包皮中分离出人间充质干细胞样细胞（human mesenchymal stem cell-like cells from foreskin，hFM-SCs），经鉴定发现 hFMSCs 与人 BMMSCs 具有相似形态和免疫表型，具有正常的核型和细胞周期，同样可以被诱导分化为骨细胞和脂肪细胞。进一步研究其对肿瘤细胞的影响，发现 hFMSCs 与人胃癌细胞系 SGC-7901 同步注射可以抑制肿瘤体内生长，PCNA 阳性细胞减少，肿瘤细胞凋亡增加。体外实验也发现 hFMSCs 能抑制 SGC-7901 细胞增殖，hFMSCs 来源条件培养基同样抑制 SGC-7901 细胞中 BCL-2 表达，增加 BAX 和胱天蛋白酶 -3（caspase-3）表达[63]。还有研究报道了高密度培养 ASCs 能够诱导 IFN-α 和 IFN-β 表达，ASCs 高密度培养后上清通过激活 STAT1 表达抑制乳腺癌细胞 MCF-7 增殖，而中和上清中 IFN-β 表达或抑制 STAT1 激活可降低细胞毒性效应。因此高密度条件下 ASCs 分泌的细胞因子 IFN-β 能够对肿瘤细胞产生细胞毒性，抑制癌症的进展[64]。Zhang 设计了慢病毒介导的信号肽 TNF-α-Tumstatin$_{45-132}$ 表达的 MSCs（SPTT-MSCs），并评估了其对人类前列腺癌细胞（PC3 和 LNCaP）的影响，体内外实验结果表明，高表达 TNF-α-Tumstatin$_{45-132}$ 的 MSCs 可以产生很强的细胞毒性效应，抑制前列腺癌细胞增殖，诱导细胞凋亡并且抵抗血管新生[65]。接下来将对 MSC 影响肿瘤生长的机制进行阐述。

2 MSCs 影响肿瘤生长机制

2.1 肿瘤相关 MSCs

2.1.1 MSCs 招募到肿瘤部位

许多动物模型利用静脉注射或腹腔注射体外扩增的骨髓来源 MSCs 来证明 MSCs 向肿瘤部位迁移。其中一个实验是动态监测乳腺癌小鼠模型表达荧光素酶的 MSCs 向肿瘤部位迁移，与注射方式无关[66]。追踪内源性 MSCs 的研究进一步证明了 MSCs 对肿瘤特异性的趋向性。肿瘤相关炎症刺激这些细胞分泌趋化因子招募巨噬细胞，进一步促进肿瘤生长[67]。在人胶质瘤小鼠模型中，比较人正常成纤维细胞与 BMMSCs 的功能特性，结果显示，与成纤维细胞不同，BMMSCs 呈现肿瘤趋向性。此外，胰腺癌病人的外周血中也检测到 MSCs，说明这些循环 MSCs 可以趋向肿瘤。循环 MSCs 也可以在严重的创伤病人体内检测到，被认为是调节愈合的。但循环 MSCs 无法在晚期肾损伤和肝损伤病人体内检测到，这提示在晚期病人体内循环 MSCs 的数量可能极少并且无法治愈损伤。进一步使循环 MSCs 有效地富集及检测有助于对器官损伤和肿瘤发展中循环 MSCs 功能的研究[68]。

对于 MSCs 趋向肿瘤过程中发挥作用的细胞因子的探究是一个热点。许多实验致力于研究趋化因子，已发现肿瘤细胞、免疫细胞和基质细胞分泌的 CCL2、CCL5、CXCL12 和 CXCL16 在这个过程中发挥重要作用。其中 CXCL12 在招募 MSCs 的过程中被广泛研究，肿瘤培养上清促进 BMMSCs 迁移依赖于 CXCL12[69]。另外，生长因子如表皮生长因子（epidermal growth factor，EGF）、VEGF、血小板衍生生长因子（Platelet derived growth factor，PDGF）和转化生长因子 β（transforming growth factor-β，TGF-β）在招募 MSCs 过程中都起到一定作用[70]。MSCs 向肿瘤趋化迁移的机制多种多样，发挥作用的因子也与肿瘤类型以及肿瘤组成成分和免疫状态有关。这提示肿瘤微环境可能影响 MSCs 特性。

2.1.2　MSCs 向肿瘤相关 MSCs 转化

组织 MSCs 的特性与组织及生理条件有关。BMMSCs 相对较易的分离方法使之在肿瘤进程中被广泛研究。然而，肿瘤相关 MSCs（tumour-associated MSCs，TA-MSCs）在许多方面与 BMMSCs 不同。例如，卵巢癌病人来源的 TA-MSCs 比健康人来源的 BMMSCs 和脂肪来源的 MSCs 分泌更多的骨形成蛋白，其是参与调控恶性肿瘤干细胞增殖和分化的重要蛋白[71]。同样地，多发性骨髓瘤病人来源的 TA-MSCs 相比较 BMMSCs 表达低水平的抑瘤 miR-15a[72]。自发性淋巴瘤模型小鼠来源 TA-MSCs 比相应的 BMMSCs 具有更强的促瘤能力。体内实验分析显示，不同于 BMMSCs，TA-MSCs 产生高水平的 CCL2、CCL7 和 CCL12，导致巨噬细胞向肿瘤部位募集，借此过程巨噬细胞获得促瘤表型 M2 型。

虽然针对 MSCs 致癌机制的研究越来越多，但目前还是未能明确。许多文献报道 MSCs 促进肿瘤细胞增殖及迁移能力，但也有与之相反的报道。另外，目前有文献支持 MSCs 分泌的可溶性因子可能参与癌细胞对化疗药物的抵抗[73]。在接受化疗药物治疗时，癌细胞凋亡减少。为了证实这一点，研究者将肿瘤细胞用 MSCs 培养上清处理，再用环丙沙星处理时，分析癌细胞在体外对其敏感性。结果发现，MSCs 明显提高癌细胞对环丙沙星的耐受性。很重要的一点是，体外实验证明 TA-MSCs 可以持续分泌趋化因子，甚至是在经历多代培养之后。这一结果提示肿瘤微环境可以诱导 BMMSCs 向 TA-MSCs 永久性转变。BMMSCs 与 TA-MSCs 共培养后可以获得与 TA-MSCs 相似的促瘤能力，提示肿瘤内部 TA-MSCs 可以不断地使 BMMSCs 转变为 TA-MSCs，进一步扩增其数量，其具体机制还不清楚。许多体外实验证明，单独的肿瘤培养上清可以赋予 BMMSCs 促瘤能力，这说明旁分泌因子可以促使 BMMSCs 转变为 TA-MSCs。近期实验报道，肿瘤细胞来源的外泌体也可以有效地将 BMMSCs 转化为 TA-MSCs。利用 TNF 处理 BMMSCs 可以模拟 TA-MSCs 分泌趋化因子的表达谱，以及促进淋巴瘤、黑色素瘤和乳腺癌小鼠模型的肿瘤发生。这些结果提示肿瘤微环境中肿瘤细胞、免疫细胞和基质细胞通过细胞与细胞接触的方式或者是旁分泌因子，驯化新到达肿瘤部位的 BMMSCs 为 TA-MSCs[74]。

Cao 等首先报道了从人类胃癌组织中分离出来 MSCs（gastric cancer tissues-derived mesenchymal stem cell-like cells，GCMSCs），其形态、表面抗原、特异性基因表达、分化潜能等特征与人 BMMSCs 相似，但与胃癌细胞不同[75]（图 3.4）。然而癌旁非癌组织中是否存在 MSCs 样细胞，肿瘤组织 MSCs 样细胞与癌旁非癌组织 MSCs 样细胞（adjacent non cancerous tissues-derived mesenchymal stem cell-like cells，GCNMSCs）之间是否存在差异尚不清楚。该研究团队发现 MSCs 样细胞也可以从人类胃癌邻近的非癌组织中分离出来，GCMSCs 和 GC-NMSCs 的形态特征相似，干细胞相关基因表达以及多潜能分化能力相似（图 3.4），但在细胞表面标志物、多能性和增殖相关基因表达方面存在差异。进一步研究发现 GCMSCs 较 BMMSCs 具有更强的体内促进肿瘤生长作用，这可能与 GCMSCs 能分泌更高水平炎性细胞因子有关[76]。Sun 等研究发现相对于 BMMSCs，GCMSCs 分泌更高水平的 IL-15，进一步检测临床病人标本发现胃癌患者血清和组织中 IL-15 水平均高于健康供者，且与淋巴结转移相关。GC-MSCs 来源的 IL-15 增强了胃癌细胞干细胞特性，SOX2 及 OCT4 表达量增高，提示 GCMSCs 通过分泌一些炎性因子促进胃癌生长[77]。

2.1.3 TA-MSCs 与 CAFs 的相互关系

肿瘤基质中 CAFs 促进肿瘤生长，与促瘤微环境的形成关系密切。前期研究成果发现 CAFs 的来源可以是成纤维细胞、平滑肌细胞、内皮细胞和上皮细胞等。其中，大部分 CAFs 的起源还是 MSCs。体外实验证明当用人乳腺癌、胰腺癌和胶质瘤来源的培养上清作用后，人 BMMSCs 可以分化及表达 CAFs 标志物 α-SMA、波形蛋白（vimentin）等。随后，许多动物模型也证明骨髓移植案例中供体来源的 BMMSCs 可以转化为 CAFs。例如，胃癌或直肠癌女性

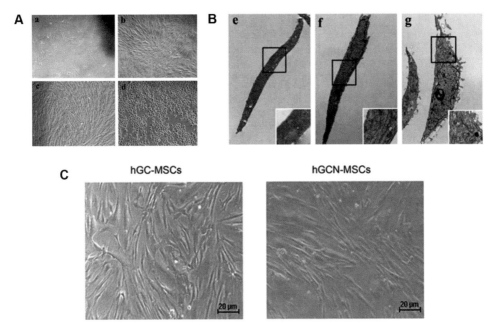

A—倒置显微镜下细胞形态（a—原代 GCMSCs；b—第八次传代后 GCMSCs；
c—BMMSCs；d—胃癌细胞 SGC-7901）；
B—电子显微镜下细胞形态（e—GCMSCs；f—BMMSCs；g—胃癌细胞 SGC-7901）；
C—倒置显微镜下 GCMSCs 与 GCNMSCs 细胞形态

图 3.4　GCMSCs 与 GCNMSCs 细胞形态

患者接受男性骨髓捐献者骨髓移植后，会产生 Y 染色体标记物 Y-CISH 阳性的
CAFs，提示骨髓来源的细胞可以转化为 CAFs[78]。

　　MSCs 与 CAFs 的关系在炎症依赖的（IL-1β 诱导）的胃癌小鼠模型中被
探究。利用 GFP 骨髓细胞，结果发现胃癌组织中大约 20% 的 α-SMA+CAFs 为
GFP+，提示这些细胞来源于 α-SMA+BMMSCs，进一步实验证明 BMMSCs 来源
的 CAFs 是通过 TGF-β 依赖的方式被招募到发育不良的胃部。MSCs 在转移过
程中的作用也同样被广泛研究，并且有文献报道 MSCs 促进预转移灶的形成。
值得注意的是，TA-MSCs 与 CAFs 之间还存在差异。虽然都存在于肿瘤组织
中，TA-MSCs 在体外可以自我更新许多代，而 CAFs 在体外很难维持，在经历
一些代数之后就发生衰老。此外，TA-MSCs 相比于 CAFs，呈现 vimentin 和成
纤维细胞特异蛋白（fibroblast specific protein-1，FSP-1）低表达，体外实验证明
TA-MSCs 可以转化为 α-SMA+CAFs[79]。总结来说，一旦到达肿瘤部位，MSCs
获得促瘤能力并且成为 TA-MSCs，有一些甚至失去自我更新能力，表达高水平

α-SMA、vimentin 和 FSP-1 等一些 CAFs 的标记物。在肿瘤发展过程中通过对 TA-MSCs 进行动态监测可以更好地了解肿瘤相关间质。

2.2 细胞因子或外泌体对肿瘤的作用

2.2.1 细胞因子对肿瘤的作用

肿瘤作为一种"不可愈合的创伤"，会分泌大量细胞因子及炎症因子，促使 MSCs 被招募到肿瘤部位发挥促肿瘤作用。肿瘤细胞生长受多种生长因子受体例如 EGFR、PDGFR 及 MET 等介导的信号调控。细胞内这些受体的活化或磷酸化触发下游 AKT、PKC/PKB 和 MAPK 等促进生长信号导致肿瘤细胞增殖。肿瘤细胞能够驯化 MSCs 转化为肿瘤相关成纤维细胞，Chowdhury 等[58] 研究发现，前列腺癌细胞分泌的外泌体能够作用于 MSCs 并诱导其转变为肌成纤维样细胞，转化后的细胞分泌大量的 VEGF-A、HGF、MMP-1、MMP-3、MMP-13，并可促进肿瘤增殖、侵袭及血管生成。

前期研究者发现无论 MSCs 与肿瘤细胞混合注射还是分别注射于不同解剖部位，均可增强小鼠肿瘤异种移植模型中肿瘤生长，这提示 MSCs 可能是通过分泌促进肿瘤生长的细胞因子发挥作用的。Zhu 等为了探讨这一问题，分别比较了人 MSCs 条件培养基（hMSC-CM）和 hMSCs 对肿瘤细胞 SGC-7901 体内异种移植肿瘤生长的影响。首先用 hMSC-CM 体外预处理 SGC-7901 肿瘤细胞 48 h，然后去除 hMSC-CM 后，将处理后的 SGC-7901 肿瘤细胞接种于 BALB/c 裸鼠皮下，结果发现，SGC-7901+MSC 共接种组在接种 8 d 后所有裸鼠均有肉眼可见肿瘤形成，而接种 11 d 后 SGC-7901+MSC-CM 共接种组裸鼠体内也均有肉眼可见肿瘤形成，单独 SGC-7901 注射组 30 d 后仅有 1/3 裸鼠成瘤，随后 40 d 监测发现 hMSC-CM 预处理的 SGC-7901 组肿瘤生长速度与 SGC-7901 单独接种组相比有明显的增高，并且与 SGC-7901+MSC 共接种组相比无明显差异。SGC-7901 肿瘤细胞的预处理只要在体外进行一次就足以达到与 MSC 和 SGC-7901 肿瘤细胞联合注射相似的促肿瘤生长作用。进一步还发现，hMSC-CM 通过激活 VEGF 促进肿瘤细胞生长，与活化 ERK1/2 密切相关。这说明 MSCs 分泌的可溶性细胞因子发挥促进肿瘤生长作用[80]（图 3.5）。此外，越来越多证据表明，巨噬细胞可以激活 MSCs 获得促炎表型。然而，巨噬细胞激活的 MSCs 对胃癌的作用如何呢？研究者发现巨噬细胞激活 MSCs 后能产生更高水平的炎性细胞因子（IL-6、IL-8 和 TNF-α）。细胞集落形成实验和 Transwell 迁移实验表明，活化的 MSCs 上清液可以促进胃上皮细胞和胃癌细胞的增殖和迁移，伴随 NF-κB、ERK 和

STAT3 信号激活。皮下移植瘤模型中发现活化的 MSCs 促进体内肿瘤生长。此外，激活的 MSCs 中上皮间充质转化、血管生成和干细胞相关基因表达增加。

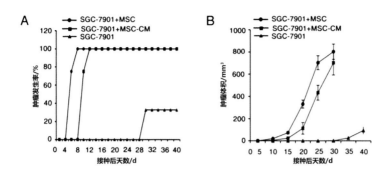

图 3.5　hMSC-CM 预处理肿瘤细胞可以促进体内肿瘤生长

　　MSCs 在肿瘤微环境中不是一成不变的，细胞因子是肿瘤炎症微环境中重要组成部分，MSCs 能否被这些细胞因子改变，被改变的这些 MSCs 对肿瘤生长有哪些影响呢？IL-6 为一种炎性细胞因子，有研究者重点研究了 IL-6 预处理的 MSCs 表型和功能改变以及改变后 MSCs 对胃癌生长的影响。经蛋白印迹法（Western blot）检测发现 IL-6 预处理的 MSCs 一些蛋白表达量及磷酸化水平降低，如 α-SMA 表达量及 NF-κB 蛋白质磷酸化水平、肿瘤促进细胞因子基因表达水平，包括 CCL5、PDGF-BB、MCP-1 和 TNF-α 也明显降低。接着设计体内体外实验研究 IL-6 作用的 MSCs 对胃癌细胞生长及迁移能力的影响。Transwell 和克隆形成实验显示 MSCs 显著促进与 N- 甲基 -N- 硝基 -N- 硝基钠胍（MNNG）共培养的胃上皮细胞或 SGC-7901 胃癌细胞迁移和增殖。然而，经 IL-6 处理后，这种促进作用消失。在体内实验中，研究者将 MSCs 和 SGC-7901 细胞联合移植到裸鼠体内，建立胃癌裸鼠模型。结果 MSCs 通过促进细胞增殖和抑制细胞凋亡显著促进肿瘤生长。与此相反，IL-6 预处理后的 MSCs 促肿瘤作用被抑制[81]。

2.2.2　外泌体对肿瘤的作用

　　外泌体是承载 RNA、DNA 和蛋白质等生物大分子的纳米信使，在细胞之间的信号传递中发挥重要作用，肿瘤生长转移进程中 MSCs 来源外泌体发挥什么作用呢？越来越多的证据表明，MSCs 来源外泌体能够传递功能蛋白质、RNA 和 miRNA 到肿瘤细胞、肿瘤相关成纤维细胞、内皮细胞等从而发挥调节作用。Zhu 等将 BMMSCs 或其外泌体与胃癌细胞 SGC-7901 混合植入裸鼠皮下，观察发现混合注射组肿瘤发生率及肿瘤大小明显高于 SGC-7901 细胞单独移植组，混合注射组的部分小鼠注射 8 d 后首先形成肿瘤结节，在注射后 12 d 内，混合注射组（SGC-7901 细胞混合 MSCs 或 MSC 来源外泌体）肿瘤的发生率均达到 100%。然而，SGC-7901 细胞单独移植组至注射后 4 周仍然没有形成肿瘤结节，直至注射后 40 d 肿瘤发生率也只有 50%。在注射后 20 d 内 MSCs 和 MSC- 来源外泌体混合植入组肿瘤平均体积大于 150 mm³，而直至注射后 40 d 对照组肿瘤平均体积仍小于 100 mm³。为了验证这一发现，研究者进一步观察了 MSCs 来源外泌体对人类结肠癌 SW480 细胞生长的影响，结果发现 MSCs 来源外泌体同样能够促进 SW480 细胞肿瘤体内生长。然而这种外泌体作用是否具有特异性？人肺成纤维细胞（HLF-1）细胞系外泌体被选择作为对照，结果显示其对肿瘤生长无促进作用（图 3.6）。肿瘤组织免疫组化染色结果显示血管生成相关指标 VEGF、CD34 和 FⅧ以及反映细胞增殖能力的 PCNA 表达在 MSCs 和 MSC 来源外泌体混合注射组亦高于肿瘤细胞单独注射组。这些结果提示 MSCs 和 MSC 来源外泌体促进肿瘤体内生长作用可能与促进血管生成有着密不可分的关系。进一步使用 MTT 法和细胞周期法分析在体外 MSC 来源外泌体对肿瘤细胞的影响。出乎意料的是，MSC 来源外泌体在体外并不能促进肿瘤细胞增殖和细胞周期改变，因此推测 MSC 来源外泌体促进肿瘤体内生长的作用并不是通过直接促进肿瘤细胞增殖引起的。随后实验发现 MSC 来源外泌体通过激活肿瘤细胞 ERK1/2 信号通路增强血管内皮生长因子（VEGF）在肿瘤细胞中的表达，抑制 ERK1/2，MSC 来源外泌体促进 VEGF 水平升高现象消失。同时 MSC 来源外泌体可以促进血管生成，这可能与 MSC 来源外泌体促进细胞 VEGF 水平升高紧密相关[82]。

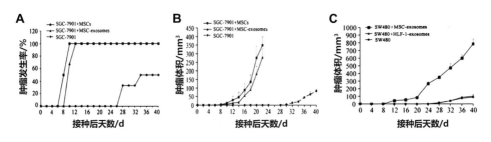

图 3.6　MSCs 来源外泌体促进肿瘤体内生长

此外，Gu 等研究也发现 MSCs 来源外泌体增强了胃癌细胞 HGC-27 在体内的致瘤性，与 AKT 信号通路激活相关[83]。Vallabhaneni 等人也证明了 MSC 来源外泌体与乳腺癌 MCF-7 细胞联合注射时产生的肿瘤更大，这可能与外泌体携带的具肿瘤支持作用的 miRNAs（miRNA-21、34a）、蛋白质（PDGFR-β、TIMP-1、TIMP-2）、具有生物活性的血脂（鞘磷脂）等相关[84]。骨髓基质细胞（BMSCs）通过分泌生长因子、细胞因子和细胞外泌体在多发性骨髓瘤（MM）发病过程中起着至关重要的作用。Wang 等使用 5T33MM 小鼠模型和病人 MM 样本，分离其中 BMSCs 来源的外泌体，研究 BMSCs 来源外泌体对 MM 细胞存活、增殖、迁移和耐药性的影响。结果发现 5T33MM 小鼠模型和病人 MM 样本 BMSCs 来源外泌体均可促进 MM 细胞生长，诱导硼替佐米（bortezomib）的耐药性，促进一些相关通路激活，包括 c-Jun 氨基端激酶、P38、P53 和 AKT[85]。

MSCs 来源外泌体也被报道具有促肿瘤细胞凋亡功能。Bruno 等评估了来自人类 BMMSCs 的微囊泡（microvesicles，MVs）是否能够在体内外抑制 HepG2 肝癌、卡波西（Kaposi）肉瘤和 Skov-3 卵巢肿瘤细胞系的生长。结果发现，MVs 在所有细胞系中抑制细胞周期进展，并诱导 HepG2 和卡波西肉瘤细胞凋亡和 Skov-3 细胞坏死。细胞周期负调控因子的激活可以解释这些生物学效应。体内 SCID 小鼠皮下注射实验同样证明 MVs 明显抑制肿瘤生长[86]。另外有研究者为了检测 BMSCs 外泌体是否可以作为抗肿瘤 miRNAs 的载体，他们用 miR-146b 过表达质粒转染 MSCs，并分离获得 MSCs 释放的外泌体。采用大鼠原发性脑瘤模型，发现肿瘤内注射从过表达 miR-146 MSCs 中提取的外泌体可以显著抑制异种胶质瘤的生长[87]。

MSCs 分泌的外泌体可以将包括蛋白质和核酸在内的生物活性分子转移到肿瘤微环境中的其他细胞，从而影响肿瘤的进展。然而，MSCs 在肿瘤微环境中状态也不是固定不变的，受到其他细胞调控或是自身一些基因表达变化也会影响 MSCs 生物学功能。有研究团队选择 *p53* 缺陷小鼠 BMMSCs（*p53*-/- mBMMSCs）作为对象，结果发现，*p53*-/-mBMMSCs 中外泌体浓度显著高于 *p53* 野生型 mBMMSCs（*p53*+/+mBMMSCs），尤其是泛素蛋白连接酶 E3（UBR2）在 *p53*-/-mBMMSCs 细胞和外泌体中均高度表达。进一步设计实验，结果显示富含 UBR2 的 *p53*-/-mBMMSCs 外泌体被 *p53*+/+mBMMSCs 和小鼠前腹壁癌（MFC）细胞摄取，并且 UBR2 在这些细胞中呈现高表达状态，细胞增殖、迁移能力随之增加，干细胞相关基因表达亦随之增加。这项研究说明 MSCs 中一些关键基因表达不同，其对肿瘤进展的影响也会有所不同[88]。

3 参与免疫抑制微环境形成

3.1 肿瘤免疫

肿瘤发生发展就必然要逃避免疫系统识别和监视。肿瘤细胞与免疫系统相互作用通常经历免疫清除、免疫平衡、免疫逃逸三个阶段。在第一阶段，CTL是主要的抗肿瘤效应细胞，可直接杀伤带有肿瘤抗原的细胞，CTL 的 TCR 和CD8 分子与肿瘤细胞表面的抗原肽 –MHC I 类分子复合物结合，通过分泌穿孔素和颗粒酶裂解肿瘤细胞，或激活的 CTL 通过 Fas/FasL 途径与肿瘤细胞结合，促进肿瘤细胞凋亡。第二阶段，肿瘤细胞发生快速突变免疫原性发生改变，与宿主免疫系统达到动态平衡，抗肿瘤效应细胞对突变的肿瘤细胞进行免疫选择，免疫原性低的肿瘤细胞能够抵抗免疫清除得以存活，这样肿瘤细胞获得了更强的生长及侵袭能力。第三阶段，肿瘤免疫原性逐渐丧失，发生免疫逃逸。肿瘤细胞处于一个免疫抑制微环境中，肿瘤细胞通过自分泌或旁分泌形式分泌一些免疫抑制因子如 TGF-β、IDO、VEGF、GM-CSF 和 PGE2 等，另外可直接诱导机体骨髓来源抑制细胞（myeloid-derived suppressor cells，MDSCs）和调节性 T细胞（regulatory T cell，Treg）的作用，以限制淋巴细胞抗肿瘤效应，此外还可阻滞树突状细胞（dendritic cells，DCs）分化成熟，使其抗原加工提呈能力下降，进而介导肿瘤免疫逃逸。

3.2 MSCs 与肿瘤免疫

MSCs 在免疫系统与肿瘤细胞相互作用过程中也发挥着非常重要的作用。MSCs 促成肿瘤免疫逃逸主要包括以下几个方面：MSCs 可以释放免疫抑制因子 PGE2 和 TGF 促进 MDSCs 和 Treg 的免疫抑制作用，Wang 等研究发现 GC-MSCs 能够打破外周血单核细胞中 Treg/Th17 平衡促进肿瘤进展[89]。该团队成员进一步研究发现 GCMSCs 来源的 IL-15 通过激活 CD4$^+$T 细胞中 STAT5，上调外周血单核细胞中 Treg 比例，并伴有程序性细胞死亡蛋白 –1（PD-1）表达升高[77]。淋巴结来源 MSCs 还可减少淋巴细胞必需氨基酸（如色氨酸和精氨酸）量，从而抑制淋巴细胞作用；MSCs 细胞上的 PD-L1 与淋巴细胞上负调控因子PD-1 可以传递免疫抑制信号，导致免疫反应效率低下；MSCs 可以影响抗原呈递细胞的成熟和功能进而抑制 T 细胞杀伤肿瘤[90-92]。T 细胞在肿瘤免疫中起重要作用，在肿瘤微环境中这些细胞对基质细胞如 MSCs 有怎样的影响，在肿瘤发展进程中又起到什么作用？Xu 等研究发现 PD-L1 在 GCMSCs 中有表达，有趣的是被活化的 CD4$^+$T 细胞作用后，GCMSCs 中 PD-L1 表达增加。进一步研究发现活化 CD4$^+$T 细胞作用后 GCMSCs 的培养基能够促进体外胃癌细胞迁移，体内促进胃癌细胞皮下移植瘤生长。具体机制如何呢？研究者检测了几种胃癌细胞株中 PD-1 表达情况，结果显示这几种胃癌细胞均有 PD-1 表达，这其中包括该研究中所使用的 SGC-7901 细胞株，取皮下瘤组织提取蛋白经 Western blot 检测发现磷酸化核糖体蛋白 S6（p-S6）在 CD4$^+$T 细胞作用 GCMSCs 后所得培养基继续培养的肿瘤细胞组中表达最强，这提示 CD4$^+$T 细胞作用 GCMSCs 后能够促进胃癌细胞生长，其可能与 GCMSCs 中 PD-L1 表达增加进而作用于胃癌细胞上受体 PD-1，激活自身 p-S6 信号有密切关系[93]。在此之前就有研究者证明了黑色素瘤细胞固有的 PD-1 可以促进肿瘤发生，即使在缺乏适应性免疫的小鼠中也是如此，黑素特异性的 PD-1 过表达增强了肿瘤的致瘤性，与 PD-1 受体调节 mTOR 信号活化相关[94]，这些为针对 PD-1/PD-L1 轴的肿瘤治疗研究提供了新的思路。

3.2.1　炎症因子对 MSCs 介导的免疫作用的影响

在受到特定的炎症因子刺激后，MSCs 可以通过产生许多与免疫调节相关的因子，如趋化因子 CXCL9、CXCL10 和 CXCL11 以及吲哚胺 2，3- 二氧化酶（IDO）等调控免疫反应[95]。IFN-γ 对 MSCs 介导的免疫抑制作用的调控在体内和体外都被证实，利用中和抗体或受体敲除可以消除 IFN-γ 的活性。MSCs 与炎症细胞的作用是相互的，免疫细胞产生的细胞因子诱导 MSCs 表达趋化因子，从而招募更多的免疫细胞，随后被 MSCs 表达的高水平的 iNOS 和 IDO 所抑制[96]。

众所周知，对肿瘤的免疫反应可以被肿瘤微环境中波动的炎性介质类型和浓度所改变。细胞因子，如 IFN-γ、IL-17A 和 TGF-β 在肿瘤进程中既可以发挥促进作用也可以起到抑制的作用，这取决于肿瘤微环境的状态。IL-17A 作为一种炎症促进因子，可以促进抗肿瘤免疫反应，但也可以促进 BMMSCs 诱导的免疫抑制作用。TGF-β 在肿瘤中由许多类型细胞产生，对 MSCs 介导的免疫调节具有相反的作用。当与 IFN-γ 和 TNF 共同体外作用 BMMSCs 时，通过下调 MSCs 的 iNOS 和 IDO 表达来阻止 MSCs 介导的免疫抑制作用。虽然 IL-17A 通过 MSCs 介导的肿瘤免疫作用在体内还未被很好地研究，IL-17A 处理的

BMMSCs 在抑制伴刀豆素蛋白 A 诱导的急性肝炎症中更为有效。TGF-β 在调节肿瘤生长、转移、血管形成和肿瘤免疫中具有双向作用，但是 TGF-β 在 MSCs 介导的调控肿瘤进程中的特定作用还不清楚[97~98]。

3.2.2　MSCs 与适应性免疫细胞

许多实验证明 MSCs 对适应性免疫系统的细胞具有抑制作用从而促进肿瘤生长。例如，B16 黑色素瘤细胞在同种异体小鼠体内无法致瘤，除非与外源性的 BMMSCs 共同注射，这提示 MSCs 的免疫抑制作用。同样地，来源于宫颈癌病人的 TA-MSCs 显示在体外有抑制抗原特异性 CD8$^+$T 细胞对人宫颈癌细胞株的杀伤作用。此外，除了有抑制效应 T 细胞的能力外，BMMSCs 在体内也可以诱导抑制性 CD4$^+$IL10$^+$ 细胞和 CD4$^+$CD25$^+$Foxp3$^+$ 细胞的生长并且抑制效应 CD4$^+$T 细胞和 CD8$^+$T 细胞的功能[99]。利用幽门螺杆菌感染小鼠，10 个月之后接受 BMMSCs 注射，结果显示免疫反应偏向免疫抑制方向，有助于对幽门螺杆菌耐受的免疫微环境形成[100]。体外试验显示，由 BMMSCs 来源的 TGF-β 诱导的 Treg 细胞对 CD8$^+$T 细胞和 NK 细胞裂解乳腺癌细胞具有重要的抑制作用[101]。在转移性乳腺癌小鼠模型中，消除 CAFs 可以使肿瘤免疫微环境从抗炎型 Th2 型转变为促炎型 Th1 型[102]。然而，在临床试验中产生了矛盾的结果。例如，胰腺导管癌小鼠模型中，利用基因敲除消除 α-SMA$^+$CAFs 导致了肿瘤发生率增高，并且降低了小鼠的生存率。同时也因为促进了 Treg 细胞生成而破坏了免疫监视。这种相反的结果可能是由于肿瘤模型的不同以及 CAFs 消除的方式不同所造成。α-SMA$^+$CAFs 的细胞被定义为肌成纤维细胞，FAP$^+$CAFs 被认为是反应性成纤维细胞。与细胞骨架蛋白 α-SMA 不同，FAP 通过蛋白水解来调控肿瘤中胶原酶活性[103]。

3.2.3　MSCs 与固有免疫细胞

TA-MSCs 同样也可以招募固有免疫细胞尤其是巨噬细胞、中性粒细胞和 MDSCs，并发生相互作用，促进抗炎状态以及促进肿瘤生长和转移[104]。体内体外实验证明，小鼠 BMMSCs 和人胎盘 MSCs 可以诱导单核细胞耐受性，并且使促炎型巨噬细胞转变为免疫抑制表型，IL-10 产生增多，B7-H4 表达增高。体内外实验也证明了 BMMSCs 和人脂肪组织来源的 MSCs 可以诱导巨噬细胞分泌更高水平的 TGF-β 和抗炎型细胞因子，从而促进 Treg 细胞和 CD8$^+$T 细胞免疫抑制性表型的发展。

4　促进血管生成

肿瘤的生长和转移需要充足的氧供和营养，丰富的血供能为肿瘤生长及转移提供基础。1979 年 Folkman 等[105]最早提出肿瘤生长依赖于新生血管形成的概念，同时认为肿瘤细胞和血管组成一个高度整合的生态系统，源于肿瘤细胞或相关炎性细胞的弥散信号促使内皮细胞从休止状态变为快速增长状态。新生的血管为肿瘤细胞生长提供氧和营养物质，带走代谢产物，恶性肿瘤的远处转移也与之有关。

4.1　肿瘤血管生成机制

肿瘤血管生成是指从已存在的血管床中产生出新生血管系统，是一个包括血管内皮细胞增殖、迁移以及细胞外基质降解的多程序的复杂过程。随肿瘤组织增大，需要生成新血管为肿瘤继续增殖提供充足的营养物质和氧气，这其中需要多种血管生成相关细胞因子参与。正常的血管生成被严格控制于某些短暂的、特定的生理过程，如生殖过程、发育过程和组织损伤修复过程，而持续的血管生成是某些病理改变如肿瘤生长的特性。实际上，血管生成不仅是肿瘤生长所必需的，而且肿瘤细胞与新生血管系统的接触还是导致远处转移的原因。肿瘤血管生成是一个连续的过程，主要包括以下步骤：① 肿瘤细胞释放多种血管生成相关细胞因子；② 血管内皮细胞在这些血管生成因子的作用下表现出形态改变，如各种细胞器数目和大小的增加以及伪足的出现；③ 血管内皮细胞和肿瘤细胞释放蛋白酶以降解毛细血管基底膜和周围的细胞外基质，继而引起细胞外基质重塑；④ 血管内皮细胞从毛细血管后微静脉迁徙出来形成血管新芽；⑤ 血管内皮细胞增殖；⑥ 肿瘤微血管分化和成型[106-107]。

4.2　MSCs 促血管形成作用

研究表明，在很多缺血损伤性疾病中，MSCs 能够促进血管生成进而促进损伤修复。肿瘤局部为缺氧微环境，需要充足血供来维持生长，MSCs 被招募至肿瘤部位，能够促进肿瘤血管生成。此外肿瘤发生转移前血管生成明显增强，其血管生成的增强程度与肿瘤转移能力呈正相关。对乳腺癌原发病灶进行研究发现，乳腺癌转移前血管生成活性大大超过肿瘤生长初期。乳腺癌组织微血管密度与肿瘤远处转移及生存期密切相关，类似结论在胰腺癌及前列腺癌等相关研究中也得到证实[108-110]。

一方面，MSCs 具有多向分化潜能，通过分化为内皮样细胞或周皮样细胞促进血管生成，MSCs 能够获得内皮样细胞特征，关于肿瘤微环境中此过程的调控机制已有研究。Comsa 等为了评估乳腺癌细胞系 MCF-7 分泌的 VEGF 是否参与刺激 MSCs 获得毛细血管样结构，采用 Transwell 和直接共培养两种细胞培养系统，证明了乳腺癌细胞和 VEGF 都能刺激 MSCs 形成毛细血管样结构，提示肿瘤来源的 VEGF 在促进肿瘤部位血管生成的过程中发挥作用[111]。另一方面，MSCs 分泌的一些连接蛋白可以增加血管的完整性[112]。此外，骨髓来源 MSCs 能够分泌促血管形成细胞因子如 VEGF 及 PDGF，促进肿瘤血管形成从而促进肿瘤生长[113]。MSCs 分泌一些生长因子、细胞因子和纤溶酶原激活物等，促进内皮细胞迁移、增殖和血管生成[114]。VEGF 和 FGF-2 是 MSCs 分泌的能够促进肿瘤新生血管生成的重要因子，有结果表明肿瘤局部缺氧环境可促进 MSCs 中 VEGF 表达[115]，VEGF 增多可动员和招募 MSCs 到达新血管生成部位，直接分化成血管内皮细胞[116-117]。

　　MSCs 促进肿瘤血管生成还表现在对肿瘤缺氧微环境中血管生成相关细胞，如内皮细胞等的促进细胞存活和抑制细胞凋亡作用[118]。内皮细胞能在肿瘤炎症缺氧微环境中存活是其进而形成血管促进肿瘤生长及转移的重要前提，MSCs 通过分泌一些细胞因子如 IL-6、VEGF 及 MCP-1 等，激活 PI3K-AKT-ERK 信号通路发挥此作用。再者炎症和缺氧肿瘤微环境还可能使 MSCs 促血管生成及促肿瘤生长能力增强，Liu 等将 IFN-γ 和 TNF-α 预先处理 MSCs 和结肠癌细胞经皮下注射给 BALB/c 小鼠，结果发现与未预处理 MSCs 组相比，肿瘤相关细胞因子进一步增强了 MSCs 促肿瘤生长和血管生成作用[119]。

5　MSCs 与肿瘤转移

5.1　MSCs 影响肿瘤转移

　　MSCs 对肿瘤生长的影响报道不一致，同样，MSCs 对肿瘤转移的作用研究也有相反的结果。Karnoub 等将 BMMSCs 与乳腺癌细胞按一定比例混合共移植入裸鼠皮下，结果发现 MSCs 能促进乳腺癌细胞在体内转移的能力，进一步研究发现，乳腺癌细胞可促进 BMMSCs 分泌趋化因子 CCL5，进而 CCL5 通过旁分泌作用促进肿瘤细胞侵袭能力以及在体内转移的能力[120]。Albarenque 等发现尾静脉注射小鼠 BMMSCs 能够增强小鼠脂肪垫荷瘤转移模型中肿瘤转移能力，实验组有大约 50% 裸鼠具有转移结节，而对照组只有 17% 裸鼠具有转移结节[121]。Lis 等将 MSCs 与 GFP 标记的卵巢癌细胞按 2:1 共培养，24 h 后用流式细胞仪将卵巢癌细胞分选出来，对照组是未经 MSCs 共培养的卵巢癌细胞。结果发现与 MSCs 共培养后，肿瘤细胞转移能力增强，且与肿瘤转移相关基因的表达也上调[122]。Jing 等发现在炎症条件下 MSCs 能够促进肝癌细胞转移，并且 MSCs 这种促转移效应能够被 IFN-γ 和 TNF-α 预处理的 MSCs 条件培养基模拟[123]。另外有研究报道肝癌组织中存在被肿瘤细胞激活的 MSCs，其能够促进肝癌细胞转移，进一步研究表明这与肝癌来源 MSCs 高表达 S100A4，上调肝癌细胞中 miR-155 和 MMP9 表达相关[124]。

Sun 等将乳腺癌细胞 MDA-MB-231 注射至裸鼠乳腺脂肪垫构建肿瘤转移模型，22 d 后将脐带血来源 MSCs 和脂肪组织来源 MSCs 经尾静脉注射入裸鼠体内，结果显示乳腺癌肺转移结节在输注 MSCs 组中减少[125]。另有研究者将大鼠脂肪上皮腺癌细胞系 MatB Ⅲ 异位移植到大鼠乳腺脂肪垫下构建荷瘤模型，4 d 后经肿瘤内注射或静脉注射大鼠脐带来源 MSCs，14 d 后发现脐带 MSCs 移植组有明显的肿瘤抑制效应，随天数增加，脐带来源 MSCs 能够完全抑制肿瘤生长，100 d 后也未见转移和复发[126]。黑色素瘤细胞 B16F10 经尾静脉注射构建小鼠肺转移模型，10 d 后将小鼠 BMMSCs 和 MSCs（转染 IFN-α）经尾静脉注射至小鼠体内，结果发现 MSCs（转染 IFN-α）显著抑制黑色素瘤细胞转移，而单纯 MSCs 组对黑色素瘤细胞的转移能力影响不大[127]。此外还有研究报道不同状态下 MSCs 对肿瘤细胞表现出相反的影响，他们将用 Toll 样受体 4（toll-like receptor 4，TLR4）预处理的 MSCs 称作 MSC1，其能够分泌促进炎症的介质，在体内 MSC1 能够抑制肿瘤转移，将用 Toll 样受体 3（toll-like receptor 3，TLR3）预处理的 MSCs 称作 MSC2，其能够分泌抑制炎症的介质，抑制肿瘤转移[128-129]。

5.2 细胞因子/趋化因子与肿瘤转移

肿瘤细胞迁移和转移由趋化因子及其受体调控。乳腺癌细胞高表达 CXCR4 和 CXCR7，诱导肿瘤细胞向特定的表达 CXCL12 和 CCL21 的器官迁移。阻断 CXCL12 与 CXCR4 的联系可以有效抑制小鼠模型中乳腺癌细胞的转移。由于 CAFs 可以产生大量的 CXCL12，可以直接通过招募内皮祖细胞促进肿瘤的生长和血管形成[130]。乳腺癌病人和乳腺癌小鼠模型中，TA-MSCs 产生大量 CXCL12。TA-MSCs 和其他乳腺癌基质细胞也可以分泌大量的 IGF-1。MSCs 分泌的 CXCL12 和 IGF-1 可以使肿瘤细胞促癌基因 SRC 超活化，这是通过 PI3K-AKT 信号通路激活导致的[131]。此外，体内外实验证明，乳腺癌细胞可以诱导 TA-MSCs 产生更高水平的 CCL5，与肿瘤细胞上 CCR5 结合后促进肿瘤细胞侵袭和迁移。乳腺癌小鼠模型肿瘤来源的炎症因子骨桥蛋白（osteopontin，OPN）诱导 TA-MSCs 产生 CCL5 从而促进转移，转移部位的 TA-MSCs 获得 CAFs 特性。与原发灶 TA-MSCs 相比，转移灶部位的 TA-MSCs 表达更高水平的 α-SMA、细胞黏合素 CXCL12 和 FSP-1 [132]。

由于肿瘤细胞的不断增殖以及对基质细胞的不断招募，肿瘤微环境经常处于缺氧状态，而缺氧能够激活缺氧诱导因子（hypoxia inducible factors，HIFs），HIFs 可以加强毛细血管生成和上皮间质转化（epithelial mesenchymal transition，EMT）促进肿瘤进展 [133]。Chaturvedi 等发现 HIFs 介导了 MSCs 与乳腺癌细胞之间的旁分泌信号通路而促进肿瘤转移。结果表明在小鼠脂肪垫原位肿瘤模型中，MSCs 能够被招募到肿瘤原发部位进而促进肿瘤发生淋巴结和肺部转移。乳腺癌细胞与 MSCs 共培养时肿瘤细胞 HIFs 活性增强，此外缺氧条件还能够促进共培养体系中 MSCs 分泌的 CXCL10 以及乳腺癌中 CXCR3 的表达。而当在共培养体系中加入 CXCL10 中和抗体后，乳腺癌细胞中 CXCR3 表达缺失，相反乳腺癌细胞中 HIFs 或 CXCR3 被敲减时，MSCs 则不表达 CXCL10，因此 HIFs 介导了 MSCs 与乳腺癌之间双向的旁分泌作用进而调控乳腺癌转移 [134]。在缺氧环境中，HIFs 促进 MSCs 表达 CXCL10、CCL5 和 VEGFR1，并且促进肿瘤细胞表达 CXCR3、CCR5 和 PGF，从而增强 CXCL10-CXCR3、CCL5-CCR5 和 PGF-VEGFR1 信号。TA-MSCs 与乳腺癌细胞相互作用激活 PGF-VEGFR1 信号通路从而诱导 CXCL10 和 CCL5 的产生。PGF 促进乳腺癌细胞转移并且调控 BMMSCs 向肿瘤部位趋化迁移，从而形成正反馈环路。TA-MSCs 也可以通过相似的旁分泌途径促进其他肿瘤转移。例如，前列腺癌小鼠模型中，前列腺癌细胞分泌的 CXCL16 与 BMMSCs 上 CXCR6 相结合，诱导 BMMSCs 向肿瘤部位迁移，随后转化为 CAFs。这些 CAFs 分泌 CXCL12，诱导肿瘤细胞 EMT。此外，在前列腺癌中，TA-MSCs 和肿瘤细胞分泌的 CCL5 与肿瘤细胞上雄激素受体信号的减弱有关，因为 CCL5 信号可以抑制雄激素受体核转运。为了转移肿瘤细胞需要穿过基底膜，这个结构中充斥着细胞外基质成分，包含透明质酸、糖蛋白、胶原蛋白、层压蛋白、糖胺聚糖和趋化因子等。为了应对变化着的肿瘤微环境，如缺氧或是某些肿瘤代谢产物，TA-MSCs 和 CAFs 产生大量的 ECM，最终导致细胞外沉积。除了对 ECM 构成成分的直接影响，TA-MSCs 分泌的 TGF-β 可以诱导肿瘤纤维化。纤维化微环境中的趋化因子和生长因子可以作为侵袭和转移的细胞外动力。总之，肿瘤基质中 MSCs 产生的趋化因子、细胞因子、ECM 成分以及 ECM 调节蛋白可以通过改变肿瘤细胞表型来促进肿瘤转移[135]。

　　Sun 等研究还发现 GCMSCs 来源培养上清作用或重组 IL-15 单因子作用后胃癌细胞迁移能力均高于无处理因素组胃癌细胞。并且临床胃癌患者血清和组织中 IL-15 表达水平与淋巴结转移相关；同时 EMT 相关指标 E-cadherin 表达量在 GCMSCs 来源培养上清作用组及重组 IL-15 单因子处理组中均降低，GCMSCs 来源上清中加入 IL-15 中和抗体后表达量又回升，而反映细胞间质特性的指标蛋白 N-cadherin 表达量呈现相反的趋势。这些结果提示胃癌微环境中 GCMSCs 可能通过分泌一些细胞因子促进胃癌转移[77]。此外还有研究表明 MSC 分泌的其他因子如 MCP-1、IL-6 和 IL-8 等都促进了肿瘤转移[136]。

5.3　MSCs、肿瘤细胞 EMT 与肿瘤转移

　　肿瘤转移是 90% 以上实体肿瘤患者死亡的主要原因[137]。肿瘤患者高死亡率与肿瘤转移息息相关，肿瘤侵袭与转移特性也限制了其临床治疗有效性。因此肿瘤转移机制值得深入研究。肿瘤转移过程从肿瘤微环境开始，包括肿瘤细胞入侵和破坏基底膜，改变细胞与细胞以及细胞与基质之间的黏附，对细胞外基质的降解，肿瘤细胞迁移离开原发灶。在这一过程中肿瘤基质起到重要作用，随着肿瘤细胞增多，肿瘤组织增大，通常肿瘤部位会出现缺氧，缺氧引起某些细胞因子或趋化因子如 IL-6、CCL2、PDGF、VEGF-A 和 IGF-1 等的释放，从而招募 MSCs 到达肿瘤部位，这一现象在乳腺癌、前列腺癌、肺癌、结肠癌、头颈部癌等肿瘤中均得到了验证[138]。MSCs 迁移至肿瘤部位后，在肿瘤细胞释放的 TNF-α 和 IL-1β 等因子的作用下，MSCs 表面血管细胞黏附分子（vascular cell adhesion molecular，VCAM）被激活，这有助于减缓肿瘤缺氧微环境部位 MSCs 的迁移能力，肿瘤部位 MSCs 与肿瘤细胞发生相互作用。此外缺氧环境中，肿瘤基质会被激活释放 TGF-β、TNF-α 和 PDGF 等细胞因子，一些肿瘤细胞侵袭和转移能力则会增强以适应此环境。

　　肿瘤在应对缺氧等微环境变化的同时，自身的迁移能力也增加，首先肿瘤细胞发生上皮 - 间质转化（epithelial-mesenchymal transition，EMT），上皮间质转化过程伴随上皮细胞表型消失，获得间质细胞表型及特征[139]。无论动物模型研究还是细胞培养实验都已经证明肿瘤细胞可以获得间充质表型并表达间充质细胞标记物，如 α-SMA 及 FSP-1 等[140-141]。而且这些细胞出现在肿瘤原发部位的外周，通过细胞外渗进入循环系统，形成微转移灶，最终定植生长，完成侵

袭转移等后续步骤[142-143]。EMT 相关转录因子，包括 Snail、ZEB 和 Twist1 的激活能够启动 EMT 发生，使得相关黏附分子如 E-cadherin、桥粒蛋白（desmo-plankins）、密封蛋白（claudins）、细胞角蛋白（cytokeratins）表达下降，而上调了间质相关分子表达，如 N-cadherin，vimentin，Snail 等[144-145]。然而这里还存在一个明显的悖论，发生 EMT 后的肿瘤细胞会迁移至其他组织器官定植生长，在组织病理学上这些细胞仍类似原发肿瘤，不再显示被赋予的间充质表型。因此，发生 EMT 后的肿瘤细胞在完成侵袭转移、定植生长之前还需要恢复上皮表型，即间质－上皮转化（mesenchymal-epithelial transition，MET），细胞通过外渗进入循环系统传播到其他部位后，需要适应相应的微环境，这些微环境诱导细胞发生 MET[146-147]。

TGF-β 信号通路在肿瘤进展和转移过程中起着至关重要的作用。TGF-β1 的激活通过一个 Smad 依赖的信号通路导致了 HIF-1α 的积累和随后的 EMT[148]。例如在胃癌细胞中，缺氧通过激活自分泌 TGF-β 信号来刺激 EMT[149]。Notch 信号是肿瘤发生发展中促进 EMT 的另一重要通路，在乳腺癌细胞中，HIF-1α 和 HIF-2α 的积累导致 Snail 和 Slug 表达增加，这进一步降低了 E-cadherin 的表达[150]。在口腔癌的研究中，研究者发现缺氧环境可以通过激活 Notch 信号上调 Snail，从而促进肿瘤 EMT 发生。此外，研究者还发现在胶质瘤及肝癌中，缺氧环境可以通过激活 PI3K/AKT 信号促进肿瘤 EMT 发生。HIF-1α 信号和 Wnt/β-catenin 信号间的相互作用也可促进缺氧诱导的 EMT，HIF-2α 与 β-catenin 通过形成一个复合物并促进胰腺癌 EMT 和转移。NF-κB 信号通路在多种细胞发育、免疫、炎症及肿瘤发生过程中发挥重要作用。缺氧通过 Ras/Raf 介导的信号通路激活 NF-κB 从而促进 EMT，在大肠癌中，缺氧通过调节 HIF-1α、NF-κB 信号通路调节 EMT 转录因子 Snail 和 Slug 的表达[151-152]。

MSCs 能够促进肿瘤 EMT 进而促进肿瘤进展已经在很多肿瘤中得到证实[153-156]。MSCs 来源外泌体通过诱导肿瘤细胞 EMT 促进了胃癌细胞 HGC-27 迁移和侵袭能力，间充质细胞标志物的表达增加，上皮标志物的表达减少。MSCs 来源外泌体诱导了胃癌细胞的干细胞特性。在接受 MSCs 来源外泌体处理的胃癌细胞中，OCT4、Y-box 2 和 Lin28B 的表达显著增加[83]。

5.4 血小板、MSCs 与肿瘤转移

血小板在血栓形成、止血方面的作用已经被人们熟知。而血小板在肿瘤侵袭和转移中的作用与机制，研究得还相对较少。某些肿瘤细胞能够从原发灶脱

落，通过血液、淋巴、种植等方式转移并生长最终形成转移瘤。血小板在肿瘤的血行转移过程中起重要作用，原发灶肿瘤细胞侵袭基底膜，穿过血管进入血液循环，在血流作用下与血小板相互黏附形成瘤栓，进而使肿瘤细胞逃避各种杀伤作用存活下来并黏附于血管内皮，继而分泌蛋白酶降解血管内皮下基质，破坏微血管，最后穿出血管壁，在远端形成转移灶。其中肿瘤细胞诱发的血小板聚集及其分泌蛋白酶破坏微血管进入周围组织是肿瘤血行转移的限速步骤[157]。血小板对肿瘤的作用包括以下几个方面[158-160]：血液正常流动的机械剪切力可杀死进入循环系统中的肿瘤细胞，肿瘤细胞只有包裹在瘤栓中才能免受血流的攻击；瘤栓的形成能够降低肿瘤细胞的免疫原性进而逃逸宿主免疫系统的杀伤；瘤栓易被微小血管截获进而形成转移灶；血小板能够增强肿瘤细胞黏附于血管内皮细胞的能力；血小板释放的生长因子如 PDGF、VEGF、EGF、TGF-β、PF-4、TSP、纤连蛋白（fibronectin）、MMP 及 5-HT 等均可促进肿瘤生长和转移。而肿瘤细胞对血小板的作用可能与以下因素相关[161-163]：肿瘤细胞本身释放 ADP 介导血小板聚集；肿瘤细胞产生丝氨酸蛋白酶如凝血酶、半胱氨酸蛋白酶和组织蛋白酶 B 刺激血小板聚集；从肿瘤细胞脱落的浆膜微泡能够引起血小板聚集；肿瘤细胞膜糖蛋白能够以不依赖于凝血酶的方式介导血小板的聚集；肿瘤细胞释放血栓烷 A2 与血小板表面血栓烷受体作用激活血小板；肿瘤细胞还表达整合素 $\alpha_{IIb}\beta_3$ 链、凝血酶受体 PAR1-4（蛋白酶活化的受体）、血小板型 12- 脂肪氧化酶（12-LOX）参与凝血过程。

　　前面已经提到 BMMSCs 能够趋化迁移至炎症及肿瘤部位，促进肿瘤的生长及转移。目前关于 MSCs、血小板及对肿瘤转移之间的关系还未完全清楚。血小板在 BMMSCs 对肿瘤转移的影响进程中起什么作用呢？研究者体外分离健康人外周血中的血小板及人 BMMSCs，实验共分为 MSCs 组、血小板 +MSCs 组及肿瘤细胞上清处理血小板（处理 1 h）+MSCs 组，检测各组 MSCs 中 CAF 标志蛋白 α-SMA 及 vimentin 表达情况及 MSCs 迁移能力，流式细胞术检测肿瘤细胞及 MSCs 培养上清共培养后血小板 P 选择素表达水平，接着建立 BALB/c 裸鼠尾静脉注射胃癌细胞系转移模型。结果表明肿瘤细胞培养上清及 MSCs 培养上清均能使血小板 P 选择素表达上调，促进血小板活化，同时活化后的血小板还能促使 BMMSCs 向 CAF 转化并且能够提高 BMMSCs 体外迁移能力，体内实验结果表明活化的血小板可增强 BMMSCs 对胃癌的促转移作用，但确切机制还不清楚[164]。目前已有研究者证实，血小板可通过分泌 TGF-β1 使肿瘤细胞发生 EMT 从而促进肿瘤转移[165]，或通过血小板分泌的 TLR4 与肿瘤细胞分泌的 HMGB1 蛋白相互作用促进肿瘤细胞转移[166]。

5.5 MSCs 与肿瘤前转移微环境

肿瘤转移的器官特异性很早就得到认识，如乳腺癌易发生骨转移，小细胞肺癌易发生脑转移，结肠癌易发生肝转移等。1889 年 Stephen Paget 分析乳腺癌患者的尸解数据后提出"种子与土壤"学说：特定的肿瘤细胞（"种子"）倾向于转移到特定的器官（"土壤"），只有土壤适合种子时才会生长，才会成功发生转移[167]。越来越多证据显示原发肿瘤本身能够影响和改变转移灶微环境，从而支持肿瘤转移，这在肿瘤细胞传播之前，称为前转移。

2005 年 Kaplan 等[168]提出原发灶肿瘤细胞能够在转移前诱导特定组织器官形成利于肿瘤转移的微环境。该前转移微环境需要通过原发灶局部缺氧，分泌多种细胞因子、生长因子及外泌体，骨髓源细胞（抑制性免疫细胞）迁移和募集至前转移部位等因素相互作用形成。

实体瘤中缺氧现象普遍存在，无论动物实验还是临床研究均表明 HIF 是缺氧信号传导通路下游的主要调节因子，与肿瘤生长和血管形成密切相关[169-170]。已有研究表明赖氨酰氧化酶（lysyloxidase，LOX）在肿瘤前转移部位细胞外基质重组过程中起重要作用，而原发肿瘤局部缺氧环境能够促进 LOX 生成，且 LOX 的生成依赖于 HIF。肿瘤细胞长期处于缺氧环境，其基因层面，如 LOX、LOXL2、LOXL4、MMP-2、MMP-9、VEGF、TGF-β、SDF-1 和 CXCR 等基因产生适应性改变，这使得它们能够在低氧环境中存活下来进而获得侵袭表型[171]。细胞外囊泡是可以携带 miRNA、mRNA 和蛋白质等生物分子的载体，肿瘤细胞分泌的细胞外囊泡与肿瘤本身特性密切相关，肿瘤将胞外囊泡释放到周围环境中，同时也释放到血管中，有研究发现它是调节前转移微环境的介质[172]，从人肾癌干细胞中脱落的外泌体提高了前转移微环境中 VEGFR1 表达并促进其血管生成[173]。肿瘤细胞分泌的细胞外囊泡参与动员骨髓来源细胞及特定免疫细胞，进一步分泌促肿瘤转移的细胞因子，重塑远端基质细胞使其有利于肿瘤细胞的定植、生长与转移。正常情况下，MDSCs 来源于骨髓祖细胞和未成熟髓细胞（immature myeloid cells，IMCs），是树突状细胞、巨噬细胞和粒细胞的前体，能迅速地分化为成熟的粒细胞、树突状细胞和巨噬细胞。但是在一些病变情况下，如肿瘤、炎症、感染等发生时，IMCs 分化过程受阻，MDSCs 的数量增加。MDSCs 常在前转移微环境中集聚，有免疫抑制功能[174-175]。由于 MDSCs 生成多种趋化因子、生长因子、促血管生成因子和应答肿瘤细胞的炎症介质，因此可促进前转移微环境的形成[176-177]。MDSCs通过免疫抑制促进肿瘤生长，颗粒型MDSCs与CD8⁺T细胞紧紧连接在一起，通过产生活性氧（reactive oxygen species，ROS）进行免疫抑制。此外缺氧环境中肿瘤细胞分泌的因子诱发不成熟的NK细胞增多，从而表现出较弱的细胞毒性效应[178]，因此抑制转移灶内的免疫功能。单核细胞型MDSCs则通过产生酶ARG1、iNOS和ROS来抑制淋巴细胞活性[179-180]。调节性T细胞（Treg）具有抑制固有和适应性免疫应答的功能。MDSCs可以将普通的CD4⁺T细胞转化为Treg细胞并促进其增殖[181]，这表明MDSCs可以通过Treg细胞间接抑制预转移部位的T细胞与NK细胞功能。

骨髓来源MSCs可被募集到转移前微环境，并可以帮助其他细胞进一步募集到这个新的环境[182]。此外，MSCs可将巨噬细胞招募到肿瘤部位，刺激巨噬细胞极化，进一步促进肿瘤进展[183-184]。来自转移性乳腺癌细胞的条件培养基可使MSCs进入抗炎状态，促进转移前微环境启动[185]。

第三节　间充质干细胞与肿瘤耐药

尽管医学取得了巨大进步，肿瘤对抗癌药物的抵抗仍是临床治疗肿瘤的主要障碍，因此各种耐药机制也被广泛研究。例如：生长相关基因的突变激活肿瘤内源性途径或是突变影响了药物的摄取最终导致肿瘤耐药；另外，肿瘤微环境中不同的细胞类型也是耐药的一个原因；化疗药物作用肿瘤细胞后，骨髓来源的细胞（BMDCs），如单核细胞、内皮祖细胞会定向迁移到肿瘤部位促进肿瘤的生长及血管生成。其他一些细胞，如巨噬细胞会分泌许多因子或酶促进肿瘤细胞的播散，保护肿瘤细胞免受细胞毒性作用。由此可以看出，肿瘤微环境对肿瘤耐药至关重要。

肿瘤微环境由肿瘤细胞及非肿瘤细胞组成，非肿瘤细胞包括免疫细胞、成纤维细胞、MSC、上皮细胞等。其中，MSC（MSCs）是一群拥有自我更新及向中胚层组织（脂肪细胞、软骨细胞和成骨细胞）分化能力的细胞，是肿瘤微环境的重要组成部分，调控肿瘤生长、侵袭、转移、血管形成等不同方面[186]。MSCs是祖细胞中的一群异质性群体，对组织再生具有重要作用。MSCs最初在骨髓中被发现，随后证实在大多数组织中都存在。根据特定的表面标记，在许多组织，如骨髓、脂肪和脐带中可以被简单地分离获取[187]。MSCs可以在多种肿瘤中定向到肿瘤部位，如结肠癌、乳腺癌、卵巢癌、肺癌以及胶质瘤等等。在胰腺癌中，MSCs 分泌 GM-CSF 和其他因子促进肿瘤生长、侵袭及转移。在肿瘤微环境中，MSCs 具有强大的促瘤能力。当面对化疗药物治疗时，MSCs 可以促进肿瘤耐药并且促进肿瘤再生。顺铂作用 MSCs 会使其分泌多不饱和脂肪酸，从而保护肿瘤细胞免受细胞毒性作用的伤害。然而，MSCs 促进肿瘤耐药的具体机制以及直接媒介至今未被很好地阐述。MSCs 通过直接接触或旁分泌途径招募肿瘤细胞，进而与肿瘤细胞相互作用，对肿瘤微环境进行重塑并促进肿瘤进展。MSCs 诱导肿瘤干细胞及血管生成、耐药、免疫逃逸，促进 EMT 和肿瘤转移。BMMSCs 约占骨髓细胞的 $1/10^5$，并且在分裂 40 次后会丧失分化潜能。经过不同信号的诱导，MSCs 会向不同的组织归巢，这取决于趋化因子及趋化因子受体的表达。许多文献证明，MSCs 可以促使肿瘤细胞对化疗药物和放疗产生抵抗。BMMSCs 可以促进白血病细胞生存并且促进其对化疗药物产生抵抗，其原因可能是 BMMSCs 分泌的可溶性细胞因子在发挥作用，也可能是由细胞黏附分子介导的。抑癌基因启动子的甲基化可以使 MSCs 转化成 CSCs 并在体内促进肿瘤形成及耐药。MSCs 可以通过分泌一些因子，如多不饱和脂肪酸、PDGF-C、肝细胞生长因子、NO 以及 IL-17A 来调控肿瘤细胞对化疗药物的敏感性。另外，肿瘤细胞分泌一些因子可以维持 MSCs 的干细胞特性，阻止其分化，进而支持肿瘤生长、血管及转移灶生成。这有助于形成干细胞特性的肿瘤微环境从而加强肿瘤耐药。MSCs 有着免疫抑制的特性并且调控 T/B 淋巴细胞功能。目前存在着两种理论：来自骨髓、脂肪组织及其他部位的 MSCs 直接影响肿瘤微环境及肿瘤的生长；或是 MSCs 分泌 TGF-β 诱导调节性 T 细胞（Tregs）的扩增负向调控细胞毒性 T 淋巴细胞，引起 IL-10 水平的增加及 NK 细胞活性的降低。

　　MSCs 可以与肿瘤细胞相互接触发挥作用也可以通过旁分泌因子来影响肿瘤的进展，其具体机制还不清楚。不同来源的 MSCs 拥有基本的表面标志，如 CD105、CD90、CD44、和 CD73，不表达 CD34、CD14 和 CD45，并且在体外拥有分化为脂肪细胞、骨细胞及软骨细胞的潜能[188]。MSCs 参与生理及病理过程器官稳态的维持和组织损伤修复。MSCs 也可以通过细胞之间的相互交流以及分泌可溶性因子调控免疫反应[189]。2004 年 MSCs 成功应用于移植物抗宿主病[190-191]，从此，MSCs 被有效地应用于治疗慢性炎症疾病和慢性损伤，如系统性红斑狼疮、肝损伤以及糖尿病足[192-193]。MSCs 在组织再生以及维持体内细胞稳态中的作用用损伤修复举例最为有代表性，其中包括了组织炎症、细胞增殖、分化调节和损伤组织重塑。在这个过程中，发生了炎症介质 MSCs 的招募、增值以及分化。MSCs 一旦迁移到损伤部位将与损伤部位融合为一体，参与组织修复。因此，MSCs 可以通过产生免疫调节因子、生长因子和趋化因子改变肿瘤微环境，调节损伤修复[194]。然而，MSCs 不总是促进修复，它们的特性会随着组织的病理环境而改变。MSCs 与周围组织微环境的相互作用会根据不同的细胞类型、损伤类型和与炎症联系的紧密程度而不同。由于 MSCs 对肿瘤部位有趋向性，从而进化为肿瘤相关 MSCs（TA-MSCs）和癌症相关成纤维细胞（CAFs），是抗癌治疗的热门靶点，因此在应用基于 MSCs 疗法的同时需要密切关注 MSCs 的安全性问题。随着再生医学的展开，细胞疗法对于癌症病人来说存在引起复发的风险。1889 年 Stephen Paget 的"种子与土壤"学说提出肿瘤细胞与肿瘤微环境的双向交流是决定肿瘤细胞增殖、生存和转移的关键。肿瘤被认为是"永不愈合的创伤"，所以一旦感应到损伤相关信号，炎症细胞和 MSCs 会迁移到肿瘤部位。MSCs 与肿瘤进程的关系是通过 TA-MSCs 在小鼠淋巴瘤、黑色素瘤和乳腺癌模型中促进肿瘤细胞生长的研究被证明的。许多研究致力于对 TA-MSCs 的鉴定，这有利于我们更好地理解肿瘤细胞与肿瘤微环境的相互关系。例如，肿瘤不仅是由基因突变的肿瘤细胞组成，也包含肿瘤微环境中呈现异质性的多种细胞，包括 TA-MSCs。TA-MSCs 与免疫细胞间的双向作用也能导致许多生长因子、趋化因子和细胞因子可以选择性地调节细胞迁移、生存增殖以及肿瘤细胞构成。另外，对于肿瘤生长以及肿瘤微环境的进化，TA-MSCs 不断重塑肿瘤进而促进肿瘤生长和转移，并且对不同处理的反应进行修正。近年来，阐明 TA-MSCs 在肿瘤发生过程中的生理病理功能也是研究热点。

1　MSCs 与肿瘤抵抗

化疗、放疗、靶向治疗以及免疫疗法可以使肿瘤缩减甚至可以治愈某些癌症，然而许多途径都可以使肿瘤细胞对治疗产生抵抗作用。癌症干细胞也成为肿瘤起始细胞（TICs）存在于肿瘤细胞中，TIC 因其本身的特性可以从本质上抵抗放、化疗，其拥有干细胞样特性，如自我更新及多向分化的能力[195]。因此，TICs 是肿瘤异质性的主要源头。TICs 也是肿瘤发生、生长、侵袭、远端转移、复发、抵抗抗癌药物的关键细胞群体。肿瘤基质细胞的多样性以及基因突变有利于肿瘤的复发[196]。TICs 的富集可以通过成球实验并通过特定的干细胞表面标志来鉴定，同时醛脱氢酶（ALDH）活性增强。成球实验所筛选细胞表达 CD44、CD54 以及过表达 DLL4，促进肿瘤生长和血管生成。成球细胞高表达 CD44 的同时也呈现多态性，如 CD44v3、CD44v6 和 CD44v8-10，干性因子 SOX2、OCT4、SALL4 和 Cripto-1，自我更新分子 IHh、Wnt、β-catenin、BMI-1，EMT 标记物 Twist1、Snail 表达也升高。其中，Twist1 蛋白仅表达于化疗病人来源的成球细胞。这群细胞拥有 TICs 的所有特性，如致瘤性、自我更新能力、多能性以及侵袭和转移能力。因此，成功分离、扩增、鉴定 TICs 并了解其致瘤机制非常关键。阿霉素、紫杉醇及环磷酰胺作用成纤维细胞后可以促进肿瘤内部 TICs 的富集从而导致肿瘤的再生。此外，TICs 可以抵抗细胞毒性作用，其可能原因是 P21 和 P53 的高表达。TICs 促进肿瘤的形成与转移，化疗药物诱导后的 MSCs 与之相互作用能够共同促进肿瘤对化疗药物的抵抗。胰腺癌经吉西他滨治疗后 MSCs 会定向迁移到肿瘤部位，靠近 TICs 并促进其富集，在体内促进肿瘤生长。经证实，这种现象是由于吉西他滨驯化后的 MSCs 分泌的 CXCL10 与 TICs 上的 CXCR3 结合导致的。许多临床试验证实，肿瘤基质细胞可以提示化疗后病人的预后生存率。也有文献报道，MSCs 和 CAFs 可以使肿瘤细胞在体内外抵抗放、化疗。

TIC 可以加强自身对化疗药物的耐受，机制如下：① 提高药物外排泵（Pgp、ABCG2）的表达；② ALDH 活性增加，ALDH 可以传递对环磷酰胺的抵抗作用；③ BCL-2 蛋白家族表达增高；④ 加强 DNA 的损伤修复作用。⑤ 肿瘤细胞与 MSCs 的相互作用也可以保护肿瘤细胞免于死亡。MSCs 分泌的众多因子，如 SDF-1 对肿瘤细胞耐药具有重要作用。

免疫检查点分子促进肿瘤细胞发生 EMT、转移，获得干细胞特性，抵抗凋亡以及产生耐药性。因此，近年来针对免疫检查点的临床药物引起了各界广泛关注，尤其是针对细胞毒性 T 淋巴细胞抗原 -4（CTLA-4）和程序性细胞死亡受体 / 配体（PD-1/PD-L1）的药物取得了令人欣喜的疗效。然而，在许多情况下，由于机体对药物的耐受这种疗效很短暂。多重耐药（MDR）主要表现为药物吸收减少、肿瘤细胞排药增多、药物失活或者活性减弱、药物活性复合物形成减少以及药物引起的损伤修复增多。

肿瘤微环境可以通过生理屏障的形成阻止化疗药物渗透从而保护肿瘤细胞。许多体内实验证明，TA-MSCs 或者 BMMSCs 可以促进肿瘤细胞对化疗药物产生抵抗。例如，在三种不同的肿瘤模型中，静脉注射 BMMSCs 可以使铂类药物的抗癌作用消失。在肠癌、肺癌和乳腺癌裸鼠模型中，BMMSCs 分泌多不饱和脂肪酸（PUFAs）都可以诱导对铂类药物的抵抗作用[197]。TA-MSCs 分泌的游离的细胞因子如 NO 可以诱导胰腺癌对依托泊苷的抵抗。肿瘤细胞和免疫细胞分泌的IL-1β 可以促进 TA-MSCs 分泌 NO，而 NO 进一步促进肿瘤细胞分泌 IL-1β，从而引起对化疗药物的抵抗。5- 氟尿嘧啶（5-FU）、奥沙利铂和亚叶酸联合化疗结肠癌使 CAFs 高表达 IL-17A，促进自我更新、迁移和耐药[198]。利用 IL-17A 阻断抗体后可以有效地减弱这种抵抗作用。有文献报道，BMMSCs 培养上清可以保护头颈癌细胞免受紫杉醇作用。卵巢癌细胞与 TA-MSCs 共培养也有类似的保护作用[199]。

有文献报道，放疗可以增强 CAFs 的促瘤活性。例如，来源于肺癌病人放疗后的 CAFs 促进肺癌细胞株增殖和迁移。术前经历放、化疗的病人来源的 CAFs产生更多的 FAP-α 和 CXCL12，促进肿瘤的复发与再生[200]。人结肠癌肿瘤来源的 CAFs 与预后相关，并且相似的转录修饰可以预测病人对放疗的反应[201]。

临床试验表明小鼠黑色素瘤模型中基质细胞分泌的 HGF 影响药物治疗作用[202]。CAFs 分泌的 HGF 通过激活 PI3K 和 MAPK 信号通路促进肿瘤细胞生存；CAFs 分泌的 PDGF-C 在 EL-4 淋巴瘤模型中是调节耐药的关键分子[203]。

虽然 TA-MSCs 对癌症免疫治疗的影响还有待充分研究，CAFs 在免疫治疗耐药中的作用有较详细的探讨。胰腺导管癌小鼠模型中，FAP-α+CAFs 可以通过抑制细胞毒性 T 淋巴细胞抗原（CTLA4）和程序性细胞死亡配体（PD-L1）抵抗免疫治疗。这个过程依赖于 CAFs 分泌的高水平的 CXCL12，共同注射抗PD-L1 抗体和 CXCR4 小分子抑制剂（AMD3100），可以有效地加强胰腺癌中抗肿瘤免疫反应[204]。

文献报道，MSCs 来源的外泌体可以促进耐药。例如，乳腺癌小鼠模型中，BMMSCs 来源的外泌体包含 miR-23b，可以抑制 MARCKS，逆转转移灶中 CSCs 的休眠状态，从而抵抗多西他赛的治疗[205]。此外，体内外实验表明，基质细胞与乳腺癌细胞之间的相互交流通过外泌体发生，导致依赖于 Notch 3信号的乳腺癌对放疗产生抵抗作用[206]。BMMSCs 也可以趋向于恶性胶质瘤，BMMSCs 分泌外泌体被恶性胶质瘤细胞所摄取[207]。

2　MSCs 呈现的治疗新策略

由于 TA-MSCs 没有特异性的表面标记物，直接将其消除很困难，但肿瘤进程中 TA-MSCs 上下游分子的确定有望成为抗癌新方向。包括对招募 MSCs 到肿瘤部位的趋化因子的抑制，对 TA-MSCs 产生的促进肿瘤细胞生存、增殖和血管生成细胞因子的抑制，对 TA-MSCs 来源的促进肿瘤细胞转移的趋化因子的抑制，对调控肿瘤细胞抵抗放化疗分子的抑制，对 TA-MSCs 产生的促进抗癌免疫治疗的趋化因子和免疫抑制性因子的调控。MSCs 在抗肿瘤治疗中另一个重要的方面是其向肿瘤部位及损伤部位定向迁移的能力，可以用来作为传递药物的载体。在卵巢癌和胃肠癌中将 MSCs 表达 IFN-β 或胸苷激酶的治疗作用正在研究中。

由于 MSCs 有趋向肿瘤部位迁移的特性，MSCs 可以用来装备抗癌药物。体外扩增 BMMSCs 注射到小鼠体内，起先定居于肺，随后到达肝脏、脾脏，随着时间延长，细胞数量逐渐减少。用 MSCs 来治疗损伤时，移植的 MSCs 只能在损伤部位检测到。小鼠肿瘤模型中，移植的 BMMSCs 持续和特定地集聚在肿瘤部位。考虑到 MSCs 的特性以及其容易获得，在组织损伤中有广泛应用。

MSCs 作为药物传递工具的应用可能会导致免疫抑制和促瘤。iNOS/IDO 缺陷或转染 IFNs 可以将促瘤免疫反应转换为抗瘤免疫反应，消除免疫抑制作用。基于 MSCs 的临床一期和二期试验利用自身基因修饰的 MSCs 治疗进展期胃癌。临床前试验证明，MSCs 作为一种药物传递工具治疗黑色素瘤具有很好的前景[208]。

许多临床前试验利用 BMMSCs、脐带来源的 MSCs 和脂肪来源的 MSCs 来传递药物或抑制肿瘤生长。例如，利用 BMMSCs 对肿瘤的趋向性，通过 BMMSCs 传递合成的 anti-miR-9 给恶性胶质瘤细胞。anti-miR-9 抑制恶性胶质瘤表达转运体 P- 糖蛋白，减少这些细胞对化疗药物的抵抗作用。总之，基因修饰的 MSCs 可以作为"特洛伊木马"用于癌症治疗[186]，其可以定向迁移至肿瘤微环境加强抗肿瘤免疫反应，同时避免系统性注射高剂量细胞因子或化疗药物而产生的毒性作用。

随着对 MSCs 病理生理条件下功能研究的不断深入，将来极有可能将其用于治疗癌症及其他疾病。因为 MSCs 既可以促瘤也可以损伤肿瘤，因此对于它们本身的可塑性来说，必须合适地加以利用来取得我们想要的结果。可以通过基因修饰、IFN-α 或化学药物处理来调控免疫调节活性，从而加强抗瘤免疫反应，传递抗瘤信号，也可以用来作为肿瘤杀伤药物的载体发挥作用。

基于 MSCs 的疗法应该根据肿瘤的类型、部位和发展阶段，以及肿瘤微环境的炎性状态来选择。另外，MSCs 的细胞疗法与其他药物联合治疗来针对肿瘤相关免疫抑制性细胞和信号，通过加强免疫细胞的扩增增强抗瘤免疫反应。然而，许多问题还有待解决，比如 MSCs 治疗的有效性、MSCs 的基因修饰、对病人生存率的影响以及长期安全性和有效性等问题。小鼠模型为基于 MSCs 抗癌治疗的有效性提供了依据。不同肿瘤类型或者是肿瘤不同阶段中 TA-MSCs 的功能还有待进一步研究，从而最终优化 MSCs 治疗的有效性及安全性。

第四节　间充质干细胞与肿瘤代谢

瓦尔堡效应（Warburge effect）发现后，人们不断探究肿瘤的特殊代谢方式的发生机制，同时尝试根据肿瘤独特的代谢方式进行肿瘤治疗，时至今日都没有重大突破。很多关键性问题还存在争议——是瓦尔堡效应造就了肿瘤还是细胞发生代谢重编程后发生瓦尔堡效应？肿瘤代谢存在异质性，不同的代谢途径是否造就了肿瘤化疗耐药？氧浓度和酸碱度都可以不同程度地影响肿瘤代谢，体外细胞实验和小动物荷瘤模型能否准确模拟肿瘤代谢方式？这些关键性问题都制约肿瘤代谢治疗的探究。

近几年肿瘤代谢机制也有一些突破性的研究进展。*c-myc* 作为原癌基因，早先研究发现其具有促进肿瘤糖代谢的特点，c-Myc 通过促进葡萄糖转运蛋白的表达促进肿瘤葡萄糖吸收，通过上调己糖激酶、丙酮酸激酶、乳酸脱氢酶促进肿瘤糖酵解。最近美国研究者发现 c-Myc 可以通过上调谷氨酰胺酶促进肿瘤谷氨酰胺代谢。中国研究者发现 P53 可以直接抑制磷酸戊糖途径关键酶——葡萄糖 -6- 磷酸脱氢酶的表达。在很多肿瘤中 P53 发生突变，肿瘤的磷酸戊糖途径明显上调，为肿瘤快速生长提供核酸并通过产生 NADPH 抑制肿瘤凋亡。科学家希望利用肿瘤的代谢特点，找到靶向肿瘤代谢途径的潜在药物靶点，但近期研究发现因肿瘤细胞代谢的异质性和其存在代谢补偿机制，肿瘤代谢途径潜在药物靶点探究还存在很多限制。

MSCs 因其免疫抑制性、易获取、可扩增、易分离、趋向损伤和肿瘤部位迁移等特性被广泛关注和研究。虽然 MSCs 的组织工程应用机制研究日趋成熟，但其对肿瘤的影响仍然存在争议[209-210]。作为肿瘤微环境的基质细胞，肿瘤 MSCs 通过与肿瘤细胞和其他基质细胞相互作用对肿瘤产生不同的影响。接下来将讨论 MSCs 通过影响肿瘤代谢对肿瘤发生、发展产生的作用。

1　MSCs 与肿瘤糖代谢

1956 年瓦尔堡效应提出后氧消耗的永久性缺陷就不能解释肿瘤细胞对有氧糖酵解的依赖性。对糖酵解的依赖性增加是肿瘤细胞的一大特点，肿瘤细胞糖酵解能力的增加是细胞固有代谢途径的改变还是肿瘤微环境影响了肿瘤代谢，尚存在争议。MSCs 与原带成纤维细胞相比，其糖酵解能力更强。有氧糖酵解不是成人干细胞内在组成，而是致癌的能量需求。经转化的 MSCs 作用后的肿瘤细胞，其糖酵解能力的增加是可逆的，间接地说明肿瘤糖酵解的增加是肿瘤微环境影响的继发作用[211]。在常氧条件下白血病细胞同 BMMSCs 共培养促进培养液中的乳酸堆积，两种细胞的线粒体膜电位降低。值得注意的是，在共同培养体系中葡萄糖的消耗并没有改变，乳酸积累的增加提示丙酮酸代谢减少。这些现象的发生与解偶联蛋白 2 相关，MSC 通过影响解偶联蛋白 2 促进白血病细胞的有氧糖酵解[212]。肿瘤骨髓微环境具有促进白血病细胞增殖和存活的特性，同时可诱导白血病复发。在骨髓微环境中，BMMSC 同白血病细胞间接共培养可以降低白血病细胞线粒体活性氧水平，增加葡萄糖吸收和乳酸生成水平。BMMSCs 同白血病细胞直接共培养，白血病细胞的线粒体因细胞外促分裂信号由长型变得更碎片化。BMMSCs 通过糖酵解和线粒体动力学改变促进白血病细胞增殖和耐药[213]。低氧是骨髓微环境的一个特点，发现白血病细胞在与BMMSCs 共培养时会通过 AKT-mTOR 信号促进缺氧诱导因子 1α（HIF-1α）的产生，HIF-1α 增加白血病细胞葡萄糖的摄取和糖酵解代谢率，进而促进其增殖和对化疗的耐药受[214]。

在实体瘤中，肿瘤细胞通过分泌细胞因子趋化 MSC 到肿瘤微环境并经转分化作用生成肿瘤相关 MSCs。作为肿瘤微环境的重要组成部分，肿瘤相关 MSCs 和肿瘤细胞相互作用和影响。经肝癌细胞条件培养基作用后的脐带来源 MSCs 发生转分化，其增殖和迁移能力明显增强[215]。神经胶质瘤是最常见的原发性脑肿瘤，肿瘤相关 MSCs 为肿瘤细胞提供一个有利的生存微环境，有助于神经胶质瘤的发展。研究者分离了不同级别神经胶质瘤相关 MSCs 并对分离的 MSC 进行蛋白组学分析。实验发现低级别胶质瘤高表达的蛋白质有线粒体锰超氧化物歧化酶（SOD2）、40S 核糖体蛋白 SA（RPSA）、GTP 结合核蛋白 Ran。高级别胶质瘤高表达的蛋白质有组织蛋白酶 B、内质网素、埃兹蛋白、过氧化物还原酶 1、丙酮酸激酶。这些蛋白中很多具有调节细胞糖代谢的作用。决定了肿瘤相关 MSCs

的命运，进而影响肿瘤生存[216]。肿瘤相关 MSCs 在肿瘤微环境的影响下会转化为肿瘤相关成纤维细胞。乳腺癌肿瘤相关成纤维细胞与乳腺正常区成纤维细胞和 BMMSCs 进行比较，在缺氧条件下肿瘤相关成纤维细胞的丙酮酸脱氢酶激酶 -1 和丙酮酸脱氢酶激酶 -4 明显降低。而在常氧条件下肿瘤相关成纤维细胞葡萄糖转运蛋白 -1 和丙酮酸脱氢酶激酶 -1 的表达增加[217]。MSCs 在肿瘤微环境中发生的糖代谢相关的变化决定了 MSC 的生存，同时一定程度上决定了肿瘤命运。而 MSC 糖代谢改变对肿瘤的影响机制还有待于探究。BMMSCs 上调和分泌斯钙素 -1（STC-1）促进肺癌细胞的存活。STC-1 可以有效降低细胞内 ROS 和线粒体膜电位，同时促进乳酸的产生，这些现象说明 BMMSCs 可以通过分泌 STC-1 促进肺癌细胞代谢移向糖酵解[218]。肿瘤和 MSC 作用是相互的，在乳腺癌中，肿瘤细胞在缺氧条件下糖酵解能力明显增强，乳酸生成能力增加。肿瘤产生的乳酸不仅具有趋化 MSC 迁移到肿瘤微环境的作用，同时也为 MSC 提供代谢所需能源[219]。

c-myc 和 *p53* 是肿瘤发展代谢相关基因。肿瘤细胞 c-Myc 表达升高，通过影响葡萄糖转运蛋白、己糖激酶、丙酮酸激酶、乳酸脱氢酶，促进葡萄糖吸收和糖酵解[220-222]。P53 可以靶向 TIGAR（TP53-induced glycolysis and apoptosis regulator）降低 2，6- 二磷酸果糖的水平，使磷酸果糖激酶 -1 失去变构激活作用。同时 P53 可以与磷酸戊糖途径关键酶——葡萄糖 -6- 磷酸脱氢酶结合，有效地抑制肿瘤细胞磷酸戊糖途径[223]。

BMMSCs 对肿瘤 c-Myc 的影响存在争议。研究者将小鼠 BMMSCs 通过腹腔注射和肿瘤原位注射，观察其对小鼠乳腺癌细胞的影响，结果发现乳腺癌细胞对小鼠 BMMSCs 具有趋化作用，在肿瘤微环境中小鼠 BMMSCs 通过抑制 c-Myc 和血管生成相关因子抑制乳腺癌的发展[224]。MSCs 因其可在体外分离、扩增和修饰，有望作为基因治疗的细胞载体。研究发现经修饰的 MSCs 可显著降低肝癌细胞 β- 连环蛋白（β-catenin）、细胞周期蛋白 D1（cyclinD1）、c-Myc、MMP-2、MMP-9，抑制肿瘤细胞的增殖和迁移[225]。在急性髓系白血病中，白血病细胞与 MSCs 共同培养后白血病细胞 c-Myc 表达上调，抑制 c-Myc 后肿瘤细胞脱天蛋白酶 -3（caspase-3）表达升高而 BCL-2 和血管内皮生长因子表达降低，细胞凋亡增加。MSCs 通过上调白血病细胞 c-Myc 的表达抑制了白血病细胞凋亡，促进其增殖和耐药[226]。人脐带来源的 MSCs 或 BMMSCs 条件培养上清刺激 Wnt 信号活性，促进 β-catenin 的核转位，并上调 Wnt 的靶基因 MMPs 家族、细胞周期蛋白 D1 和 c-Myc 信号。实验研究结果说明 MSCs 在肿瘤转移过程中具有重要作用，同时促进胆管癌细胞的化疗耐药[227]。BMMSCs 对肿瘤 P53 的影响同样存在争议。在 B 细胞急性淋巴细胞白血病中，第二信使环磷酸腺苷（cAMP）通过激活蛋白激酶 A（PTA）抑制白血病细胞因 DNA 损伤诱导的 P53 积累。BMMSCs 可以通过分泌前列腺素 E2（PGE2）与白血病细胞表面受体结合，激活 cAMP，降低细胞 P53 积累，促进白血病原始细胞生存[228]。人脂肪来源的 MSC 与幽门螺杆菌共培养具有协同促进胃癌的作用，其机制在于幽门螺杆菌可以刺激 MSCs-BCL-2 相关基因表达以抑制 P53 引起的 MSC 凋亡[229]。同时有研究将经 BMMSCs 作用的肝癌细胞原位注射，BMMSCs 处理组癌组织甲胎蛋白明显下调，caspase-3、P21、P53 表达明显升高，因此得出 BMMSCs 可有效抑制肝癌细胞增殖，促进其凋亡的结论[230]。MSCs 与肿瘤糖代谢的总结见图 3.7。

　　MSCs 通过 c-Myc、P53 调节肿瘤糖酵解代谢的研究较少，其原因可能在于 MSCs 对肿瘤的影响存在争议，其次 MSCs 可作为肿瘤基质细胞，对肿瘤代谢的影响在体外实验中不易模拟，而体内模拟 MSCs 对肿瘤的影响因 MSCs 经注射在体内存活率较低，实验难度较大。同时，关于 MSCs 调节肿瘤三羧酸循环的研究还是空白。虽然肿瘤细胞主要利用糖酵解途径，但调节三羧酸循环的相关酶类有可能通过其他方式影响肿瘤。

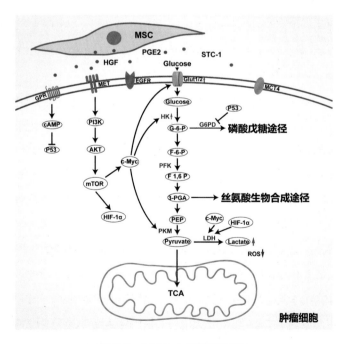

图 3.7　MSCs 与肿瘤糖代谢

2 MSCs 与肿瘤氨基酸代谢

除了葡萄糖，谷氨酰胺也是肿瘤能量代谢的重要物质。谷氨酰胺代谢产生 α- 酮戊二酸进入三羧酸循环用以补偿因瓦尔堡效应引起的 TCA 原料的减少。美国研究者发现虽然癌细胞消耗的氨基酸要比消耗的葡萄糖少，但氨基酸才是癌细胞的最大营养源。葡萄糖和谷氨酰胺是哺乳动物细胞增殖所消耗的主要营养物质，但它们和其他营养物质对细胞质量的贡献程度尚不清楚。研究者量化了来自不同营养物质的细胞数量的比例，发现细胞中的大部分碳来自其他氨基酸，这些氨基酸的消耗率比葡萄糖和谷氨酰胺低得多，而来源于葡萄糖的碳有不同的命运。谷氨酰胺有助于合成大多数蛋白质，这表明谷氨酰胺具有补充三羧酸循环中间体的作用，主要用于氨基酸的生物合成。这些研究结果表明，营养消耗率与积累量间接相关，高葡萄糖和谷氨酰胺消耗支持细胞的快速增殖，而不为生物合成提供碳[231]。因此研究者设想通过限制肿瘤氨基酸代谢"饿死"肿瘤的想法。非必需氨基酸丝氨酸和甘氨酸用于支持癌细胞生长和增殖的多种合成代谢过程，不同肿瘤对丝氨酸的摄取方式不同，有些肿瘤上调丝氨酸从头合成的关键酶，有些肿瘤增加肿瘤对丝氨酸的摄取。限制饮食中丝氨酸和甘氨酸的摄入可以减少异种移植和异体移植模型的肿瘤生长。线粒体氧化磷酸化的阻断（使用双胍类药物）导致了一个复杂的反应，这一复杂的反应可以促进或阻碍抗肿瘤作用——丝氨酸和甘氨酸饥饿[232]。虽然有通过氨基酸抑制对肿瘤进行"饥饿治疗"的设想和研究，但其应用到临床还需要更进一步探究，同时还应考虑肿瘤基质细胞对肿瘤氨基酸代谢的影响。

肿瘤引起的恶性积液中有丰富的趋化因子，例如 CXCL16、CXCL12、CCL2、IL-8 等。这些趋化因子可趋化 MSCs 迁移到微环境中。在微环境中 MSCs 分泌谷氨酰胺促进肿瘤生长[233]。谷氨酰胺不只对肿瘤生长具有作用，谷氨酰胺同时可调节 MSCs 的生长和免疫调节作用。研究者发现在高浓度谷氨酰胺培养液中，MSCs 的 NF-κB 信号通路被抑制而 STAT3 信号通路被激活，MSCs 的增殖增加。通过检测经不同浓度谷氨酰胺培养 MSCs 分泌的细胞因子 IL-1β、IL-6、IL-10 和 TGF-β 发现，经高浓度谷氨酰胺培养的 MSCs 促炎因子 IL-1β、IL-6 分泌降低，IL-10、TGF-β 分泌增加。说明经高浓度谷氨酰胺培养的 MSCs 免疫抑制性增加[234]。但谷氨酰胺作用后 MSCs 对肿瘤发展的影响未进行验证。吲哚胺 -2，3- 双加氧酶（IDO）是具有肿瘤免疫调节作用的色氨酸分解代谢酶。在肿瘤微环境中，肿瘤细胞和基质细胞可以摄取微环境中的色氨酸用于肿瘤代谢，其中肿瘤细胞和基质细胞表达吲哚胺 -2，3- 双加氧酶，可以将色氨酸分解代谢为犬尿氨酸并释放到肿瘤微环境中。犬尿氨酸可以促进肿瘤微环境中 Treg 的分化，同时肿瘤微环境中色氨酸的消耗抑制抗肿瘤免疫细胞的抗肿瘤活性。因此肿瘤细胞和基质细胞表达的吲哚胺 -2，3- 双加氧酶促进肿瘤生长和抑制抗肿瘤免疫。研究发现 MSC 经 INF-γ 和 TLR 信号作用后其 IDO 表达升高[235]。表达 IDO 的 MSCs 能有效地抑制 T 淋巴细胞在体外增殖，减少 CD8[+]T 细胞和 B 细胞的浸润。在黑色素瘤和淋巴瘤的肿瘤模型中发现表达吲哚胺 -2，3- 双加氧酶的 MSCs 具有促进肿瘤生长的作用[236]。γδT 细胞在多种自身免疫性疾病和癌症等疾病中发挥作用。MSCs 可以通过分泌 IFN-γ 活化γδT 细胞使其产生多种细胞因子参与氨基酸代谢。活化的 γδT 细胞产生的参与氨基酸代谢的细胞因子就含有吲哚胺 -2，3- 双加氧酶。实验证明了 MSCs 通过调节免疫细胞调节肿瘤微环境代谢促进肿瘤发展[237]。肿瘤基质细胞产生吲哚胺 -2，3- 双加氧酶对肿瘤生长的影响还存在争议，有研究者发现多发性骨髓瘤细胞的吲哚胺 -2，3- 双加氧酶基础表达量较低，IFN-γ、TNF-α 和 HGF 处理可有效刺激多发性骨髓瘤细胞吲哚胺 -2，3- 双加氧酶的表达，IFN-γ 可有效刺激 MSCs 吲哚胺 -2，3- 双加氧酶的表达进而促进多发性骨髓瘤细胞的凋亡，抑制肿瘤的发展[238]。

氨基酸作为肿瘤代谢的另一类重要营养物质，提供肿瘤代谢基础物质，同时调节细胞信号。现阶段研究主要集中在 MSCs 产生吲哚胺 -2，3- 双加氧酶对肿瘤微环境色氨酸代谢的影响。其机制主要是消耗色氨酸产生犬尿氨酸对肿瘤免疫进行抑制。在肿瘤的发生发展中丝氨酸、苏氨酸、酪氨酸具有重要作用，参与能量代谢和肿瘤信号转导。但现阶段关于 MSCs 对肿瘤丝氨酸、苏氨酸、酪氨酸代谢的影响几乎无探究。靶向氨基酸代谢可能成为治疗肿瘤的新途径。

3 MSCs 与肿瘤脂类代谢

作为三大营养物质之一的脂质，在细胞生长过程中不止提供细胞代谢所需能量，还为细胞膜组成、细胞信号转导、细胞炎症反应、细胞黏附增殖提供物质基础。研究表明脂代谢同样参与肿瘤的发生发展。口腔癌中在 CD44 高表达的肿瘤细胞亚群中，肿瘤细胞间充质基因表达降低，细胞周期时间增加，但 CD36 和脂质代谢相关的基因表达升高，肿瘤转移能力增强，高脂饮食促进肿瘤转移[239]。同时脂肪细胞可以诱导肿瘤细胞 CD36 的表达。肿瘤细胞 CD36 的表达受抑制将减少肿瘤细胞脂质和胆固醇的积累，增加细胞活性氧的含量。脂肪细胞诱导肿瘤细胞 CD36 表达，促进肿瘤增殖和转移[240]。

在脑恶性胶质瘤中，研究者尝试使用 BMMSCs 作为运输治疗药物的载体，其归巢能力受到脂质信号和脂质引起的炎症反应所影响[241]。肾癌干细胞可以产生细胞外囊泡，细胞外囊泡包含蛋白质、脂质和核酸。肿瘤干细胞来源的细胞外囊泡具有趋化 BMMSCs 到肿瘤微环境的作用，同时促进 BMMSCs 表型改变，炎性因子的产生具有促进肿瘤生长和血管生成的作用[242]。乳腺癌手术后残留的乳腺癌细胞可以与 BMMSCs 相互作用，小鼠的乳腺癌细胞可以抑制小鼠 BMMSCs 成脂分化，成脂分化水平影响着肿瘤转移[243]。维持化疗药物持久有效是肿瘤化疗的一大挑战，细胞凋亡、基因突变、药物外排是常见的肿瘤耐药机制。研究者发现肿瘤基质细胞通过影响肿瘤细胞代谢的改变可影响肿瘤化疗药物耐药。铂类化疗药物可激活 MSCs 使其分泌相关细胞因子，有效地促进肿瘤细胞对多种化疗药物耐药。代谢组学分析发现活化的 MSCs 可有效激活肿瘤细胞两种不饱和脂肪酸的产生，抑制两种不饱和脂肪酸合成的关键酶（COX-1 和血酸素合成酶），可有效抑制 MSCs 介导的化疗药物耐药[197]。

脂类物质对肿瘤的作用还存在争议，胆固醇是细胞脂质的重要组成部分，之前的研究已经证明它在 T 细胞受体聚类和 T 细胞免疫突触中是必需的[244]。中国研究者发现提高 CD8$^+$T 细胞内胆固醇含量可以提高 CD8$^+$T 细胞杀肿瘤作用。胆固醇酯化酶能够促进细胞中胆固醇的储存，当抑制 CD8$^+$T 细胞中的胆固醇酯化酶活性时，其细胞质和细胞膜上的胆固醇含量开始上升。细胞内胆固醇含量不同于循环血液胆固醇。要提高细胞中胆固醇的含量，还是需要通过药物[245]。MSCs 对免疫细胞脂类物质代谢的影响尚无报道。在 MSCs 与肿瘤脂质代谢的研究中发现缺氧条件下的 MSCs 可以促进肝癌细胞系的生长，缺氧可增加 MSCs 中 COX-2 的表达，促进前列腺素 E2（PGE2）的分泌，进而激活 HCC 细胞中的 YAP，同时，YAP 的激活通过上调 AKT/mTOR/SREBP1 通路，促进 HCC 细胞系的脂肪生成[246]。以上两个结论说明调节机体脂质代谢对于肿瘤治疗是把双刃剑。通过调节机体细胞脂类含量抑制肿瘤发展的设想首先需要突破治疗的靶向性，还应明确肿瘤基质细胞在其中扮演的角色，这样才能更好地通过调节肿瘤细胞脂类代谢达到治疗肿瘤的目的。

4　MSCs 与维生素代谢

超过半数的人类结直肠癌（CRC）携带 KRAS 和 BRAF 基因突变。结直肠癌细胞在高浓度维生素 C 中培养同时抑制 KRAS 或 BRAF 突变基因可以有效地选择性杀死肿瘤。而这一机制在于肿瘤细胞通过葡萄糖转运蛋白吸收脱氢抗坏血酸，其摄取会引起细胞氧化应激增加。因此，活性氧积累，3- 磷酸甘油醛脱氢酶受抑制，抑制 KRAS 或 BRAF，突变肿瘤细胞内 3- 磷酸甘油醛脱氢酶可有效地抑制肿瘤发展。该研究证明维生素 C 可用于治疗 KRAS 和 BRAF 突变结直肠癌[247]。维生素在肿瘤治疗中起到重要作用。

在靶向治疗肿瘤的过程中人们不断探究新的药物传递载体。肾细胞癌通过分泌血小板衍生生长因子趋化 MSCs 向肿瘤环境聚集。MSCs 因其定向趋化特性被尝试作为药物依赖的溶瘤腺病毒载体。维生素 D_3 可以启动骨钙素启动子，在人 BMMSCs 中骨钙素启动子引导 Ad-Hoc-E1 溶瘤腺病毒转录并迅速激活，释放杀死肾癌细胞的溶瘤腺病毒[248]。白藜芦醇可剂量依赖性抑制骨髓瘤细胞株的生长，同时剂量依赖性刺激人 BMMSCs 骨钙素和骨桥蛋白的表达，增加其对维生素 D_3 的反应和核表达。这些结果表明白藜芦醇或其衍生物作为治疗多发性骨髓瘤的潜在药物值得关注[249]。维甲酸 + 砷剂治疗 M3 型白血病是重大发现。骨髓脂肪细胞和基质细胞可分泌瘦素，在高表达维甲酸受体的早幼粒白血病细胞中瘦素受体表达也升高。使用脂肪来源的 MSCs 与早幼粒白血病细胞共培养发现脂肪来源的 MSCs 可有效地抑制维甲酸、全反式维甲酸、阿霉素诱导的白血病细胞凋亡，其机制与影响白血病细胞瘦素受体表达有关[250]。

在 BMMSCs 通过调节维生素代谢影响肿瘤发展的研究中存在矛盾的地方。一方面，研究者通过使用 MSCs 促进肿瘤细胞维生素代谢达到治疗肿瘤的效果，同时使用 MSCs 作为药物载体到达肿瘤部位释放药物用于抗肿瘤作用；另一方面，有研究者发现 MSCs 具有促进肿瘤维生素代谢，促进肿瘤生长和耐药的作用。综合前者研究可以发现，MSCs 通过调节肿瘤细胞维生素代谢达到治疗肿瘤的目的还存在安全性问题。MSCs 增殖、定向趋化和可修饰性是其他药物载体所不能匹敌的。研究者可以尝试通过分子生物学技术去除 MSCs 促进肿瘤细胞发展的作用，使 MSCs 成为临床安全有效的抗肿瘤载体。

5　MSCs 与核酸代谢

目前临床使用的化疗药物众多，其中很多是通过影响肿瘤细胞 DNA、RNA

代谢到达抑制肿瘤的作用。但因这些药物缺乏靶向性，副作用大，在临床使用时具有一定的局限性。研究者未停止对通过调节肿瘤细胞核酸代谢治疗肿瘤的探究。在三羧酸循环中，异柠檬酸脱氢酶可以催化异柠檬酸氧化脱羧生成 α- 酮戊二酸，反应脱下的氢由 NAD^+ 接受生成 $NADH^+$。前期研究发现在肿瘤中异柠檬酸脱氢酶 1（IDH1）基因的杂合突变可以影响异柠檬酸脱氢酶的活性，使糖代谢再编程提高 α- 酮戊二酸的生成。而最近研究发现在异柠檬酸脱氢酶基因突变的肿瘤细胞内抑制异柠檬酸脱氢酶产物 α- 酮戊二酸不能抑制肿瘤的生长。同时发现异柠檬酸脱氢酶基因突变后可以通过下调 NAD^+ 补救合成途径的烟酸酯磷酸核糖转移酶，使 NAD^+ 水平下降。NAD^+ 耗竭激活细胞内能量传感器 AMPK，触发自噬，并导致细胞毒性[251]。IDH1 基因突变或琥珀酸脱氢酶活性抑制可以引起呼吸抑制及诱导癌细胞代谢和线粒体去极化，线粒体功能障碍引起 BCL-2 在线粒体膜积累，导致细胞凋亡抵抗[252]。以上可以看出肿瘤的核酸代谢对肿瘤的发展至关重要，同时很多化疗药物针对肿瘤核酸代谢，研究有待深入。

　　肿瘤微环境中基质细胞 MSCs 同样具有调节肿瘤核酸代谢的作用，同时 MSCs 经肿瘤微环境影响后其自身核酸代谢也发生改变。ATP 对于肿瘤细胞和肿瘤基质细胞的存活起决定性作用。BMMSCs 为一类多能干细胞，被应用于组织工程等领域。细胞外的 ATP 可以与细胞膜表面的配体门控离子通道型 P2X 受体和 G 蛋白偶联型 P2Y 受体结合，介导细胞外 Ca^{2+} 的大量涌入，进而促进 MSCs 迁移，而这些改变对肿瘤的影响作者未做探究[253]。MSCs 与肺癌细胞共培养可以有效增加乳腺癌细胞代谢。其机制在于 MSCs 通过分泌囊泡作用于 P2X 相关的嘌呤代谢信号，影响肺癌细胞 ATP 的产生，促进肿瘤的转移[254]。由以上实验看出 MSCs 自身核酸代谢的改变促进了细胞自身的发展，通过改变肿瘤核酸代谢促进了肿瘤的发展。

　　目前临床使用的化疗药物大都为核酸类似物或核酸代谢药物。因 MSCs 具有向肿瘤微环境迁移的特性。研究者尝试将 MSCs 作为化疗药物载体，使药物直接到达肿瘤部位释放，减少化疗药物对机体的影响。经基因改造的 MSCs 可表达胞嘧啶脱氨酶，该酶可以将 5- 氟尿嘧啶的前体物质 5- 氟胞嘧啶转化为 5- 氟尿嘧啶以达到抗肿瘤的作用。此方法既达到了治疗肿瘤的作用，也减少了化疗药物的副作用[255]。

6 MSCs 与肿瘤无机盐代谢

无机盐不直接参与细胞能量代谢，但其参与细胞构成，维持细胞形态，参与调节生命活动。在肿瘤研究中，发现硫化氢作为一种重要的内源性气体信号分子，在体内发挥多种作用。补充硫化氢对治疗肿瘤、糖尿病等疾病具有重要意义。研究者尝试制造硫化氢缓释载体用于人体疾病治疗[256]。在肝细胞癌中 TGF-β 通过刺激 Na^+/Ca^{2+} 转换体和瞬时受体电位通道 6（TRPc6）刺激细胞内 Ca^{2+} 增加，进而影响其他的细胞信号，促进肝癌迁移和侵袭[257]。

MSCs 与肿瘤细胞直接或间接共培养后，MSCs 造血干细胞标记物 CD34、CD45、CD11b，CD68、MRCI 和 CSF1R 表达明显上调。同时表现出巨噬细胞的特性——具备吞噬能力和 NO 分泌增加。而这些作用都是由于在肿瘤细胞作用下 MSCs 对 Ca^{2+} 摄入减少。肿瘤细胞可以通过减少 MSCs 对 Ca^{2+} 的摄入使 MSCs 向巨噬细胞分化[258]。其分化成巨噬细胞后对肿瘤细胞的影响研究者未做深入探究，但已经有研究证明 MSC 和肿瘤细胞具有促进巨噬细胞向 M2 型分化的作用，促进肿瘤的发展。

无机盐对肿瘤的作用研究较少，其作用机制研究不够深入，作为细胞的组成和调节者，其可能成为肿瘤治疗新靶点。

7 肿瘤细胞对 MSCs 代谢的调节

随着对肿瘤代谢研究的深入，人们对肿瘤的研究不只局限于基质细胞对肿瘤发展的影响，同时开始探究肿瘤细胞通过重塑基质细胞促进肿瘤发展的机制。在肿瘤微环境中，基质细胞和肿瘤细胞作用是相互的。肿瘤细胞通过产生外泌体上调 MSCs 中 GLUT1、HK2 和 PKM2 的水平，导致葡萄糖的消耗，乳酸和 ATP 的产生[259]。整合素 $β_4$（ITGβ4）在三阴性乳腺癌中高表达。高表达 ITGβ4 的肿瘤细胞通过分泌外泌体将 ITGβ4 传递给肿瘤微环境中的基质细胞，促使基质细胞发生 BNIP3L 依赖的细胞自噬和乳酸生成。抑制肿瘤细胞 ITGβ4 的表达可有效抑制基质细胞 c-Jun 或 AMPK 磷酸化，进而降低乳腺癌细胞的增殖、上皮 – 间质转化和侵袭[260]。在胰腺导管腺癌中，组织驻留的胰腺星状细胞（PSCs）向活化的癌相关成纤维细胞（CAFs）转化。PSCs 在分化过程中发生了显著的脂质代谢变化，包括细胞内脂质体的重塑和大量脂质的分泌，PSCs 的脂代谢重塑促进胰腺癌细胞增殖、迁移、AKT 信号的活化及对紫杉醇化疗的耐药[261]。调节基质细胞重塑的因素不只来源于肿瘤细胞。在头颈部鳞状细胞癌中，吸烟烟雾可诱导成纤维细胞的氧化应激、糖酵解通量和 MCT4 表达增加进而促进肿瘤的发展[262]。肿瘤生长增加组织内的压力，这与实体肿瘤的进展有关。压力诱导人乳腺癌相关 CAF 糖酵解，从而促进乳腺癌细胞中上皮–间质转化（EMT）和血管生成相关基因的表达。在受压的 CAF 中，代谢基因 ENO2、HK2 和 PFKFB3 的表达升高进而促进乳酸产生[263]。

第五节　间充质干细胞与肿瘤免疫

肿瘤免疫学（tumor immunology）是一门研究肿瘤抗原，机体对肿瘤的免疫监视、免疫应答及肿瘤免疫逃逸的方式和机制，肿瘤的免疫诊断和免疫防治的科学。

在免疫学体系中，机体的免疫功能由三个部分组成（图 3.8）：① 免疫防御（immune defence），即防止外界病原体的入侵及清除已入侵病原体及其他有害物质。免疫防御功能过低或缺失，可发生免疫缺陷病，但反应过强或持续较长时间则会导致超敏反应。② 免疫监视（immune surveillance），即随时发现和清除体内出现的"非己"成分（由于基因突变而产生的肿瘤细胞以及衰老细胞、凋亡细胞等）。免疫监视功能低下会导致肿瘤的发生和持续的病毒感染。③ 免疫自身稳定（immune homeostasis），即主要通过自身免疫耐受和免疫调节两种机制来达到免疫系统内环境的稳定。当免疫耐受被打破、免疫调节发生紊乱时，则会导致自身免疫病的发生[264]。由此可见，肿瘤的发生是由于机体免疫监视功能的低下而造成的，而免疫监视学说的发展也经历了曲折和延伸。1909 年，Ehrlich 首次提出免疫系统能保护宿主抵抗肿瘤生成的理论[265]。随后，1959 年，Burnet 和 Thomas 提出了肿瘤的免疫监视假说，该学说认为机体免疫系统通过细胞免疫机制能特异性地识别、杀伤突变细胞，使肿瘤细胞在未形成肿瘤之前被清除[266]。但在当时并没有研究报道能为这一假说提供有力的实验证据。直到 20 世纪末，随着基因打靶技术、转基因小鼠模型的广泛应用以及高特异性单克隆抗体技术的发展，免疫监视理论才得以在免疫缺陷小鼠模型中得到明确的证实。在过去的二十年里，体内肿瘤模型为肿瘤免疫监视理论所提供的可靠数据引起了人们对肿瘤免疫监视的极大兴趣，同时把肿瘤的免疫监视过程拓展为免疫编辑（cancer immunoediting）[267-268]。免疫编辑理论概括了免疫系统的双重作用，在肿瘤的发展过程中呈现三个动力学时相（图 3.9）：清除期，即传统意义上肿瘤的免疫监视过程；平衡期，即肿瘤细胞未被机体的免疫系统完全清除，处于和免疫系统相持的阶段；逃逸期，指肿瘤细胞在与机体免疫系统相持的过程中其免疫原性（即抗原物质引起机体发生免疫应答的性能）被免疫系统重新塑造（sculpt），能够跨过平衡期的免疫抑制作用，进入临床期[269]。

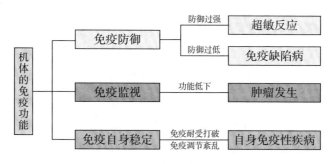

图 3.8   免疫系统的功能

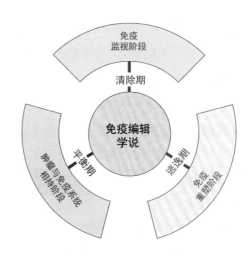

图 3.9   免疫编辑学说的三个动力学时相

1   MSCs 的免疫调节作用

1.1   MSCs 的免疫原性特点

MSCs 具有低免疫原性，其可表达主要组织相容性复合体 I 类分子（major histocompatibility complex-I，MHC-I），但不表达或仅表达可忽略的 MHC II 类分子、Fas 配体和 T 细胞共刺激分子 B7-1、B7-2、CD40、CD40L 等[270]。因此，MSCs 不能活化 T 细胞，也不易被宿主 CD8⁺T 细胞识别。并且有研究发现，无论是未分化的 MSCs 还是当 MSCs 分化为成骨细胞、脂肪细胞后，其免疫原性都较低[271]。利用 IFN-γ 诱导 MSCs 表达 MHC Ⅱ 类分子后，MSCs 仍能逃避同种异基因 T 细胞的识别[272]；CD28 抗体作用下，将 MSCs 与淋巴细胞共培养，MSCs 仍不能诱导 T 细胞增殖，也不能活化 NK 细胞[273]。上述实验说明，MSCs 拥有低免疫原性且能够逃避免疫系统的监视，从而诱导肿瘤的发生。

1.2　MSCs 的免疫调节作用

大量研究表明，MSCs 是通过直接接触和分泌可溶性免疫调节因子来实现其免疫调节作用的。由于 MSCs 与免疫系统相互作用的表面分子已被大量文献所报道，简单地说，MSCs 表达细胞间细胞黏附分子 -1（intercellular cell adhesion molecule-1，ICAM-1）和淋巴细胞功能相关抗原 -3（lymphocyte function-associated antigen-3，LFA-3）这两种配体，而这两种配体的受体则是表达于淋巴细胞表面的淋巴细胞功能相关抗原 -1（lymphocyte function related antigen-1，LFA-1）和 CD2 分子，并且他们都参与了淋巴细胞和 MSCs 之间的相互作用[274]。此外，有研究证明，细胞毒性效应细胞可以通过 NKD2D 受体及其配体 NKD2DL 与 MSCs 相互作用，NKD2DL 又称 UL16，常与表达于 MSCs 上的蛋白 ULBP3 和 MHC Ⅰ 类分子的多肽相关序列 A/B 连接[275-277]。而 MSCs 分泌的可溶性免疫调节因子和相应的生物学功能见表 3.2[278]。

表 3.2　MSCs 分泌的可溶性免疫调节因子及其生物功能

免疫细胞因子	生物功能（含体内或体外实验）
IDO	抑制 T 细胞增殖（体外），促进单核细胞向 M2 型巨噬细胞分化（体外），降低 NK 细胞活性（体外）
NO	抑制 T 细胞增殖（体外）
sHLA-G	抑制 PBMC 反应
IL-6	抑制 T 细胞增殖（体外），抑制 DC 分化（体外）
TSG-6	调节巨噬细胞（体内、体外），抑制炎症反应（体内），抑制 DC 的成熟和功能（体外）
IL-1RA	诱导巨噬细胞向 M2 型分化，抑制 CD4$^+$T 细胞，抑制 B 细胞分化（体外）
TGF-β	促进 Treg 的产生（体外、体内），抑制 T 细胞的增殖（体外），抑制 NK 细胞的活化和功能（体外）
HGF	抑制 T 细胞增殖（体外）
LIF	促进 T 细胞增殖（体外）

续表

免疫细胞因子	生物功能（含体内或体外实验）
IL-10	抑制 T 细胞增殖（体外），抑制 Th17 细胞分化（体外）PGE2 抑制 T 细胞增殖（体外），诱导 Treg 生成（体外），抑制 NK 细胞功能（体外），诱导巨噬细胞向 M2 型分化（体内、体外），抑制 DC 成熟及其功能（体外）
HO-1	抑制 T 细胞增殖（体内、体外），诱导 Treg 生成（体外）

1.2.1　MSCs 对 T 细胞的免疫调节作用

T 细胞是适应性免疫应答中最为重要的淋巴细胞之一，主要介导细胞免疫应答，按照其功能可将 T 细胞分为：辅助性 T 细胞（helper T cell，Th cell）、细胞毒性 T 细胞（cytotoxic T cell，CTL）及调节性 / 抑制性 T 细胞（regulatory/supperssor T cell，Treg）。Th 细胞主要负责协助体液免疫和细胞免疫，CTL 主要负责特异性杀伤某些病毒、肿瘤细胞等抗原性物质，而 Treg 则主要参与机体的免疫调节过程。

随着 1998 年有报道指出 MSCs 对 T 细胞有抑制作用后，越来越多的研究者开始了有关 MSCs 对 T 细胞影响的探索。21 世纪初，在混合淋巴细胞反应体系和体内实验的研究中发现 MSCs 对 T 细胞的活化和增殖具有一定的调节作用。目前的研究则更关注于 MSCs 对 T 细胞功能的影响。MSCs 主要通过以下三种方式来调节 T 细胞：可溶性因子的释放；细胞间的直接接触；诱导 Treg 的生成。

Th 细胞既能辅助 B 细胞活化而产生抗体增强体液免疫应答，又能辅助 T 细胞激活细胞免疫，从而引起和增强机体的免疫能力。首先，MSCs 可以通过 PGE2 依赖的方式抑制 Th1 细胞因子的产生。并且 MSCs 还可以通过上调细胞程序性死亡受体 −1（programmed cell death protein-1，PD-1）的表达促进 IL-10 的分泌或是促进 PGE2 的产生从而抑制 Th17 细胞的分化[279−280]，在多形性胶质母细胞瘤中 MSCs 可以通过 CCL-2 依赖的方式促进 T 细胞向 Treg 分化从而导致 Th17 细胞比例的下降[281]。虽然 MSCs 可以抑制 Th1、Th17 细胞的增殖和分化，但却可以诱导能够促进 Th2 分化的 IL-4 的分泌[282]。并且 MSCs 分泌的外泌体（外泌体）可以诱导 Th1 细胞向 Th2 细胞的转化，而降低向 Th17 细胞转化的潜力[283]。更有趣的是，在诱导 Th1、Th17 细胞分化的培养体系中，MSCs 可以促进 CD4+CD25+Foxp3+Treg 细胞的产生[284]。值得注意的是，MSCs 还存在对

Th1、Th17 细胞相反的调控作用。有研究发现：人源性的 MSCs 诱导 Th17 细胞的分化但抑制 Th1 细胞的分化。类似地，有研究发现小鼠的 MSCs 可以减少 Th1 细胞分泌 INF-γ，诱导 Th17 细胞分泌 IL-17，但不影响 Treg 细胞分泌 IL-10[285]。此外，MSCs 自身可以分泌大量的 TGF-β 和 IL-6，这两种细胞因子是诱导 Treg 和 Th17 细胞分化的重要因素[286]。在脐血 MSCs 的作用下，由于 CD4+CD28+ 或 CD8+CD28+ 双阳性 T 细胞数的减少，抑制了 T 淋巴细胞的活化，引起一系列致炎性细胞因子分泌减少，如 IFN-γ；促进了抗炎因子的产生，如 IL-4，从而促使 Th1 细胞向 Th2 细胞转化。

CTL 是具有特异性杀伤靶细胞功能的 CD8+T 细胞。研究发现：MSCs 在 CTL 未被激活时能够抑制 CD8+T 细胞介导的溶解反应[287]，并且 MSCs 具有在同种异体反应的传入期抑制 CTL 形成的能力。但是，一旦 CTL 被激活，MSCs 的抑制作用就会失效。

Treg 是 CD4+T 细胞中具有免疫抑制功能的细胞亚群，根据 Treg 表面标记物及分泌的细胞因子、作用机制的不同，可分为 CD4+CD25+Treg、Tr1 和 Th3 等多种亚型，而 MSCs 能够诱导生成的是经典的 CD4+CD25+Foxp3+Treg。MSCs 往往是通过为 Treg 提供合适的微环境，从而招募 Treg、调节和维持 Treg 的表型和功能。有文献报道，MSCs 可以通过分泌 TGF-β、IL-6、IL-10 等从而诱导 Treg 的分化[288-289]。此外，MSCs 可以通过分泌 HLA-G5 和非经典的 HLA-G 促进 Treg 的增殖。MSCs 还可以通过直接接触的方式影响 Treg，有研究发现：在 MSCs 和 T 细胞共培养体系中，加入 MSCs 分泌的白血病抑制因子（leukocyte inhibitor factor，LIF）中和抗体后，Treg 表面的 Foxp3 表达下降[290]。还有研究发现：在 CD4+T 细胞向 Treg 分化过程中，Notch-1 通路被活化，而 MSCs 表达 Notch-1 配体 Jagged-1、Jagged-2 和 Delta-Like-1（DLL-1）、DLL-3、DLL-4[291]。此外，MSCs 可以促进 Treg PD-1 的表达从而加强 Treg 的免疫抑制作用，诱导生成具有更高免疫抑制潜能的 Treg[292]。

1.2.2　MSCs 对 B 细胞的免疫调节作用

B 细胞是参与机体适应性应答的重要淋巴细胞，其主要介导体液免疫应答。B 细胞的功能主要包括：合成和分泌抗体，发挥抗原提呈作用，分泌多种细胞因子及参与免疫调节。不同于 MSCs 对 T 细胞调控作用的广泛研究，MSCs 和 B 细胞的相关研究不多。就目前的研究发现：MSCs 通过与 B 细胞间的直接接触或是通过分泌可溶性细胞因子作用于 B 细胞从而抑制 B 细胞的增殖、抗体的产生以及影响 B 细胞的趋向性。具体而言，MSCs 可使 B 细胞滞留于 G0/G1 期从而抑制 B 细胞的增殖[293]；MSCs 可以通过分泌 CCL2 抑制浆细胞中信号转导子和转录激活子 3（STAT3）的激活，导致 PAX5 表达，从而抑制了免疫球蛋白的合成，降低 B 细胞分泌 IgM、IgG 和 IgA 抗体[294]；MSCs 还可以通过产生 CXCR4、CXCR5 和 CCR7 等趋化因子受体从而改变 B 细胞的趋化能力[295-296]。

1.2.3　MSCs 对 NK 细胞的免疫调节作用

NK 细胞是一类能够直接杀伤肿瘤细胞及被病原体感染的自身细胞的淋巴细胞，是参与固有免疫应答的重要细胞之一。MSCs 对 NK 细胞的作用影响很大程度上取决于所处的微环境和 NK 细胞的活化状态。MSCs 能够通过抑制 IL-2、IL-15 的分泌从而干扰 NK 细胞的增殖和 IFN-γ 的生成[297]。MSCs 无法抑制活化的 NK 细胞的细胞毒性作用[298]，但在 NK 细胞活化前与 MSCs 共培养，NK 细胞的细胞毒性作用则能够被 MSCs 影响，且 MSCs 同时还能干扰 NK 细胞介导的细胞因子的生成、细胞膜表面活化受体的表达和颗粒酶 B 的释放[299]。

1.2.4　MSCs 对树突状细胞的免疫调节作用

树突状细胞（dendritic cell，DC）是专职抗原提呈细胞，其主要功能包括摄取、加工处理并提呈抗原，从而激发机体免疫反应。就目前的研究来看，MSCs 对 DC 的影响主要包括以下几个方面：① MSCs 通过分泌 PGE2、IL-6、肿瘤坏死因子 -α 刺激基因 -6（tumor necrosis factor α stimulated gene-6，TSG-6）、巨噬细胞集落刺激因子（macrophage colony stimulating factor，M-CSF）和 Jagged-2 等细胞因子减少单核细胞分化为 DC[300]；② MSCs 通过降低成熟 DC 上刺激分子 HIA-DR、CD1a、CD80 和 CD86 的表达量，促使成熟 DC 向未成熟状态转化[297]；③ MSCs 能够抑制成熟 DC 分泌 TNF-α、IL-12、IL-2 等细胞因子；④ MSCs 的存在促使未成熟 DC 无法正常地向成熟 DC 转化，从而不能有效地活化初始 T 细胞和刺激 T 细胞的增殖，这也间接反映了 MSCs 介导的免疫抑制作用。

2　MSCs 与肿瘤免疫

2.1　MSCs 与肿瘤

MSCs 在肿瘤的发生发展中扮演着重要角色。研究发现：BMMSCs 在血小板的作用下可增强肿瘤的转移能力[164]。类似的，在淋巴瘤、肠癌、前列腺癌等多种肿瘤发展过程中 MSCs 都发挥着不可忽视的作用[301-303]。近年来，有研究发现从肿瘤组织中同样可以分离出间充质样干细胞，并且由于其受到了肿瘤微环境的影响，与肿瘤细胞相互作用后注射到小鼠体内同样能促进肿瘤的发生发展[304-305]。在胃癌中，从胃癌组织中分离出的胃癌间充质样干细胞，在体外实验中与 BM-MSCs 及相应的癌旁组织来源的间充质样干细胞相比更能促进胃癌细胞株 BGC-823 及 MKN-28 的增殖和迁移能力[306]。因此，无论是骨髓来源的初始 MSCs 还是经肿瘤微环境修饰后的 MSCs 都与肿瘤有着密不可分的关系。

2.2　MSCs 与肿瘤免疫调节

2.2.1　与肿瘤细胞相互作用的 MSCs 表面标志及其功能学特征

成纤维细胞活化蛋白（fibroblast activation protein，FAP）是丝氨酸蛋白酶家族的成员，其表达是胚胎 MSCs 的特征之一。FAP 在成熟和静息状态成纤维细胞中几乎不表达，但在伤口愈合、类风湿性关节炎、肝纤维化以及肝硬化过程中可以重新表达[307]。重要的是，FAP 的蛋白水解活性可以促进肿瘤的形成和增殖。事实上，FAP 所具有的二肽基肽酶和内肽酶活性可以影响胶原蛋白 I 和明胶的降解，因此，FAP 可以通过促进血管生成来重建细胞外基质（extracellular matrix，ECM）并影响肿瘤细胞的生长。然而还有一些报道认为 FAP 同时还具有抑制肿瘤的作用，这些发现说明了 FAP 在不同的微环境中可以发挥不同的作用[308]。CD 73 是一种膜外 5'-核苷酸酶，是 MSCs 的特征性标记物，但同时也广泛表达于肿瘤细胞、淋巴细胞和辅助细胞[309-311]。事实上，腺苷可以与不同的 G 蛋白偶联受体结合，影响腺苷酸循环酶的活性，循环 AMP 的产生和蛋白质激酶 A（PKA）的活化。转谷氨酰胺酶 2（TG2）也表达于 MSCs 细胞上并且参与调控肿瘤细胞的增殖和凋亡[312-314]。MSCs 还表达金属蛋白酶（matrix metalloprotease，MMP）和解整合素金属蛋白酶（a disintegrin and metalloproteases，ADAM）家族的成员[275, 315-316]，这些酶参与细胞的发育、迁移和伤口愈合，而它们的反应底物是一些与肿瘤发展和扩张相关的生长因子或是细胞因子，如 TNF-α 和 EGF[317-318]。此外，MMP 和 ADAM 对从 MSCs 和肿瘤细胞上脱落的配体也有一定的调控作用，从而激活在效应淋巴细胞上表达的受体，这一机制会导致肿瘤细胞识别损伤，因此这就意味着 MSCs 可以抑制肿瘤细胞对免疫细胞的作用[274, 319]。而这些发现也说明了 MSCs 可以通过其表面表达的几种酶类来调节肿瘤微环境，从而破坏淋巴细胞的识别作用并且影响肿瘤细胞的增殖和凋亡。同时，MSCs 细胞表面还表达负向协同刺激信号分子 PD-L1，Wang 等研究发现：IL-25 诱导 MSCs 表面 PD-L1 的表达从而抑制 Th17 细胞介导的免疫反应[320]。

2.2.2　MSCs 在肿瘤发展过程三个动力学时相中的作用

前文中我们已经提到肿瘤的发生是由免疫系统监视功能低下造成的，免疫编辑理论则是概括了机体免疫系统在肿瘤发生发展过程中的动态改变，并将这一过程分为了三个时相。了解 MSCs 在这三个时相中所能发挥的作用，对理解 MSCs 在肿瘤发生发展过程中的免疫调节作用具有重要意义。

2.2.2.1　MSCs 在清除期（即传统免疫监视阶段）的作用

内源性干扰素（interferon-γ，IFN-γ）、穿孔素和淋巴细胞主要参与机体的免疫监视功能。

IFN-γ 能够保护机体抵抗异体移植肿瘤的生长，防止化学诱导自发性肿瘤的形成。在抗肿瘤的免疫应答中，γδT 细胞是 IFN-γ 的主要来源，IFN-γ 能促使 CD4$^+$Th1 细胞和细胞毒性 T 细胞的产生，活化巨噬细胞，加强固有和适应性免疫应答抗肿瘤的能力。同时，IFN-γ 还能增强肿瘤细胞的免疫原性，诱导其表达细胞周期抑制剂、caspase-1、Fas 及 Fas 配体，促进肿瘤细胞的凋亡。MSCs 与 IFN-γ 之间的联系则表现在：小鼠 MSCs 能够抑制由 Th1 细胞分泌的 IFN-γ，同时却能显著促进 Th17 细胞分泌 IL-17，但不影响 Treg 分泌 IL-10[285]。而人源性 MSCs 的免疫抑制作用主要是由 IFN-γ 诱导的[321]。虽然 MSCs 对 T 细胞介导的免疫反应进行了广泛的调节，但 MSCs 的免疫调节功能并不是先天的和不可变的，而是依赖于炎症微环境，具有高度的可塑性。如上所述，IFN-γ 对于 MSCs 的免疫抑制能力具有重要作用，阻断 IFN-γ，或利用 IFN-γ 受体 1 缺乏的 MSCs 在体外和体内实验中均能消除对 T 细胞的强烈抑制作用。

淋巴细胞是参与固有免疫应答和适应性免疫应答的主要效应细胞，在肿瘤的免疫监视过程中发挥了关键作用。一般研究淋巴细胞缺失与肿瘤之间关系常利用重组酶激活基因（RAG-2）敲除的小鼠作为理想的动物模型，结果发现：由于缺失 RAG-2（或其专性伴侣 RAG-1）的小鼠体内淋巴细胞抗原结合受体基因不能重排，最终会造成参与肿瘤免疫监视的 αβT 细胞、γδT 细胞、B 细胞和 NKT 细胞功能的缺陷。MSCs 与淋巴细胞之间的关系主要表现在：小鼠 MSCs 不仅可以促进初始 T 细胞向 Treg 分化，还能促进 Th17 细胞的增殖，而 MSCs 的这一作用主要归因为 MSCs 可以促进 TGF-β 和 IL-6 的产生[322]。关于 MSCs

对 T 细胞免疫抑制作用机制的研究还表明，在小鼠体内 IFN-γ 以及其他三种促炎细胞因子 TNF-α、IL-1α 和 IL-1β 也起着至关重要的作用[323]。这些细胞因子的联合作用能够激发 MSCs 表达高水平的趋化因子及 iNOS。在这种情况下，趋化因子将 T 细胞吸引至 MSCs 的周边，而在这一区域内由 iNOS 产生的一氧化氮又可以在短距离内抑制 T 细胞。与鼠源性 MSCs 相比，人源性的 MSCs 是通过 IDO 来抑制 T 细胞的活性，而鼠源性的 MSCs 则是利用 iNOS 达到抑制 T 细胞活性的目的[324]。尽管也有一些可溶性因子对调节 MSCs 的免疫抑制作用起着至关重要的作用，但一些研究已经表明在以 MSCs 为基础的对 T 细胞的免疫抑制作用中，细胞与细胞间的相互作用扮演着相对清晰且重要的作用。例如，细胞间黏附因子 -1（ICAM-1）被发现是免疫抑制过程中必不可少的因素[325]。PD-1 与 PD-L1 的相互作用也被证明参与了这一过程，因为敲除 PD-L1 后的 MSCs，其免疫抑制能力也被大大减弱了[326]。此外，miRNA，如 miR-155 可以诱导 IFN-γ 和 TNF-α，而 IFN-γ 和 TNF-α 又被发现通过作用于 TAK-1 结合蛋白 2 参与逆转 MSCs 的免疫抑制作用[327]。除了以上所阐述的 MSCs 直接调节 T 细胞，还有一些研究证明了 MSC 可以通过间接的方式来参与 T 细胞的调节。在复杂的情况下，由 MSCs 介导的 T 细胞调控主要依赖于 MSCs 能够促进吞噬细胞产生 IL-10 或 TGF-β，并诱导耐受性树突状细胞，而这些细胞反过来又可以抑制 T 细胞增殖，诱导 T 细胞凋亡，诱导 Tregs 的分化。然而，有关 MSCs 的免疫调节作用的详细分子机制还需要进一步探究，尤其是 MSCs 对 Th2 细胞功能的影响还尚未明确。不同于 MSCs 对 T 淋巴细胞的调节作用相对明确，关于 MSCs 对 B 淋巴细胞的调节作用的研究还有一定的局限。一些研究发现 MSCs 可以抑制一系列 B 细胞活动，如 B 细胞的活化、增殖、分化和趋化性。在这些研究中发现：MSCs 通过诱导细胞周期停滞在 G0/G1 期从而抑制 B 细胞的增殖[328]。Transwell 实验发现 MSCs 通过释放可溶性因子抑制 B 细胞的增殖，尤其 Blimp-1 是免疫球蛋白产生的必要条件，是调节 MSCs 免疫抑制作用的主要可溶性因子之一。其他研究也报道了 MSCs 对 B 细胞增殖的抑制作用可能是通过 PD-1 及其配体相互作用后而引起的[329]。关于人源性 MSCs（hMSCs）对免疫球蛋白产生的影响也有相关报道。在体外实验中，当 hMSCs 与 B 细胞在 CpG、rCD40L 或是抗免疫球蛋白抗体存在的条件下共培养时，hMSCs 会抑制 IgM、IgG 和 IgA 的产生。

穿孔素是细胞毒性 T 细胞和 NK 细胞分泌的细胞毒颗粒的重要组成部分，

具有介导淋巴细胞依赖的杀伤的作用[330]。而 MSCs 与穿孔素之间的关系还尚未明确。

2.2.2.2 MSCs 在平衡期的作用

在肿瘤发生的早期，如果免疫监视不能完全清除肿瘤，免疫系统将赋予肿瘤新的免疫遗传学特性，不同的免疫微环境会赋予肿瘤不同的免疫特性。免疫系统能够清除高免疫原性的肿瘤细胞变异体，从而肿瘤细胞很难被免疫系统识别，或者肿瘤本身获得了免疫抑制功能，这一过程称为"免疫重塑"（immuno-logic sculpting）。在免疫重塑过程中，肿瘤细胞可以通过核酸的剪切修复障碍、微卫星不稳定、染色体突变三种方式发生表型突变。其中染色体突变是破坏基因组完整性，产生低免疫原性肿瘤突变体的主要因素。MSCs 作为肿瘤微环境中的重要组成部分，对肿瘤的免疫重塑也具有一定的影响，而具体的作用还有待进一步的探究。

2.2.2.3 MSCs 在免疫逃逸期的作用

肿瘤的免疫逃逸期是指肿瘤在清除期并没有完全被终止，而是进入平衡期，经过长短不一的相持阶段发生免疫重塑，因而躲过了机体的免疫防御，形成临床肿瘤，即进入免疫逃逸期。研究已证明，免疫逃逸是肿瘤经过免疫系统重新塑造的结果，其主要机制包括：① 肿瘤细胞表达抗原的缺失或调变，HLA Ⅰ类分子的丢失，TAP、LMP2 和 LMP7 的缺陷都会导致肿瘤抗原加工、提呈障碍。② 肿瘤细胞 MHC Ⅰ类分子表达降低。有研究发现：在 MHC Ⅰ类分子缺陷的乳腺癌细胞中，IFN-γ 可上调肿瘤细胞 NLRC5 和 MHC Ⅰ类分子的表达，从而抑制肿瘤免疫逃避的发生[331]，而 MSCs 可以通过分泌可溶性的细胞因子影响 IFN-γ 受体信号转导通路。③ 免疫抑制性肿瘤微环境的产生。肿瘤细胞经免疫重塑能大量产生免疫抑制因子，如 TGF-β、IL-10 以及可溶性分子 MICA/B，且 MICA/B 能下调效应细胞表面 NKG2D 受体的表达，降低淋巴细胞介导的细胞毒性作用；galetin-1 和 IDO 的分泌能够抑制 T 细胞反应；STAT3 通路的活化可以抑制炎性信号的产生，阻碍树突状细胞成熟。在非小细胞肺癌、卵巢癌、乳腺癌中发现免疫抑制性 Treg 的比例明显升高，Treg 数量的增多在体内能控制自身反应性 T 细胞的应答，在体外可以抑制 T 细胞反应，从而影响肿瘤的进程。而 MSCs 同样可以分泌大量免疫抑制性因子，TGF-β、IL-6 和 IL-10 的分泌能够诱导 Treg 的分化，并且 MSCs 表达 Treg 分化过程中，活化的 Notch-1 通路的 Notch-1 配体 Jagged-1、Jagged-2 和 DLL-1、DLL-3、DLL-4。MSCs 还可以通过 CCL-2 依赖的方式抑制 Th17 细胞的增殖和分化，通过 PGE2 依赖的方式抑制 Th1 细胞因子的产生等方式营造免疫抑制性肿瘤微环境。

参考文献：

[1]　朱伟，张慧，黄蓓，等. 间质干细胞和肿瘤［J］. 江苏大学学报（医学版），2006，16（3）：265−267，271.

[2]　ISLAM F, QIAO B, SMITH R A, et al. Cancer stem cell：fundamental experimental pathological concepts and updates［J］. Exp Mol Pathol, 2015, 98（2）：184−191.

[3]　REYA T, MORRISON S J, CLARKE M F, et al. Stem cells, cancer, and cancer stem cells［J］. Nature, 2001, 414（6859）：105−111.

[4]　ABBASZADEGAN M R, BAGHERI V, RAZAVI M S, et al. Isolation, identification, and characterization of cancer stem cells：A review［J］. J Cell Physiol, 2017, 232（8）：2008−2018.

[5]　OISHI N, Wang X W. Novel therapeutic strategies for targeting liver cancer stem cells［J］. Int J Biol Sci, 2011, 7（5）：517−535.

[6]　PRASETYANTI P R, MEDEMA J P. Intra-tumor heterogeneity from a cancer stem cell perspective［J］. Mol Cancer, 2017, 16（1）：41.

[7]　HAHN W C, WEINBERG R A. Rules for making human tumor cells［J］. N Engl J Med, 2002, 347（20）：1593−1603.

[8]　BONNET D, DICK J E. Human acute myeloid leukemia is organized as a hierarchy that originates from a primitive hematopoietic cell［J］. Nat Med, 1997, 3（7）：730−737.

[9]　DITTMER J. Breast cancer stem cells：Features, key drivers and treatment options［J］. Semin Cancer Biol, 2018, 53：59−74.

[10]　ADAMOWICZ J, PAKRAVAN K, BAKHSHINEJAD B, et al. Prostate cancer stem cells：from theory to practice［J］. Scand J Urol, 2017, 51（2）：95−106.

[11]　ISHIWATA T, MATSUDA Y, YOSHIMURA H, et al. Pancreatic cancer stem cells：features and detection methods［J］. Pathol Oncol Res, 2018, 24（4）：797−805.

[12]　HERMANN P C, SAINZ B, Jr. Pancreatic cancer stem cells：A state or an entity?［J］. Semin Cancer Biol, 2018, 53：223−231.

[13]　HATANO Y, FUKUDA S, HISAMATSU K, et al. Multifaceted interpretation of colon cancer

stem cells [J]. Int J Mol Sci, 2017, 18 (7)：1446.

[14] WESTPHALEN C B, ASFAHA S, HAYAKAWA Y, et al. Long-lived intestinal tuft cells serve as colon cancer-initiating cells [J]. J Clin Invest, 2014, 124 (3)：1283–1295.

[15] LUCARELLI G, GALLEGGIANTE V, RUTIGLIANO M, et al. Isolation and characteriza-tion of cancer stem cells in renal cell carcinoma [J]. Urologia, 2015, 82 (1)：46–53.

[16] CHOI S A, LEE J Y, PHI J H, et al. Identification of brain tumour initiating cells using the stem cell marker aldehyde dehydrogenase [J]. Eur J Cancer, 2014, 50 (1)：137–149.

[17] ALVARADO A G, THIAGARAJAN P S, MULKEARNS-HUBERT E E, et al. Glioblastoma cancer stem cells evade innate immune suppression of self-renewal through reduced TLR4 expression [J]. Cell Stem Cell, 2017, 20 (4)：450–461.

[18] MAZZOLDI E L, PAVAN S, PILOTTO G, et al. A juxtacrine/paracrine loop between C-Kit and stem cell factor promotes cancer stem cell survival in epithelial ovarian cancer [J]. Cell Death Dis, 2019, 10 (6)：412.

[19] SHARMA M, ROSS C, SRIVASTAVA S. Ally to adversary：mesenchymal stem cells and their transformation in leukaemia [J]. Cancer Cell Int, 2019, 19：139.

[20] SERAKINCI N, FAHRIOGLU U, CHRISTENSEN R. Mesenchymal stem cells, cancer chal-lenges and new directions [J]. Eur J Cancer, 2014, 50 (8)：1522–1530.

[21] LI Y Q, ZHONG C R, LIU D W, et al. Evidence for kaposi sarcoma originating from mesen-chymal stem cell through KSHV-induced mesenchymal-to-endothelial transition [J]. Cancer Res，2018, 78 (1)：230–245.

[22] TEICHER B A. Searching for molecular targets in sarcoma [J]. Biochem Pharmacol, 2012, 84 (1)：1–10.

[23] ZHOU X G, YANG Y, YANG J S, et al. Granulocyte-macrophage colony-stimulating factor and interleukin 4 induce the malignant transformation of the bone marrow-derived human adult mesenchymal stem cells [J]. Chin Med J (Engl)，2011, 124 (5)：729–733.

[24] CUI X R, LIU J P, BAI L, et al. Interleukin-6 induces malignant transformation of rat mesen-chymal stem cells in association with enhanced signaling of signal transducer and activator of transcription 3 [J]. Cancer Sci, 2014, 105 (1)：64–71.

[25] CUI X R, JING X, YI Q, et al. IL22 furthers malignant transformation of rat mesenchymal stem cells, possibly in association with IL22RA1/STAT3 signaling [J]. Oncol Rep, 2019, 41 (4)：2148–2158.

［26］ ZHANG S J, HAN Z J, KONG Q F, et al. Malignant transformation of rat bone marrow-derived mesenchymal stem cells treated with 4-nitroquinoline 1-oxide ［J］. Chem Biol Interact, 2010, 188（1）: 119–126.

［27］ SERAKINCI N, GULDBERG P, BURNS J S, et al. Adult human mesenchymal stem cell as a target for neoplastic transformation ［J］. Oncogene, 2004, 23（29）: 5095–5098.

［28］ XU W R, QIAN H, ZHU W, et al. A novel tumor cell line cloned from mutated human embryonic bone marrow mesenchymal stem cells ［J］. Oncol Rep, 2004，12（3）: 501–508.

［29］ HAN C X, ZHANG X R, XU W R, et al. Cloning of the nucleostemin gene and its function in transforming human embryonic bone marrow mesenchymal stem cells into F_6 tumor cells ［J］. Int J Mol Med, 2005, 16（2）: 205–213.

［30］ XU X J, QIAN H, ZHU W, et al. Isolation of cancer stem cells from transformed human mesenchymal stem cell line F_6 ［J］. J Mol Med（Berl）, 2010, 88（11）: 1181–1190.

［31］顾国利，王石林，魏学明. 胃肠道间质瘤基础研究与临床进展 ［J］. 空军总医院学报, 2004, 20（2）: 99–105.

［32］ HOUGHTON J, STOICOV C, NOMURA S, et al. Gastric cancer originating from bone marrow-derived cells ［J］. Science, 2004, 306（5701）: 1568–1571.

［33］ MIURA M, MIURA Y, PADILLA-NASH H M, et al. Accumulated chromosomal instability in murine bone marrow mesenchymal stem cells leads to malignant transformation ［J］. Stem Cells, 2006, 24（4）: 1095–1103.

［34］ ZHOU YF, BOSCH-MARCE M, OKUYAMA H, et al. Spontaneous transformation of cultured mouse bone marrow-derived stromal cells ［J］. Cancer Res, 2006, 66（22）: 10849–10854.

［35］ TOLAR J, NAUTA A J, OSBORN M J, et al. Sarcoma derived from cultured mesenchymal stem cells ［J］. Stem Cells, 2007, 25（2）: 371–379.

［36］ JEONG J O, HAN J W, KIM J M, et al. Malignant tumor formation after transplantation of short-term cultured bone marrow mesenchymal stem cells in experimental myocardial infarction and diabetic neuropathy ［J］. Circ Res, 2011, 108（11）: 1340–1347.

［37］ QIAN H, DING X Q, ZHANG J, et al. Cancer stemness and metastatic potential of the novel tumor cell line K3: an inner mutated cell of bone marrow-derived mesenchymal stem cells ［J］. Oncotarget, 2017, 8（24）: 39522–39533.

［38］ VISHNUBALAJI R, ELANGO R, ALTOUB M, et al. Neoplastic transformation of human mesenchymal stromal cells mediated via LIN28B [J]. Sci Rep, 2019, 9 (1): 8101.

[39] DANI N, OLIVERO M , MARESCHI K, et al. The MET oncogene transforms human primary bone-derived cells into osteosarcomas by targeting committed osteo-progenitors [J]. J Bone Miner Res, 2012, 27 (6): 1322–1334.

[40] SHIMIZU T, ISHIKAWA T, SUGIHARA E, et al. c-MYC overexpression with loss of Ink4a/Arf transforms bone marrow stromal cells into osteosarcoma accompanied by loss of adipogenesis [J] . Oncagene , 2010, 29 (42): 5687–5699.

[41] SUN Z X, CHEN J Y, ZHANG J, et al. The role and mechanism of miR-374 regulating the malignant transformation of mesenchymal stem cells [J]. Am J Transl Res, 2018, 10 (10): 3224–3232.

[42] HONOKI K, TSUJIUCHI T. Senescence bypass in mesenchymal stem cells: a potential pathogenesis and implications of pro-senescence therapy in sarcomas [J]. Expert Rev Anticancer Ther, 2013, 13 (8): 983–996.

[43] XU S, DE BECKER A, DE RAEVE H, et al. *In vitro* expanded bone marrow-derived murine (C57Bl/KaLwRij)mesenchymal stem cells can acquire CD34 expression and induce sarcoma formation *in vivo* [J]. Biochem Biophys Res Commun, 2012, 424 (3): 391–397.

[44] HONOKI K, FUJII H, TOHMA Y, et al. Comparison of gene expression profiling in sarcomas and mesenchymal stem cells identifies tumorigenic pathways in chemically induced rat sarcoma model [J]. ISRN Oncol, 2012, 2012: 909453.

[45] TENG I W, HOU P C, LEE K D, et al. Targeted methylation of two tumor suppressor genes is sufficient to transform mesenchymal stem cells into cancer stem/initiating cells [J]. Cancer Res, 2011, 71 (13): 4653–4663.

[46] SASAKI M, ABE R, FUJITA Y, et al. Mesenchymal stem cells are recruited into wounded skin and contribute to wound repair by transdifferentiation into multiple skin cell type [J]. J Immunol, 2008, 180 (4): 2581–2587.

[47] YANG D Z, SUN S L, Wang Z G, et al. Stromal cell-derived factor-1 receptor CXCR4-overexpressing bone marrow mesenchymal stem cells accelerate wound healing by migrating into skin injury areas [J]. Cell Reprogram, 2013, 15 (3): 206–215.

[48] STOICOV C, LI H, CARLSON J, et al. Bone marrow cells as the origin of stomach cancer [J].Future Chcal, 2005, 1 (6): 851–862.

[49] XU T, ZHOU Y F, QIU L P, et al. Aryl hydrocarbon receptor protects lungs from cockroach

allergen-induced inflammation by modulating mesenchymal stem cells [J]. J Immunol, 2015, 195（12）: 5539–5550.

[50] DONNELLY J M, ENGEVIK A C, ENGEVIK M, et al. Gastritis promotes an activated bone marrow-derived mesenchymal stem cell with a phenotype reminiscent of a cancer-promoting cell [J]. Dig Dis Sci, 2014, 59（3）: 569–582.

[51] FERRAND J, LEHOURS P, SCHMID-ALLIANA A, et al. Helicobacter pylori infection of gastrointestinal epithelial cells *in vitro* induces mesenchymal stem cell migration through an NF-κB-dependent pathway [J]. PLoS One, 2011, 6（12）: e29007.

[52] STOICOV C, LI H C, LIU J H, et al. Mesenchymal stem cells utilize CXCR4-SDF-1 signaling for acute, but not chronic, trafficking to gastric mucosal inflammation [J]. Dig Dis Sci, 2013, 58（9）: 2466–2477.

[53] BHARDWAJ V, NOTO J M, WEI J X, et al. Helicobacter pylori bacteria alter the p53 stress response via Erk-HDM2 pathway [J]. Oncotarget, 2015, 6（3）: 1531–1543.

[54] ZHANG Q, WANG M, HUANG F, et al. *H. pylori* infection-induced MSC differentiation into CAFs promotes epithelial-mesenchymal transition in gastric epithelial cells [J]. Int J Mol Med, 2013, 32（6）: 1465–1473.

[55] IARC Working Group on the Evaluation of Carcinogenic Risks to Humans. IARC monographs on the evaluation of carcinogenic risks to humans. Ingested nitrate and nitrite, and cyanobacterial peptide toxins [J]. IARC Monogr Eval Carcinog Risks Hum, 2010, 94: v-vii, 1–412.

[56] CHAIYARIT P, MA N, HIRAKU Y, et al. Nitrative and oxidative DNA damage in oral lichen planus in relation to human oral carcinogenesis [J]. Cancer Sci, 2005, 96（9）: 553–559.

[57] DING X H, HIRAKU Y, MA N, et al. Inducible nitric oxide synthase-dependent DNA damage in mouse model of inflammatory bowel disease [J]. Cancer Sci, 2005, 96（3）: 157–163.

[58] CHOWDHURY R, WEBBER J P, GURNEY M, et al. Cancer exosomes trigger mesenchymal stem cell differentiation into pro-angiogenic and pro-invasive myofibroblasts [J]. Oncotarget, 2015, 6（2）, 715–731.

[59] BARCELLOS-DE-SOUZA P, COMITO G, PONS-SEGURA C, et al. Mesenchymal stem cells are recruited and activated into carcinoma-associated fibroblasts by prostate cancer microenvironment-derived TGF-β1 [J]. Stem Cells, 2016, 34（10）: 2536–2547.

[60] ZHU W, XU W R, JIANG R Q, et al. Mesenchymal stem cells derived from bone marrow favor tumor cell growth *in vivo* [J]. Exp Mol Pathol, 2006, 80（3）: 267–274.

［61］FIERRO F A, SIERRALTA W D, EPUÑAN M J, et al. Marrow-derived mesenchymal stem cells：role in epithelial tumor cell determination［J］. Clin Exp Metastasis, 2004, 21（4）：313-319.

［62］KLOPP A H, GUPTA A, SPAETH E, et al. Concise review：dissecting a discrepancy in the literature-do mesenchymal stem cells support or suppress tumor growth?［J］.Stem Cells, 2011, 29（1）：11-19.

［63］LI Y H, ZHAO Y Y, CHENG Z H, et al. Mesenchymal stem cell-like cells from children foreskin inhibit the growth of SGC-7901 gastric cancer cells［J］. Exp Mol Pathol, 2013, 94（3）：430-437.

［64］RYU H, OH J E, RHEE K J, et al. Adipose tissue-derived mesenchymal stem cells cultured at high density express IFN-β and suppress the growth of MCF-7 human breast cancer cells［J］. Cancer Lett, 2014, 352（2）：220-227.

［65］ZHANG X, XU W R, QIAN H, et al. Mesenchymal stem cells modified to express lentivirus TNF-α Tumstatin$_{45-132}$ inhibit the growth of prostate cancer［J］. J Cell Mol Med, 2011, 15（2）：433-444.

［66］KIDD S, SPAETH E, DEMBINSKI J L, et al. Direct evidence of mesenchymal stem cell tropism for tumor and wounding microenvironments using *in vivo* bioluminescent imaging［J］. Stem Cells, 2009, 27（10）：2614-2623.

［67］REN G W, ZHAO X, WANG Y, et al. CCR2-dependent recruitment of macrophages by tumor-educated mesenchymal stromal cells promotes tumor development and is mimicked by TNFα［J］. Cell Stem Cell, 2012,11（6）：812-824.

［68］HOOGDUIJN M J, VERSTEGEN M M A, ENGELA A U, et al. No evidence for circulating mesenchymal stem cells in patients with organ injury［J］. Stem Cells Dev, 2014, 23（19）：2328-2335.

［69］JUNG Y, KIM J K, SHIOZAWA Y, et al. Recruitment of mesenchymal stem cells into prostate tumours promotes metastasis［J］. Nat Commun, 2013, 4：1795.

［70］STAMATOPOULOS A, STAMATOPOULOS T, GAMIE Z, et al. Mesenchymal stromal cells for bone sarcoma treatment：roadmap to clinical practice［J］. J Bone Oncol, 2019, 16：100231.

［71］WAITE K A, ENG C. From developmental disorder to heritable cancer：it's all in the BMP/TGF-β family［J］. Nat Rev Genet, 2003, 4（10）：763-773.

［72］MCLEAN K, GONG Y S, CHOI Y, et al. Human ovarian carcinoma–associated mesenchymal stem cells regulate cancer stem cells and tumorigenesis via altered BMP production［J］. J Clin Invest, 2011, 121（8）: 3206–3219.

［73］MISHRA PRAVIN J, MISHRA PRASUN J, HUMENIUK R, et al. Carcinoma-associated fibroblast-like differentiation of human mesenchymal stem cells［J］. Cancer Res, 2008, 68（11）: 4331–4339.

［74］ZHENG D, GUI B, GRAY K P, et al. Secretory leukocyte protease inhibitor is a survival and proliferation factor for castration-resistant prostate cancer［J］. Oncogene, 2016, 35（36）: 4807–4815.

［75］CAO H L, XU W R, QIAN H, et al. Mesenchymal stem cell-like cells derived from human gastric cancer tissues［J］. Cancer Lett, 2009, 274（1）: 61–71.

［76］XU X M, ZHANG X, WANG S, et al. Isolation and comparison of mesenchymal stem-like cells from human gastric cancer and adjacent non-cancerous tissues［J］. J Cancer Res Clin Oncol, 2011, 137（3）: 495–504.

［77］SUN L, WANG Q Q, CHEN B, et al. Human gastric cancer mesenchymal stem cell-derived IL15 contributes to tumor cell epithelial-mesenchymal transition via upregulation tregs ratio and PD-1 expression in CD4$^+$T Cell［J］. Stem Cells Dev, 2018, 27（17）: 1203–1214.

［78］SHINAGAWA K, KITADAI Y, TANAKA M, et al. Stroma-directed imatinib therapy impairs the tumor-promoting effect of bone marrow-derived mesenchymal stem cells in an orthotopic transplantation model of colon cancer［J］. Int J Cancer, 2013, 132（4）: 813–823.

［79］QUANTE M, TU S P, TOMITA H, et al. Bone marrow-derived myofibroblasts contribute to the mesenchymal stem cell niche and promote tumor growth［J］. Cancer Cell, 2011, 19（2）: 257–272.

［80］ZHU W, HUANG L, LI Y H, et al. Mesenchymal stem cell-secreted soluble signaling molecules potentiate tumor growth［J］. Cell Cycle, 2011, 10（18）: 3198–3207.

［81］WANG M, CAI J, HUANG F, et al. Pre-treatment of human umbilical cord-derived mesenchymal stem cells with interleukin-6 abolishes their growth-promoting effect on gastric cancer cells［J］. Int J Mol Med, 2015, 35（2）: 367–375.

［82］ZHU W, HUANG L, LI Y H, et al. Exosomes derived from human bone marrow mesenchymal stem cells promote tumor growth *in vivo*［J］. Cancer Lett, 2012, 315（1）: 28–37.

［83］GU H B, JI R B, ZHANG X, et al. Exosomes derived from human mesenchymal stem cells promote gastric cancer cell growth and migration via the activation of the Akt pathway ［ J ］. Mol Med Rep, 2016, 14 (4): 3452–3458.

［ 84 ］ VALLABHANENI K C, PENFORNIS P, Dhule S, et al. Extracellular vesicles from bone marrow mesenchymal stem/stromal cells transport tumor regulatory microRNA, proteins, and metabolites ［ J ］. Oncotarget, 2015, 6 (7): 4953–4967.

［ 85 ］ WANG J, HENDRIX A, HERNOT S, et al. Bone marrow stromal cell−derived exosomes as communicators in drug resistance in multiple myeloma cells ［ J ］. Blood, 2014, 124 (4): 555–566.

［ 86 ］ BRUNO S, COLLINO F, DEREGIBUS M C, et al. Microvesicles derived from human bone marrow mesenchymal stem cells inhibit tumor growth ［ J ］. Stem Cells Dev, 2013, 22 (5): 758–771.

［ 87 ］ KATAKOWSKI M, BULLER B, ZHENG X, et al. Exosomes from marrow stromal cells expressing miR-146b inhibit glioma growth ［ J ］. Cancer Lett, 2013, 335 (1): 201–204.

［ 88 ］ MAO J H, LIANG Z F, ZHANG B, et al. UBR2 enriched in p53 deficient mouse bone marrow mesenchymal stem cell-exosomes promoted gastric cancer progression via Wnt/β-catenin pathway ［ J ］. Stem Cells, 2017, 35 (11): 2267–2279.

［ 89 ］ WANG M, CHEN B, SUN X X, et al. Gastric cancer tissue-derived mesenchymal stem cells impact peripheral blood mononuclear cells via disruption of Treg/Th17 balance to promote gastric cancer progression ［ J ］. Exp Cell Res, 2017, 361 (1): 19–29.

［ 90 ］ YANG L, PANG Y L, MOSES H L. TGF-β and immune cells: an important regulatory axis in the tumor microenvironment and progression ［ J ］. Trends Immunol, 2010, 31 (6): 220–227.

［ 91 ］ BHATIA A, KUMAR Y. Cellular and molecular mechanisms in cancer immune escape: a comprehensive review ［ J ］. Expert Rev Clin Immunol, 2014, 10 (1): 41–62.

［ 92 ］ DAVIES L C, HELDRING N, KADRI N, et al. Mesenchymal stromal cell secretion of programmed Death-1 ligands regulations T cell mediated immunosuppression ［ J ］. Stem Cells, 2017, 35 (3): 766–776.

［ 93 ］ XU R M, ZHAO X D, ZHAO Y Y, et al. Enhanced gastric cancer growth potential of mesenchymal stem cells derived from gastric cancer tissues educated by CD4[+] T cells ［ J ］. Cell Prolif, 2018, 51 (2): e12399.

［ 94 ］ KLEFFEL S, POSCH C, BARTHEL S R, et al. Melanoma cell-intrinsic PD-1 receptor functions promote tumor growth ［ J ］. Cell, 2015, 162 (6): 1242–1256.

［95］WANG Q, YANG Q, WANG Z, et al. Comparative analysis of human mesenchymal stem cells from fetal-bone marrow, adipose tissue, and Warton's jelly as sources of cell immuno-modulatory therapy［J］. Hum Vaccin Immunother, 2016, 12（1）：85-96.

［96］REN G W, SU J J, ZHANG L Y, et al. Species variation in the mechanisms of mesenchymal stem cell-mediated immunosuppression［J］. Stem Cells, 2009, 27（8）：1954-1962.

［97］HAN X, YANG Q, LIN L, et al. Interleukin-17 enhances immunosuppression by mesenchymal stem cells［J］. Cell Death Differ, 2014, 21（11）：1758-1768.

［98］DAVID C J, HUANG Y H, CHEN M, et al. TGF-β tumor suppression through a lethal EMT ［J］. Cell, 2016,164（5）：1015-1030.

［99］MARIGO I, DAZZI F. The immunomodulatory properties of mesenchymal stem cells［J］. Semin Immunopathol, 2011, 33（6）：593-602.

［100］LIN R, MA H, DING Z, et al. Bone marrow-derived mesenchymal stem cells favor the immunosuppressive T cells skewing in a Helicobacter pylori model of gastric cancer［J］. Stem Cells Dev, 2013, 22（21）：2836-2848.

［101］PATEL S A, MEYER J R, GRECO S J, et al. Mesenchymal stem cells protect breast cancer cells through regulatory T cells：role of mesenchymal stem cell-derived TGF-β ［J］. J Immunol, 2010, 184（10）：5885-5894.

［102］ROBERTS E W, DEONARINE A, JONES J O, et al. Depletion of stromal cells expressing fibroblast activation protein-α from skeletal muscle and bone marrow results in cachexia and anemia［J］. J Exp Med, 2013, 210（6）：1137-1151.

［103］ÖZDEMIR B C, PENTCHEVA-HOANG T, CARSTENS J L, et al. Depletion of carcinoma-associated fibroblasts and fibrosis induces immunosuppression and accelerates pancreas cancer with reduced survival［J］. Cancer Cell, 2014, 25（6）：719-734.

［104］CHEN H W, CHEN H Y, WANG L T, et al. Mesenchymal stem cells tune the development of monocyte-derived dendritic cells toward a myeloid-derived suppressive phenotype through growth-regulated oncogene chemokines［J］. J Immunol, 2013, 190（10）：5065-5077.

［105］FOLKMAN J, HAUDENSCHILD C C, ZETTER B R. Long-term culture of capillary endothelial cells［J］. Proc Natl Acad Sci, 1979, 76（10）：5217-5221.

［106］VIALLARD C, LARRIVÉE B. Tumor angiogenesis and vascular normalization：alternative therapeutic targets［J］. Angiogenesis, 2017, 20（4）：409-426.

［107］SAJIB S, ZAHRA F T, LIONAKIS M S, et al. Mechanisms of angiogenesis in microberegulated inflammatory and neoplastic conditions [J]. Angiogenesis, 2018, 21 (1): 1-14.

[108] VARINSKA L, GAL P, MOJZISOVA G, et al. Soy and breast cancer: focus on angiogenesis [J]. Int J Mol Sci, 2015, 16 (5): 11728-11749.

[109] CAPORARELLO N, LUPO G, OLIVIERI M, et al. Classical VEGF, Notch and Ang signalling in cancer angiogenesis, alternative approaches and future directions [J]. Mol Med Rep, 2017, 16 (4): 4393-4402.

[110] LI S, XU H X, WU C T, et al. Angiogenesis in pancreatic cancer: current research status and clinical implications [J]. Angiogenesis, 2019, 22 (1): 15-36.

[111] COMŞA S, CIUCULESCU F, RAICA M. Mesenchymal stem cell-tumor cell cooperation in breast cancer vasculogenesis [J]. Mol Med Rep, 2012, 5 (5): 1175-1180.

[112] ZACHAREK A, CHEN J L, LIA, et al. Angiopoietin1/TIE2 and VEGF/FLK1 induced by MSC treatment amplifies angiogenesis and vascular stabilization after stroke [J]. J Cereb Blood Flow Metab, 2007, 27 (10): 1684-1691.

[113] YANG K Q, LIU Y, HUANG Q H, et al. Bone marrow-derived mesenchymal stem cells induced by inflammatory cytokines produce angiogenetic factors and promote prostate cancer growth [J]. BMC Cancer, 2017, 17 (1): 878.

[114] KINNAIRD T, STABILE E, BURNETT M S, et al. Marrow-derived stromal cells express genes encoding a broad spectrum of arteriogenic cytokines and promote *in vitro* and *in vivo* arteriogenesis through paracrine mechanisms [J]. Circ Res, 2004, 94 (5): 678-685.

[115] POTIER E, FERREIRA E, ANDRIAMANALIJAONA R, et al. Hypoxia affects mesenchymal stromal cell osteogenic differentiation and angiogenic factor expression [J]. Bone, 2007, 40 (4): 1078-1087.

[116] GYÖNGYÖSI M, POSA A, PAVO N, et al. Differential effect of ischaemic preconditioning on mobilisation and recruitment of haematopoietic and mesenchymal stem cells in porcine myocardial ischaemia-reperfusion [J]. Thromb Haemost, 2010, 104 (2): 376-384.

[117] BECKERMANN B M, KALLIFATIDIS G, GROTH A, et al. VEGF expression by mesenchymal stem cells contributes to angiogenesis in pancreatic carcinoma [J]. Br J Cancer, 2008, 99 (4): 622-631.

[118] HUNG S C, POCHAMPALLY R R, CHEN S C, et al. Angiogenic effects of human multipotent stromal cell conditioned medium activate the PI_3K-Akt pathway in hypoxic endothelial cells to inhibit apoptosis, increase survival, and stimulate angiogenesis [J]. Stem Cells,

2007, 25（9）: 2363-2370.

[119] LIU Y, HAN Z P, ZHANG S S, et al. Effects of inflammatory factors on mesenchymal stem cells and their role in the promotion of tumor angiogenesis in colon cancer [J]. J Biol Chem, 2011, 286（28）: 25007-25015.

[120] KARNOUB A E, DASH A B, VO A P, et al. Mesenchymal stem cells within tumour stroma promote breast cancer metastasis [J]. Nature, 2007, 449（7162）: 557-563.

[121] ALBARENQUE S M, ZWACKA R M, MOHR A. Both human and mouse mesenchymal stem cells promote breast cancer metastasis [J]. Stem Cell Res, 2011, 7（2）: 163-171.

[122] LIS R, TOUBOUL C, RAYNAUD C M, et al. Mesenchymal cell interaction with ovarian cancer cells triggers pro-metastatic properties [J]. PLoS One, 2012, 7（5）: e38340.

[123] JING Y Y, HAN Z P, LIU Y, et al. Mesenchymal stem cells in inflammation microenvironment accelerates hepatocellular carcinoma metastasis by inducing epithelial-mesenchymal transition [J]. PLoS One, 2012, 7（8）: e43272.

[124] YAN X L, JIA Y L, CHEN L, et al. Hepatocellular carcinoma-associated mesenchymal stem cells promote hepatocarcinoma progression: role of the S100A4-miR155-SOCS1-MMP9 axis [J]. Hepatology, 2013, 57（6）: 2274-2286.

[125] SUN B, ROH K H, PARK J R, et al. Therapeutic potential of mesenchymal stromal cells in a mouse breast cancer metastasis model [J]. Cytotherapy, 2009, 11（3）: 289-298.

[126] GANTA C R, CHIYO D, AYUZAWA R, et al. Rat umbilical cord stem cells completely abolish rat mammary carcinomas with no evidence of metastasis or recurrence 100 days post-tumor cell inoculation [J]. Cancer Res, 2009, 69（5）: 1815-1820.

[127] REN C C, KUMAR S, CHANDA D, et al. Therapeutic potential of mesenchymal stem cells producing interferon-alpha in a mouse melanoma lung metastasis model [J]. Stem Cells, 2008, 26（9）: 2332-2338.

[128] WATERMAN R S, TOMCHUCK S L, HENKLE S L, et al. A new mesenchymal stem cell（MSC）paradigm: polarization into a pro-inflammatory MSC1 or an immunosuppressive MSC2 phenotype [J]. PLoS One, 2010, 5（4）: e10088.

[129] WATERMAN R S, HENKLE S L, BETANCOURT A M. Mesenchymal stem cell 1（MSC1）-based therapy attenuates tumor growth whereas MSC2-treatment promotes tumor growth and metastasis [J]. PLoS One, 2012, 7（9）: e45590.

[130] MÜLLER A, HOMEY B, SOTO H, et al. Involvement of chemokine receptors in breast can-

cer metastasis [J]. Nature, 2001, 410（6824）: 50-56.

[131] ZHANG X H F, JIN X, MALLADI S, et al. Selection of bone metastasis seeds by mesen-chymal signals in the primary tumor stroma [J]. Cell, 2013, 154（5）: 1060-1073.

[132] MI Z Y, BHATTACHARYA S D, KIM V M, et al. Osteopontin promotes CCL5-mesenchy-mal stromal cell-mediated breast cancer metastasis [J]. Carcinogenesis, 2011, 32（4）: 477-487.

[133] 姚启杨，潘婷婷，许戈良，等. 缺氧诱导因子2α在肝癌中的表达及其与血管生成、上皮间质转化的关系 [J]. 安徽医科大学学报，2015，50（4）: 491-494.

[134] CHATURVEDI P, GILKES D M, WONG C C, et al. Hypoxia-inducible factor-dependent breast cancer-mesenchymal stem cell bidirectional signaling promotes metastasis [J]. J Clin Invest, 2013, 123（1）: 189-205.

[135] EL-HAIBI C P, BELL G W, ZHANG J, et al. Critical role for lysyl oxidase in mesenchy-mal stem cell-driven breast cancer malignancy [J]. Proc Natl Acad Sci, 2012, 109（43）: 17460-17465.

[136] PIETROVITO L, LEO A, GORI V, et al. Bone marrow-derived mesenchymal stem cells pro-mote invasiveness and transendothelial migration of osteosarcoma cells via a mesenchymal to amoeboid transition [J] . Mol Oncol, 2018, 12（5）: 659-676.

[137] GUPTA G P, MASSAGUÉ J. Cancer metastasis: building a framework [J]. Cell, 2006, 127（4）: 679-695.

[138] AL-TOUB M, ALMUSA A, ALMAJED M, et al. Pleiotropic effects of cancer cells' secreted factors on human stromal（mesenchymal）stem cells [J]. Stem Cell Res Ther, 2013, 4（5）: 114.

[139] ISHIKAWA M, INOUE T, SHIRAI T, et al. Simultaneous expression of cancer stem cell-like properties and cancer-associated fibroblast-like properties in a primary culture of breast cancer cells [J]. Cancers（Basel）, 2014, 6（3）: 1570-1578.

[140] SMITH B N, BHOWMICK N A. Role of EMT in metastasis and therapy resistance [J]. J Clin Med, 2016, 5（2）: 17.

[141] GLOUSHANKOVA N A, ZHITNYAK I Y, RUBTSOVA S N. Role of epithelial-mesen-chymal transition in tumor progression [J]. Biochemistry（Mosc）, 2018, 83（12-13）: 1469-1476.

[142] FIDLER I J, POSTE G. The "seed and soil" hypothesis revisited [J]. Lancet Oncol, 2008,

9（8）：808.

[143] BRABLETZ T, JUNG A, REU S, et al. Variable β-catenin expression in colorectal cancers indicates tumor progression driven by the tumor environment [J]. Proc Natl Acad Sci, 2001, 98（18）：10356-10361.

[144] NAWSHAD A, LAGAMBA D, POLAD A, et al. Transforming growth factor-β signaling during epithelial-mesenchymal transformation：implications for embryogenesis and tumor metastasis [J]. Cells Tissues Organs, 2005, 179（1-2）：11-23.

[145] BATAILLE F, ROHRMEIER C, BATES R, et al. Evidence for a role of epithelial mesenchymal transition during pathogenesis of fistulae in Crohn's disease [J]. Inflamm Bowel Dis, 2008, 14（11）：1514-1527.

[146] SANNINO G, MARCHETTO A, KIRCHNER T, et al. Epithelial-to-mesenchymal and mesenchymal-to-epithelial transition in mesenchymal tamors a paradox in sarcomas? [J]. Cancer Res, 2017, 77（17）：4556-4561.

[147] ZEISBERG M, SHAH A A, KALLURI R. Bone morphogenic protein-7 induces mesenchymal to epithelial transition in adult renal fibroblasts and facilitates regeneration of injured kidney [J]. J Biol Chem, 2005, 280（9）：8094-8100.

[148] MCMAHON S, CHARBONNEAU M, GRANDMONT S, et al. Transforming growth factor beta1 induces hypoxia-inducible factor-1 stabilization through selective inhibition of PHD2 expression [J]. J Biol Chem, 2006, 281（34）：24171-24181.

[149] MATSUOKA J, YASHIRO M, DOI Y, et al. Hypoxia stimulates the EMT of gastric cancer cells through autocrine TGFβ signaling [J]. PLoS One, 2013, 8（5）：e62310.

[150] SAHLGREN C, GUSTAFSSON M V, JIN S B, et al. Notch signaling mediates hypoxia-induced tumor cell migration and invasion [J]. Proc Natl Acad Sci, 2008, 105（17）：6392-6397.

[151] KOONG A C, CHEN E Y, MIVECHI N F, et al. Hypoxic activation of nuclear factor-κB is mediated by a Ras and Raf signaling pathway and does not involve MAP kinase（ERK1 or ERK2）[J]. Cancer Res, 1994, 54（20）：5273-5279.

[152] WU Y, ZHOU B P. TNF-α/NF-κB/Snail pathway in cancer cell migration and invasion [J]. Br J Cancer, 2010, 102（4）：639-644.

[153] SONG L, ZHOU X, JIA H J, et al. Effect of hGC-MSCs from human gastric cancer tissue on cell proliferation, invasion and epithelial-mesenchymal transition in tumor tissue of gastric

cancer tumor-bearing mice［J］. Asian Pac J Trop Med, 2016, 9（8）: 796-800.

［154］ MARTIN F T, DWYER R M, KELLY J, et al. Potential role of mesenchymal stem cells （MSCs）in the breast tumour microenvironment: stimulation of epithelial to mesenchymal transition（EMT）［J］. Breast Cancer Res Treat, 2010, 124（2）: 317-326.

［155］ PEPPICELLI S, BIANCHINI F, TOTI A, et al. Extracellular acidity strengthens mesenchymal stem cells to promote melanoma progression［J］. Cell Cycle, 2015, 14（19）: 3088-3100.

［156］ MELE V, MURARO M G, CALABRESE D, et al. Mesenchymal stromal cells induce epithelial-to-mesenchymal transition in human colorectal cancer cells through the expression of surface-bound TGF-β［J］. Int J Cancer, 2014, 134（11）: 2583-2594.

［157］ TESFAMARIAM B. Involvement of platelets in tumor cell metastasis［J］. Pharmacol Ther, 2016, 157: 112-119.

［158］ JURASZ P, SAWICKI G, DUSZYK M, et al. Matrix metalloproteinase 2 in tumor cell-induced platelet aggregation: regulation by nitric oxide［J］. Cancer Res, 2001, 61（1）: 376-382.

［159］ STEGNER D, DÜTTING S, NIESWANDT B. Mechanistic explanation for platelet contribution to cancer metastasis［J］. Thromb Res, 2014, 133: S149-S157.

［160］ DASHEVSKY O, VARON D, BRILL A. Platelet-derived microparticles promote invasiveness of prostate cancer cells via upregulation of MMP-2 production［J］. Int J Cancer, 2009, 124（8）: 1773-1777.

［161］ OLAS B, WACHOWICZ B, MIELICKI W P, et al. Free radicals are involved in cancer procoagulant-induced platelet activation［J］. Thromb Res, 2000, 97（3）: 169-175.

［162］ GOMES F G, SANDIM V, ALMEIDA V H, et al. Breast-cancer extracellular vesicles induce platelet activation and aggregation by tissue factor-independent and -dependent mechanisms ［J］. Thromb Res, 2017, 159: 24-32.

［163］ TÍMÁR J, TÓVÁRI J, RÁSÓ E, et al. Platelet-mimicry of cancer cells: epiphenomenon with clinical significance［J］. Oncology, 2005, 69（3）: 185-201.

［164］ WANG Q, LI Z, SUN L, et al. Platelets enhance the ability of bone-marrow mesenchymal stem cells to promote cancer metastasis［J］. Onco Targets Ther, 2018, 11: 8251-8263.

［165］ TAKEMOTO A, OKITAKA M, TAKAGI S, et al. A critical role of platelet TGF-β release in podoplanin-mediated tumour invasion and metastasis［J］. Sci Rep, 2017, 7: 42186.

［166］ YU L X, YAN L, YANG W, et al. Platelets promote tumour metastasis via interaction between TLR4 and tumour cell-released high-mobility group box1 protein［J］. Nat Commun, 2014, 5: 5256.

［167］ PAGET S. The distribution of secondary growths in cancer of the breast［J］.The Lancet, 1889, 133（3421）: 571-573.

［168］ KAPLAN R N, RIBA R D, ZACHAROULIS S, et al. VEGFR1-positive haematopoietic bone marrow progenitors initiate the pre-metastatic niche［J］. Nature, 2005, 438（7069）: 820-827.

［169］ WANG M, ZHAO X, ZHU D, et al. HIF-1α promoted vasculogenic mimicry formation in hepatocellular carcinoma through LOXL2 up-regulation in hypoxic tumor microenvironment ［J］. J Exp Clin Cancer Res, 2017, 36（1）: 60.

［170］ CHEN C, LOU T. Hypoxia inducible factors in hepatocellular carcinoma［J］. Oncotarget, 2017, 8（28）: 46691-46703.

［171］ ERLER J T, BENNEWITH K L, COX T R, et al. Hypoxia-induced lysyl oxidase is a critical mediator of bone marrow cell recruitment to form the premetastatic niche［J］. Cancer Cell, 2009, 15（1）: 35-44.

［172］ MINCIACCHI V R, FREEMAN M R, DI VIZIO D. Extracellular vesicles in cancer: exosomes, microvesicles and the emerging role of large oncosomes［J］. Semin Cell Dev Biol, 2015, 40: 41-51.

［173］ GRANGE C, TAPPARO M, COLLINO F, et al. Microvesicles released from human renal cancer stem cells stimulate angiogenesis and formation of lung premetastatic niche［J］. Cancer Res, 2011, 71（15）: 5346-5356.

［174］ LIU Y F, GU Y M, HAN Y, et al. Tumor exosomal RNAs promote lung pre-metastatic niche formation by activating alveolar epithelial TLR3 to recruit neutrophils［J］. Cancer Cell, 2016, 30（2）, 243-256.

［175］ KOWANETZ M, WU X, LEE J, et al. Granulocyte-colony stimulating factor promotes lung metastasis through mobilization of Ly6G$^+$Ly6C$^+$ granulocytes［J］. Proc Natl Acad Sci, 2010, 107（50）: 21248-21255.

［176］ GILES A J, REID C M, EVANS J D, et al. Activation of hematopoietic stem/progenitor cells promotes immunosuppression within the pre-metastatic niche［J］. Cancer Res, 2016, 76（6）: 1335-1347.

［177］CHAFE S C, LOU Y M, SCENEAY J, et al. Carbonic anhydrase IX promotes myeloid-derived suppressor cell mobilization and establishment of a metastatic niche by stimulating G-CSF production［J］. Cancer Res, 2015, 75（6）: 996−1008.

［178］SCENEAY J, CHOW M T, CHEN A, et al. Primary tumor hypoxia recruits CD11b[+]/Ly6C[med]/Ly6G[+] immune suppressor cells and compromises NK cell cytotoxicity in the premetastatic niche［J］. Cancer Res, 2012, 72（16）: 3906−3911.

［179］TACKE R S, LEE H C, GOH C, et al. Myeloid suppressor cells induced by hepatitis C virus suppress T-cell responses through the production of reactive oxygen species［J］. Hepatology, 2012, 55（2）: 343−353.

［180］BODOGAI M, MORITOH K, LEE-CHANG C, et al. Immunosuppressive and prometastatic functions of myeloid-derived suppressive cells rely upon education from tumor-associated B cells［J］. Cancer Res, 2015, 75（17）: 3456−3465.

［181］CLEVER D, ROYCHOUDHURI R, CONSTANTINIDES M G, et al. Oxygen sensing by T cells establishes an immunologically tolerant metastatic niche［J］. Cell, 2016, 166（5）: 1117−1131.

［182］AGUADO B A, BUSHNELL G G, RAO S S, et al. Engineering the pre-metastatic niche［J］. Nat Biomed Eng, 2017, 1: 0077.

［183］CHATURVEDI P, GILKES D M, TAKANO N, et al. Hypoxia-inducible factor-dependent signaling between triple-negative breast cancer cells and mesenchymal stem cells promotes macrophage recruitment［J］. Proc Natl Acad Sci, 2014, 111（20）: E2120−E2129.

［184］CHO D I, KIM M R, JEONG H Y, et al. Mesenchymal stem cells reciprocally regulate the M1/M2 balance in mouse bone marrow-derived macrophages［J］. Exp Mol Med, 2014, 46: e70.

［185］MEADE K J, SANCHEZ F, AGUAYO A, et al. Secretomes from metastatic breast cancer cells, enriched for a prognostically unfavorable LCN$_2$ axis, induce anti-inflammatory MSC actions and a tumor-supportive premetastatic lung［J］. Oncotarget, 2019, 10（32）: 3027−3039.

［186］SHI Y F, DU L M, LIN L Y, et al. Tumour-associated mesenchymal stem/stromal cells: emerging therapeutic targets［J］. Nat Rev Drug Discov, 2017, 16（1）: 35−52.

［187］WANG Y, CHEN X D, CAO W, et al. Plasticity of mesenchymal stem cells in immunomodulation: pathological and therapeutic implications［J］. Nat Immunol, 2014, 15（11）: 1009−1016.

［188］COFFMAN L G, PEARSON A T, FRISBIE L G, et al. Ovarian carcinoma-associated mes-enchymal stem cells arise from tissue-specific normal stroma［J］. Stem Cells, 2019, 37（2）: 257-269.

［189］SUN L, WANG Q Q, CHEN B, et al. Gastric cancer mesenchymal stem cells derived IL-8 induces PD-L1 expression in gastric cancer cells via STAT3/mTOR-c-Myc signal axis［J］. Cell Death Dis, 2018, 9（9）: 928.

［190］LE BLANC K, RASMUSSON I, SUNDBERG B, et al. Treatment of severe acute graft-ver-sus-host disease with third party haploidentical mesenchymal stem cells［J］. Lancet, 2004, 363（9419）: 1439-1441.

［191］ELGAZ S, KUÇI Z, KUÇI S, et al. Clinical use of mesenchymal stromal cells in the treat-ment of acute graft-versus-host disease［J］. Transfus Med Hemother, 2019, 46（1）: 27-34.

［192］WHITESIDE T L. Exosomes and mesenchymal stem cell cross-talk in the tumor microenvi-ronment［J］. Semin Immunol, 2018, 35: 69-79.

［193］SUN L Y, WANG D D, LIANG J, et al. Umbilical cord mesenchymal stem cell transplanta-tion in severe and refractory systemic lupus erythematosus［J］. Arthritis Rheum, 2010, 62（8）: 2467-2475.

［194］ZHAO J X , LI X L, HU J X, et al. Mesenchymal stromal cell-derived exosomes attenuate myocardial ischaemia-reperfusion injury through miR-182-regulated macrophage polariza-tion［J］. Cardiovasc Res, 2019, 115（7）: 1205-1216.

［195］VISVADER J E. Cells of origin in cancer［J］. Nature, 2011, 469（7330）: 314-322.

［196］MCMILLIN D W, NEGRI J M, MITSIADES C S. The role of tumour-stromal interac-tions in modifying drug response: challenges and opportunities［J］. Nat Rev Drug Discov, 2013, 12（3）: 217-228.

［197］ROODHART J M L, DAENEN L G M, STIGTER E C A, et al. Mesenchymal stem cells induce resistance to chemotherapy through the release of platinum-induced fatty acids［J］. Cancer Cell, 2011, 20（3）: 370-383.

［198］MÜERKÖSTER S, WEGEHENKEL K, ARLT A, et al. Tumor stroma interactions induce chemoresistance in pancreatic ductal carcinoma cells involving increased secretion and para-crine effects of nitric oxide and interleukin-1β［J］. Cancer Res, 2004, 64（4）: 1331-1337.

［199］SCHERZED A, HACKENBERG S, FROELICH K, et al. BMSC enhance the survival of pa-clitaxel treated squamous cell carcinoma cells *in vitro*［J］. Cancer Biol Ther, 2011, 11（3）:

349-357.

[200] HELLEVIK T, PETTERSEN I, BERG V, et al. Changes in the secretory profile of NSCLC-associated fibroblasts after ablative radiotherapy: potential impact on angiogenesis and tumor growth [J]. Transl Oncol, 2013, 6 (1): 66-74.

[201] ISELLA C, TERRASI A, BELLOMO S E, et al. Stromal contribution to the colorectal cancer transcriptome [J]. Nat Genet, 2015, 47 (4): 312-319.

[202] STRAUSSMAN R, MORIKAWA T, SHEE K, et al. Tumour micro-environment elicits innate resistance to RAF inhibitors through HGF secretion [J]. Nature, 2012, 487 (7408): 500-504.

[203] CRAWFORD Y, KASMAN I, YU L L, et al. PDGF-C mediates the angiogenic and tumorigenic properties of fibroblasts associated with tumors refractory to anti-VEGF treatment [J]. Cancer Cell, 2009, 15 (1): 21-34.

[204] BRAHMER J R, TYKODI S S, CHOW L Q M, et al. Safety and activity of anti-PD-L1 antibody in patients with advanced cancer [J]. N Engl J Med, 2012, 366 (26): 2455-2465.

[205] ONO M, KOSAKA N, TOMINAGA N, et al. Exosomes from bone marrow mesenchymal stem cells contain a microRNA that promotes dormancy in metastatic breast cancer cells [J]. Sci Signal, 2014, 7 (332): 63.

[206] BOELENS M C, WU T J, NABET B Y, et al. Exosomes transfer from stromal to breast cancer cells regulates therapy resistance pathways [J]. Cell, 2014, 159 (3): 499-513.

[207] MUNOZ J L, BLISS S A, GRECO S J, et al. Delivery of functional anti-mir-9 by mesenchymal stem cell-derived exosomes to glioblastoma multiforme cells conferred chemosensitivity [J]. Mol Ther Nucleic Acids, 2013, 2: e126.

[208] MIRZAEI H, SAHEBKAR A, AVAN A, et al. Application of mesenchymal stem cells in melanoma: a potential therapeutic strategy for delivery of targeted agents [J]. Curr Med Chem, 2016, 23 (5): 455-463.

[209] ROSSIGNOLI F, SPANO C, GRISENDI G, et al. MSC-delivered soluble TRAIL and paclitaxel as novel combinatory treatment for pancreatic adenocarcinoma [J]. Theranostics, 2019, 9 (2): 436-448.

[210] ABBASZADEH H, GHORBANI F, DERAKHSHANI M, et al. Human umbilical cord mesenchymal stem cell-derived extracellular vesicles: a novel therapeutic paradigm [J]. J Cell Physiol, 2020, 235 (2): 706-717.

［211］ FUNES J M, QUINTERO M, HENDERSON S, et al. Transformation of human mesenchymal stem cells increases their dependency on oxidative phosphorylation for energy production ［J］. Proc Natl Acad Sci USA, 2007, 104（15）：6223-6228.

［212］ SAMUDIO I, FIEGL M, MCQUEEN T, et al. The warburg effect in leukemia-stroma cocultures is mediated by mitochondrial uncoupling associated with uncoupling protein 2 activation ［J］. Cancer Res, 2008, 68（13）：5198-5205.

［213］ CAI J Y, WANG J C, HUANG Y N, et al. Erk/Drp1-dependent mitochondrial fission is involved in the MSC-induced drug resistance of T-cell acute lymphoblastic leukemia cells ［J］. Cell Death Dis, 2016, 7（11）：e2459.

［214］ FROLOVA O, SAMUDIO I, BENITO J M, et al. Regulation of HIF-1α signaling and chemoresistance in acute lymphocytic leukemia under hypoxic conditions of the bone marrow microenvironment ［J］. Cancer Biol Ther, 2012, 13（10）：858-870.

［215］ YANG J , MIAO Y L, CHANG Y F, et al. Condition medium of HepG-2 cells induces the transdifferentiation of human umbilical cord mesenchymal stem cells into cancerous mesenchymal stem cells ［J］. Am J Transl Res, 2016, 8（8）：3429-3438.

［216］ TAGHIPOUR M, OMIDVAR A, RAZMKHAH M, et al. Comparative proteomic analysis of tumor mesenchymal-like stem cells derived from high grade versus low grade gliomas ［J］. Cell J, 2017, 19（2）：250-258.

［217］ PASANEN I, LEHTONEN S, SORMUNEN R, et al. Breast cancer carcinoma-associated fibroblasts differ from breast fibroblasts in immunological and extracellular matrix regulating pathways ［J］. Exp Cell Res, 2016, 344（1）：53-66.

［218］ OHKOUCHI S, BLOCK G J, KATSHA A M, et al. Mesenchymal stromal cells protect cancer cells from ROS-induced apoptosis and enhance the Warburg effect by secreting STC1 ［J］. Mol Ther, 2012, 20（2）：417-423.

［219］ RATTIGAN Y I, PATEL B B, ACKERSTAFF E, et al. Lactate is a mediator of metabolic cooperation between stromal carcinoma associated fibroblasts and glycolytic tumor cells in the tumor microenvironment ［J］. Exp Cell Res, 2012, 318（4）：326-335.

［220］ OSTHUS R C, SHIM H, KIM S, et al. Deregulation of glucose transporter 1 and glycolytic gene expression by c-Myc ［J］. J Biol Chem, 2000, 275（29）：21797-21800.

［221］ SHIM H, DOLDE C, LEWIS B C, et al. c-Myc transactivation of LDH-A：implications for tumor metabolism and growth ［J］. Proc Natl Acad Sci USA, 1997, 94（13）：6658-6663.

［222］YANG W W, ZHENG Y H, XIA Y , et al. Erk1/2-dependent phosphorylation and nuclear translocation of PKM2 promotes the Warburg effect ［J］. Nat Cell Biol, 2012, 14 （12）: 1295−1304.

［223］JIANG P, DU W J, WANG X W, et al. p53 regulates biosynthesis through direct inactivation of glucose-6-phosphate dehydrogenase ［J］. Nat Cell Biol, 2011, 13 （3）: 310−316.

［224］ADELIPOUR M, BABAEI F, MIRZABABAEI M, et al. Correlation of micro vessel density and c-Myc expression in breast tumor of mice following mesenchymal stem cell therapy ［J］. Tissue Cell, 2017, 49 （2）: 315−322.

［225］WU N, ZHANG Y L, WANG H T, et al. Overexpression of hepatocyte nuclear factor 4α in human mesenchymal stem cells suppresses hepatocellular carcinoma development through Wnt/β-catenin signaling pathway downregulation ［J］. Cancer Biol Ther, 2016, 17 （5）: 558−565.

［226］XIA B, TIAN C, GUO S Q, et al. c-Myc plays part in drug resistance mediated by bone marrow stromal cells in acute myeloid leukemia ［J］. Leuk Res, 2015, 39 （1）: 92−99.

［227］WANG W W, ZHONG W, YUAN J H, et al. Involvement of Wnt/β-catenin signaling in the mesenchymal stem cells promote metastatic growth and chemoresistance of cholangiocarcinoma ［J］. Oncotarget, 2015, 6 （39）: 42276−42289.

［228］NADERI E, SKAH S, UGLAND H, et al. Bone marrow stroma-derived PGE2 protects BCP-ALL cells from DNA damage-induced p53 accumulation and cell death ［J］. Mol Cancer, 2015, 14 （1）: 14.

［229］MORADI S L, ESLAMI G, GOUDARZI H, et al. Role of *Helicobacter pylori* on cancer of human adipose-derived mesenchymal stem cells and metastasis of tumor cells-an *in vitro* study ［J］. Tumour Biol, 2016, 37 （3）: 3371−3378.

［230］ABD-ALLAH S H, SHALABY S M, EL-SHAL A S, et al. Effect of bone marrow−derived mesenchymal stromal cells on hepatoma ［J］. Cytotherapy, 2014, 16 （9）: 1197−1206.

［231］HOSIOS A M, HECHT V C, DANAI L V, et al. Amino acids rather than glucose account for the majority of cell mass in proliferating mammalian cells ［J］. Dev Cell, 2016, 36 （5）: 540−549.

［232］MADDOCKS O D K, ATHINEOS D, CHEUNG E C, et al. Modulating the therapeutic response of tumours to dietary serine and glycine starvation ［J］. Nature, 2017, 544 （7650）: 372−376.

［233］ TANG K, HU L, MA J W, et al. Brief report: human mesenchymal stem-like cells facilitate floating tumorigenic cell growth via glutamine-ammonium cycle ［J］. Stem Cells, 2015, 33 （9）: 2877−2884.

［234］ DOS SANTOS G G, HASTREITER A A, SARTORI T, et al. L-glutamine *in vitro* modulates some immunomodulatory properties of bone marrow mesenchymal stem cells ［J］. Stem Cell Rev Rep, 2017, 13 （4）: 482−490.

［235］ LANZ T V, OPITZ C A, HO P P, et al. Mouse mesenchymal stem cells suppress antigen-specific TH cell immunity independent of indoleamine 2, 3-dioxygenase 1 （IDO1）［J］. Stem Cells Dev, 2010, 19 （5）: 657−668.

［236］ LING W F, ZHANG J M, YUAN Z R, et al. Mesenchymal stem cells use IDO to regulate immunity in tumor microenvironment ［J］. Cancer Res, 2014, 74 （5）: 1576−1587.

［237］ FECHTER K, DORRONSORO A, JAKOBSSON E, et al. IFN-γ Regulates activated Vδ2$^+$ T cells through feedback mechanism mediated by mesenchymal stem cells ［J］. PLoS One. 2017, 12 （1）: e0169362 .

［238］ PFEIFER S, SCHREDER M, BOLOMSKY A, et al. Induction of indoleamine-2, 3 dioxygenase in bone marrow stromal cells inhibits myeloma cell growth ［J］. J Cancer Res Clin Oncol, 2012, 138 （11）: 1821−1830.

［239］ PASCUAL G, AVGUSTINOVA A, MEJETTA S, et al. Targeting metastasis-initiating cells through the fatty acid receptor CD36 ［J］. Nature, 2017, 541 （7635）: 41−45.

［240］ LADANYI A, MUKHERJEE A, KENNY H A, et al. Adipocyte-induced CD36 expression drives ovarian cancer progression and metastasis ［J］. Oncogene, 2018, 37 （17）: 2285−2301.

［241］ WILDBURGER N C, WOOD P L, GUMIN J, et al. ESI−MS/MS and MALDI-IMS localization reveal alterations in phosphatidic acid, diacylglycerol, and DHA in glioma stem cell xenografts ［J］. J Proteome Res, 2015, 14 （6）: 2511−2519.

［242］ LINDOSO R S, COLLINO F, CAMUSSI G. Extracellular vesicles derived from renal cancer stem cells induce a pro-tumorigenic phenotype in mesenchymal stromal cells ［J］. Oncotarget, 2015, 6 （10）: 7959−7969.

［243］ XU F, GOMILLION C, MAXSON S, et al. *In vitro* interaction between mouse breast cancer cells and mouse mesenchymal stem cells during adipocyte differentiation ［J］. J Tissue Eng Regen Med, 2009, 3 （5）: 338−347.

[244] MOLNÁR E, SWAMY M, HOLZER M, et al. Cholesterol and sphingomyelin drive ligand-independent T-cell antigen receptor nanoclustering [J] . J Biol Chem, 2012, 287 (51): 42664–42674.

[245] YANG W, BAI Y B, XIONG Y, et al. Potentiating the antitumour response of CD8[+]T cells by modulating cholesterol metabolism [J]. Nature, 2016, 531 (7596): 651–655.

[246] LIU Y, REN H Z, ZHOU Y, et al. The hypoxia conditioned mesenchymal stem cells promote hepatocellular carcinoma progression through YAP mediated lipogenesis reprogramming [J]. J Exp Clin Cancer Res, 2019, 38 (1): 228.

[247] YUN J, MULLARKY E, LU C Y, et al. Vitamin C selectively kills KRAS and BRAF mutant colorectal cancer cells by targeting GAPDH [J]. Science, 2015, 350 (6266): 1391–1396.

[248] HSIAO W C, SUNG S Y, LIAO C H, et al. Vitamin D3-inducible mesenchymal stem cell-based delivery of conditionally replicating adenoviruses effectively targets renal cell carcinoma and inhibits tumor growth [J]. Mol Pharm, 2012, 9 (5): 1396–1408.

[249] BOISSY P, ANDERSEN T L, ABDALLAH B M, et al. Resveratrol inhibits myeloma cell growth, prevents osteoclast formation, and promotes osteoblast differentiation [J]. Cancer Res, 2005, 65 (21): 9943–9952.

[250] TABE Y, KONOPLEVA M, MUNSELL M F, et al. PML-RARα is associated with leptin-receptor induction: the role of mesenchymal stem cell-derived adipocytes in APL cell survival [J]. Blood, 2004, 103 (5): 1815–1822.

[251] TATEISHI K, WAKIMOTO H, IAFRATE A J, et al. Extreme vulnerability of IDH1 mutant cancers to NAD[+] depletion [J]. Cancer Cell, 2015, 28 (6): 773–784.

[252] LI F, HE X D, YE D W, et al. NADP[+]-IDH mutations promote hypersuccinylation that impairs mitochondria respiration and induces apoptosis resistance [J]. Mol Cell, 2015, 60 (4): 661–675.

[253] JIANG L H, MOUSAWI F, YANG X B, et al. ATP-induced Ca[2+]-signalling mechanisms in the regulation of mesenchymal stem cell migration [J]. Cell Mol Life Sci, 2017, 74 (20): 3697–3710.

[254] MAFFEY A, STORINI C, DICEGLIE C, et al. Mesenchymal stem cells from tumor microenvironment favour breast cancer stem cell proliferation, cancerogenic and metastatic potential, via ionotropic purinergic signalling [J]. Sci Rep, 2017, 7 (1): 13162.

[255] YOU M H, KIM W J, SHIM W, et al. Cytosine deaminase-producing human mesenchymal

stem cells mediate an antitumor effect in a mouse xenograft model［J］. J Gastroenterol Hepatol, 2009, 24（8）: 1393-1400.

［256］YANG C T, CHEN L, XU S, et al. Recent development of hydrogen sulfide releasing/stimulating reagents and their potential applications in cancer and glycometabolic disorders［J］. Front Pharmacol, 2017, 8: 664.

［257］XU J Y, YANG Y, XIE R, et al. The NCX1/TRPC6 complex mediates TGFβ-driven migration and invasion of human hepatocellular carcinoma cells［J］. Cancer Res, 2018, 78 （10）: 2564-2576.

［258］ZHANG L Y, TANG A L, ZHOU Y H, et al. Tumor-conditioned mesenchymal stem cells display hematopoietic differentiation and diminished influx of Ca^{2+}［J］. Stem Cells Dev, 2012, 21（9）: 1418-1428.

［259］MA Z J, CUI X, LU L, et al. exosomes from glioma cells induce a tumor-like phenotype in mesenchymal stem cells by activating glycolysis［J］. Stem Cell Res Ther, 2019, 10（1）: 60.

［260］SUNG J S, KANG C W, KANG S, et al. ITGB4-mediated metabolic reprogramming of cancer-associated fibroblasts［J］. Oncogene, 2020, 39（3）: 664-676.

［261］AUCIELLO F R, BULUSU V, OON C, et al. A stromal lysolipid-autotaxin signaling axis promotes pancreatic tumor progression［J］. Cancer Discov, 2019, 9（5）: 617-627.

［262］DOMINGO-VIDAL M, WHITAKER-MENEZES D, MARTOS-RUS C, et al. Cigarette smoke induces metabolic reprogramming of the tumor stroma in head and neck squamous cell carcinoma［J］. Mol Cancer Res, 2019, 17（9）: 1893-1909.

［263］KIM B G, SUNG J S, JANG Y, et al. Compression-induced expression of glycolysis genes in CAFs correlates with EMT and angiogenesis gene expression in breast cancer［J］. Commun Biol, 2019, 2: 313.

［264］金伯泉. 医学免疫学［M］. 北京: 人民卫生出版社, 2010: 1-2.

［265］EHRLICH P. Ueber den jetzigen Stand der Ueber den jetzigen［J］. Ned Tijdschr Geneeskd, 1909, 5: 273-290.

［266］LAWRENCE H S. Cellular and humoral aspects of the hypersensitive States［M］. New York: Paul B. Hoeber, Inc, 1959: 529-532.

［267］SHANKARAN V, IKEDA H, BRUCE A T, et al. INF-γ and lymphocytes prevent primary tumour development and shape tumour immunogenicity［J］. Nature, 2001, 410（6832）: 1107-1111.

［268］DUNN G P, BRUCE A T, IKEDA H, et al. Cancer immunoediting：from immunosurveil-lance to tumor escape［J］. Nat Immunol, 2002, 3（11）：991-998.

［269］WAGNER M, KOYASU S. Cancer immunoediting by innate lymphoid cells［J］. Trends Immunol, 2019, 40（5）：415-430.

［270］LI N, HUA J. Interactions between mesenchymal stem cells and the immune system［J］. Cell Mol Life Sci, 2017, 74（13）：2345-2360.

［271］LE BLANC K, TAMMIK L, SUNDBERG B, et al. Mesenchymal stem cells inhibit and stimulate mixed lymphocyte cultures and mitogenic responses independently of the major histocompatibility complex［J］. Scand J Immunol, 2003, 57（1）：11-20.

［272］LE BLANC K, TAMMIK C, ROSENDAHL K, et al. HLA expression and immunologic properties of differentiated and undifferentiated mesenchymal stem cells［J］. Exp Hematol, 2003, 31（10）：890-896.

［273］RASMUSSON I, RINGDÉN O, SUNDBERG B, et al. Mesenchymal stem cells inhibit the formation of cytotoxic T lymphocytes, but not activated cytotoxic T lymphocytes or natural killer cells［J］. Transplantation, 2003, 76（8）：1208-1213.

［274］POGGI A, MUSSO A, DAPINO I, et al. Mechanisms of tumor escape from immune sys-tem：Role of mesenchymal stromal cells［J］. Immunol Lett, 2014, 159（1-2）：55-72.

［275］MUSSO A, CATELLANI S. Aminobisphosphonates prevent the inhibitory effects exerted by lymph node stromal cells on anti-tumor Vδ 2 T lymphocytes in non-Hodgkin lymphomas［J］. Haematologica, 2014, 99（1）：131-139.

［276］NAUSCH N, CERWENKA A. NKG2D ligands in tumor immunity［J］. Oncogene, 2008, 27（45）：5944-5958.

［277］CHAMPSAUR M, LANIER L L. Effect of NKG2D ligand expression on host immune responses［J］. Immunol Rev, 2010, 235（1）：267-285.

［278］陈强星，张剑. 间充质干细胞免疫调节作用的研究进展［J］. 器官移植，2016, 7（6）：484-489.

［279］ZHOU C, WU X R, LIU H S, et al. Immunomodulatory effect of urine-derived stem cells on inflammatory bowel diseases via downregulating TH1/TH17 immune responses in a PGE$_2$-dependent manner［J］. J Crohns Colitis, 2019, 14（5）：654-668.

［280］WU D, LIU Y, PANG N N, et al. PD-1/PD-L1 pathway activation restores the imbalance of Th1/Th2 and treg/Th17 cells subtypes in immune thrombocytopenic purpura patients［J］.

Medicine, 2019, 98（43）: e17608.

［281］TUMANGELOVA-YUZEIR K, NAYDENOV E IVANOVA-TODORVA E, et al. Mesenchymal stem cells derived and cultured from glioblastoma multiforme increase Tregs, downregulate TH17, and induce the tolerogenic phenotype of monocyte-derived cells［J］. Stem Cells Int, 2019, 2019: 6904638.

［282］NAJAR M, LOMBARD C A, FAYYAD-KAZAN H, et–al. Th17 immune response to adipose tissue-derived mesenchymal stromal cells［J］. J Cell Phy, 2019, 234（11）: 21145–21152.

［283］CHEN W C, HUANG Y K, HAN J C, et al. Immunomodulatory effects of mesenchymal stromal cells-derived exosomes［J］. Immunol Res, 2016, 64（4）: 831–840.

［284］LUZ-CRAWFORD P, KURTE M, BRAVO-ALEGRÍA J, et al. Mesenchymal stem cells generate a $CD4^+CD25^+Foxp3^+$ regulatory T cell population during the differentiation process of Th1 and Th17 cells［J］. Stem Cell Res Ther, 2013, 4（3）: 65.

［285］CARRIÓN F, NOVA E, LUZ P, et al. Opposing effect of mesenchymal stem cells on Th1 and Th17 cell polarization according to the state of $CD4^+T$ cell activation［J］. Immunol Lett, 2011, 135（1–2）: 10–16.

［286］XU C L, YU P F, HAN X Y, et al. TGF-β a promotes immune responses in the presence of mesenchymal stem cells［J］. J Immunol, 2014, 192（1）: 103–109.

［287］CAHILL E F, SAX T, HARTMANN I, et al. Mesenchymal stromal cells protect endothelial cells from cytotoxic T lymphocyte-induced lysis［J］. Scand J Immunol, 2016, 84（3）: 158–164.

［288］WU R, LIU C X, DENG X H, et al. Enhanced alleviation of aGVHD by TGF-β1-modified mesenchymal stem cells in mice through shifting MΦ into M2 phenotype and promoting the differentiation of Treg cells［J］. J Cell Mol Med, 2020, 24（2）: 1684–1699.

［289］VASILEV G, IVANOVA M, IVANOVA-TODOROVA E, et al. Secretory factors produced by adipose mesenchymal stem cell downregulate Th17 and increase Treg cells in peripheral blood mononuclear cells from rheumatoid arthritis patients［J］. Rheumato Int, 2019, 39（5）: 819–821.

［290］NAJAR M, RAICEVIC G, BOUFKER H I, et al. Adipose-tissue-derived and Wharton's jelly-derived mesenchymal stromal cells suppress lymphocyte responses by secreting leukemia inhibitory factor［J］. Tissue Eng Part A, 2010, 16（11）: 3537–3546.

［291］DEL PAPA B, SPORTOLETTI P, CECCHINI D, et al. Notch1 modulates mesenchymal stem cells mediated regulatory T-cell induction［J］. Eur J Immunol, 2013, 43（1）: 182−187.

［292］ YAN Z D, ZHUANSUN Y X, CHEN R, et al. Immunomodulation of mesenchymal stromal cells on regulatory T cells and its possible mechanism［J］. Exp Cell Res, 2014, 324（1）: 65−74.

［293］ LUZ-CRAWFORD P, DJOUAD F, TOUPET K, et al. Mesenchymal stem cell-derived inter-leukin 1 receptor antagonist promotes macrophage polarization and inhibits B cell differen-tiation［J］. Stem Cells, 2016, 34（2）: 483−492.

［294］ CHE N, LI X, ZHOU S L, et al. Umbilical cord mesenchymal stem cells suppress B-cell proliferation and differentiation［J］. Cell Immunol, 2012, 274（1−2）: 46−53.

［295］ KIM J, KIM N K, PARK S R, et al. GM-CSF enhances mobilization of bone marrow mesen-chymal stem cells via a CXCR4-medicated mechanism［J］. Tissue Eng Regen Med, 2019, 16（1）: 59−68.

［296］ BLUMENFELD-KAN S, STAUN-RAM E, MILLER A. Fingolimod reduces CXCR4-me-diated B cell migration and induces regulatory B cells-mediated anti-inflammatory immune repertoire［J］. Mult Scler Relat Disord, 2019, 34: 29−37.

［297］ SPAGGIARI G M, MORETTA L. Cellular and molecular interactions of mesenchymal stem cells in innate immunity［J］. Immunol Cell Biol, 2013, 91（1）: 27−31.

［298］ KARIMINEKOO S, MOVASSAGHPOUR A, RAHIMZADEH A, et al. Implications of mesenchymal stem cells in regenerative medicine［J］. Artif Cells Nanomed Biotechnol, 2016, 44（3）: 749−757.

［299］ CHATTERJEE D, MARQUARDT N, TUFA D M, et al. Human umbilical cord-derived mes-enchymal stem cells utilize activin-A to suppress interferon-γ production by natural killer cells［J］. Front Immunol, 2014, 5: 662.

［300］ LIU Y, YIN Z L, ZHANG R, et al. MSCs inhibit bone marrow-derived DC maturation and function through the release of TSG-6［J］. Biochem Biophys Res Commun, 2014, 450（4）: 1409−1415.

［301］ KUMAR D, XU M L. Microenvironment cell contribution to lymphoma immunity［J］. Front Oncol, 2018, 8: 288.

［302］ MASUGI Y, NISHIHARA R, YANG J H, et al. Tumour CD274（PD-L1）expression and T cells in colorectal cancer［J］. Gut, 2017, 66（8）: 1463−1473.

［303］ RIDGE S M, BHATTACHARYYA D, DERVAN E, et al. Secreted factors from metastatic prostate cancer cells stimulate mesenchymal stem cell transition to a pro-tumourigenic 'activated' state that enhances prostate cancer cell migration［J］. Int J Cancer, 2018, 142（10）: 2056-2067.

［304］KANSY B A, DISSMANN P A, HEMEDA H, et al. The bidirectional tumor mesenchymal stromal cell interaction promotes the progression of head and neck cancer［J］. Stem Cell Res Ther, 2014, 5（4）: 95.

［305］HOSSAIN A, GUMIN J, GAO F, et al. Mesenchymal stem cells isolated from human gliomas increase proliferation and maintain stemness of glioma stem cells through the IL-6/gp130/STAT3 pathway［J］. Stem Cells, 2015, 33（8）: 2400-2415.

［306］LI W, ZHOU Y, YANG J, et al. Gastric cancer-derived mesenchymal stem cells prompt gastric cancer progression through secretion of interleukin-8［J］. J Exp Clin Cancer Res, 2015, 34: 52.

［307］LU C Y, TILAN J U, EVERHART L, et al. Dipeptidyl peptidases as survival factors in Ewing sarcoma family of tumors: Implications for tumor biology and therapy［J］. J Biol Chem, 2011, 286（31）: 27494-27505.

［308］LIU R, LI H, LIU L, et al. Fibroblast activation protein: a potential therapeutic target in cancer［J］. Cancer Biol Ther, 2012, 13（3）: 123-129.

［309］ALLARD D, ALLARD B, GAUDREAU P O, et al. CD73-adenosine: a next-generation target in immuno-oncology［J］. Immunotherapy, 2016, 8（2）: 145-163.

［310］YOUNG A, MITTAL D, STAGG J, et al. Targeting cancer-derived adenosine: new therapeutic approaches［J］. Cancer Discov, 2014, 4（8）: 879-888.

［311］OHTA A A. Metabolic immune checkpoint: adenosine in tumor microenvironment［J］. Front Immunol, 2016, 7: 109.

［312］KANCHAN K, FUXREITER M, FÉSÜS L. Physiological, pathological, and structural implications of non-enzymatic protein-protein interactions of the multifunctional human transglutaminase 2［J］. Cell Mol Life Sci, 2015, 72（16）: 3009-3035.

［313］HUANG L, XU A M, LIU W. Transglutaminase 2 in cancer［J］. Am J Cancer Res, 2015, 5（9）: 2756-2776.

［314］TATSUKAWA H, FURUTANI Y, HITOMI K, et al. Transglutaminase 2 has opposing roles in the regulation of cellular functions as well as cell growth and death［J］. Cell Death Dis, 2016, 7（6）: e2244.

［315］POGGI A, ZOCCHI M R. How to exploit stress-related immunity against Hodgkin's lympho-ma：Targeting ERp5 and ADAM sheddases［J］. Oncoimmunology, 2013, 2（12）：e27089.

［316］ZOCCHI M R, CATELLANI S, CANEVALI P, et al. High ERp5/ADAM10 expression in lymph node microenvironment and impaired NKG2D ligands recognition in Hodgkin lym-phomas［J］. Blood, 2012, 119（6）：1479–1489.

［317］HOU J W, MA T, CAO H H, et al. TNF-α-induced NF-κB activation promotes myofibroblast differentiation of LR-MSCs and exacerbates bleomycin-induced pulmonary fibrosis［J］. J Cell Physiol, 2018, 233（3）：2409–2419.

［318］COSTA V, CARINA V, RAIMONDI L, et al. MiR-33a controls hmscs osteoblast commit-ment modulating the Yap/Taz expression through EGFR signaling regulation［J］. Cells, 2019, 8（12）：E1495.

［319］TURLEY S J, CREMASCO V, ASTARITA J L. Immunological hallmarks of stromal cells in the tumour microenvironment［J］. Nat Rev Immunol, 2015, 15（11）：669–682.

［320］WANG W B,YEN M L,Liu K J, et al. Interleukin-25 mediates transcriptional control of PD-L1 via STAT3 in multipotent human mesenchymal stromal cells（hMSCs）to suppress Th17 responses［J］. Stem cell report, 2015, 5（3）：392–404.

［321］CARVALHO A É S, SOUSA M R R, ALENCAR-SILVA T, et al. Mesenchymal stem cells immunomodulation：The road to IFN-γ licensing and the path ahead［J］. Cytokine Growth Factor Rev, 2019, 47：32–42.

［322］SVOBODOVA E, KRULOVA M, ZAJICOVA A, et al. The role of mouse mesenchymal stem cells in differentiation of naive T-cells into anti-inflammatory regulatory T-cell or proinflam-matory helper T-cell 17 population［J］. Stem Cells Dev, 2012, 21（6）：901–910.

［323］REN G W, ZHANG L Y, ZHAO X, et al. Mesenchymal stem cell-mediated immunosuppression oc-curs via concerted action of chemokines and nitric oxide［J］. Cell stem cell, 2008, 2（2）：141–150.

［324］SU J, CHEN X, HUANG Y, et al. Phylogenetic distinction of iNOS and IDO function in mesenchymal stem cell-mediated immunosuppression in mammalian species［J］. Cell Death Differ, 2014, 21（3）：388–396.

［325］REN G W, ZHAO X, ZHANG L Y, et al. Inflammatory cytokine-induced intercellular adhe-sion molecule-1 and vascular cell adhesion molecule-1 in mesenchymal stem cells are criti-cal for immunosuppression［J］. J Immunol, 2010, 184（5）：2321–2328.

［326］SHENG H M, WANG Y, JIN Y Q, et al. A critical role of IFN-γ in priming MSC-mediated suppression of T cell proliferation through up-regulation of B7-H1 [J]. Cell Res, 2008, 18 （8）: 846–857.

[327] XU C L, REN G W, CAO G, et al. miR-155 regulates immune modulatory properties of mesenchymal stem cells by targeting TAK1-binding protein 2 [J]. J Biol Chem, 2013, 288 （16）: 11074–11079.

[328] CORCIONE A, BENVENUTO F, FERRETTI E, et al. Human mesenchymal stem cells modulate B-cell functions [J]. Blood, 2006, 107 （1）: 367–372.

[329] AUGELLO A, TASSO R, NEGRINI S, et al. Bone marrow mesenchymal progenitor cells inhibit lymphocyte proliferation by activation of the programmed death 1 pathway [J]. Euro J Immunol, 2005, 35 （5）: 1482–1490.

[330] RUSSELL J H, LEY T J. Lymphocyte mediated cytotoxicity [J]. Annu Rev Immunol, 2002, 20 （1）: 323–370.

[331] Zhao M Z, Sun Y, Jiang X F, et al. Promotion on NLRC5 upregulating MHC-I expression by IFN-γ in MHC-I–deficient breast cancer cells [J]. Immunol Res, 2019, 67 （6）: 497–504.

（赵媛媛、孙　丽、陈　斌、韩奕文）

第四章　肿瘤微环境趋化间充质干细胞及对肿瘤的作用

肿瘤微环境由一群细胞、间质和脉管组成，可分泌趋化因子使 BMMSC 靶向迁移到肿瘤微环境。一方面可利用 MSC 的趋化特性，通过基因修饰 MSC 达到抗肿瘤治疗作用；另一方面，肿瘤微环境可产生大量的效应分子，包括细胞因子、mRNA、miRNA、lncRNA 等，诱导肿瘤微环境中的 MSC 发生重编程和细胞表型改变，通过分泌各种细胞因子、趋化因子和生长因子促进肿瘤新生血管生成，细胞外基质重塑，细胞迁移、侵袭、耐药、免疫监视逃避以及肿瘤的定植和存活。因此，MSCs 如何被招募至肿瘤微环境中对理解微环境在肿瘤进展中的作用至关重要。本章重点讲述肿瘤分泌释放的参与促进 MSCs 定向趋化的因子，MSC 转分化为肿瘤相关基质细胞包括肿瘤相关成纤维细胞和肿瘤相关 MSCs 影响肿瘤发病和恶性进展的分子机制。

第一节　间充质干细胞肿瘤趋向性及抗肿瘤治疗

MSC 是一种来源于中胚层的非造血干细胞，可从多种组织包括骨髓、脂肪、脐带血等中分离获得，具有干细胞增殖、自我更新能力及在一定条件下向脂肪细胞、软骨细胞、成骨细胞等多种细胞分化的潜能。因此，MSC 一直被认为是理想的细胞治疗的种子细胞，可参与多种组织损伤修复。在不同的炎症损伤模型中，有大量研究发现 MSC 除了具有上述特点外，还具有低免疫原性，可定向趋化至炎症组织部位[1]。

肿瘤作为"永不愈合的创伤"，MSC 同样具有肿瘤趋向性，能够靶向迁移到肿瘤组织中。Beckermann 等[2]在体外实验中观察到 MSC 可以趋向肿瘤迁移，并和胰腺癌细胞、成纤维细胞、内皮细胞组成球状体。在体内实验中也观察到绿色荧光蛋白标记 MSC 可优先迁移到胰腺癌动物模型的肿瘤组织中。Studeny 等[3] 将 MSC 通过尾静脉注入肺内接种黑色素瘤的免疫缺陷鼠模型中，60 d 后，进行检测发现，MSC 在荷瘤动物体内的分布具有选择性，MSCs 趋向分布于肿瘤组织中，而在正常肺实质内检测不到。在卡波西（Kaposi）肉瘤、神经胶质瘤、乳腺癌等肿瘤动物模型中，MSC 也可迁移到肿瘤转移灶中[4-5]。采用立体定向技术建立大鼠脑胶质瘤模型：在大脑半球组，将 BrdUrd 标记的 MSC 注入大鼠脑胶质瘤模型肿瘤对侧大脑；在颈内动脉组，BrdUrd 标记的 MSC 被注入大鼠脑胶质瘤模型肿瘤同侧的颈内动脉。分别以 BrdUrd 标记的 333T 成纤维细胞作为对照组，2 周后，处死大鼠取脑组织制作病理切片，进行抗 BrdUrd 免疫组化及免疫荧光染色，观察 MSCs 的迁移情况。结果发现，移植到脑组织及颈内动脉的 BrdUrd 标记的 MSC 表现出了明显的向脑胶质瘤迁移的特性[6]。经脾脏植入磁标记大鼠 BMMSC 到大鼠肝细胞癌模型，普鲁士蓝染色后发现植入 MSC 组有大量阳性细胞分布，而对照组染色结果基本为阴性。表明 BMMSC 在活体内对肝癌细胞有明显的趋向迁移特性[7]。另一项研究使用胃癌细胞株 SGC-7901 经裸鼠腹股沟皮下注射构建皮下胃癌模型，荧光染料 SP-Dil 染色人脐血 MSC 及人成纤维细胞（human fibroblast, hFB），分组注射到对侧腹股沟皮下。10 d 后处死裸鼠，取出肿瘤、注射部位、肝脏、脾脏和肺脏组织，连续冰冻切片和常规 HE 染色，荧光显微镜下观察冰冻切片中 MSC 和成纤维细胞在各器官中的分布。结果显示肿瘤组织内见到大量红色染料标记的人脐血 MSC，注射部位、肝脏、脾脏及肺脏中未发现 MSC 存在，红色荧光物质在肿瘤切片中所占的比例与其他部位切片相比有显著性差异（$P<0.05$）；成纤维细胞主要集中于注射部位，其他脏器中未发现存在。结果表明人脐血 MSC 在动物体内能趋向迁移到胃癌组织中[8]。研究用慢病毒载体将 EGFP 转染分离纯化的人骨髓间质干细胞 hBMMSC，EGFP 可长期稳定表达，将 EGFP 作为示踪剂通过荧光显微镜直接观察 hBMMSC 在体内向胃癌移植瘤组织趋化迁移的情况。结果显示，注射 hBMMSC 的裸鼠，移植瘤组织内均可见散在绿色荧光，而注射 hFB 的裸鼠，移植瘤组织内未见绿色荧光（$P<0.01$），提示与 hFB 相比，hBMMSC 对胃癌移植瘤组织具有明显趋向性[9]。

正是基于 MSC 具有肿瘤定向趋向性与低免疫源性，且外源性的抗癌因子如 IL-2、IL-12 等通常半衰期较短，且难以到达肿瘤部位，治疗时需要反复注射，因而产生较大不良反应，临床使用受到极大限制，为此有研究者考虑采用基因重组的方法将治疗基因直接转导进 MSCs，便可使 MSCs 成为杀伤肿瘤细胞的有效载体，为癌症治疗提供了一种崭新的思路。*Nature* 旗下的 *Cancer Gene Therapy* 杂志发表了一篇题为 "Mesenchymal Stem Cell：A New Horizon in Cancer Gene Therapy" 的综述，阐述了 MSC 在癌症靶向治疗中的应用前景（图 4.1）[10]。MSC 已被认为是多种疾病（包括癌症）基因治疗的潜在工具，MSC 作为生物治疗载体具有以下几个优点：免疫沉默，肿瘤趋向性，易于快速分离、体外扩增，具有多向分化以及输送治疗剂的能力。肿瘤微环境为 MSC 的归巢和生存提供了有利的生态位，MSC 与生俱来地倾向于向肿瘤部位迁移，这些特性使得它们能够有效传递抗肿瘤基因。目前常采用病毒载体或非病毒载体，对 MSCs 进行基因重组，令其成为高效的细胞因子载体，对肿瘤进行治疗[11]。

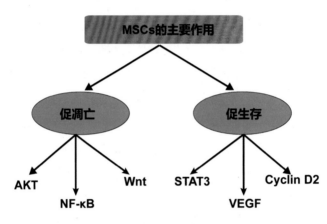

图 4.1　MSCs 的主要作用

　　病毒载体转染 MSCs 目前常使用腺病毒、逆转录病毒、慢病毒、杆状病毒等病毒载体。Xin 等利用腺病毒转染 MSCs，表达免疫刺激趋化因子 CX3CL1（Fractalkine），用于治疗肺癌[12]；Zhu 等利用慢病毒转染 MSCs，产生——肝细胞生长因子受体（Met）拮抗剂 NK4，治疗胃癌[13]；Zheng 等利用胎盘 MSC 表达内皮抑素（Endostatin），抑制新血管生成，治疗卵巢癌[14]。除了以上单一疗法外，Park 等将 IFN-β-MSCs 与临床常用药替莫唑胺联合使用治疗恶性胶质瘤，能够在一定程度上提高单因素疗法下 GL26 胶质瘤小鼠的存活率[15]。Yan 等将 MSC 进行基因修饰后分泌 CD20 特异性单链 Fv 抗体 –TRAIL 融合蛋白（seFvCD20-TRAIL），结合 seFvCD20 对非霍奇金淋巴瘤的特异性靶向，实现递送系统的双靶向功能，因此比单独递送 TRAIL MSC 治疗非霍奇金淋巴瘤更有效[16]。还有研究者利用病毒转染 MSC 产生前药激活酶，通过局部给予无活性前药，再给予基因改造后可表达激活酶的 MSC，使药物被酶激活，在这种情况下，只有 MSC 聚集区域才会发生细胞杀伤作用，减小了全身毒性[17]。成功案例有：单纯疱疹病毒胸苷激酶 TK-MSCs 与更昔洛韦联用治疗前列腺癌。

非病毒载体转染 MSCs 相比于病毒载体，具有易合成、免疫原性低、安全性高等优点。Hu 等[19]利用低相对分子质量阳离子聚合物 PEI 与 β 环糊精交联，合成 PEI600-Cyd 载体，可显著降低 PEI 对 MSCs 的毒性，而转染效率未受到影响；Hu 等[20]合成了一种精胺支链淀粉聚合物（SP），通过体外荧光素酶报告法测定转染效率，结果与 PEI 转染效率相当，高于 Lipo2000 的转染效率，且 MSCs 的体内外迁移未受到影响，可在 3 d 后迁移至 B16F10 肺转移肿瘤结节部位；之后该团队基于前药酶原理，再次利用 SP 转染 MSCs，得到单纯疱疹病毒胸苷激酶 HSV-TK-MSCs，用脂质体包裹前药更昔洛韦，从两方面控制了药物对肿瘤结节的靶向性，将细胞凋亡指数提高了 20 倍[21]。尽管非病毒载体在转染 MSCs 递送治疗基因中具有极大的应用前景，但目前对其转染效率的研究仍局限于体外，与病毒载体相比，其转染效率较低且基因表达时间较短。为了解决这一问题，可考虑控制抗肿瘤基因药物在细胞内或肿瘤内的释放，调节基因表达的时间和程度。如除了阳离子聚合物载体外，Yin 等[22]开发了一种磁性核壳纳米颗粒（MCNPs），构建以热休克蛋白 70（HSP70）作为启动子的 HSP-TRAIL 质粒，在体外用 MCNPs 将 HSP-TRAIL 质粒转入 MSCs，待 MSCs 迁移到目标肿瘤部位后，通过温和磁热疗特异性激活 TRAIL。结果显示，体外卵巢癌细胞存活率显著降低 40%，肿瘤大小降低 50%。此外，虽然病毒载体可能存在毒性、免疫原性、致癌性等安全问题，但由于其转染 MSCs 的效率可达到 90%，可使 MSCs 持续稳定地分泌目标蛋白，且不影响 MSCs 的分化潜能、迁移效果。因此，各类病毒载体在转染 MSCs 的基础性研究中仍有着不可替代的作用。

由此可见，经基因工程改造的 MSC 可作为一种替代抗肿瘤药物的有效疗法，因为它能够克服与细胞激素全身给药、半衰期短及高毒性药物相关的临床限制。近年来，经基因工程改造生成的抗毒性治疗性 MSCs 被认为是治疗脑瘤的有效策略。2014 年，美国马萨诸塞州总医院哈佛干细胞研究所的科学家们在 *Stem Cells* 杂志上公布了一项重要成果。对干细胞进行基因改良，使这些干细胞能够产生和分泌肿瘤杀伤毒素。最后他们看到了令人兴奋的现象：毒素杀死了癌细胞，延长了动物模型的生存期。研究人员认为，这种策略可能在其他恶性肿瘤的治疗中也有重要的作用，不过要在患者的临床管理中应用，仍需临床试验的证实。基因治疗取得的新进展为晚期肿瘤患者的标准护理开辟了新视野，而 MSC 又为癌症基因治疗提供了新方向，未来 MSC 将在癌症治疗中发挥重要的作用。

另外，递送溶瘤病毒也是肿瘤治疗中一种常用的方法，但其翻译过程常受到宿主免疫应答影响，且靶向性较低、毒性较大，MSCs 可成为溶瘤病毒的有效载体用于肿瘤治疗。Garefa-Castro 等治疗 4 名患有转移性神经胶质瘤的儿童，将溶瘤病毒腺病毒 ICOVIR-5 转染入患者自体 MSCs 中，结果患者对药物显示很好的耐受性，且在治疗 3 年后，有一名患者病情得到完全好转，一定程度上可证明 MSCs 能递送溶瘤病毒腺病毒至肿瘤转移灶，产生抗肿瘤作用且毒性较低[23]。

最近，以纳米粒为基础的 MSCs 化疗药物递送系统也受到极大关注。目前肿瘤药物纳米靶向给药系统主要分为两类：被动靶向系统和主动靶向系统。前者主要是利用肿瘤的高通透性和滞留（EPR）效应，而该效应并不是存在于所有肿瘤中的普遍现象，很有可能只局限于高灌注肿瘤，且在高度血管化的肿瘤中，也存在低灌注或低氧区域，这种情况下便很难利用 EPR 效应达到肿瘤靶向治疗的效果。主动靶向给药系统利用配体与肿瘤细胞上过表达的受体、表面抗原相结合，但由于递送系统首先是利用 EPR 效应被动地在肿瘤部位积累，随后才会连接到肿瘤细胞，因此这种主动靶向也同样具有被动靶向所存在的局限性[24,25]。MSCs 能够主动地趋向肿瘤部位，同时可浸润到达肿瘤深部，将纳米粒的控制、释放药物等优点与 MSCs 的靶向性及浸润性相结合，通过细胞载药的形式实现紫杉醇等经典小分子抗肿瘤药物的主动靶向效果，增强细胞载体对药物的递送性能而提高治疗效率。如 Sadhukha 等构建了粒径只有 7 nm 的包载疏水性药物姜黄素的胶束，易穿过细胞膜，可在数分钟内达到 MSCs 的最大载药量。单独使用姜黄素时，易对 MSCs 产生毒性，而引入纳米粒后，毒性减小[26]。Tripodo 等利用 PLGA 纳米粒，通过细胞内吞作用，将 PLGA 包封的紫杉醇内化至细胞中，一部分内化的纳米粒能够从溶酶体中逃逸，进入细胞质中，纳米粒保留在细胞中，作为药物储库，逐渐释放药物，活体成像显示药物可在 1 h 内到达肺部并在肺中聚集[27]。研究人员利用聚乙酸 PLA、脂质纳米囊包裹香豆素6，纳米粒进入MSCs后并未影响MSCs的存活率、迁移能力以及成骨、成脂的分化能力[28]。基于前期工作，研究者们还从提高药物的载药量等方面对细胞纳米粒载体系统进行了优化，Li等将单克隆抗体CD73/CD90偶联至二氧化硅粒子表面，使MSCs通过抗体识别纳米粒，将其内吞或联结于细胞膜表面，与单二氧化硅相比，载药量得到极大提高[29]。此外，为了提高游离药物在瘤内的聚集，Zhang等合成了整合素受体修饰的PEG化树状大分子，通过酸敏感键连接多柔比星（DOX），形成MSCs-整合素受体修饰的PEG化树状大分子-DOX，能够在控制药物释放的同时，利用整合素受体增强靶向性，结果显示，该系统在体内和体外产生持久的抗胶质瘤效果[30]。

近年来，外泌体作为细胞分泌产生的脂质膜泡，可携载蛋白和RNA等信息参与细胞间通信。这种天然分泌的膜泡载体能够抵御体内早期的转化和清除作用，穿过质膜，具有低毒性、较高体内耐受性，有望替代脂质体，成为新型药物载体。2013年，美国学者Katakowski等将miR-146b转染入MSCs并收集由其分泌的外泌体，瘤内注射实验结果证明，这些外泌体能够显著抑制大鼠胶质瘤的生长，证明MSCs分泌的外泌体可用于miRNA的递送，并发挥一定治疗作用[31]。2014年，意大利学者Pascucci等将紫杉醇（PTX）与MSCs共同孵育，并通过透射电镜和扫描电镜观测外泌体的分泌，超速离心收集外泌体，证明PTX确实存在于外泌体中，最终对CFPAC-1细胞增殖产生较强的抑制作用，首次证明MSCs能够通过外泌体递送抗肿瘤药物[32]，这些结果都为MSCs在抗肿瘤药物靶向递送中的应用打开了一个新局面。

由于MSC具有多向分化潜能，可产生丰富的可溶性生长因子、细胞因子，且具有支持造血功能，过去十年中受到广泛关注，用于治疗心血管疾病、Ⅰ型糖尿病等。此外，MSCs能够定向迁移至炎症部位，通过与淋巴细胞间的相互作用等，参与免疫调节及抗炎功能，在加拿大、新西兰等国家，MSCs产品"Prochymal"已批准用于小儿移植物抗宿主病治疗，其他MSCs产品用于免疫类疾病，包括再生障碍性贫血、克罗恩病、风湿性关节炎以及多重硬化症等的研究已进入临床试验阶段。尽管如此，MSCs用于肿瘤治疗的研究仍处于临床前基础研究阶段，仍需进行大量实验研究工作，目前研究最多的肿瘤类别是恶性胶质瘤：多形性胶质母细胞瘤（glioblastoma multiforme，GBM），目前患者平均生存期仅为6~18个月。这种肿瘤极具侵略性，易扩散至正常的脑实质细胞，且现有的药物不能够实现有效靶向，因此MSCs的主动靶向及寻找转移灶的作用便可得到充分发挥。研究显示，MSCs 能穿过正常脑实质，迁移至胶质瘤[33]。在临床中可使用基因修饰的 MSC 作为手术后的佐剂，清除残余肿瘤细胞以及迁移细胞。Bagó 等利用纤维蛋白基质与 MSCs TRAIL 混合给药，未影响 MSCs 向肿瘤细胞的迁移，且可将药物在术后空腔中的滞留量提高 3 倍，在模拟临床的研究中，将术后 GBM 肿瘤体积减小了 6 倍，且复发时间也延长了 4 倍，与对照组相比，中位存活时间从 15 d 提高至 36 d，证明该方法有望成为 GBM 的辅助治疗手段，可抑制 GBM 的复发，或用于其他致死类肿瘤的治疗[34]。

目前有大量的研究表明不同因素可影响 MSC 对肿瘤的作用：在相同的实验条件下，MSC 与不同类型的肿瘤细胞共培养或共移植，可能会对肿瘤细胞产生完全不同的影响；同一部位的肿瘤病理类型不同，MSC 对其影响可能也不同。同一细胞株体内外实验结果不同，其原因可能是 MSC 在肿瘤局部能够形成肿瘤干细胞龛，从而使肿瘤细胞维持其自身的增殖能力。不同的注射方式可能影响到 MSC 的细胞因子分泌及在体内的迁移功能。目前 MSC 在临床应用中多采用静脉注射的方式输注到人体内，而各研究者的实验模型中，有与肿瘤细胞同部位局部注射、远离肿瘤细胞局部注射及静脉注射等 3 种注射途径。实验结果会受到 MSC 的输注剂量及次数的影响，如 MSC 输注的剂量的高低可能影响其在体内所发挥的作用；也会受到 MSC 输注时机的影响，如 MSC 在动物体内输注大体有 2 个时间点（将 MSC 与肿瘤细胞同时输注或预先建立好肿瘤动物模型，或待肿瘤细胞生长一段时间后再输注 MSC）；最后还会受到 MSC 供者的年龄影响。MSC 不是简单的传递载体，它具有积极的生理过程，会产生和分泌大量的生长因子、细胞因子和趋化因子，因而用于肿瘤治疗时需要展开更加深入的探讨和研究。

MSCs 在临床上用于治疗肿瘤仍需要突破许多技术壁垒并建立统一标准：如对于归巢的效率，以及其与作用效果之间的关系缺少统一的标准。研究者们应将给药细胞数量、给药方式、归巢效率和时间长短、产生的药效等与早期实验做对比，最终得到较为统一的标准。目前还无法判断主动趋向和被动亲和对归巢的影响。研究者们可建立体外模型，模拟脉管系统，研究细胞代数、大小和变形效果的不同对归巢产生的影响。还需以前期研究为基础，深入研究各类细胞因子等在 MSCs 主动趋向性归巢中所发挥的作用。目前体内的归巢现象大多通过活体成像判断，而该方法无法判断细胞是否已存在于组织中，有可能仍在血管中滞留，因此需要标准方法检测外周血中的 MSCs，实现 MSCs 的实时检测。MSCs 具有多向分化潜能，进入体内后，表型是否发生变化也有待考察。

第二节　肿瘤招募、趋化间充质干细胞的主要方式

肿瘤微环境是促进肿瘤生长、生存、血管生成、免疫抑制、耐药、侵袭和转移的动态环境，主要由一群细胞、间质和脉管组成。单个肿瘤细胞与邻近和较远的细胞相互作用主要通过释放可溶性因子来实现。这些因子与邻近肿瘤细胞、基质细胞、内皮细胞和免疫/炎症细胞表面受体结合，诱导细胞迁移和细胞表型改变以及促进肿瘤生长和转移[35]。MSCs 具有定向趋化至炎症组织部位的特性，肿瘤作为"永不愈合的创伤"，MSCs 如何被招募至肿瘤微环境中对理解微环境在肿瘤进展中的作用至关重要。

MSCs 参与肿瘤基质形成后，与巨噬细胞的促进和抗肿瘤表型较相似，其是否促进或抑制肿瘤进展取决于周围环境信号[36]。研究已经表明，MSCs 能够获得类似许多肿瘤基质细胞如肿瘤相关成纤维细胞 CAFs 和周细胞的类似表型[37]。

目前，大量调控 MSCs 募集的细胞因子、趋化因子和生长因子已经被鉴定，最初主要采用大规模、高通量的筛选方法，随后采用功能学研究如体外趋化试验和体内荷瘤动物模型检测分析细胞肿瘤区域掺入率[38]。最近的研究工作开始探讨其他的因子如小分子和外泌体在肿瘤募集 MSCs 中的作用。外泌体是细胞分泌的一种纳米级、富含不同分子成分如蛋白质的微囊泡，研究显示其在许多特定的生物学功能尤其是细胞间通信方面发挥重要的调控作用[39-40]。本节重点讲述肿瘤分泌释放的参与促进 MSCs 定向趋化的因子。

1　信号肽分子

1.1　白介素 -6（IL-6）

自从 1986 年成功分子克隆 IL-6 基因后[41]，我们对该细胞因子功能多样性的认识也不断深入。IL-6 最初被认为是 B 细胞分化调控因子，后来研究证实 IL-6 可作为 T、B 细胞生长和分化刺激因子，在固有免疫和适应性免疫调控中发挥重要的作用。现在作为一种多功能的细胞因子，IL-6 被证实可以作为促炎和抑炎的细胞因子。

IL-6 可由多种细胞分泌释放，包括 B 细胞、T 细胞、单核 - 巨噬细胞、内

皮细胞、成纤维细胞等，其通过结合靶细胞上的膜结合型 IL-6 受体活化[42]。当 IL-6 与膜结合型受体 α 亚基（IL-6Rα，CD126）结合后，可诱导细胞质中另一种受体亚基糖蛋白 130（gp130，IL-6Rβ/CD130）形成异源二聚体，通过下游 JAKs 和 STAT3 激活细胞信号，调控许多参与细胞生长、分化和存活的相关基因的表达[43-44]。

IL-6 在感染和损伤诱导的急性炎症反应期中比较重要，它可促进抗体产生，参与单核巨噬细胞分化调控和诱导肝脏细胞产生急性时相反应蛋白。另外，它还参与血管生成、中性粒细胞迁移、骨和软骨代谢和脂类代谢[45-47]。

有研究证实 IL-6 与多种肿瘤的诱发有关，且其含量的上升被证实可作为脑胶质瘤、淋巴瘤、多发性骨髓瘤、乳腺癌、结直肠癌、肾癌、宫颈癌和前列腺癌预后不良的指标[48]。除了参与促进肿瘤细胞生长、生存、转移和抵抗细胞死亡外，最近的研究发现 IL-6 促进肿瘤微环境的改变。

因为肿瘤不能产生足够的新生血管维持整个肿瘤区域，加上恶性肿瘤生长速度快，易于导致局部缺氧环境[49-50]，从而引起乳酸水平的增加[51]。缺氧的肿瘤微环境可通过不同的分子机制促进肿瘤细胞生长和运动、化疗和放疗抵抗及肿瘤细胞的侵袭和转移[52]。研究发现在多种肿瘤模型包括乳腺癌、胰腺癌和肺癌中，缺氧可促进 IL-6 分泌或激活 IL-6 信号[53-55]。

在乳腺癌模型中 IL-6 可激活和促进 MSC 趋化[56]，体外 IL-6 可以激活、诱导 MSCs 迁移、趋化[57]。在炎症条件下，MSCs 大量分泌 IL-6。IL-6/gp130 信号复合物活化细胞收缩和迁移的钙离子通道[58]。抑制该信号可以阻断这些钙离子通道并显著限制 MSC 迁移能力。在急性肝损伤模型中研究肝 MSC 分化，发现 IL-6、可溶性 IL-6 受体（sIL-6R）和 Hyper-IL-6（IL-6 与 sIL-6R 共价融合蛋白）可显著增强 MSCs 趋化迁移能力。

有趣的是，一旦 MSCs 募集至肿瘤微环境，MSCs 不仅与肿瘤细胞相互作用，还会与邻近细胞如肿瘤相关巨噬细胞（TAMs）相互作用。在脑胶质瘤分泌的因子作用下，MSC 与 TAM 细胞相互作用可显著分泌 IL-6[59]。MSC 分泌的 IL-6 可显著促进多种癌细胞包括结肠癌、卵巢癌和乳腺癌侵袭和迁移[60-62]。在大鼠脑胶质瘤模型中，IL-6 促进 MSC 增殖和恶性转化为脑胶质瘤样细胞[63]。这些脑胶质瘤样细胞被移植至皮肤下可形成肿瘤。此外，IL-6 可以改变 MSC 细胞因子分泌谱，诱导血管内皮细胞生长因子（VEGF）和前列腺素 E2（PEG2）分泌，分别促进血管生成和抑制免疫反应[64-65]。许多研究已经显示 IL-6 还可维持 MSC 细胞"干性"[66]。虽然现已经明确 IL-6 在 MSC 与肿瘤微环境的相互作用调控中具有重要作用，但是还需要进一步深入研究并明确定义该细胞因子的多功能性。

1.2　白介素 -1β（IL-1β）

1972 年白介素 -1（IL-1）被首次发现，首先被命名为淋巴细胞活化因子（LAF），而且被认为是一种淋巴细胞有丝分裂原[67-68]。13 年后，两种具有 IL-1 活性的蛋白被分离并分别命名为 IL-1α 和 IL-1β[69]。IL-1 家族由 11 个促炎细胞因子组成，通过内皮细胞和白细胞上的整合素发挥作用。这些细胞因子通过 IL-1 受体（IL-1R）参与宿主防御和免疫应答多种细胞生物学功能的调控，包括细胞增殖、分化和凋亡。研究最为明确的细胞因子包括 IL-1α、IL-1β 和竞争性抑制前两者的 IL-1 受体拮抗剂（IL-1Ra）。

虽然 IL-1β 可能不直接诱导 MSC 趋化，但是与 MSC 表面的 IL-1R 结合可以促进许多可溶性因子的释放[70]。这部分可溶性因子由趋化因子和生长因子组成，可增强 MSC 迁移能力[71]。这在一定程度上受 NF-κB 信号通路的调控。在 I 型糖尿病小鼠动物模型中，发现 MSC 可以迁移至胰腺部位，高血糖小鼠的胰岛 IL-1β mRNA 和蛋白表达水平均显著增加[72]。IL-1β 刺激可诱导蛋白激酶 C（PKC）、PKCδ/NF-κB 和 PKCα/MEK/ERK 信号活化，促进 MSC 趋化。IL-1β 预处理 MSC 可体内外促进 MSC 迁移，增加 MSC 中 CXCR4 的表达。基质细胞衍生因子 SDF-1 和巨噬细胞迁移抑制因子 MIF 与 CXCR4 结合可促进 MSC 趋化，可能是 MSC 募集至肿瘤部位的主要趋化途径[73]。

此外，IL-1β 可增强 MSC 与细胞外基质（ECM）成分包括胶原、纤连蛋白和层连蛋白的黏附能力。细胞与 ECM 成分的黏附对细胞侵袭极其重要。细胞到达远端部位的能力取决于其穿过 ECM 成分的能力。炎症细胞因子如 IL-1β、转化生长因子 TGF-β 和肿瘤坏死因子 TNF-α 诱导 MSC 趋化，通过上调基质金属蛋白酶 MMP-2、膜型基质金属蛋白酶 -1（MT1-MMP）和 MMP-9 促进其迁移[74]。

采用 IL-1β 处理可诱导 MSC 表达成纤维细胞激活蛋白（FAP），该蛋白是 I 型胶原特异性胶原酶活性的内肽酶，是 MSC 迁移所必需的。FAP 促进 MSC 迁移是通过调控 RhoA GTP 酶活性实现的[75]。GTP 酶 Rho 家族直接参与肌动蛋白细胞骨架构建并动态调控细胞黏附、迁移[76]。

IL-1β 表达上调与胰腺癌[77]、食管癌[78]、肺癌[79]、前列腺癌[80]、口腔癌[81]、结肠癌[82]和乳腺癌[83]的进展和预后不良相关。肿瘤来源的 IL-1β 可促进炎症微环境的形成，诱导局部侵袭和肿瘤介导的免疫抑制[84]。

1.3 转化生长因子 TGF-β1

TGF-β1 是转化生长因子超家族成员之一，该超家族还包括 TGF-β2 和 TGF-β3。TGF-β1 细胞功能包括控制细胞生长、增殖、分化、凋亡和免疫。当配体如生长激素与膜结合型受体丝氨酸/苏氨酸受体激酶结合后即可激活 TGF-βR1 信号。TGF-β 受体（TGF-R）有三种。1 型和 2 型受体（TGF-βR1 和 TGF-βR2）对 TGF-β1 具有高亲和性，但对于 TGF-β2 亲和性低。TGF-βR3 对 TGF-β1 和 TGF-β2 亲和性均高。下游信号可激活 Smad 蛋白、丝裂原活化蛋白激酶（MAPK）和蛋白激酶 B（也被称之为 AKT）。MSC 向炎症和损伤部位定向趋化迁移在一定程度上受到 TGF-β1 信号的调控[85]。在骨重构过程中，骨基质释放的 TGF-β1 可在破骨细胞介导的骨吸收过程中被活化[86]。分泌增加的 TGF-β1 可通过 Alk5-Smad2/3-Smad4 信号通路将 MSCs 募集至骨质重构部位。大量的肿瘤细胞可分泌 TGF-β1。在脑胶质瘤中，研究发现 MSC 向高表达 TGF-β1 的脑胶质瘤培养上清迁移的能力显著增强[87]。当用抗体中和上清中的 TGF-β1，MSC 迁移应答能力减弱。在乳腺癌患者中，血浆 TGF-β1 含量显著增加，与患者肿瘤进展和转移相关[88]。体外 MSC 具有向乳腺癌培养上清迁移的特性，同时与低侵袭性乳腺癌相比，高侵袭性乳腺癌具有更强的 MSC 趋化能力[89]。MSC 向乳腺癌细胞迁移主要与 TGF-β1 相关，当用中和抗体阻断 TGF-β1 可减弱 MSC 迁移应答[90]。在前列腺癌模型中研究证实 TGF-β1 是前列腺癌细胞募集 BMMSC 至肿瘤部位和参与肿瘤微环境形成的关键分子[91]。

TGF-β1 也可通过刺激趋化蛋白如单核细胞趋化蛋白 –1（MCP-1）生成间接促进 MSC 募集。例如，在血管损伤后，MSCs 参与内膜增生。TGF-β1 可增加血管平滑肌细胞分泌释放 MCP-1，进而导致 MSC 的募集[92]。在肿瘤微环境中，TGF-β 还可通过 Smad 信号诱导 MSCs 转分化为 CAFs[93]。

1.4 基质细胞衍生因子 SDF-1

SDF-1 也被称为 CXCL12，是由 CXCL12 基因编码的趋化因子。SDF-1 起初从骨髓中克隆获得并被鉴定为前体 B 细胞生长刺激因子[94]。它参与造血、趋化、血管生成、肿瘤侵袭和转移。SDF-1 可能是研究最多的趋化因子，可通过结合 CXCR4 和下游信号促进 MSCs 招募。体外，SDF-1 参与调控 MSCs 向乳腺癌细胞和前列腺癌细胞株培养上清迁移[95]。SDF-1/CXCR4 复合物主要是通过激活 JAK2/STAT3 和 MEK/ERK 信号促进 MSC 迁移。另外一个受体 CXCR7 与

SDF-1 具有高度亲和性，但是多项研究证明该受体不参与调控 MSC 趋化。

组织损伤的微环境中 SDF-1 的含量显著增加，研究显示 SDF-1/CXCR4 信号轴可促进 MSC 向这些部位定向趋化，促进损伤修复[96]。SDF-1 处理 MSC 可上调一系列基因的表达[97]。有趣的是，30 个基因中有 11 个基因参与调控细胞迁移和细胞因子 - 受体相互作用。心肌梗死后，SDF-1 可改善心肌层的修复[98]。

SDF-1 还参与 P53 调控的 MSCs 对肿瘤分泌因子的应答[99]。降低 P53 活性可增强 MSC 迁移能力，但增加 P53 活性可抑制 MSC 趋化。在乳腺癌中，SDF-1 是调控乳腺癌细胞转移和定植的关键因子[100]。与结节阴性的、未转移的肿瘤和肿瘤消除的病人相比，SDF-1 在结节阳性的、已经转移的肿瘤和死亡的病人中表达增加[101]。此外，SDF-1 的表达量与总体生存率和无病生存率相关。

与低恶性程度的脑胶质瘤相比，高恶性程度的脑胶质瘤 SDF-1 的分泌显著增加。SDF-1 和 CXCR4 表达增加与肿瘤生存、生长、组织分级、血管生成和侵袭性相关[102-103]。SDF-1 除了具有趋化功能外，它还可诱导 MSC 存活，改变 MSCs 细胞因子分泌谱，增加促存活和促血管生成因子的产生[104]。

1.5　单核细胞趋化蛋白 -1（MCP-1）

MCP-1 是 C-C 基序趋化因子家族的成员之一，也被称为 CCL2。在炎症的情况下，MCP-1 通过结合它的受体 CCR2，可募集和活化单核细胞和巨噬细胞。MCP-1 也可以促进 T 细胞、NK 细胞和嗜碱性粒细胞迁移。MCP-1 参与多种肿瘤如前列腺癌和乳腺癌进展，其可促进肿瘤生长、侵袭和血管生成[105-106]。MCP-1 可诱导 MSC 体外向脑胶质瘤细胞趋化迁移[107]、体内向乳腺癌部位趋化迁移[108]。研究显示 MCP-1 呈剂量依赖性方式促进 MSC 迁移，且 MSC 对乳腺癌细胞 T47D 和人乳腺癌细胞 MDA-MB-231 具有显著趋向性[108]。在小鼠动物模型中，与野生型 MSC 相比，敲减 CCR2 的 MSC 向肿瘤部位迁移能力减弱[109]。此外，MCP-1/CCR2 信号减弱可抑制 MSC 诱导肿瘤生长作用。MCP-1 在体外介导 MSC 向 C6 脑胶质瘤细胞上清迁移中发挥重要的作用[107]。体外研究发现雌激素阳性的乳腺癌患者细胞外 MCP-1 的含量显著增加[110]。在乳腺癌动物模型中发现，抑制 MCP-1 可通过保留骨髓中单核细胞抑制肿瘤转移。阻断 MCP-1 的抑制可增加肿瘤转移并导致死亡率增加[111]。目前许多已知肿瘤分泌的 MCP-1 的效应主要由 TAM 介导，然而它们可能至少在一定程度上也受 MSCs 或 TAM-MSCs 联合调控。

1.6 白介素 -8（IL-8）

IL-8 是一种具有促血管生成、促增殖和促进迁移的促炎因子。IL-8 可由许多类型细胞产生并且与多种肿瘤进展密切相关[112]。IL-8 可促进 MSC 迁移[113]，是介导 MSC 向脑胶质瘤细胞定向迁移的关键因子[114]。小干扰 RNA（siRNA）敲减 IL-8 可抑制 MSC 向脑胶质母细胞瘤细胞株 U-87MG 迁移[115]，这提示 IL-8 是促进 MSC 迁移的关键刺激信号。SDF-1 和 PKCξ 参与调控 IL-8 诱导 MSC 迁移。抑制 MSC 生成 SDF-1 可减弱其向肿瘤细胞上清迁移的能力。进一步深入研究 IL-8 介导 MSC 迁移的分子机制，发现 IL-8 诱导 SDF-1 的表达和 MSC 向乳腺癌细胞株 MDA-MB-231 细胞上清迁移需要活化 PKCξ[116]。因此有研究者提出放大 IL-8 信号可作为增强 MSC 向脑胶质瘤迁移能力的一种方法。在体外和体内异种移植动物模型中，过表达 IL-8 受体 CXCR1 可以促进 MSC 向肿瘤细胞迁移[115]。

1.7 趋化因子（C-C 基序）配体 5（CCL5）

CCL5 也被称为正常 T 细胞表达和分泌因子（RAN-TES），是一种调节正常 T 细胞群活化、表达和分泌的蛋白，由 CCL5 基因编码。CCL5 基因位于 17 号染色体长臂。CCL5 最初被认为是一种 T 细胞表达的新颖肽段[117]。不久，发现 CCL5 蛋白可诱导单核细胞和 T 细胞迁移[118]。CCL5 不仅是一种趋化因子，通过与受体 CCR1、CCR3、CCR4 和 CCR5 结合发挥作用，还可以促进其他细胞包括嗜酸性粒细胞和嗜碱性粒细胞释放组织胺。CCL5 诱导细胞迁移的下游信号通路目前还不完全清楚。在 CCL5 介导 CD4$^+$T 细胞迁移过程中，mTOR 信号通路的活化是非常重要的[119]。mTOR 是丝氨酸 / 苏氨酸蛋白激酶，可以调控细胞生长、增殖、存活和迁移。该通路已经被证实参与中性粒细胞、内皮细胞和肿瘤细胞迁移的调控。调控细胞迁移的下游信号通路比较复杂，目前还不是很清楚。

体外，Transwell 实验显示 CCL5 可刺激 MSC 趋化。当采用 TNF-α 预处理 MSC，MSC 的迁移能力可显著增强。TNF-α 在肿瘤微环境中含量丰富，扮演着促癌和抑癌的角色。促癌作用之一可能是通过刺激细胞运动促进微环境细胞扩张。与其他细胞因子和趋化因子相似，CCL5 是参与 MSC 向炎症部位募集和组织损伤修复的关键趋化因子，这种效应在多发性硬化脱髓鞘病变[120]、伴有周围组织缺血的骨折[121]和退行性椎间盘疾病中得到证实[122]。在肿瘤微环境中，MSC 与肿瘤的相互作用可促进 MSC 分泌释放 CCL5，该细胞因子与肿瘤进展、侵袭和转移相关。体外证实该因子可促进乳腺癌细胞增殖[123]。

1.8　L- 亮氨酸 -37（LL-37）

抗菌肽是一类由基因偏码，具有抵御外界微生物侵害、清除体内突变细胞作用的小分子多肽，参与抗细菌、真菌和病毒感染的天然免疫过程。唯一已知的人抗菌肽是人阳离子抗菌蛋白（hCAP）。LL-37 是 hCAP-18 蛋白被蛋白酶水解后释放的有 37 个氨基酸的羧基端，原来被鉴定为固有免疫防御成分[124]，进一步研究揭示 LL-37 具有更复杂和多样功能。LL-37 在炎症和上皮细胞中表达，主要以失活前体蛋白的形式存在，只有 hCAP 被蛋白酶水解后才会被激活。除了参与抗菌免疫和免疫调控作用外，抗菌肽在炎症、损伤修复、血管生成、细胞增殖和迁移中发挥重要的调控作用[125]。

LL-37 可通过激活甲酰基肽样受体 -1（FPRL-1）促进不同免疫细胞，包括中性粒细胞、单核细胞、嗜酸性粒细胞、肥大细胞和 T 细胞的趋化[126]。MSC 表达 FPRL1，体外已发现 LL-37 促进 MSC 趋化和侵袭[127]。LL-37 在多种肿瘤，包括卵巢癌[128]、乳腺癌、肺癌和胃癌[129] 细胞中的分泌量显著增加。体内卵巢癌小鼠动物模型显示 LL-37 促进 MSC 向肿瘤部位趋化迁移，抑制 LL-37 可显著减弱 MSC 移植至卵巢肿瘤部位[127]。此外，在肿瘤微环境中，肿瘤分泌的 LL-37 可增强 MSC 促血管生成的活性。

LL-37 还促进 MSC 免疫调控和促血管生成因子包括 IL-6 和 CCL5 的释放[129]，这进一步增加了肿瘤微环境的复杂性。这些因子不仅影响局部肿瘤细胞，还可增强 MSC 向肿瘤部位的迁移能力。此外，每个因子均可诱导 MSC 多种表型和功能的变化，更深入地理解这些信号的相互作用将有望带来新的治疗策略。

1.9　一氧化氮（NO）：一种非肽类信号分子

一氧化氮（NO）是经内源性途径产生的气态自由基。NO 作为一种了解较少的气态自由基，参与多种生理反应过程。与上述介绍的通过受体结合发挥作用的分子不同，NO 通过一系列复杂的化学反应发挥作用。催化从 L- 精氨酸生成 NO 的一氧化氮合成酶（NOS）有三种形式：1 型（神经元 NOS）、2 型（诱导性 NOS 或者 iNOS）和 3 型（内皮 NOS 或者 eNOS）。NO 具有促肿瘤和杀肿瘤效应，可调控肿瘤血管生成，肿瘤细胞凋亡、侵袭和转移。细胞环境中 NO 引起的反应依赖于它的浓度和种类[130-131]。没有研究证明 NO 直接趋化 MSC，但是 NO 似乎可以促进 MSC 对不同趋化因子的归巢效应。NO 可介导 SDF-1α 诱导的 T 细胞趋化迁移[132]。在肝纤维化模型中，NO 处理 MSCs 证实其可促进

MSC 归巢、存活，抑制纤维化和改善肝功能[133]。类似的是，在心肌缺血中，eNOS 在干、祖细胞运动中发挥重要的调控作用[134]。

2 其他的信号机制

2.1 外泌体（exosome）

外泌体是细胞在多种生理和病理条件刺激下释放的微小囊泡，参与细胞间信号通信，通过膜囊泡运输系统参与细胞间分子传递。微泡是由核内体膜出芽形成的，然后通过与细胞膜融合释放到细胞外空间[135]。胆管癌细胞分泌的外泌体可诱导 MSC 迁移[136]。与内皮细胞来源的外泌体相比，纤维瘤细胞来源的外泌体可增强 MSC 的迁移能力[137]。在前列腺癌动物模型中，肿瘤细胞释放的外泌体可诱导 MSC 向肌成纤维细胞转分化，促进血管生成和侵袭[138]。

MSC 分泌的外泌体也同样可以体外诱导其他细胞，包括乳腺癌和胃癌细胞的迁移。有研究发现 MSC 分泌的外泌体可通过 Wnt 信号通路诱导乳腺癌细胞迁移[139]。笔者课题组的研究结果也显示胃癌组织来源 MSC 分泌的外泌体可通过递送 miRNAs 促进 HGC-27 胃癌细胞的增殖和迁移[140]。MSC 分泌的外泌体通过促进血管生成在损伤修复中发挥重要的作用[141]。早期许多研究工作发现外泌体可介导肿瘤细胞运动、侵袭和转移，也可以推测肿瘤细胞分泌的外泌体在募集细胞至肿瘤环境中发挥重要的调控作用。

2.2 缺氧肿瘤微环境

尽管新血管生成活跃，快速生长的肿瘤中细胞的生长速度还是超出了它们的血液供应，这导致了肿瘤部位氧含量的减少。缺氧环境会引起细胞代谢改变，与肿瘤侵袭性、对治疗的抵抗性增强和总体生存期变短有关[142-143]。HIF-1 含有 HIF-1α 和 HIF-1β 亚基。细胞水平上必需的适应性改变在一定程度是通过上调缺氧诱导因子（HIF-1）来调节的。HIF-1 转录因子可以上调参与厌氧代谢、诱导血管生成和许多其他存活信号通路的蛋白[144]。在缺氧条件下，HIF-1α 上调促肿瘤和趋化因子，如 VEGF 和 SDF-1 诱导 MSC 运动。其他的研究工作证实 MT1-MMP 和适配器 / 支架蛋白 Abl Src 同源结构域 3 结合蛋白 2（SH3BP2）在 HIF-1α/ 缺氧 MSC 迁移轴中的作用[145]。

缺氧肿瘤环境是促进肿瘤血管生成的刺激因素。体外缺氧培养环境可刺激 MSCs 迁移[146]。有趣的是，培养在缺氧环境下的 MSCs 会形成毛细血管样的结构，这意味着它们可能为肿瘤新生血管生成提供结构成分[146-147]。HIF-1α 可促进血管生成[147]。在前文关于 IL-6 分泌的介绍中发现，缺氧环境可诱导乳腺癌细胞大量分泌 IL-6，进而促进 MSC 趋化迁移，这种促迁移作用是通过活化 STAT3 和 MAPK 下游信号实现的[53]。

2.3　辐照肿瘤微环境

在临床上，放射性治疗是多种肿瘤的治疗方法之一。根据肿瘤的类型、分期、疾病进展程度和患者机体功能状态，放射性治疗可用于治疗或姑息性治疗。放疗与化疗有协同作用，在辅助治疗和新辅助治疗策略中发挥重要作用[148-149]。电离辐射会破坏细胞内的 DNA。在细胞水平上，放射性治疗可引起细胞死亡、炎症，增加促炎细胞因子及趋化因子如 SDF-1、IL-1β、TNF-α 和 TGF-β 的含量。研究显示放射可显著增强 MSC 向乳腺癌细胞 MDA-MB-231 和结直肠癌细胞 HY-29 致瘤动物模型中肿瘤微环境的趋化迁移能力[150]。在这些模型中，发现 MCP-1 的分泌量增加，在部分程度上解释了 MSCs 迁移能力增强的原因。

在乳腺癌小鼠动物模型中，发现低剂量放射可增加 MSC 向辐照肿瘤微环境的趋向性和促进 MSCs 参与肿瘤微环境形成[151]。MSCs 除了增加促炎因子的含量外，还可上调趋化因子受体如 CCR2 的表达。在脑胶质瘤中，放射可增强脐带来源 MSCs 趋向肿瘤部位迁移，这在一定程度上是由辐肿瘤细胞分泌 IL-8 增加和 MSCs 上 IL-8 受体 CXCR1 表达上调所介导的[152]。肺纤维化辐照研究模型显示 MSCs 迁移能力的增强也受 TGF-β/Smad3 信号通路的调控[153]。类似的是，脂肪组织来源 MSCs 向辐照诱导的小肠损伤部位迁移能力显著增强[154]。MSC 迁移能力的增强主要归因于 SDF-1/CXCR4 信号通路的活化。在辐照损伤部位，MSCs 可抑制炎症、促进新生血管生成和恢复上皮的完整性[154]。

总而言之，大量的细胞因子、趋化因子、生长因子和其他小分子可分别诱导 MSC 活化和趋化迁移，但是这些因子很可能是通过联合作用调控 MSC 归巢。不同的肿瘤具有特异的微环境特征，可为肿瘤生长和转移提供有利条件，信号分子的独特组合可能在不同的情况下参与 MSC 的归巢调控。

每个因子除了具有促迁移效应外，还可刺激 MSC 表型等生物学特征的改变。MSC 是一种多效性细胞，具有根据局部环境因素而获得不同表型特征的能力。在肿瘤微环境中，癌细胞可分泌释放可溶性因子影响局部细胞如 MSCs，改变它们的表型和细胞因子分泌谱。在肿瘤的影响下，MSCs 被证明可向多种支持肿瘤的细胞转分化，这些细胞包括 CAFs、肿瘤相关周细胞和肿瘤相关内皮细胞[155,156]。此外，MSCs 能够维持它们的表型，同时改变细胞因子分泌谱。

肿瘤相关 MSCs 大量分泌细胞因子、趋化因子、生长因子和其他小分子，与肿瘤细胞和微环境其他细胞相互作用，促进肿瘤存活、生长、血管生成、侵袭、转移、免疫逃逸和耐药[157]。

第三节　间充质干细胞转分化为肿瘤相关基质细胞

Stephen Paget 的"种子与土壤"学说最早提出于 1889 年，近期由于对肿瘤基质微环境"土壤"的研究工作越来越受关注，该假说被重新提出[158-160]。越来越多的证据表明肿瘤微环境中分布的不仅仅是肿瘤细胞，而是肿瘤细胞和其他宿主基质细胞的集合[159]。此外，研究发现，在肿瘤进展过程中，作为"种子"的肿瘤细胞与"土壤"成分，即周围的微环境共同发展，且肿瘤细胞和微环境中细胞间的相互交流能够明显促进肿瘤生长[161]。2000 年，Hanahan和 Weinberg 提出肿瘤微环境中不同的基质细胞能够以直接和间接方式支持肿瘤增殖和发展[162]。这些从宿主其他部位募集来的基质细胞通过分泌各种细胞因子、趋化因子和生长因子促进肿瘤新生血管生成、细胞外基质重塑、细胞迁移、侵袭、耐药性、免疫监视逃逸以及肿瘤的定植和存活[162]。事实上，有数据结果表明，微环境中基质细胞成分与该肿瘤的不良预后密切相关[163, 164]。不同肿瘤微环境细胞成分有所变化[165]，而目前肿瘤基质细胞的来源正在被不断揭示。因此，本节主要总结了目前关于微环境基质细胞来源、肿瘤微环境中重要的细胞成分肿瘤相关成纤维细胞及其相关生物标记物的研究进展，最后对MSC 转分化为肿瘤相关基质细胞，包括肿瘤相关成纤维细胞和肿瘤相关 MSC等内容进行阐述。

1　肿瘤微环境细胞来源

微环境细胞与肿瘤细胞之间的相互作用在肿瘤生长和进展中起着至关重要的作用。如 1986 年 Dvorak 所述，肿瘤基质的产生与正常伤口愈合表现出许多相似性，包括成纤维细胞和免疫细胞的浸润、新生血管生成和细胞外基质的广泛重塑[166]。尽管这些相似的改变促进肿瘤组织的产生，但肿瘤的整体组成明显不同。这主要由于肿瘤细胞对非肿瘤细胞，包括白细胞、BMMSC/ 间充质基质细胞（MSCs）、脂肪细胞和内皮细胞的募集。这些募集来的基质细胞分泌大量肿瘤生长所需的介质和生长因子，包括细胞因子和趋化因子如白介素 –6

（IL-6）、单核细胞趋化蛋白 -1（MCP-1）、基质衍生因子 -1（SDF-1）、生长因子如肿瘤生长因子 β（TGF-β）和酶，如基质金属蛋白酶（MMPs），它们有助于介导肿瘤的形成和进展[167]。在肿瘤发展过程中，肿瘤微环境不断地从肿瘤外组织募集基质细胞，与肿瘤细胞相互作用，从而向肿瘤相关基质细胞转变。目前，几种组织已被确定为肿瘤基质细胞募集的靶组织：结缔组织（由成纤维细胞、MSCs 细胞组成）、血管（由周细胞和内皮细胞组成）、骨髓（由 MSCs 细胞、内皮细胞、免疫细胞、脂肪细胞和成纤维细胞组成）和脂肪组织（脂肪细胞）[168-170]。从这些组织中募集基质细胞最近被认为是肿瘤细胞发生侵袭和转移的先决条件，最终形成肿瘤 / 癌症相关基质细胞（TASCs 或 CASCs）[168]。已经发现 TASCs 在乳腺癌、前列腺癌、结肠直肠癌、尿路上皮癌、肝癌、卵巢癌、宫颈癌、食管癌、胃癌、口腔癌、黑色素瘤、胰腺癌和造血系统癌等多种癌症的发展中起关键作用[171-183]。

　　肿瘤 / 癌相关成纤维细胞（TAFs 或 CAFs）是肿瘤基质中最丰富的基质成分之一，特别是在乳腺癌、前列腺癌和胰腺癌中[168,184]。这些活化的成纤维细胞与参与伤口愈合和炎症过程的正常成纤维细胞具有许多相似之处[185]。除了 CAFs，越来越多的证据表明 TASCs 完全来源于脂肪组织，称为癌相关脂肪细胞（CAAs）。CAAs 主要存在于肿瘤侵袭部位的前沿[186]。已有报道显示 CAAs 表达参与基质重塑的相关因子，包括 MMP-11 和 IV 型胶原；参与癌细胞迁移和侵袭的细胞因子，包括白介素 -6（IL-6）、白介素 -8（IL-8）、基质衍生因子 -1（SDF-1）和趋化因子（C-C 基序）配体 5（CCL5）以及生长因子，参与维持癌细胞存活，诱导上皮 - 间质转化（EMT），如血小板衍生生长因子（PDGF）[168,170,187]。最近人们还对肥胖、乳腺癌风险和乳腺癌微环境中 CAAs 中增加的瘦素（leptin, LP）三者间的联系产生兴趣。已有研究提出 LP 能够促进乳腺癌生长和侵袭，诱导乳腺癌细胞发生 EMT，LP 还可以作为乳腺癌细胞中雌激素信号的放大器，维持乳腺癌的进展[168,188]。

　　除 CAFs 和 CAAs 外，内皮细胞来源的 TASC 亚型在肿瘤细胞生长和侵袭中也发挥重要作用。实验数据表明骨髓来源的具有增殖能力的内皮细胞在 TGF-β 存在的条件下，能够发生内皮 - 间质转化（EMT），形成纤维细胞样细胞[189]。这些新生成的肿瘤相关内皮细胞（CAECs）的 CD31 表达下调，CAF 标记成纤维细胞特异性蛋白 -1（FSP-1）和 α 平滑肌肌动蛋白（α-SMA）的表达上调[190]。有趣的是，已经发现化疗后乳腺癌中 CAECs 表达肿瘤坏死因子 α（TNF-α）增加，诱导癌细胞通过 NF-κB 信号通路产生大量 CXCL1/2[190]。CXCL1/2 募集 CD11b$^+$Gr1$^+$ 骨髓来源的细胞，刺激骨髓来源的细胞产生 S100A8/9 蛋白增加，从而促进乳腺癌细胞的存活以及增强其对药物的抵抗能力[190]。

2　肿瘤相关成纤维细胞

成纤维细胞通过细胞外基质的合成和降解、伤口愈合过程中的瞬时组织修复和组织纤维化，以及急性损伤过程中的炎症来调节健康组织的结构和功能[191]。Dvorak 认为，成纤维细胞"在组织稳态和伤口愈合中是必不可少的"，并且与"肿瘤是永不愈合的创伤"的假设一致。由于成纤维细胞在炎症，特别是在慢性疾病过程中的作用，越来越多的证据表明肿瘤招募的成纤维细胞是肿瘤发生的关键因素[191]。据估计，成纤维细胞和肌成纤维细胞构成肿瘤内基质细胞的大部分[192]。这些细胞称为肿瘤相关成纤维细胞（TAFs）或癌相关成纤维细胞（CAFs），其表型和功能均不同于正常成纤维细胞，表现出增殖能力增加，可以通过多种机制促进肿瘤生长，并且能够介导肿瘤的治疗抗性。Erez 等人研究表明，在鳞状上皮癌小鼠模型中，癌相关成纤维细胞来源于发育不良皮肤，参与介导促肿瘤炎症反应。肿瘤基质中的 CAFs 通过增加 IL-6、MMP-3、CXCL2、IL-1β 和 Cox-2 炎性细胞因子促进新血管生成和巨噬细胞募集，促进肿瘤生长[193]。这些过程是通过 NF-κB 信号通路介导的[193]。在小鼠胰腺导管腺癌和乳腺肿瘤也得到类似的结果[193]。已知 CAFs 还通过分泌刺激周细胞和内皮细胞的因子，例如波形蛋白、血管内皮生长因子（VEGF）、PDGFs、成纤维细胞生长因子（FGFs）、MCP-1 和 CD31 来促进血管生成，并且还通过表达 MMPs 和神经胶质抗原 2（NG2）参与细胞外基质重塑[194, 195]。在过去，MSC/ 间充质基质细胞和成纤维细胞衍生的 CAFs 由特定的标记定义，包括 α-SMA、TN-C、FSP-1、成纤维细胞活化蛋白（FAP）和 NG2[196, 197]。然而，CAFs 的不同来源、肿瘤微环境的细胞异质性、CAFs 与正常成纤维细胞的相似性以及命名上的不一致（CAFs、TAFs 与其他基质细胞）使得难以将肿瘤基质中的 CAFs 与表达相似标记物的其他类型细胞区分开来。因此，需要明确 TASC 亚型、细胞标记物以及来源组织。

过去十年越来越多的证据表明 CAFs 在癌症中起着保护作用。CAFs 促进肿瘤的发展，刺激癌细胞的增殖、迁移、基质重塑、侵袭，以及癌细胞向远处器官转移[197]。如上所述，CAFs 通过诱导癌细胞 EMT 获得干细胞表型。此外，CAFs 还帮助癌细胞逃避免疫监视，并支持肿瘤血管生成增加[197]。CAFs 除了具有促肿瘤作用外，还具有抑制肿瘤的作用。正常的成纤维细胞和表达配体 Slit2 的 CAFs 均可抑制表达 Robo1 受体的乳腺癌细胞的致瘤性[198]。Slit2 与受体 Robo1 结合，通过 PI3K 和 β-catenin 降低乳腺癌细胞恶性程度。此外，CAFs 表达 TGF-β，已知 TGF-β 在疾病早期是肿瘤抑制因子[199]。综上所述，这些证据表明 CAFs 在肿瘤微环境中表现出一定程度的可塑性，其可由恶性肿瘤细胞控制。

最近的数据表明，肿瘤相关基质来源于至少五种不同的细胞：MSC/ 间充质基质细胞、周细胞、成纤维细胞、发生内皮 – 间质转化的内皮细胞、发生上皮 – 间质转化的肿瘤细胞[200-202]。然而，最近的证据表明后者实际上可能是癌症特异性的[203]。为了确定 HEp-2 喉癌细胞是否能够通过上皮 – 间质转化产生其自身的 CAF，将人 HEp-2 癌细胞与来源于小鼠成纤维细胞的 CAF（物种特异性模型）的混合物注射到裸鼠体内，随后检查肿瘤中各种 CAF 标记物的免疫细胞化学表达，并评估包括迁移、侵袭和增殖能力在内的生物学特性。将正常小鼠成纤维细胞与人 HEp-2 癌细胞的混合物注射到对照小鼠群体体内。实验证明，虽然 CAF 标记物的免疫细胞化学染色显示肿瘤基质确实含有丰富的 CAF，但 CAF 不是来源于人 HEp-2 癌细胞，而是来源于小鼠。此外，对来源于肿瘤基质的癌相关成纤维细胞和正常成纤维细胞的核型分析表明，两者均为正常小鼠核型。与用正常成纤维细胞与人 HEP-2 癌细胞混合产生的肿瘤相比，用癌相关成纤维细胞和人 HEp-2 癌细胞混合产生的肿瘤表现出更强的细胞增殖、迁移和侵袭能力。因此，这些数据表明，在人喉癌的小鼠模型中，人 HEp-2 癌细胞不能在肿瘤微环境中产生 CAFs，因此这些特性可能具有肿瘤特异性。

已经证明，TASCs 的细胞起源可以塑造该肿瘤相关基质细胞的表型和生物学特性，并且反过来有助于 TASCs 作为具有表达特定细胞标记的不同亚型的异质细胞群体出现[204]。一般而言，这些肿瘤相关基质可分为活化的肌成纤维细胞（"肌成纤维细胞样""周皮细胞样"和"基质重塑"）群和非活化的肌成纤维细胞（"间充质细胞样"和"内皮样"）群。尽管非活化的肌成纤维细胞群的确切作用尚未完全阐明，但最近的研究表明，这种肿瘤相关基质细胞群在肿瘤进展中起作用。肿瘤相关基质成纤维细胞表达 FSP-1 和 PDGF 受体 α（PDGFR-α），在基因工程小鼠癌症模型以及人异种移植小鼠模型中被证明能够促进肿瘤的发生[205]。此外，癌症相关基质细胞的侵袭性可以根据 TAF/ 癌症相关基质的细胞来源和表达的标记物而变化。目前，已经鉴定了至少五种 TAF/

癌症相关基质亚型，从"间充质细胞样"到"基质重塑"。"间充质细胞样"最不具攻击性是由于不能够重塑细胞外肿瘤基质及表达 MSC/ 间充质基质细胞标记 CD105、CD90、CD73 和 CD44；"基质重塑"最具攻击性是由于癌症相关基质细胞能够广泛重塑肿瘤基质，并且 FAP 和 FSP-1 的表达增加，α-SMA 表达降低[206]。目前描绘肿瘤基质中特定亚型的基因表达谱以及确定它们对肿瘤增殖和进展的确切贡献的实验正在进行。

3　肿瘤相关成纤维细胞标记

3.1　成纤维细胞活化蛋白（fibroblast activation protein，FAP）

成纤维细胞活化蛋白（FAP）是 Ⅱ 型膜结合糖蛋白，是丝氨酸蛋白酶亚家族成员，具有二肽基肽酶和胶原酶活性。最初由 Garin-Ghesa 等人确定。1990 年，在 90% 的原发癌，包括乳腺癌、卵巢癌、膀胱癌、肺癌和结肠癌和转移癌的"活化"成纤维细胞中观察到了 FAP 的表达。FAP 被发现在活化的成纤维细胞的表面高度表达，并且存在于大多数上皮肿瘤的基质细胞表面。此外，FAP 也在软组织和骨肉瘤中表达。FAP 也是基质成纤维细胞上的标记物，参与调节许多慢性炎性疾病，例如类风湿性关节炎、原发性胆汁性肝硬化和动脉粥样硬化[207]。FAP 阳性基质细胞在脂肪组织、骨骼肌和胰腺的稳态中起重要作用[205]。

CAFs，也称为成纤维基质细胞、反应性基质和肿瘤相关成纤维细胞，是维持肿瘤微环境所必需的，并且可以通过 FAP 来鉴定。已经有充分的文献证明，肿瘤的形成依赖反应性基质以获得营养支持，并且依赖生长信号以促进癌细胞向更具侵袭性和转移性的表型发展。在 Lai 等人的一项研究中，通过 siRNAs 沉默 FAP，抑制了 CAFs 的体外生长，此外，CAFs 在 G2 期和 S 期表现出细胞周期的阻滞[209]。在相应的体内研究中，作者发现使用 FAP siRNA 转染 SKOV3 细胞能够抑制肿瘤生长和减少肿瘤发生，提示 FAP 是调节肿瘤形成微环境的重要因素。Santos 等人的一项研究发现小鼠肺癌模型和小鼠结肠癌模型中，CAFs 中 FAP 抑制后能导致肿瘤增殖抑制、胶原积累增加，以及肌成纤维细胞含量和血管密度降低[210]。而 FAP 在 CAFs 中的过表达则能促进肿瘤生长和转移[211]。最后，在结直肠癌中发现，FAP 在肿瘤基质中表达增加与晚期疾病患者存活率的降低有关[212]。

3.2　成纤维细胞特异性蛋白 –1（fibroblast specific protein-1，FSP-1）

成纤维细胞特异性蛋白 –1（FSP-1），也称为 S100A4，仅由成纤维细胞表达，属于钙结合蛋白 S100 家族[213]。FSP-1 在组织中的表达通常发生在损伤或疾病中组织重塑的情况下。除了其在正常伤口愈合过程中的作用之外，FSP-1 还在很大程度上涉及癌症进展，特别是在肿瘤相关基质细胞中。在对 642 例原发性乳腺癌患者的研究中，发现 HER2 阳性病人中分离的癌相关成纤维细胞的 S100A4 的表达高于正常乳腺组织。此外，脂肪细胞来源的成纤维细胞中 FSP-1 的表达与对照相比显著增加，并且能够促进乳腺癌细胞体外的迁移和侵袭能力。此外，已经证实 S100A4 在乳腺癌基质中的表达有助于肿瘤转移扩散。Choi 分析了 302 例结直肠癌患者样本 S100A4 以及其他几种癌症相关成纤维细胞标记物的表达[214]，结果表明在所有样品肿瘤浸润前沿均发现 S100A4 或 α-SMA 阳性的癌相关成纤维细胞，其中 40% 的样本为 α-SMA 和 S100A4 双阳性。此外，与对照组相比，S100A4 或 α-SMA 高表达与结直肠肿瘤进展加快有关。O'Connell 等人的研究表明基质细胞产生的 S100A4 对乳腺癌细胞的转移定植是重要的，在乳腺癌转移小鼠模型中改变 S100A4 阳性的基质细胞的数量则能够调节乳腺癌向骨髓的转移。S100A4 阳性细胞的减少抑制了肿瘤向肝转移，提示 CAF 来源的 S100A4 在乳腺癌转移过程中起重要作用[205]。

近期研究数据还表明肿瘤来源的 S100A4 在支持 MSC/ 间充质基质细胞向癌相关成纤维细胞转化中的作用。Bettum 等人的研究结果表明癌旁基质中的 S100A4 能够刺激黑色素瘤细胞分泌因子，例如 IL-8 和 MCP-1，这些因子反过来促进内皮细胞和单核细胞转变成 TASCs[215]。Xue 等发现 S100A4 在组织成纤维细胞中的表达与乳腺癌细胞的上皮 – 间质转化和转移进展有关[216]。此外，S100A4、α-SMA 和 PDGFR-β 在成纤维细胞样基质细胞中的表达增加与尿路上皮癌细胞侵袭性增加相关[217]。在人膀胱尿路上皮癌原位实验中，基质细胞来源的 S100A4 与肿瘤细胞侵袭性的增强相关，且与膜蛋白 E– 钙黏蛋白以及 Zeb-1 的降低有关。这些结果表明 S100A4 是肿瘤基质 CAF 发展的重要调节因子。

3.3　肿瘤生长因子 β（tumor growth factor beta，TGF-β）

来源于基质的 TGF-β 在肿瘤的进展和转移中起着重要作用[218]。近期已经证明 TGF-β 也是癌相关成纤维细胞产生的关键调控者。Weber 等人将骨桥蛋白（osteopontin）阳性的 MDA-MB-231 人乳腺癌细胞和骨桥蛋白阴性的 MCF-7 人乳腺癌细胞分别与人 MSC/ 间充质基质细胞混合，评估其形成癌相关成纤维细胞的能力[219]。并发现 MDA-MB-231 人乳腺细胞表达的骨桥蛋白能够诱导 MSC 表达 TGF-β，而 TGF-β 反过来又能调控 MSC 向癌相关成纤维细胞转化。此外，还发现骨桥蛋白诱导的 TGF-β 途径需要转录因子髓样锌指蛋白 1 的表达。体内研究证实 MSCs 向癌相关成纤维细胞的转化依赖于 TGF-β 和髓样锌指蛋白 1。而且，Nie 等人还表明 TGF-β 是内皮细胞向癌相关基质转化的必要成分。Nie 等将人食管内皮细胞与 OE33 腺癌细胞共培养，或直接用 TGF-β2 处理后分析内皮细胞的相关变化，发现内皮细胞表达肌成纤维细胞样标记物，包括 α-SMA、波形蛋白（vimentin）和 FSP-1。并且 TGF-β2 能够诱导食管内皮细胞向间充质样细胞的转化。而 TGF-β2 基因的沉默则抑制了这些变化，提示 TGF-β2 在肿瘤微环境中介导内皮细胞向癌相关基质细胞的转化。

除了与癌相关成纤维细胞形成相关外，肿瘤基质细胞中 TGF-β 表达的增加已被证明是患者预后不良的指标。在 Ozawa 等人的一项研究中，用实时 PCR 和免疫组化方法检测 102 例食管鳞癌组织中 TGF-β 的表达[220]。发现与正常组织相比，TGF-β 在食管癌基质中高表达，特别是在癌相关基质成纤维细胞中高表达。抑制成纤维细胞来源的 TGF-β 抑制食管癌的迁移和侵袭。此外，Calon 等人表明结直肠癌患者 CAFs 中 TGF-β 信号传导导致肿瘤浸润细胞数量增加，这些细胞参与肿瘤的生长和进展[221]。当 TGF-β 信号在患者来源的异种移植物中被阻断时，疾病进展被停止。CAFs 中 TGF-β 表达的增加也被发现是结直肠癌患者预后不良的指标。

3.4 α 平滑肌肌动蛋白（alpha smooth muscle actin，α-SMA）

在伤口愈合的早期事件中，宿主成纤维细胞从伤口周边向中心迁移，在一周时间内，新的由血管、细胞外基质和成纤维细胞组成的结缔组织形成[222]。在这种肉芽组织的生成过程中，成纤维细胞活化成肌成纤维细胞，表达 α-SMA[223]，α-SMA 是典型的在血管平滑肌细胞中发现的肌动蛋白[224]。已知肌成纤维细胞通过其收缩能力在伤口闭合中起重要的作用[225, 226]。事实上，几项研究表明 α-SMA 表达与肌成纤维细胞引起的伤口收缩直接相关。

已经证实在癌症病程中宿主基质发生改变，活化的肌成纤维细胞是肿瘤基质中的主要成分，可以通过 α-SMA 表达来对其进行鉴定[194]。事实上，在肿瘤中，特别是在乳腺癌中，80% 以上的基质群体由肌成纤维细胞组成，它们高表达 α-SMA 以及成纤维细胞表面蛋白（FSP-1，S100A4）等[227, 228]。研究发现与非癌组织成纤维细胞相比，从人乳腺癌中提取的 CAFs 高表达 α-SMA[195]。事实上，CAFs 在体外经过九次传代仍然能够保持高水平的 α-SMA 表达，这也提示了来自乳腺癌的 CAFs 表达高水平的 α-SMA。这些 CAFs 群体还表达 CD31，且 SDF-1α 和 SDF-1β 的水平三倍高于非癌组织成纤维细胞。此外，Verdelli 等人进行了一项研究：用 α-SMA 鉴定人甲状旁腺瘤的基质成分[229]。发现 α-SMA 在正常甲状旁腺中大量存在，但有趣的是在甲状旁腺瘤实质中 α-SMA 缺失，而 FAP 水平较高。然而，发现在新形成的微血管周围的甲状旁腺肿瘤中存在 α-SMA 阳性细胞。这些数据提示 α-SMA 阳性成纤维细胞参与肿瘤新血管生成，进一步的研究也表明 α-SMA 阳性 CAFs 在肿瘤新血管生成中起到重要作用[230]。

3.5　基质金属蛋白酶（matrix metalloproteinases，MMPs）

基质金属蛋白酶是与基质降解、生长因子释放、免疫监视和血管生成相关的含有 24 种锌依赖蛋白酶的蛋白酶家族[231-232]。最初作为非活性酶原由细胞合成，MMPs 被切割成其活性形式，形成具有对细胞外基质和细胞表面的胶原降解功能的特异性的酶。正常情况下，MMPs 表达缺失或较少。然而在组织重塑、伤口愈合或肿瘤细胞侵袭的情况下，MMPs 表达增加。

如前所述，肿瘤增殖和生长与伤口愈合过程非常相似。在肿瘤增殖过程中，部分成纤维细胞在 TGF-β 的作用下，分化形成活化的肌成纤维细胞。这些肌成纤维细胞又能够重塑肿瘤基质，从而促进肿瘤生长。特别地，MMPs 在肿瘤表面的募集在重塑过程中发挥不可或缺的作用，能够促进肿瘤生长并增强其侵袭性。有数据表明，肌成纤维细胞表面募集的 MMP-9 可以诱发Ⅳ型胶原降解，以促进肿瘤细胞侵袭[233]。乳腺癌和骨髓瘤中，MMP-9 还能够利用细胞表面透明质酸受体 CD44 作为结合位点参与肌成纤维细胞介导的肿瘤细胞侵袭。此外，Dayer 等人证明肿瘤细胞来源的 MMP-9 通过赖氨酰羟化酶 3 被募集到成纤维细胞表面，募集的 MMP-9 促进成纤维细胞 TGF-β 的活化，诱导成纤维细胞分化为构成肿瘤基质的肌成纤维细胞。

与 MMP-9 相似，MMP-2 参与了肿瘤相关成纤维细胞表型的激活。证明 MMP-2 在活化成纤维细胞中的减少导致Ⅰ型胶原、Ⅳ型胶原和纤连蛋白在成纤维细胞产生减少。此外，MMP-2 在活化成纤维细胞中表达减少，α-SMA 和波形蛋白的表达也减少，α-SMA 和波形蛋白是已知的 CAFs 标记物。最后，MMP-2 表达的降低还导致活化成纤维细胞中 TGF-β 活性的下调，这导致活化成纤维细胞产生的支持肿瘤生长和肺转移的因子减少。其他癌相关成纤维细胞来源的 MMP，包括 MMP-1、MMP-3、MMP-11 和 MMP-13，都以与 MMP-2/9 相似的作用方式在胃癌、前列腺癌、乳腺癌和皮肤癌中被发现[234-236]。基于此，这些数据提示 TGF-β、α-SMA 和 MMP 在癌症相关的形成过程中存在一定联系。

3.6　肌腱蛋白 -C（tenascin-C，TN-C）

TN-C 是一种细胞外基质糖蛋白，通常在伤口愈合和组织重塑期间，在相关的正常细胞增殖和迁移过程中表达。TN-C 在慢性炎症和癌症的病理条件下也会高度表达。各种研究表明[237-238]，TN-C 在胰腺癌、前列腺癌、乳腺癌、子宫癌、结肠癌、胃癌、皮肤癌、肺癌、泌尿道癌和卵巢癌的肿瘤基质中的表达增加。事实上，肿瘤中 TN-C 表达的增加与患者预后不良有关。肿瘤基质中的TN-C 由 CAFs 和血管细胞表达。已经证明 TN-C 促进肿瘤细胞的增殖、迁移、侵袭、血管生成。特别地，癌相关成纤维细胞来源的 TN-C 在基质重塑中起到重要的作用，并以类似于 MMPs 的方式促进肿瘤细胞侵袭。O'Connell 等人对骨髓来源的 S100A4 阳性肿瘤相关基质细胞的表达进行检测，对基质细胞采用S100A4 与 TN-C 的共定位表达检测，发现 S100A4 阳性的细胞可能是肿瘤微环境中 TN-C 的来源。将 4T1 乳腺癌细胞静脉接种到 TN-C 敲除小鼠及其野生型（WT）小鼠中，发现相比 WT 小鼠，TN-C 敲除小鼠形成更小肿瘤和更少转移结节。这些结果表明骨髓来源的 S100A4 阳性细胞可能是肿瘤微环境中 TN-C表达的来源，并且 TN-C 表达有助于促进乳腺癌转移。

在人乳腺癌的模型中，对正常乳腺和增殖性乳腺病变的样品进行 TN-C 和α-SMA 的表达评估[239]。发现 92% 的乳腺癌中检测到 TN-C 表达，并且其分布与肿瘤基质中的癌相关肌成纤维细胞呈现共定位。相反，在正常乳腺组织中很少见到 TN-C 表达（表达 TN-C 的组织仅占 10%）。这些结果表明肿瘤基质肌成纤维细胞是 TN-C 的重要来源，也提示 TN-C 表达的增加是乳腺癌发生发展的重要驱动因素。最后，对 52 例前列腺癌患者样本进行免疫组化染色，结果显示：与癌周组织相比，TN-C 主要在腺癌的基质中表达，定位于血管壁和肿瘤组织。且 TN-C 与肌成纤维细胞具有相关性，表明前列腺肿瘤基质中的肌成纤维细胞是 TN-C 表达增加的来源[182]。

3.7　神经元胶质抗原 2（neuronal glial antigen 2，NG2）

除了前述标记物之外，活化的成纤维细胞还可以通过神经元胶质抗原 2 的表达来鉴定。NG2 是硫酸软骨素蛋白聚糖，用于鉴定神经系统的巨噬细胞和祖胶质细胞[240]，以及发育中的脉管系统中的周细胞和平滑肌细胞[241]。最近的研究也证明了 NG2 作为 CAFs 标记物的作用。研究发现在大多数脂肪细胞来源的CAFs 群体中 NG2 与 α-SMA 共同表达。此外，在 Lecomte 等人表明骨髓来源的 NG2 阳性周细胞占小鼠侧翼恶性角化细胞基质的 30% 以上[234]。该细胞群也

为 α-SMA 阳性细胞。在正常皮肤中发现的这些细胞数量明显较少。这些数据表明，至少三分之一的肿瘤基质由来源于骨髓的细胞组成。另一项研究发现 NG2 是乳腺癌基质中 CAFs 群体的标记物。在乳腺肿瘤群体中的基质来源细胞中，2.7% 为 NG2 阳性。在该 NG2 阳性细胞群体中，86.3% 的细胞为 α-SMA 阳性，这表明两种 TAFs 标记物共存于相同的细胞中。相同的结果在小鼠胰腺癌模型中得到证实：在胰腺癌基质来源的 NG2 阳性细胞中，86.3% 的细胞 α-SMA 也呈阳性，表明两种 CAF 标记物在胰腺癌中同时存在。

有研究描述人类乳腺癌患者 CAFs 的临床病理特征，将乳腺癌分为四种类型：Luminal A 型、Luminal B 型、HER2 阳性型和三阴性乳腺癌。依据肿瘤基质进一步分类为促纤维增生、正常、炎症和硬化型基质四种。CAFs 相关的 NG2 蛋白表达（FAP 和 FSP-1 蛋白表达）在 Luminal A 型乳腺癌、三阴性乳腺癌以及促纤维增生和硬化型基质成分中均较低。在 HER2 阳性型乳腺癌中，NGF-2 的表达与 FAP 表达高度相关，而在炎症型基质中并非如此，提示 CAFs 相关蛋白表达不同，但与乳腺癌分子亚型有关。因此，可以认为 CAFs 标记如 NG2 可作为不同类型乳腺癌的预后标记物及治疗靶点[204]。

3.8　CD44

CD44 是在所有基质细胞上表达的透明质酸受体，并且是已知的干细胞标记。CD44 在正常组织细胞外基质 MSCs 迁移中也发挥了作用。最近的研究还表明 CD44 在功能性 CAFs 的产生中发挥作用[242]。一项研究显示 MSCs 中 CD44 的表达下降导致 FAP 和 FSP-1 表达下降，以及功能性 CAFs 不完全转变。这些现象被发现是由 *TWIST1* 转录调控介导的[206]。除了这种机制之外，乳腺成纤维细胞向癌症相关成纤维细胞的转化也已经表明是通过 CD44 与其配体骨桥蛋白的结合而发生。Sharon 等人证明在乳腺肿瘤细胞中骨桥蛋白的敲减抑制了与癌相关成纤维细胞的功能性激活，并且能够减慢肿瘤生长[243]。有趣的是，即使在骨桥蛋白敲除后，CAF 仍然表达 α-SMA。因此，这些数据表明骨桥蛋白是 CAFs 在乳腺癌中功能性激活所必需的，并且 α-SMA 在 CAF 信号传导中不起作用。

研究表明，肿瘤基质中血管过少增加了 CD44 在 CAFs 上的表达，在抗 VEGF 抗体治疗中，HT29 小鼠结直肠癌 CD31 阳性血管数目减少[244]。同时，CAFs 的 CD44 表达增加，提示在血管不足条件下癌相关成纤维细胞 CD44 表达增加[244]。此外，CD44 被发现在骨髓瘤样瘤中高度表达，同时表达增高的还有其他透明质酸合酶，包括透明质酸合成酶 -2、透明质酸酶和透明质酸结合受体 TLR4[245]。这些结果说明 MSC 表达 CD44 介导 CAFs 功能，并且提示了 CD44 参与 MSC 内透明质酸信号通路，增强 MSC 的肿瘤趋化性，以及促进肿瘤生长和增殖。

3.9　Twist

Twist1 是一种参与中胚层组织发育的转录因子，并且在发育过程中也起着调控 EMT 的作用[246]。然而，最近的研究表明，Twist1 在癌症进展中起重要作用，促进癌症转移，并且与病人不良预后相关[247,248]。有研究表明，人胃癌组织中激光捕获显微切割法分离的癌相关成纤维细胞中，Twist1 和 FSP-1 的表达水平明显高于健康人胃组织。此外，当胃癌细胞经 Twist1 阳性皮肤细胞或肺成纤维细胞条件培养液培养后，胃癌细胞浸润率明显增加。大肠癌组织中发现 TASCs 中 Twist1 和 Twist2 蛋白染色明显加深，与 Twist1 和 Twist2 CpG 甲基化相关。在六个人大肠癌细胞系中 Twist1 和 Twist2 蛋白均为阴性，表明肿瘤中 Twist 可能来自邻近的基质细胞[249]。在评估的 112 名结直肠癌患者中，高表达 Twist1 的肿瘤具有更高的恶性程度、更高的 T 分类，淋巴管浸润增加，预后不良。最后，肿瘤细胞分泌的 Twist 可诱发 EMT，并以 TGF-β 类似的机制促进 CAFs 细胞的形成[250,251]。

3.10　CD146

CD146 又称黑色素瘤细胞黏附分子（melanoma cell adhesion molecule，MCAM），是膜糖蛋白和免疫球蛋白基因超家族的一个成员。CD146 通常由血管内皮细胞、平滑肌细胞和周细胞表达[252,253]。然而，CD146 的表达被证明能够显著促进人黑色素瘤细胞的致瘤性、运动性、侵袭性、转移性和血管生成能力[22]。CD146 在乳腺癌患者血管内皮细胞中的表达与预后不良有关[23]，证明用人黑色素瘤细胞培养上清能够促进 BMMSC CD146 表达，还能够促进 FSP-1、波形蛋白和 VEGF 的表达[254]。黑色素瘤细胞培养上清处理的 BMMSC 也表现出更强的迁移、血管生成以及体内致瘤能力，这些均提示了 MSC 向癌症相关表型的转变。与正常肝血管内皮细胞相比，小鼠肝癌移植瘤的血管中高表达 CD146。这些 CD146 阳性肿瘤内皮细胞能够被具有高选择性的放射性标记的单克隆抗体 ME-9F1 靶向，提示肿瘤内靶向给药可能的方法。

另一方面，检测未经治疗的乳腺癌和肺癌患者骨髓来源的 MSCs 表达的 CD146，发现 CD146 的表达低于健康人[255]。类似地，Ribeiro 等人检测前列腺癌患者外周脂肪组织中 CD146、CD31、CD45 和 CD34[256]，发现脂肪基质祖细胞均为 CD146⁻CD31⁻CD45⁻CD34⁺。这些数据表明 CD146 在 CAFs 细胞中的表达可以根据肿瘤的不同而有所不同。

4 MSC 转分化为肿瘤相关成纤维细胞

MSC 是肿瘤微环境细胞的重要来源之一[257-258]。有研究通过将基因标记骨髓来源的细胞注射入小鼠体内，发现标记的细胞在肿瘤部位且呈肌成纤维细胞形态、表达 α 平滑肌肌动蛋白（α-SMA）和 I 型胶原蛋白的 α1 链，表明体内肿瘤相关成纤维细胞可以来源于 MSC[259-261]。后续在小鼠卵巢癌异种移植模型研究中发现 BMMSC 在肿瘤部位表达 CAF 相关标记如成纤维细胞激活蛋白（FAP）、成纤维细胞特定蛋白 -1（FSP-1）、α-SMA 和 tenascin-C（TN-C）[262]。进一步的证据表明，CAFs 可以来源于 MSCs，这一假设来自在体外采用肿瘤细胞培养上清长期培养 MSCs。Mishra 等人的一项研究中，将人 MSCs 在乳腺癌细胞系（MDA-MB-231）在条件培养基中培养 30 d[263]。结果发现培养后 MSC 表达 α-SMA、FSP-1、SDF-1α 和波形蛋白水平增加，在体外和体内模型中可显著刺激肿瘤细胞生长[263]。在培养卵巢癌细胞系 SKOV-3 的条件培养基中培养 MSC 12～16 d，诱导 MSC 表达 CAF 相关标记，使 IL-6 分泌量增加，促进肿瘤细胞增殖。有趣的是，TGF-β 可能参与这个转分化过程，因为慢病毒转染 BMMSC 抑制 TGF-β/Smad 信号后，即使采用肿瘤细胞上清培养 10 d，与对照组相比，其表达 CAF 相关标记显著被抑制[264]。此外，内质网伴侣蛋白 GRP78 处理 MSC，可激活 TGF-β/Smad 信号，诱导其向 CAF 表型转化[265]。综上所述，很明显 TGF-β 在 MSC 向 CAF 转分化过程中起着重要作用。然而目前还不清楚它在多大程度上影响 MSC 分泌及其功能特性。另一方面，必须指出的是，MSC 和 CAF 有许多相似之处。有研究表明，CAF 与 MSC 具有许多相同的表面标记物如 CD29、CD44、CD73、CD90、CD106、CD117 等，具有向成骨细胞、软骨细胞、脂肪细胞分化和表达波形蛋白的能力[266,267]。Kalluri 在最近的一篇综述中更详细地讨论了一个有趣的观点，即成纤维细胞是静止的 MSC，在受到特定刺激时可以被激活成为癌相关 MSC[268]。尽管如此，与 MSC 相比，CAF 增殖能力较强，分泌更多的 VEGF、TGF-β、IL-4、IL-10 和 TNF-α[266]。这项研究也支撑了 Kalluri 的观点，他认为成纤维细胞实际上是静止的 MSCs，可以被刺激到激活状态如 CAF 或癌相关 MSC[268]，也认为 CAFs 可能起源于

MSCs 的一个亚群，这一发现可以解释一些共同的特征。有研究者认为 CAFs 术语应该用来描述不同来源、存在于不同肿瘤类型但没有特定功能的异质性成纤维细胞群。这一建议借鉴了以前描述巨噬细胞极化的文献，其中 F1 亚型将与肿瘤抑制特性相关，而 F2 亚型将描述具有肿瘤促进作用的成纤维细胞[269]。

5　MSC 转分化为肿瘤相关 MSC

大量研究发现肿瘤组织中还存在着 BMMSC 样癌组织 MSC，这些癌组织 MSC 已经相继从多种实体瘤，如乳腺癌[270-279]、胶质瘤、垂体腺瘤、前列腺癌、结肠癌、胰腺癌等组织中被分离与鉴定。我们率先于 2009 年从胃癌组织中分离获得胃癌组织来源 MSC，命名为胃癌 MSC，生物学特性比较研究发现胃癌 MSCs 具有 BMMSC 相似的形态学特征、表面标记和多向分化潜能，但较 BMMSC 具有更强的生长活力和促肿瘤作用，主要通过旁分泌外泌体或细胞因子促进胃癌进展[280-283]。前期采用芯片筛选检测发现胃癌 MSC 异常表达多种癌相关 miRNA，研究显示敲减 miR-221 可显著抑制胃癌 MSC 体内外促胃癌作用。miRNAs 作为一种重要的表观调控因子，在细胞表型和功能调控中发挥重要的作用。2012 年研究发现癌相关成纤维细胞 CAFs 与正常成纤维细胞 NFs 存在着差异表达的 miRNAs，通过基因操作模拟 CAFs 中关键 miRNAs 的表达模式修饰 NFs 中 miRNAs 的表达，发现可重编程 NFs 向 CAFs 转分化[284]。随后有大量研究揭示 miRNAs 可参与肿瘤微环境细胞重编程[285]。为此，笔者也关注了胃癌 MSC 异常表达 miRNAs 在 BMMSC 向胃癌 MSCs 转分化中的作用，发现靶向抑制 BMMSC 中 miR-155-5p 可通过活化 NF-κB 通路上调 IL-6、IL-8、CCL2 等细胞因子，促进其获得与胃癌 MSC 类似的表型和功能[286,287]。时玉舫团队研究发现肿瘤细胞可分泌释放外泌体诱导 BMMSC 获得促肿瘤进展的能力[288]，同时还揭示淋巴瘤组织来源的 MSC 处理 BMMSC，可使 BMMSC 获得淋巴瘤组织来源 MSC 相似的表型及功能[289]。尽管其他关于 BMMSC 如何向肿瘤相关 MSC 转分化的研究及相关机制报道较少。但这些研究提示 BMMSC 不仅可以被肿瘤细胞通过表观遗传调控转分化，也可被肿瘤相关 MSC 诱导重编程。

6　MSC 转分化为血管内皮细胞、周细胞

有研究报道 MSC 参与肿瘤微环境形成，还可向内皮样细胞转分化，这表明

它们维持了其祖细胞的潜能，从而参与功能性血管结构的形成[290]。因此，整合到肿瘤部位的 MSC 可以转分化为具有前血管特性的细胞，如内皮细胞和周细胞，尽管目前许多相互矛盾的研究质疑其能否获得经典内皮表型。

例如 Kidd 等研究小组报道认为从脂肪组织中分离出的 MSC 经历了向内皮样细胞分化的过程[291]。众所周知，肿瘤微环境常处于缺氧或微需氧状态，最近有研究发现缺氧可促进脂肪组织来源 MSC 向内皮样细胞分化[292]。对于 BMMSC，不同的研究得出了不同的结论。研究发现表达内皮细胞表面标记 CD31 的小鼠骨髓来源细胞存在于小鼠异种移植胰腺癌肿瘤内和周边组织中[293]。然而，这些数据并不能用来判定 BMMSC 是否存在转分化或其他骨髓细胞如多能祖细胞的移植。体外实验结果表明，在 VEGF 存在条件下培养的人 BMMSC 可分化为内皮样细胞，表达内皮特异性标记物 VEGFR-1、VEGFR-2 和 vWF，但 CD31 或 CD34 仍为阴性[294]。采用 VEGF 处理表达 CXCR4 的 BMMSC，可诱导其向血管内皮样细胞分化[295]。在黑色素瘤和肺腺癌动物模型中发现肿瘤移植后，部分 BMMSC 参与肿瘤脉管系统形成，表达周细胞标记如 CD31，但不表达 α-SMA。这表明 MSC 可直接支持肿瘤脉管形成，表型类似于内皮细胞[296]。

然而，另一种不同的生物学情况可能导致 MSC 向周细胞样细胞分化，而不是向内皮样细胞分化。最近报道已经确认 BMMSC 在体外不能分化为内皮细胞，但是在体内与血管周细胞前体相似，可对内皮素 -1 做出反应[297,298]。参与肿瘤血管壁形成的大鼠 BMMSC 表达周细胞标记如 α-SMA、NG2、PDGFR-β，但不表达内皮细胞标记。移植的 BMMSC 表达周细胞标记和处于血管周围的位置表明这些细胞在肿瘤内起类似周细胞的作用[299]。胶质母细胞瘤条件培养液处理后人 BMMSC 表达 CD151、结蛋白（desmin）、α-SMA、神经上皮干细胞蛋白（nestin）和 NG2，但不表达 vWF 或者肌凝蛋白，表明 BMMSC 分化为周细胞而不是血管内皮细胞或平滑肌细胞。从形态学角度看，MSC 形成的毛细血管样网络与人内皮细胞有本质的不同，因为周细胞形成的没有内皮细胞层的管状网络具有更细的分支网络，这反映了周细胞早期参与血管新生芽的形成[298,300]。事实上，BMMSC 与周细胞表现出显著的相似性，不仅因为这两种细胞类型起源于间充质细胞，且在蛋白标记谱上有相似之处，还因为它们在支持肿瘤血管网络方面具有类似的功能。此外，MSC 也可以作为周细胞的来源，后者也可以获得 MSC 表型[301]。最近 Zhang 等人发现根据 CD90 的表达情况可将脑胶质瘤组织来源 MSC 分为 CD90^{high} 和 CD90^{low} 两群细胞，研究显示 CD90^{low} 脑胶质瘤 MSC 可向周细胞转分化，并通过促进血管内皮细胞存活和迁移促进肿瘤血管形成[302]。因此，在肿瘤微环境中，BMMSC 向周细胞的转分化似乎可能是一种反复发生的事件。

第四节　肿瘤相关间充质干细胞在肿瘤进展中的作用

MSCs 是一种非造血祖细胞，能够产生软骨细胞、成骨细胞、脂肪细胞等中胚层细胞，以及周细胞、肌细胞、神经元等外胚层细胞和内胚层细胞[303]。它们主要存在于骨髓中，但也存在于其他组织和器官中，包括脐带、脂肪、肌肉、肝脏、前列腺和胰腺等[303]。尽管具有异质性，但组织来源和系统来源的 MSCs 具有许多共同的特性，如损伤部位定向趋化能力、抑制炎症反应的倾向以及提供营养因子以刺激组织再生和修复的特殊能力。事实上，移植的 MSC 已经被实验证明可以在多种情况下减缓甚至逆转组织损伤，如肝硬化[304]或梗死后心肌缺血[305,306]。由于 MSCs 具有植入损伤组织的能力，它们也成为基因治疗应用的首选载体，从辐射诱导的肠[307]或肺[308]损伤模型到神经损伤的纠正[309]。因此，MSCs 被广泛用作再生医学的首选干细胞[310]。肿瘤微环境与慢性炎症的活性部位非常相似。事实上，癌细胞的扩张伴随着各种间质支持细胞（无论是成纤维细胞还是免疫细胞）向肿瘤组织稳定募集，共同促成一个动态的炎症状态且不断经历重塑，类似一个"无法愈合的创伤"[166]。受这些概念以及它们趋向炎症部位迁移的能力影响，研究人员探索了利用基因工程修饰的 MSCs 作为抗肿瘤治疗的载体的可能性。Studeny 和同事牵头做了这样的研究，发现基因工程修饰后的 MSCs 表达抗癌基因如 INF-β，能够移植至肿瘤微环境释放抑癌蛋白[311]。这一方法已经被许多团体采用，他们使用 MSCs 对肿瘤进行广泛的治疗，从细胞因子到纳米疗法[312,313]。对这一领域的后续研究表明，内源性 MSCs 也迁移到生长中的肿瘤中。事实上，从移植到小鼠体内的人类肿瘤中分离出的基质含有具有成纤维细胞集落形成单位（CFU-F）活性的细胞，这是 MSCs 的特征[314]。同样，同源基因肿瘤的微环境（4T1 小鼠乳腺癌模型）中有 MSC 表型的细胞，具有向脂肪细胞和成骨细胞分化的能力[315]。此外，人类肿瘤含有 MSCs 或 MSCs 样细胞，这在多种肿瘤类型，包括乳腺癌、胶质瘤、垂体癌、前列腺癌、胃癌、胰腺癌[56,272-275,277,281]等中得到了证实。然而，最重要发现是这些肿瘤相关 MSCs 并不是闲置的间质细胞，而是肿瘤发病的积极参与者，从刺激肿瘤生长到加速转移等影响肿瘤恶性进展[316]。在实验性肿瘤异种移植模型中，幼稚的 MSCs 可以促进肿瘤生长和肿瘤细胞的转移，并且在同源基因肿瘤模型中对肿瘤的进展起着至关重要的作用[90,317]。在这些情况下，接触到肿瘤细胞的幼稚 MSCs 被激活，分泌对肿瘤细胞和其他基质细胞产生旁分泌作用的因子，并形成有利于肿瘤发展的微环境。从临床肿瘤标本中分离的 MSCs 证实了这些观点。像这样的观察形成了一个模型的基础，在这个模型中，进展中的肿瘤传递内分泌信号，作用 MSCs 储存部位（局部或远离原发肿瘤部位），动员 MSCs 趋化至肿瘤部位，整合到肿瘤基质中，形成促进肿瘤细胞恶性进展的微环境。

MSCs 在肿瘤发生和发展过程中如何与肿瘤细胞作用成为整个癌症研究领域重要的科学问题。事实上，大量的研究已经证明了 MSCs 在多种实体和血液肿瘤发病机制中发挥重要作用并提供了许多促进肿瘤恶性进展的分子相互作用信息。本节主要总结 MSCs 对肿瘤表型的影响，列举一些 MSCs 影响肿瘤发病机制和恶性进展的分子机制。

1　MSCs 对肿瘤的生物学影响

MSCs 对肿瘤发病机制的影响在肿瘤研究领域中不断得到关注，其可调节肿瘤细胞活力、侵袭性、存活率、次生组织定植以及肿瘤血管生成、免疫逃逸和对治疗的抵抗[318]。

1.1　MSCs 触发 EMT

EMT 被认为是肿瘤细胞转移播散的主要机制之一。顾名思义，它代表了上皮肿瘤细胞转变成间充质样细胞的过程，通常需要某些上皮细胞连接蛋白如 E-钙黏蛋白减少，获得间质细胞的特征如 α 平滑肌肌动蛋白（α-SMA）、纤连蛋白、波形蛋白和 N- 钙黏蛋白。发生 EMT 的细胞运动能力和侵袭性显著增强，存活率提高，对治疗抵抗性增高，而且具有高度转移特性[319]。

EMT 是由肿瘤微环境调控的，一些研究报道表明，MSCs 促进肿瘤细胞发生 EMT 作用比较普遍。事实上，研究证实 MSC 暴露于多种癌细胞后可引起肿瘤细胞丢失上皮特征，获得间质细胞表型，这已经在乳腺癌、胃癌、黑色素瘤、前列腺癌、胰腺癌、肺癌、肝癌、结肠癌[320-327]等癌症中观察到。MSCs 促进这些癌细胞 EMT 的机制涉及接触依赖和接触非依赖性机制之间的相互作用，根据环境的不同而有所不同。大量研究已经发现许多介质参与 MSCs 诱导 EMT。这些介质中的第一个是转化生长因子 β（TGF-β），这似乎是 MSC 诱导多种肿瘤细胞发生 EMT 的关键。事实上，脂肪组织来源 MSCs 分泌的 TGF-β 可在乳腺癌细胞株 MCF7 中上调转录因子锌指 E- 盒结合同源异形盒蛋白（ZEB）-1 和 -2，下调微 RNAs（miRNAs）miR-200b 和 miR-200c 的表达，从而导致 EMT 的发生[328]。缺氧诱导 MSC 产生的 TGF-β 可导致 MDA-MB-231 发生 EMT，除了上调纤连蛋白外，还上调了 Twist、Snail，一些基质金属蛋白酶（MMPs）包括 MMP-9 和 MMP-13，以及 OCT4、NANOG 和 Myc[329]。在相关的背景下，暴露于炎症因子如 γ 干扰素（IFN-γ）和肿瘤坏死因子 α（TNF-α）的 MSCs 大量分泌 TGF-β，以旁分泌方式刺激肝癌细胞 SMMC-7721 发生 EMT 并促进肿瘤转移。同样，MSCs 表面结合的 TGF-β 导致结直肠癌细胞 EMT 的发生。这里癌细胞诱导 MSCs 表面结合型 TGF-β 的表达，反过来作用于癌细胞并诱导了许多结直肠癌细胞株包括 HCT116、LS180 和 HT29 发生明显的 EMT。最后，发现 TGF-β 通过 TGF-β 受体（TGF-βRⅢ）- 尿激酶型纤溶酶原激活剂（uPA）依赖途径，在介导 MSC 诱导的黑色素瘤细胞 EMT 中起关键作用，因为阻断 TGF-β 和 uPA 均能消除 MSC 触发的 EMT 作用。总的来说，这些研究进一步突出了 TGF-β 在 MSC 诱导肿瘤细胞 EMT 中的重要作用。

Notch 也被证实参与 MSC 诱导癌细胞 EMT。例如 Notch 被发现在由 TGF-β 介导、由 MSC 引起的 PANC-1 胰腺癌细胞的 EMT 中的作用不可缺少，因为 γ- 分泌酶抑制，或小干扰 RNAs（siRNAs）敲减 MSCs 中 Notch 配体 Jagged-1 的表达可阻断其诱导肿瘤细胞 EMT 的能力。

在 MSC 触发的 EMT 中发挥重要作用的另一类分子是 MMPs[328]。事实上，MMPs 水平在侵袭性癌症中经常升高，并且已经被证实其通过一系列机制，包括活性氧（ROS）和鸟嘌呤核苷三磷酸酶（GTPase）活化触发肿瘤细胞 EMT[330]。MSC 诱导 EMT 还涉及诱导微环境中 MMPs，例如，MSCs 与胃癌细胞（如 MKN28 细胞）的混合促进了肿瘤细胞的形态变化，强烈诱导 EMT 转录因子 Twist 和 Snail 的表达[322]。有趣的是，这些变化也伴随着 MMP-16 的积累，并导致了动物模型中这种细胞的整体转移能力增强[322]。Mele 和同事还鉴定出 MMP-3 在 MSC 诱导发生 EMT 的大肠癌细胞中高表达，类似于 Kabashima-Niibe 和同事观察到 MSC 诱导发生 EMT 的胰腺癌细胞中 MMP-9 表达增加。有趣的是，基质金属蛋白酶的产生和 EMT 与肿瘤细胞基因组不稳定增强有关[330]，故一种具有挑战性但尚未被证实的假说被提出，认为 MSCs 实际上可以提高癌细胞对突变的敏感性。

其他调控 MSC 与肿瘤细胞在 EMT 过程中相互作用的介质已被归为炎症介质，如前列腺素 E2（PGE2）[331]。这里，MSC 刺激癌细胞（如 LoVo 结肠癌细胞）释放的白细胞介素 –1（IL-1）作用于 MSCs 表面上的 IL-1 受体（IL-1R），这反过来刺激环氧合酶 –2（COX-2）/ 微粒体前列腺素 E 合酶 –1（MPGES-1）的表达，随后花生四烯酸转化为 PGE2。细胞外前列腺素 E2 的增加通过癌细胞前列腺素 EP4 信号传导，从而导致 β-catenin 转入细胞核并诱导 EMT 发生。有趣的是，这些相互作用也导致了白细胞介素（例如 IL-6 和 IL-8）以及趋化因子（例如生长调节致癌基因 α，GRO-α）的过量产生，这加剧了癌细胞周围的炎症环境。这些相互作用也发生在乳腺癌的背景下，表明 PGE2 可能在多种癌症中扮演类似的角色。

最后，直接细胞外基质（ECM）信号也与 MSC 诱导的 EMT 相关。在此之前，研究发现来源于 MSC ECM 的透明质酸（HA）与癌细胞，如过度表达致癌性 RASV12 的 MDA-MB-231、T47D 及 MCF7 表面的 CD44 相互作用，可延长 EMT 状态[320]。这些相互作用引起癌细胞产生 ECM 成熟酶赖氨酰氧化酶（LOX），促进了 Twist 明显表达，导致 EMT 标记物波形蛋白、纤连蛋白、N-钙黏蛋白的上调以及 E- 钙黏蛋白的下调。LOX 介导 MSC 诱导 EMT 是否在其他系统中也存在，有待进一步的研究，但另有研究报道 LOX 与胃癌细胞 OC-MU-2MD3、OCUM-12[332] 及甲状腺癌中细胞 EMT[333] 相关，可能提示 LOX 在 MSC 诱导 EMT 的过程中起到不可或缺的作用。

值得强调的一点是，MSC 触发癌细胞 EMT 的能力可通过肿瘤微环境中存在的其他因素来调节。除了上述的介质外，还包括一系列趋化因子，如趋化因子 C-X-C 基序配体（CXCL 12）、生长因子和低氧信号的调节因子[332]。这些发现增加了肿瘤相关 MSCs 在触发癌细胞 EMT 方面的多功能性，并拓展了 MSCs 调节肿瘤表型的分子机制。

1.2　MSCs 促进肿瘤干细胞（CSC）和肿瘤的发生

癌细胞存在于一个层次结构中，在这个层次结构中，只有一个细胞亚群能够引发继发性肿瘤，而这些细胞的来源与原始肿瘤具有异质性。这种独特而罕见的细胞被称为"肿瘤干细胞"或 CSCs，具有高度的致瘤性，具有与正常干细胞相似的自我更新能力，对诱导凋亡的刺激表现出更强的耐受性，对辐射和常规化疗具有高度的抵抗力[335,336]。虽然 CSC 对肿瘤细胞整体生长和分化的生物学贡献已经引起了人们的广泛关注，但 CSC 状态发生和维持的分子机制尚未完全阐明。在这方面，该领域的最新发现表明，CSC 状态是一种动态的假状态，肿瘤细胞可以自发地进入或退出这种状态[337]，也可以响应局部环境如缺氧、炎症信号或肿瘤相关 MSCs[338-340]。

事实上，MSCs 已经被证明可以利用不同的分子机制在多种癌症类型中促进 CSC 数量的扩增。最早关于 MSCs 这种作用是由 Wicha 小组率先报道的，他们发现表达高水平乙醛脱氢酶（ALDH）的 MSCs 被赋予了诱导乳腺癌细胞 CSC 表型的能力[56]。在这里，作者表明 MSCs 是按照 ALDH^{high} MSCs 与 ALDH^{low} MSCs 相比其祖细胞能力增强的层次结构来组织的，尤其引起了混合性 SUM159、SUM149 和 MCF7 乳腺癌细胞株中 CD44^{high}CD24^{low} 癌细胞的扩增。在彼此相互作用中癌细胞释放出可溶性 IL-6 信号刺激 ALDH^{high} MSCs 分泌 CXCL7，ALDH^{high} MSCs 反过来作用肿瘤细胞，使其分泌 CXCL1、CXCL5、CXCL6、IL-8、IL-6，从而促进了 CSC 的发生。有趣的是，IL-6 被证明是 MSC 的趋化因子，这表明这种相互作用可能会启动一个正反馈，被招募的 MSC 会引起 CSC 扩增，从而分泌更多的 IL-6，导致增强 MSC 向这些区域趋化性迁移。IL-6 还通过经典的 Janus 激酶 / 信号转导及转录激活蛋白（JAK/STAT）途径介导 MSC 对肺癌 CSCs 和胶质瘤 CSCs 的促进作用，再次表明其作为多效性调节因子对多发性实体肿瘤中 MSC 诱发的恶性特征起关键作用[341]。白细胞介素也可以与其他因素合作，介导 MSC 触发 CSC 增殖。事实上，Li 和同事们发现 LoVo 肿瘤细胞分泌的 IL-1 信号是通过 MSCs 表达的 IL-1R 传递，诱导 MSCs 分泌 PGE2 的。PGE2 自分泌作用会导致 MSCs 释放 IL-6 和 IL-8 等因子，如前所述，这些因子促进了 CSC 的形成。然而，PGE2 也可直接作用于肿瘤细胞，增加干细胞相关基因如 *Nanog*、*Oct4*、*Sox2* 和 *Sox9* 的表达，导致 ALDH^{high} 肿瘤细胞的数量明显增加，通过蛋白激酶 B（PKB）/ 糖原合成酶激酶 –3（GSK-3）/β-catenin 通路增强小鼠中这些细胞的肿瘤干性。值得注意的是，MSC 来源的 PGE2 也可以在乳腺癌中发挥这些活性，这表明抗炎药可能在阻断肿瘤激活的 MSCs 某些促肿瘤作用。Mclean 及其同事收集了人类卵巢肿瘤样本，研究了肿瘤相关 MSCs 与卵巢癌进展的相关性，并研究了肿瘤相关 MSCs 的旁分泌活性[342]。作者发现，与骨髓来源的或脂肪组织来源的 MSCs 相比，这些活化的

MSCs 对卵巢癌细胞 SKOV3 的体内外促肿瘤作用得到增强。具体来说，肿瘤组织来源的 MSCs 可增强肿瘤细胞成球能力，显著增强 SKOV3 和 A2780 肿瘤细胞系中 CSC 样特征如 ALDH 和 CD133 阳性的表达。作者在分子水平上分析了肿瘤来源的 MSCs，发现它们特别富含骨形态发生蛋白（BMPs），包括 BMP2、BMP4 和 BMP6。研究中还发现 BMP2 在介导肿瘤相关 MSC 促卵巢 CSC 中发挥了必要的作用，当采用 BMP2 处理肿瘤细胞，以及 Noggin（BMP2 的抑制剂）处理 MSC 和肿瘤细胞共培养体系，可分别显著激活和抑制 CSC 的特征[342]。利用类似的系统，最近发现了一种新的接触依赖性途径，在乳腺癌模型中介导 MSC 诱导乳腺癌 CSC 的增殖[343]。在该研究中，特别探讨了 miRNA 在 MSC 引发的恶性肿瘤中的作用，并确定了 miR-199a 在这方面的重要作用。的确，MSC 显著上调癌细胞中 miR-199a 的表达，就其本身而言，足够促进 CSC 多种特性，包括失巢凋亡，ALDH 表达，表达干细胞相关标记如 OCT4、periostin（POSTN）、神经节苷脂 GD2 合成酶和 c-Myc，以及促进肿瘤发生和转移。出乎意料的是，研究发现 miR-199a 调控了一个包括 miR-1915、miR-34a、let-7b 和 miR-762 在内的其他 miRNA 网络，所有这些都汇聚到一起抑制与发育相关的 FOXP2 转录因子的表达[344]。有趣的是，FOXP2 的下调抑制了 MSC 和 miR-199a 对 CSC 性状的影响，同时 miR-199a 表达上调和 FOXP2 低表达是临床恶性乳腺癌的重要特征。

前面提到的乳腺癌、卵巢癌、肺癌或胶质瘤模型，以及这里没有特别讨论的其他模型，如前列腺癌模型，都显示 MSC 可显著诱导肿瘤细胞的 CSC 样特征[345]。这种增长不能用已存在的 CSC 的快速增殖来解释，只能通过 MSC 诱导非 CSC 群体向富集致癌细胞的 CSC 样亚群转化来解释。因此，这些研究指出肿瘤相关 MSCs 在将原本微弱的恶性细胞转化为被认为是癌症转移和治疗耐药性根本原因的 CSC 方面起着关键作用。基于这些考虑，加上观察到 MSC 可能事实上在某些肿瘤中抑制内源性 CSC 的生长[346-348]，研究认为 MSC 可以促进某些类型肿瘤细胞中 CSC 的再生，并进一步证实了靶向肿瘤相关 MSC 是一种有价值的抗肿瘤方法。

1.3　MSCs 调节肿瘤治疗耐药性

MSCs 不仅调节细胞侵袭和转移的能力，还调节癌细胞抵抗抗肿瘤治疗能力，目前已在几种不同的肿瘤类型包括实体瘤和血液癌症中观察到。例如，无论是在体外培养环境中还是在体内移植瘤模型中，实验均证明 MSC 增强了 Lewis 肺癌细胞（LLC）对两种常用化疗药物（阿霉素和紫杉醇）治疗剂量的耐受性[349]。同样地，来自网膜脂肪组织的 MSC 不仅促进了卵巢和子宫内膜癌细胞对化疗的抵抗，而且还促进了它们对致命剂量的辐射的抵抗[350]。MSCs 还减轻了拓扑异构酶Ⅱ抑制剂米托蒽醌对人多发性骨髓瘤细胞 H929 和 RPMI 8226 凋亡的影响，使其体外死亡率降低[351]。在相关高通量的实验中，Mitsiades 及其团队利用体外肿瘤细胞特异性生物发光成像试验探索了 MSCs 如何影响多种癌细胞对一系列化疗方案的反应[352]。研究还表明 MSC 降低药物如地塞米松和阿霉素对 MM.1S 和 MM.1R 细胞的毒性。其他药物，如阿胞苷（araC）、伊马替尼或尼洛替尼也被发现对同 MSCs 共培养的 BCR-ABL 融合基因阳性白血病细胞系 KU812F 杀伤活性下降。同样，MSC 抑制了黑色素瘤细胞 A375 对 araC 的反应，或增加了间变性甲状腺癌细胞株对阿霉素的敏感性[352]。

MSC 促进癌细胞对治疗产生耐药性，主要是通过细胞接触依赖性通信的细胞介质和可溶性旁分泌信号的不同信号通路实现的。在这方面，研究发现可溶性药物如一氧化氮（NO），已被证实可激活脂肪组织来源 MSC，提升卵巢癌和子宫内膜癌细胞对紫杉醇的耐药性，而这种作用可被 L- 精氨酸酶所消除[353]。在其他情况下，MSC 分泌的生长因子或细胞因子也介导其对癌细胞的保护作用。例如，MSCs 释放的血管内皮生长因子（VEGF）和 IL-6 可增强 MM 细胞系 U266 和 NCI-H929 对硼替佐米治疗的耐药性[354]。IL-6 还参与了 MSCs 保护肺癌细胞系 A549 和 CL1-5 不受顺铂和吉西他滨诱导凋亡的生理过程。同样，在慢性髓系白血病（CML）中，MSCs 被发现可降低 BV173 细胞对酪氨酸激酶抑制剂伊马替尼的敏感性[354]。该研究发现 CML 细胞和 MSC 分别表达趋化因子的表达受体 4（CXCR4）和 CXCL12，加上观察到 AMD3100 处理可恢复与 MSC 接触共培养后的癌细胞对伊马替尼的敏感性，提示 CXCL12 在 MSC 保护肿瘤细胞中的关键作用[355]。最后，MSC 和癌细胞之间的物理相互作用也被认为是癌细胞对治疗产生耐药性的诱因。例如，MSCs 被证明可以促进急性髓系白血病（AML）细胞对 araC 的抵抗，这种作用依赖于 MSCs 来源的纤连蛋白激活癌细胞中整合素 – 磷酸肌醇激酶（PI3K）-AKT-BCL-2 信号通路[356]。

最近的观察表明，化疗可以促使幼稚的 MSCs 活化，分泌一些因子，在某些情况下可以对癌细胞产生全身的化学保护作用。在这方面，Roodhart 及其团队证明了铂类化合物激活 MSCs 产生多不饱和脂肪酸（FAs），从而在多种肿瘤模型，包括乳腺癌（MDA-MB-231 细胞）、结肠癌（C26 细胞）和肺癌（LLC

细胞）中使癌细胞产生耐药性[357]。该研究者确实提供了证据，表明将顺铂处理的 MSCs 静脉注射到荷瘤小鼠体内，在随后的顺铂治疗中可以产生对此类肿瘤的剂量依赖性保护。这种作用是由于血栓素和 COX-1 介导的 FAs 释放，系统地拮抗顺铂对癌细胞的细胞毒性作用[358]。另一个相关的例子是 Mallampati 及其团队发现化疗药物处理的 MSCs 促进癌细胞对治疗的耐药性的机制。采用伊马替尼处理 MSCs 可以使 MSCs 呈现一种多边形的片状形态，这种形态更有利于 Bcr-Abl 融合基因阳性急性淋巴细胞白血病（ALL）细胞的存活[358]。事实上，与上述这些 MSCs 共培养的所有细胞的生长途径由依赖 Bcr-Abl 信号转导转变为严重依赖 IL-17R/JAK 信号转导，并且对诸如环磷酰胺、阿糖胞苷、L-天冬酰胺酶或阿霉素等药物更有抵抗力。对伊马替尼处理的 MSCs 进行转录组分析，发现 MSCs 产生更多的 IL-17 和 CXCL12，这对 IL-17R 阳性的所有细胞的生存至关重要[357]。其他的证明 MSCs 帮助邻近癌细胞抵抗治疗的实验包括前列腺癌细胞株 PC3 培养上清刺激 MSCs 表达表皮生长因子受体（EGFR），使其产生保护癌细胞免受多烯紫杉醇治疗影响的相关因子[359]，但是这些因子在该研究中尚未确定。

值得注意的是，在药物治疗中 MSC 并不总是起着保护癌细胞的作用，因为一些报告指出 MSC 实际上可能可以增强癌细胞对化疗药物敏感性。这方面的例子包括 MSCs 使多发性骨髓瘤（MM）细胞对［2-（4-吗啉苯胺）-6-环己基氨基嘌呤］敏感，这种作用可能取决于药物靶向极光（aurora）激酶、JAK2 和 / 或酪氨酸激酶 Src 的能力。类似地，Kucerova 及其团队报道脂肪组织来源 MSCs 可显著增强 SKBR3 细胞对阿霉素和 5- 氟尿嘧啶（5-FU）敏感性，这种效应通过 MSCs 与癌细胞之间的直接和间接的细胞间接触表现出来[360]。Dittmer 和同事报道，采用与 MSCs 3D 共培养的乳腺癌模型可使癌细胞对雷帕霉素（mTOR）抑制剂 RAD001 敏感，并增强了丝氨酸 / 苏氨酸蛋白激酶 RAF 抑制剂 RAF265 的细胞毒性活性[361]。这些研究说明 MSC 旁分泌信号可以降低肿瘤细胞对治疗药物的敏感性，也可以提高某些药物疗效，这表明在不同环境下抑制或增强 MSC 与癌细胞相互作用可能有利于提高抗肿瘤治疗的效果。

1.4 肿瘤相关的 MSCs 改变癌细胞的代谢

考虑到 MSCs 在癌细胞中引发的显著的表型和生理改变，它们对癌细胞代谢网络产生深远影响也就不足为奇了。尽管在过去的十年中，对癌细胞的代谢依赖和作用的分子机制的理解有了显著的增长，但是关于肿瘤微环境对这些关键方面影响的认识仍然很少[362]。有些研究探讨肿瘤相关的 MSCs 对肿瘤细胞代谢的影响，结果似乎表明其对癌细胞糖酵解有直接调节作用。Salimian Rizi 及其团队分析了卵巢癌细胞 OVCAR429 和子宫内膜癌细胞 HEC-1-A 与网膜脂肪组织来源 MSC 的相互作用，研究了作为肠道脂肪层的网膜成为卵巢癌和子宫内膜癌的一个频繁转移部位的原因[353]。他们发现网膜脂肪组织来源 MSC 导致共培养体系癌细胞中诱导型 NO 合酶（iNOS）表达增加一倍，同时 NO 产量增加 1.5 ~ 2 倍。NO 被发现在这个系统中起到至关重要的促生长作用，因为低浓度的 NO 供体 SNAP 促进肿瘤细胞增殖，从 L- 精氨酸剥夺癌细胞中 NO 生成必不可少的成分，在体外抑制癌细胞的生长。与此同时，研究发现 NO 可增加癌细胞对葡萄糖的摄取，降低其耗氧量（OCR）并诱导乳酸分泌。有趣的是，网膜脂肪组织来源 MSC 在增加摄糖细胞 ATP 和减少线粒体 ATP 生成的同时，还降低了癌细胞的最大呼吸能力，因此与 NO 的作用相似。此外，与 SNAP 一样，网膜脂肪组织来源 MSC 挽救了 L- 精氨酸剥夺诱导的生长抑制，并刺激了还原型烟酰胺腺嘌呤二核苷酸磷酸（NADPH）的合成，同时限制了癌细胞的 ROS 水平。综上所述，这些研究提示 NO 在基质 MSC 对癌细胞的代谢影响中起着关键作用。值得注意的是，虽然在这些环境中低浓度的 NO 对癌细胞有利，但高浓度的 NO 显示出细胞毒性[353]。在体内的致瘤性生长中，网膜脂肪组织来源 MSC 的作用是否能减轻或绕过这种诱导 NO 水平仍有待确定。

类似的是在急性淋巴细胞白血病模型中，发现 MSCs 也影响癌细胞的糖酵解网络[363]。在这些实验中，发现小鼠 MSC 可通过激活 mTOR/Akt 通路提高缺氧诱导因子 1α（HIF-1α）mRNA 和蛋白质水平。这种诱导反过来又触发了己糖激酶 II 的表达，增加了葡萄糖流入癌细胞，并导致癌细胞糖酵解率的上升，其证据是增加了乳酸的产生。MSC 刺激癌细胞代谢重组是通过 mTOR 抑制剂依维莫司（everolimus）实现的，该抑制剂除了下调 HIF-1α 和磷酸化形式的 p70 S6 蛋白激酶（S6K）的表达，可使细胞对化疗药物长春新碱诱导的凋亡敏感，强调了代谢途径与生存和凋亡的相互关系[363]。同样，MSCs 也能刺激其他代谢供能物质流入癌细胞。例如，暴露于 Saos-2 骨原性肉瘤细胞的脂肪组织来源的 MSCs，其单羧酸转运蛋白 -4（MCT-4）介导的乳酸流增加约 25%，癌细胞刺激 MCT-1 表达，促进流入 Saos-2 细胞的乳酸上调超过 10 倍[364]。该研究发现乳酸可导致线粒体复合物 I、II、IV 和 V 的表达增加，增加了氧化磷酸化和线粒体生物发生。而缺氧乳腺癌细胞产生的乳酸可以作为化学诱导剂作用 MSC，使其通过表达 MCTs 摄取细胞外乳酸，将其代谢成可用的供能物质如 α- 酮戊二酸[365]。如果将其推广到其他模型中，上述两个观察结果可能会强调以乳酸为中心的恶性循环的运作，在这个循环中，MSC 和缺氧加剧糖酵解，进一步增加缺氧信号促进其他 MSCs 的流入。可以推测，这样一个循环可能对现有的抑制剂如 mTOR 阻滞剂的作用做出反应，可能对癌细胞生存和 MSC 招募有双重影响。

　　除了对邻近的癌细胞施加旁分泌调节控制外，MSCs 还利用一种更近的近分泌方法——线粒体转移来重新连接癌细胞的代谢网络。事实上，MSCs 已被描述参与建立紧密的细胞 – 细胞连接，促进小细胞器（如线粒体）直接转移到健康或损伤的宿主细胞中[366-369]。有证据表明，MSCs 以这种方式重新连接了癌细胞的代谢机制。对于乳腺癌，Caicedo 及其团队使用 MitoTracker-based MitoCeption 方法表明 MSC 与 MDA-MB-231 乳腺癌细胞直接接触共培养可增加乳腺癌细胞中线粒体含量，这一过程促进了 MSC 线粒体转移，也刺激肿瘤细胞中内源性线粒体生物合成[370]。这种增加使癌细胞的基础 OCR 增加了 20% ~ 50%，细胞外酸化率（ECAR）降低了 60%，使呼吸速率和 ATP 产量分别增加了 30% 和 25%。奇怪的是，尽管线粒体转移使癌细胞增殖增加了 35%，但更多数量的供体线粒体转移被证明会严重抑制癌细胞的生长，这可能强调了在 MSC 与癌细胞比例方面需要进行功能性化学计量学研究。虽然该研究的结果与 MSC 来源的线粒体作为宿主细胞中独立的代谢动力源的模型一致（因为没有发现供体和宿主线粒体融合的证据），其他研究发现了来自 MSCs 的线粒体 DNA 在功能上改变了宿主线粒体代谢输出的机制，这表明 MSCs 来源的线粒体和肿瘤线粒体更紧密地联系在一起。事实上，线粒体从 BMMSC 转移到 A549 肺癌细胞中，线粒体被溴化乙啶破坏，在没有发生线粒体融合的情况下恢复了宿主细胞的 ATP 水平[371]。获救的克隆细胞乳酸产量减少，细胞色素 c 氧化酶亚基 Ⅱ 表达恢复，线粒体膜电位增加，并显示出 3 ~ 7 倍于对照组的耗氧量水平，提示 MSCs 触发了癌细胞的有氧呼吸。线粒体是如何从 MSC 转移到宿主癌细胞的尚不清楚，但限制性片段长度多态性（RFLP）和单核苷酸多态性（SNP）分析证实了 MSC 线粒体 DNA 与获救癌细胞线粒体 DNA 发生了整合[371]。总之，这些观察突出了 MSCs 的多功能性不仅体现在其对癌细胞代谢机制的影响上，也存在一些尚未发现的机制，通过这些机制，它们可以从根本上影响癌细胞生理学的多个方面。

2 MSC 与肿瘤细胞相互作用方式

在过去的几年里，我们对 MSCs 与癌细胞之间的相互作用有了更深入、更详细的了解。这种相互作用可以分为三大类，包括直接作用、旁分泌作用和远程作用，可通过多种不同的机制表现出来。

2.1 细胞外微囊泡 / 外泌体

一类被称为外泌体的细胞外膜微泡在细胞与细胞间的通信中发挥着重要作用，特别是在癌细胞与其环境相互作用的背景下[372]。外泌体是由多泡体（MVBs）产生的直径约为 40 ~ 100 nm 的内吞小泡。MVBs 与质膜融合释放外泌体至细胞外。外泌体富含信使 RNA（mRNA）、miRNA、长链非编码 RNA（lncRNAs）以及蛋白质和脂质成分[373]。值得注意的是，外泌体还可以在其表面携带功能信号转导分子 [如 Wnt 或碱性成纤维细胞生长因子 –2（FGF-2）]，因此其可以作为接收细胞表面信号的热点[374]。

外泌体由多种类型细胞产生，在生理和病理条件下发挥不同的功能作用。对于 MSCs，外泌体在正常的体内平衡过程中传递了细胞再生能力[375]，在组织损伤过程中传递了免疫调节和治疗活性[376]。MSC 分泌外泌体与肿瘤细胞、基质细胞相互作用，作为各种信号转导媒介，从整体上定义肿瘤的表型。例如：多发性骨髓瘤患者来源的 MSC 分泌的外泌体促进 MM.1s 细胞系的体外增殖；体内外泌体与肿瘤细胞混合注射后可增强肿瘤生长能力[377]。此外，MSC 来源的外泌体可促进癌细胞向组织工程骨植入物（TEBs）的转移，这表明这些微囊泡传递了绝大部分 MSC 的转化活性。高通量分析比较多发性骨髓瘤 MSC 与正常 BMMSC 外泌体中 miRNAs 差别，发现前者含有低水平的 miR-15a，但含有更高水平的 IL-6、CCL2、γ- 联蛋白（γ-catenin）、纤连蛋白，所有这些成分参与促进多发性骨髓瘤细胞的生长和对植入性 TEBs 骨髓微环境的黏附能力[377]。我们的研究发现来源于 MSC 的外泌体在实体癌中也有促癌活性。例如，MSC 外泌体与胃癌细胞 SGC-7901 的混合使随后发生的肿瘤比对照组的肿瘤早发生约 2 周，这一效应归因于外泌体 VEGF[378]。事实上，这些肿瘤血管生成增加，细胞核抗原（PCNA）表达和 BCL-2 表达显著升高。此外，外泌体可增加肿瘤细胞中 α-SMA、CXCR4、VEGF 和 MM2 的表达，这些肿瘤细胞也呈现出 JNK 和 ERK 的高活性[378]。

类似地，有研究发现脂肪组织来源的外泌体可被近 90% 的乳腺癌细胞

MCF7 摄取，赋予癌细胞长期增殖的优势，同时激活 Wnt 信号通路、Axin2 和 DKK2 核转移[379]。相反，Ono 及其团队发现 MDA-MB-231 克隆转移到骨髓基质中，证明来自 MSC 的外泌体可导致癌细胞的休眠，促使它们在细胞周期的 G0/G1 期积累[380]。研究还特别指出，MSC 的外泌体对 CD44+ 细胞的增殖、侵袭和肿瘤形成能力具有负调控作用，这些活性与外泌体 miR-23b 靶向癌细胞中肉豆蔻酰化的富含丙氨酸的蛋白激酶 C 底物（MARCKS）有关[380]。总体来说，这些研究提示外泌体将大量的 MSCs 中的生物分子运送到癌细胞中的能力，并强调了外泌体对癌细胞行为特别是肿瘤表型深远的影响。

值得注意的是，MSC 也是癌细胞释放外泌体的受体细胞，其主要促进肿瘤相关的 MSC 向肌成纤维细胞样细胞的分化。例如，我们研究发现胃癌细胞 SGC-7901 和 HGC-27 分泌的外泌体可刺激人类脐带来源 MSC 中 TGF-β 依赖 SMAD2/3 和 P38 的磷酸化，增加成纤维细胞激活蛋白（FAP）、α-SMA、N- 钙黏蛋白和波形蛋白的表达[381]。前列腺癌来源外泌体可影响 BMMSCs 脂肪分化能力，诱导其向表达 α-SMA、MMP-1、MMP-3、MMP-13、VEGF 和肝细胞生长因子（HGF）的细胞分化，这些与 MSC 向肌成纤维细胞转分化一致[382]。类似地，SKOV3 和 OVCAR-3 卵巢癌细胞、MCF7 和 MDA-MB-231 乳腺癌细胞、KMBC 和 HuCCT1 人胆管癌细胞分泌的外泌体均促进 MSC 向肌成纤维细胞分化[383-385]。这种转化视为肿瘤基质激活的特点，可导致 MSC 表达趋化因子（如 CCL5、CXCL12、CX3CL1、GRO-α、CCL2）、生长因子（如 VEGF、TGF-β 和 PDGF-AA）、细胞因子（如 IL-6）和基质金属蛋白酶（MMP-2），创造一个有利于癌细胞生存、增殖、入侵和转移的微环境。

2.2 MSCs 之间的缝隙连接作用（gap junction interactions, GJIs）

缝隙连接是 MSC 与周边细胞之间直接细胞 – 细胞相互作用的重要组成部分，并被认为在介导 MSC 关键活动，特别是其在组织修复中发挥重要作用[386]。例如，MSCs 与退化的耳蜗纤维细胞或梗死状态下的心肌细胞建立缝隙连接的能力，分别被证明对 MSCs 介导的加速听力恢复和心脏组织修复有重要作用[387,388]。此外，一些研究表明，缝隙连接的形成也有助于 MSC 的分化，即软骨形成，强调了缝隙连接在 MSC 生物学许多方面的作用。

MSCs 与癌细胞形成缝隙连接细胞间通信（gap junction intercellular communication, GJIC），越来越多的证据表明，这种 GJIC 既受癌细胞影响，又影响癌细胞行为。例如，与健康个体的 MSC 相比，多发性骨髓瘤患者的 MSC 高表达缝隙连接蛋白如连接蛋白 43（Cx43）[389]。有趣的是，表达上调的 Cx43 反过来促进 MSC 附着至多发性骨髓瘤细胞上，进而导致 MSC 更显著表达 SDF-1α，最终增强癌细胞迁移。重要的是，这些效应可被缝隙连接阻断剂 18α-GA 抑制，说明 GJIC 在 MSC 与癌细胞间相互通信中发挥着关键和功能性作用。

　　MSC 可以在约 2 h 内实验性地形成缝隙连接，已经有人推测，一旦循环乳腺癌细胞到达骨髓基质，会与 BMMSC 建立这样的连接，而这种能力反过来又促进了乳腺癌细胞的休眠[390, 391]。为了研究 MSCs 是如何促进 BCC 休眠，Lim 及其团队着重研究了 GJIC 在 MSCs 和癌细胞交界面的作用，并发现这种相互作用导致了缝隙连接依赖性通道从 MSCs 递送 miRNA 进入乳腺癌细胞中[392]。事实上，MSCs 可以将多种 miRNA 转移到乳腺癌细胞中，包括 miR-127、miR-222 和 miR-223。有趣的是，这些 miRNA 都以 CXCL12 的 3′UTR 为靶点，这一过程之前被认为是导致乳腺癌细胞周期停滞和休眠的原因[393]。总之，这些结果表明 GJIC 可以有效地将 MSC 来源的信号传递到癌细胞中，并提出缝隙连接抑制剂如 18-α-G 和 CBX 或 1- 辛醇可能是阻断 MSC 与癌细胞相互作用的简便途径。有趣的是，MSC 与癌细胞形成的 GJIC 已经被开发出来，主要基于 MSC 介导合成的 miRNA 模拟物进入癌细胞的治疗模式[394]，或基于 MSC 介导旁观者效应杀死癌细胞的治疗模式[395, 396]，这两种模式均依赖于缝隙连接介导 MSCs 毒素进入癌细胞。

2.3　隧道纳米管（TNTs）

　　TNTs 最早在 2004 年提出，逐渐被认为是健康和疾病过程中细胞间交流的一种常见方式[397]。TNTs 是动态的、短命的、富含放线菌素 F 的纳米级膜通道，从一个细胞向另一个细胞突出。它们在相邻细胞的细胞质之间提供连续性，并作为许多信号传导和细胞成分（如细菌、朊病毒、线粒体和各种其他细胞质体）的管道[398]。TNTs 在 MSC 与各种细胞（包括受损细胞，如应激内皮细胞）之间形成，或在 MSC 与正常细胞，如肾细胞或其他间质细胞之间形成[399]。事实上，TNTs 的形成对 MSCs 在细胞修复中的作用至关重要。例如 Figeac 和他的同事们发现，炎症介质如 TNF-α 或 IFN-γ 可增加 MSC 表面 TNTs[400]。重要的是，研究表明 TNT 的形成对 MSC 分泌 VEGF、HGF、CCL7 和 SDF-1α 至关重要，这些因子在介导 MSC 诱导心脏组织血管再生和修复过程中发挥重要的调控作用。在类似的情况下，TNTs 有助于 MSCs 修复受损的内皮细胞，这一作用主要依赖于 TNTs 介导 MSCs 与受损的内皮细胞之间的线粒体转移。虽然 TNTs 在介导 MSCs 与癌细胞之间的相互作用方面尚未被明确描述，但推测 MSC 表面的 TNTs 可能在先前描述的肿瘤环境中发挥作用是非常合情合理的。因为 MSCs 与癌细胞建立了紧密的相互作用，已被证明可将细胞成分转移到关联的癌细胞上，这是 TNTs 的主要潜在作用。

2.4　MSC 分泌释放的可溶性信号

MSC 与癌症细胞的相互作用可激活 MSC，并促使其产生大量的因子。无论是趋化因子、细胞因子还是生长因子，可以旁分泌的方式作用于邻近的癌细胞或其他基质细胞，进而影响癌细胞的行为、肿瘤微环境和整个肿瘤表型。

MSC 与癌细胞相互作用的第一个例子涉及 MSC 分泌的趋化因子，这些趋化因子在 MSC 和癌细胞的相互作用中起重要作用。事实上，癌症激活的 MSCs 启动了几种趋化因子的从头合成，这些趋化因子可通过旁分泌促进邻近的癌细胞恶性进展。例如，MSC 与癌细胞的接触（如 MDA-MB-231 或 MDA-MB-435 细胞）刺激 MSCs 产生 CCL5，反过来作用于癌细胞，进而激活趋化因子受体 CCR5 依赖的信号通路，最终促进癌细胞的侵袭、外渗和转移。同样，与胃癌细胞 AGS 共培养可诱导 MSCs 表达 CCL5[401]。在这种情况下，CCL5 通过 Src 依赖途径刺激 AGS 细胞运动，导致 Cas 和 paxillin 磷酸化和活化，再次导致癌细胞运动增强[401]。CCL5 在骨肉瘤中的作用与此类似，这提示其可作为 MSC 促进肿瘤恶性进展的信号[402]。有趣的是，据 Swamydas 和同事报道，MSCs 和癌细胞之间相互作用导致癌细胞表面趋化因子受体的上调，可能导致癌细胞对 MSC 来源的趋化因子信号更加敏感[403]。趋化因子也在 MSC 支持淋巴瘤发展中发挥作用。该研究发现淋巴瘤来源的 MSCs 可通过 CCL2、CCL7 和 CCL12 来促进移植肿瘤的生长[404]。同样，MSC 来源的 CCL2 被发现对滤泡性淋巴瘤的发展至关重要，这可能强调了某些趋化因子在 MSC 支持肿瘤发展中的普遍作用[405]。有趣的是，癌症激活的 MSC 也可以利用趋化因子来驯化 MSC 发挥促癌作用，这表明 MSC 的激活具有传染性，可以在基质细胞和癌细胞之间进行传递[406]。

第二类 MSC 旁分泌一系列细胞因子，介导 MSC 促进肿瘤发展。事实上，MSC 来源的细胞因子在肿瘤进展中发挥多效性作用，无论是通过 EMT 和 CSC 的发生和维持，还是通过旁分泌活动促进癌细胞免疫逃避。提到 MSC 来源的细胞因子如何影响癌细胞表型，有两个突出的细胞因子值得一提，就是 IL-6 和 IL-8。IL-6 在 MSC 支持的肿瘤进展中起关键作用。这方面的例子包括 MSC 分泌的 IL-6 在促进多发性骨髓瘤细胞生长和存活[407]、促进头颈癌细胞运动[408]或增强肺癌细胞的致瘤潜能方面的作用[341]。有趣的是，IL-6 也被发现是衰老的脐带 MSC（UC-MSCs）产生的主要细胞因子之一，并在实验中被证明是促进 MSC 诱导的乳腺癌细胞迁移、促进肿瘤血管生成和生长的原因[409]。MSC 来源的 IL-8 被证明在不同的情况下会导致肿瘤恶性。有研究显示幼稚或癌活化的 MSCs 可产生 IL-8，其能够促进 ALL 细胞的生长、存活和黏附[410]，也可诱导胃癌细胞的增殖和迁移，促进含 MSCs 的胃癌异种移植物的血管生成[411]。IL-8 也可在乳腺癌中介导 MSC 促肿瘤作用，该作用在一定程度上通过提供癌细胞增长可利用的炎性环境（例如增加髓样细胞向肿瘤微环境的渗透[412]或通过直接作用于肿瘤细胞，增加他们的迁徙和转移能力[348]）。

第三，来自幼稚和 / 或癌症激活的 MSCs 的生长因子已被证明对癌细胞有影响。例如，从吸脂剂中获得的 MSCs 被证明可以通过产生 HGF 来提高导管浸润性癌来源的混合型原发性乳腺癌细胞的增殖和迁移能力[413]。事实上，HGF 处理可增加癌细胞中 Twist1、Snail1、β-catenin 和磷酸化 GSK3 表达水平。与对应的对照组相比，来源于两种细胞类型的肿瘤中 ki-67 阳性率显著增加[413]。同样，腹壁吸脂源性 MSC 分泌的 VEGF 可增强头颈部、喉部鳞癌细胞 HLaC78 的迁移能力[408]。其他生长因子也被报道在许多癌症环境中作为 MSC 分化的关键介质并对肿瘤微环境产生影响。例如 MSC 来源的 TGF-β 促进了前列腺癌细胞 PC3 中 MMP-2 和 MMP-9 的表达，促进细胞增殖、运动和侵袭[414]。膜结合型 TGF-β 可介导 MSC 促进乳腺癌[329]和结直肠癌[327]进展。

最后，MSC 还分泌一系列其他的因子，如 ECM 分子或酶，这些因子可影响邻近癌细胞的行为。这方面的例子包括 MSC 来源的骨膜蛋白（periostin，POSTN）促进了前列腺癌细胞 PC-3M 黏附，可能有助于癌细胞转移[415]。在其他方面，肝癌来源的 MSCs 在原位模型中通过钙结合蛋白 S100A4 的作用，被证明能够促进肝癌细胞系（MHCC97H、HepG2 和 SMMC-7721）的生长和转移[416]。在本该研究中，S100A4 可对癌细胞产生旁分泌作用，从而使 miR-155 表达增加，进而抑制细胞因子信号通路 1（SOCS1）的表达，激活 STAT3 和 MMP-9 的表达[416]。事实上，MMP-9 对这一途径至关重要，因为其敲除被证明可以抑制 S100A4 诱导的侵袭。总之，上述的例子说明了 MSC 参与癌细胞的旁分泌信号事件的复杂性，以及促进 MSC 支持肿瘤发展和进展的各种相互连接的通路。

2.5　MSC 来源的系统信号

肿瘤相关 MSC 被肿瘤激活后可获得产生大量的生长因子、细胞因子、趋化因子和核酸等物质的能力，除了具有之前提到的旁分泌活性外，还可以系统性地间接影响肿瘤的生长和发展。例如，原发肿瘤相关 MSCs 释放的 CCL5、CXCL12 或 VEGF 可渗入体循环，影响肿瘤诱导的巨噬细胞、造血干细胞和祖细胞等免疫细胞以及内皮细胞的动员和随后的募集。以多发性骨髓瘤为例，多发性骨髓瘤细胞生长所依赖的 MSC 基质发生了巨大的变化，并决定了其在肿瘤生长和扩散中的全身和局部作用[417]。

幼稚 MSCs 也能系统地影响肿瘤的发展。这方面早期证据是通过实验得到证明的，实验中将小鼠 MSC 原位注射到受体小鼠的一侧，促进了移植到动物另一侧的黑色素瘤的生长，而没有任何 MSC 迁移或移植到随后的肿瘤中的证据[418]。这些观察表明，MSC 创造了一个系统的环境，这有利于肿瘤的定植和发展。事实上，作者提出，MSCs 对 CD8[+]T 细胞的免疫抑制调节在一定程度上抑制了移植肿瘤细胞的免疫排斥反应，从而为肿瘤的生长提供了全身免疫保护。这些发现以及随后几年的许多其他发现表明，MSC 在移植物抗宿主病（GVHD）等疾病中系统性免疫抑制作用已延伸到恶性疾病[419]。我们最近的研究证实了这一点，发现胃癌组织来源 MSC 可以通过分泌 IL-8 上调胃癌细胞 PD-L1 的表达，抑制 T 细胞肿瘤杀伤活性，促进肿瘤发生发展[283]。胃癌组织来源 MSC 还可通过诱导外周血单个核细胞 PBMC 中 Treg/Th17 细胞比例分布，营造免疫抑制环境，促进胃癌发展[282]。肿瘤细胞驯化后的 MSC 可通过诱导骨髓来源的单个核 MDSCs 的扩增，抑制系统免疫反应，促进原发灶和转移灶部位肿瘤细胞的存活[420]。TNF-α 可活化幼稚 MSCs，促使其募集 CXCR2 阳性中性粒细胞促进肿瘤转移[421]。

MSC 如何系统性调节全身免疫环境，以及这些变化如何促进肿瘤的发展，是过去十年来备受关注的研究课题。然而，值得一提的是 Roodhart 及其同事的研究，报道了幼稚 MSCs 在恶性肿瘤中其他的系统功能：化疗耐药。实际上，作者发现铂类化疗可激活外周血液循环中 MSC，分泌脂肪酸、四烯酸等，系统性地作用于肿瘤细胞，促进其对顺铂等疗法的抵抗。有趣的是，拮抗脂肪酸合成中两个关键酶，即 COX-1 或血栓素合成酶，足以消除 MSC 诱导的耐药性。这些结果强调了 MSC 促进肿瘤发展的另一种系统机制，并提示以 MSC 为导向的治疗可能是癌症管理中易于操作和有效的手段。

2.6　MSC 与癌细胞融合

MSC 通过细胞融合来调节癌细胞的恶性特性。事实上，在不同的癌症环境中，MSCs 和肿瘤细胞之间的自发融合已经被报道过，是一个导致肿瘤细胞致瘤性和侵袭 / 转移能力增加的恶性过程。例如，MSCs 可以与乳腺癌细胞发生融合，从而产生在体内转移能力更强的杂合细胞[422-425]。也有类似的发现，如MSCs 与肺癌细胞融合（如 A549、H460 和 SK-MES-1）[426]。有趣的是，融合后的细胞在本质上是间质性的，并在其运动性和侵袭性方面表现出 4 倍的增强。同样地，MSCs 也与 HepG2 肝细胞癌细胞融合，融合后的细胞除了具有更强的运动性和侵袭性外，对肝和肺的转移能力强于对照组[427]。这些细胞似乎具有间质细胞形态，高表达波形蛋白、Twist、Snail、MMP-2 和 MMP-9[427]。这些以及其他的例子表明，细胞融合可能代表了一种更直接的机制，MSCs 适应性调节肿瘤进展到侵袭和转移阶段。

然而，其他的观察对 MSCs 通过融合影响癌症发展的能力质疑。第一，MSC 与癌细胞融合已被报道为罕见事件，即使是在实验诱导的情况下，发生该事件的个体占总数的 1.2% ~ 3.2%[426,428]。第二，非整倍体的后代可能是不稳定的，当让其在培养基中自由扩展时，似乎会恢复到上皮形态，并恢复倍性，这表明它们的遗传状态不稳定[422]。第三，MSC 和某些肿瘤细胞比如 EC9706 或 KYSE150 中晚期食管癌细胞的融合导致克隆细胞的生成。一般来说，这些克隆细胞可双重控制细胞凋亡率，并且可降低严重联合免疫缺陷（SCID）和 Balb/c 裸鼠中的致瘤性[429]。这些特别的发现引起了其他研究者的共鸣，他们发现 MSCs 与癌细胞融合会呈现 EMT 特点、表达 MSC 标记和癌症细胞转录组学特征。这些细胞的增殖率较低，软琼脂克隆率较对照组低5 ~ 6 倍[430]。此外，这些细胞还下调了细胞周期蛋白（A2、B1 和 E2）的水平，并降低了 SCID 裸鼠的致瘤性[430]。总的来说，这些研究强调了有必要探索 MSC 与癌细胞融合在体内环境中的真实、广泛和稳定程度，以及它与其他类似的细胞 – 细胞相互作用（如细胞侵入性死亡）的区别[431]。

参考文献：

［1］曾龙，王学习，马占军，等. 间充质干细胞在肿瘤微环境中作用的研究进展［J］. 肿瘤学杂志，2016, 22（06），501-505.

［2］BECKERMANN B M, KALLIFATIDIS G, GROTH A, et al. VEGF expression by mesenchymal stem cells contributes to angiogenesis in pancreatic carcinoma［J］. Br J Cancer, 2008, 99（4）: 622-631.

［3］STUDENY M, MARINI F C, CHAMPLIN R E, et al. Bone marrow-derived mesenchymal stem cells as vehicles for interferon-beta delivery into tumors［J］. Cancer Res, 2002, 62(13): 3603-3608.

［4］LOEBINGER M R, EDDAOUDI A, DAVIES D, et al. Mesenchymal stem cell delivery of TRAIL can eliminate metastatic cancer［J］. Cancer Res, 2009, 69（10）: 4134-4142.

［5］KHAKOO A Y, PATI S, ANDERSON S A, et al. Human mesenchymal stem cells exert potent antitumorigenic effects in a model of Kaposi's sarcoma［J］. J Exp Med, 2006, 203（5）: 1235-1247.

［6］李春晖，焦保华，康春生，等. 骨髓间充质干细胞向脑胶质瘤趋向性的初步研究［J］. 中国神经精神疾病杂志，2006, 32（4）: 289-293.

［7］李铭华，陈双庆，邵志红，等. 大鼠间充质干细胞对肝肿瘤趋向性及其间质的影响［J］. 中华医学杂志，2014, 90（5）: 349-354.

［8］陈超，李海涛. 骨髓间充质干细胞移植对胃癌模型大鼠肿瘤细胞的影响［J］. 中国组织工程研究，2016, 20（41）: 6158-6163.

［9］祝荫，程明，谢勇，等. 骨髓间充质干细胞体内外对胃癌细胞的趋向性［J］. 中国肿瘤生物治疗杂志，2011, 18（6）: 647-652.

［10］MOHAMMADI M, JAAFARI M R, MIRZAEI H R, et al. Mesenchymal stem cell: a new horizon in cancer gene therapy［J］. Cancer Gene Ther, 2016, 23（9）: 285-286.

［11］张添源，胡瑜兰，梁文权，等. 基因重组间充质干细胞作为肿瘤靶向细胞载体的研究进展［J］. 药学学报，2013, 48（8）: 1209-1220.

［12］XIN H, KANEHIRA M, MIZUGUCHI H, et al. Targeted delivery of CX3CL1 to multiple lung tumors by mesenchymal stem cells［J］. Stem Cells, 2007, 25（7）: 1618-1626.

［13］ZHU Y, CHENG M, YANG Z, et al. Mesenchymal stem cell-based NK4 gene therapy in nude mice bearing gastric cancer xenografts［J］. Drug Des Devel Ther, 2014, 8: 2449-2462.

［14］ZHENG L, ZHANG D M, CHEN X C, et al. Antitumor activities of human placenta-derived mesenchymal stem cells expressing endostatin on ovarian cancer ［J］. PLoS One, 2012, 7 （7）: e39119.

［15］PARK J H, RYU C H, KIM M J, et al. Combination therapy for gliomas using temozolomide and interferon-beta secreting human bone marrow derived mesenchymal stem cells ［J］. J Korean Neurosurg Soc, 2015, 57 （5）: 323-328.

［16］YAN C H, LI S J, LI Z Z, et al. Human umbilical cord mesenchymal stem cells as vehicles of CD20-specific TRAIL fusion protein delivery: a double-target therapy against non-Hodg-kin's lymphoma ［J］. Mol Pharm, 2013, 10 （1）: 142-151.

［17］赵月葵，唐珊珊，张艳峰，等 . 间充质干细胞在肿瘤靶向递药系统中的应用 ［J］. 中国药科大学学报，2016, 47 （2）: 134-139.

［18］SONG C, XIANG J J, TANG J Q, et al. Thymidine kinase gene modified bone marrow mes-enchymal stem cells as vehicles for antitumor therapy ［J］. Hum Gene Ther, 2011, 22 （4）: 439-449.

［19］HU Y L, HUANG B, ZHANG T Y, et al. Mesenchymal stem cells as a novel carrier for target-ed delivery of gene in cancer therapy based on nonviral transfection ［J］. Mol Pharm, 2012, 9 （9）: 2698-2709.

［20］HU Y L, MIAO P H, HUANG B, et al. Reversal of tumor growth by gene modification of mesenchymal stem cells using spermine-pullulan/DNA nanoparticles ［J］. J Biomed Nano-technol, 2014, 10 （2）: 299-308.

［21］ZHANG T Y, HUANG B, WU H B, et al. Synergistic effects of co-administration of suicide gene expressing mesenchymal stem cells and prodrug-encapsulated liposome on aggressive lung melanoma metastases in mice ［J］. J Control Release, 2015, 209: 260-271.

［22］YIN P T, SHAH S, PASQUALE N J, et al. Stem cell-based gene therapy activated using mag-netic hyperthermia to enhance the treatment of cancer ［J］. Biomaterials, 2016, 81: 46-57.

［23］GARCÍA-CASTRO J, ALEMANY R, CASCALLÓ M, et al. Treatment of metastatic neu-roblastoma with systemic oncolyticvirotherapy delivered by autologous mesenchymal stem cells: an exploratory study ［J］. Cancer Gene Ther, 2010, 17 （7）: 476-483.

［24］王晓玲 . 嵌有载药胶束的间充质干细胞生物靶向系统的构建及对脑胶质瘤的治疗研究 ［D］. 杭州：浙江大学，2019.

［25］王晓玲，欧阳旭梅，孙晓译 . 基于间充质干细胞的小分子化学药物肿瘤靶向递送系统研

究进展［J］. 浙江大学学报（医学版），2018, 47（5）: 525-533.

［26］SADHUKHA T, O' BRIEN T D, PRABHA S, et al. Nano-engineered mesenchymal stem cells as targeted therapeutic carriers［J］. J Control Release, 2014, 196: 243-251.

［27］TRIPODO G, TRAPANI A, TORRE M L, et al. Hyaluronic acid and its derivatives in drug delivery and imaging: Recent advances and challenges［J］. Eur J Pharm Biopharm, 2015, 97: 400-416.

［28］ROGER M, CLAVREUL A, VENIER-JULIENNE M C, et al. Mesenchymal stem cells as cellular vehicles for delivery of nanoparticles to brain tumors［J］. Biomaterials, 2010, 31（32）: 8393-8401.

［29］LI L L, GUAN Y Q, LIU H Y, et al. Silica nanorattle doxorubicin anchored mesenchymal stem cells for tumor-tropic therapy［J］. ACS Nano, 2011, 5（9）: 7462-7470.

［30］ZHANG X F, YAO S, LIU C, et al. Tumor tropic delivery of doxorubicin-polymer conjugates using mesenchymal stem cells for glioma therapy［J］. Biomaterials, 2015, 39: 269-281.

［31］KATAKOWSKI M, BULLER B, ZHENG X, et al. Exosomes from marrow stromal cells expressing miR-146b inhibit glioma growth［J］. Cancer Lett, 2013, 335（1）: 201-204.

［32］PASCUCCI L, COCCÈ V, BONOMI A, et al. Paclitaxel is incorporated by mesenchymal stromal cells and released in exosomes that inhibit in vitro tumor growth: a new approach for drug delivery［J］. J Control Release, 2014, 192: 262-270.

［33］杨丽平. 骨髓来源的间充质干细胞靶向治疗脑胶质瘤的实验研究［D］. 重庆：第三军医大学，2007.

［34］BAGÓ J R, PEGNA G J, OKOLIE O, et al. Fibrin matrices enhance the transplant and efficacy of cytotoxic stem cell therapy for post-surgical cancer［J］. Biomaterials, 2016, 84: 42-53.

［35］HILL B S, SARNELLA A, D'AVINO G, et al. Recruitment of stromal cells into tumour microenvironment promote the metastatic spread of breast cancer［J］. Semin Cancer Biol, 2020, 60: 202-313.

［36］RHEE K J, LEE J I, EOM Y W. Mesenchymal stem cell-mediated effects of tumor support or suppression［J］. Int J Mol Sci, 2015, 16（12）: 30015-30033.

［37］MRAVIC M, ASATRIAN G, SOO C, et al. From pericytes to perivascular tumours: correlation between pathology, stem cell biology, and tissue engineering［J］. Int Orthop, 2014, 38（9）: 1819-1824.

［38］SPAETH E L, DEMBINSKI J L, SASSER A K, et al. Mesenchymal stem cell transition to tumor-associated fibroblasts contributes to fibrovascular network expansion and tumor progression [J]. PLoS One, 2009, 4 (4): e4992.

[39] YANG Y Y, BUCAN V, BAEHRE H, et al. Acquisition of new tumor cell properties by MSC-derived exosomes [J]. Int J Oncol, 2015, 47 (1): 244–252.

[40] RECORD M, SUBRA C, SILVENTE-POIROT S, et al. Exosomes as intercellular signalosomes and pharmacological effectors [J]. Biochem Pharmacol, 2011, 81 (10): 1171–1182.

[41] HIRANO T. Interleukin 6 and its receptor: ten years later [J]. Int Rev Immunol, 1998, 16 (3–4): 249–284.

[42] SANSONE P, BROMBERG J. Targeting the interleukin-6/Jak/stat pathway in human malignancies [J]. J Clin Oncol, 2012, 30 (9): 1005–1014.

[43] HIRANO T, ISHIHARA K, HIBI M. Roles of STAT3 in mediating the cell growth, differentiation and survival signals relayed through the IL-6 family of cytokine receptors [J]. Oncogene, 2000, 19 (21): 2548–2556.

[44] HEINRICH P C, BEHRMANN I, MÜLLER–NEWEN G, et al. Interleukin-6-type cytokine signalling through the gp130/Jak/STAT pathway [J]. Biochem J, 1998, 334 (2): 297–314.

[45] FIELDING C A, MCLOUGHLIN R M, MCLEOD L, et al. IL-6 regulates neutrophil trafficking during acute inflammation via STAT3 [J]. J Immunol, 2008, 181 (3): 2189–2195.

[46] POPKO K, GORSKA E, DEMKOW U. Influence of interleukin-6 and G174C polymorphism in IL-6 gene on obesity and energy balance [J]. Eur J Med Res, 2010, 15 (Suppl. 2): 123–127.

[47] FEE D, GRZYBICKI D, DOBBS M, et al. Interleukin 6 promotes vasculogenesis of murine brain microvessel endothelial cells [J]. Cytokine, 2000, 12 (6): 655–665.

[48] WEI L H, KUO M L, CHEN C A, et al. Interleukin-6 promotes cervical tumor growth by VEGF-dependent angiogenesis via a STAT3 pathway [J]. Oncogene, 2003, 22 (10): 1517–1527.

[49] DUDLEY A C. Tumor endothelial cells [J]. Cold Spring Harb Perspect Med, 2012, 2 (3): a006536.

[50] BROWN J M, WILSON W R. Exploiting tumour hypoxia in cancer treatment [J]. Nat Rev Cancer, 2004, 4 (6): 437–447.

[51] YOSHIDA T, UDO M, CHIDA M, et al. Effect of hypoxia on arterial and venous blood levels of oxygen, carbon dioxide, hydrogen ions and lactate during incremental forearm exercise [J]. Eur J Appl Physiol Occup Physiol, 1989, 58 (7): 772–777.

［52］PENNACCHIETTI S, MICHIELI P, GALLUZZO M, et al. Hypoxia promotes invasive growth by transcriptional activation of the met protooncogene［J］. Cancer Cell, 2003, 3（4）: 347-361.

［53］RATTIGAN Y, HSU J M, MISHRA P J, et al. Interleukin 6 mediated recruitment of mesenchymal stem cells to the hypoxic tumor milieu［J］. Exp Cell Res, 2010, 316（20）: 3417-3424.

［54］BAO B, ALI S, AHMAD A, et al. Hypoxia-induced aggressiveness of pancreatic cancer cells is due to increased expression of VEGF, IL-6 and miR-21, which can be attenuated by CDF treatment［J］. PLoS One, 2012, 7（12）: e50165.

［55］ZHANG J, CAO J, MA S L, et al. Tumor hypoxia enhances Non-Small Cell Lung Cancer metastasis by selectively promoting macrophage M2 polarization through the activation of ERK signaling［J］. Oncotarget, 2014, 5（20）: 9664-9677.

［56］LIU S L, GINESTIER C, OU S J, et al. Breast cancer stem cells are regulated by mesenchymal stem cells through cytokine networks［J］. Cancer Res, 2011, 71（2）: 614-624.

［57］LAM S P, LUK J M, MAN K, et al. Activation of interleukin-6-induced glycoprotein 130/signal transducer and activator of transcription 3 pathway in mesenchymal stem cells enhances hepatic differentiation, proliferation, and liver regeneration［J］. Liver Transpl, 2010, 16（10）: 1195-1206.

［58］KE F, ZHANG L Y, LIU Z Y, et al. Autocrine interleukin-6 drives skin-derived mesenchymal stem cell trafficking via regulating voltage-gated Ca^{2+} channels［J］. Stem Cells, 2014, 32（10）: 2799-2810.

［59］ANTON K, GLOD J. An orchestrated response to tumor signals by macrophages and mesenchymal stem cells potentiates Interleukin-6 secretion in glioblastoma［J］. Cell Death Therapy, 2014, 1（1）: 1-10.

［60］LIN J T, WANG J Y, CHEN M K, et al. Colon cancer mesenchymal stem cells modulate the tumorigenicity of colon cancer through interleukin 6［J］. Exp Cell Res, 2013, 319（14）: 2216-2229.

［61］TOUBOUL C, LIS R, AL FARSI H, et al. Mesenchymal stem cells enhance ovarian cancer cell infiltration through IL6 secretion in an amniochorionic membrane based 3D model［J］. J Transl Med, 2013, 11: 28.

［62］DE LUCA A, LAMURA L, GALLO M, et al. Mesenchymal stem cell-derived interleukin- 6 and vascular endothelial growth factor promote breast cancer cell migration [J]. J Cell Biochem, 2012, 113 (11): 3363-3370.

[63] CUI X R, LIU J P, BAI L, et al. Interleukin-6 induces malignant transformation of rat mesenchymal stem cells in association with enhanced signaling of signal transducer and activator of transcription [J]. Cancer Sci, 2014, 105 (1): 64-71.

[64] HERRMANN J L, WEIL B R, ABARBANELL A M, et al. IL-6 and TGF-α costimulate mesenchymal stem cell vascular endothelial growth factor production by ERK-, JNK-, and PI₃K-mediated mechanisms [J]. Shock, 2011, 35 (5): 512-516.

[65] BOUFFI C, BONY C, COURTIES G, et al. IL-6-dependent PGE2 secretion by mesenchymal stem cells inhibits local inflammation in experimental arthritis [J]. PLoS One, 2010, 5 (12): e14247.

[66] PRICOLA K L, KUHN N Z, HALEEM-SMITH H, et al. Interleukin-6 maintains bone marrow-derived mesenchymal stem cell stemness by an ERK1/2-dependent mechanism [J]. J Cell Biochem, 2009, 108 (3): 577-588.

[67] GERY I, GERSHON R K, WAKSMAN B H. Potentiation of the T-lymphocyte response to mitogens. I. The responding cell [J]. J Exp Med, 1972, 136 (1): 128-142.

[68] GERY I, WAKSMAN B H. Potentiation of the T-lymphocyte response to mitogens. II. The cellular source of potentiating mediator (s)[J]. J Exp Med, 1972, 136 (1): 143-155.

[69] MARCH C J, MOSLEY B, LARSEN A, et al. Cloning, sequence and expression of two distinct human interleukin-1 complementary DNAs [J]. Nature, 1985, 315 (6021): 641-647.

[70] PONTE A L, MARAIS E, GALLAY N, et al. The in vitro migration capacity of human bone marrow mesenchymal stem cells: comparison of chemokine and growth factor chemotactic activities [J]. Stem Cells, 2007, 25 (7): 1737-1745.

[71] CARRERO R, CERRADA I, LLEDÓ E, et al. IL-1β induces mesenchymal stem cells migration and leucocyte chemotaxis through NF-κB [J]. Stem Cell Rev, 2012, 8 (3): 905-916.

[72] LIN C Y, ZU C H, YANG C C, et al. IL-1β-induced mesenchymal stem cell migration involves MLCK activation via PKC signaling [J]. Cell Transpl, 2014, 24 (10): 2011-2028.

[73] LOURENCO S, TEIXEIRA V H, KALBER T, et al. Macrophage migration inhibitory factor-CXCR4 is the dominant chemotactic axis in human mesenchymal stem cell recruitment to tumors [J]. J Immunol, 2015, 194 (7): 3463-3474.

[74] RIES C, EGEA V, KAROW M, et al. MMP-2, MT1-MMP, and TIMP-2 are essential for the

invasive capacity of human mesenchymal stem cells: differential regulation by inflammatory cytokines [J]. Blood, 2007, 109 (9): 4055-4063.

[75] CHUNG K M, HSU S C, CHU Y R, et al. Fibroblast activation protein (FAP) is essential for the migration of bone marrow mesenchymal stem cells through RhoA activation [J]. PLoS One, 2014, 9 (2): e88772.

[76] HALL A, NOBES C D. Rho GTPases: molecular switches that control the organization and dynamics of the actin cytoskeleton [J]. Philos Trans R Soc Lond B Biol Sci, 2000, 355 (1399): 965-970.

[77] MÜERKÖSTER S, WEGEHENKEL K, ARLT A, et al. Tumor stroma interactions induce chemoresistance in pancreatic ductal carcinoma cells involving increased secretion and paracrine effects of nitric oxide and interleukin-1beta [J]. Cancer Res, 2004, 64 (4): 1331-1337.

[78] CHEN M F, LU M S, CHEN P T, et al. Role of interleukin 1 beta in esophageal squamous cell carcinoma [J]. J Mol Med, 2012, 90 (1): 89-100.

[79] PETRELLA B L, ARMSTRONG D A, Vincenti M P. Interleukin-1 beta and transforming growth factor-beta 3 cooperate to activate matrix metalloproteinase expression and invasiveness in A549 lung adenocarcinoma cells [J]. Cancer Lett, 2012, 325 (2): 220-226.

[80] LIU Q, RUSSELL M R, SHAHRIARI K, et al. Interleukin-1β promotes skeletal colonization and progression of metastatic prostate cancer cells with neuroendocrine features [J]. Cancer Res, 2013, 73 (11): 3297-3305.

[81] LEE C H, CHANG J S, SYU S H, et al. IL-1β promotes malignant transformation and tumor aggressiveness in oral cancer [J]. J Cell Physiol, 2015, 230 (4): 875-884.

[82] JEDINAK A, DUDHGAONKAR S, SLIVA D. Activated macrophages induce metastatic behavior of colon cancer cells [J]. Immunobiology, 2010, 215 (3): 242-249.

[83] GOLDBERG J E, SCHWERTFEGER K L. Proinflammatory cytokines in breast cancer: mechanisms of action and potential targets for therapeutics [J]. Curr Drug Targets, 2010, 11 (9): 1133-1146.

[84] APTE R N, DOTAN S, ELKABETS M, et al. The involvement of IL-1 in tumorigenesis, tumor invasiveness, metastasis and tumor-host interactions [J]. Cancer Metastasis Rev, 2006, 25 (3): 387-408.

[85] BIRNBAUM T, ROIDER J, SCHANKIN C J, et al. Malignant gliomas actively recruit bone marrow stromal cells by secreting angiogenic cytokines [J]. J Neurooncol, 2007, 83 (3): 241-247.

［86］TANG Y, WU X W, LEI W Q, et al. TGF-β1-induced migration of bone mesenchymal stem cells couples bone resorption with formation［J］. Nat Med, 2009, 15（7）: 757-765.

［87］SHINOJIMA N, HOSSAIN A, TAKEZAKI T, et al. TGF-β mediates homing of bone marrow-derived human mesenchymal stem cells to glioma stem cells［J］. Cancer Res, 2013, 73（7）: 2333-2344.

［88］TEICHER B A. Malignant cells, directors of the malignant process: role of transforming growth factor-beta［J］. Cancer Metastasis Rev, 2001, 20（1-2）: 133-143

［89］KARNOUB A E, DASH A B, VO A P, et al. Mesenchymal stem cells within tumour stroma promote breast cancer metastasis［J］. Nature, 2007, 449（7162）: 557-563.

［90］GOLDSTEIN R H, REAGAN M R, ANDERSON K, et al. Human bone marrow-derived MSCs can home to orthotopic breast cancer tumors and promote bone metastasis［J］. Cancer Res, 2010, 70（24）: 10044-10050.

［91］BARCELLOS-DE-SOUZA P, COMITO G, PONS-SEGURA C, et al. Mesenchymal Stem Cells are Recruited and Activated into Carcinoma-Associated Fibroblasts by Prostate Cancer Microenvironment-Derived TGF-β1［J］. Stem Cells, 2016, 34（10）: 2536-2547.

［92］ZHANG F, TSAI S, KATO K, et al. Transforming growth factor-beta promotes recruitment of bone marrow cells and bone marrow-derived mesenchymal stem cells through stimulation of MCP-1 production in vascular smooth muscle cells［J］. J Biol Chem, 2009, 284（26）: 17564-17574.

［93］SHANGGUAN L, TI X Y, KRAUSE U, et al. Inhibition of TGF-beta/Smad signaling by BAMBI blocks differentiation of human mesenchymal stem cells to carcinoma-associated fibroblasts and abolishes their protumor effects［J］. Stem Cells, 2012, 30（12）: 2810-2819.

［94］NAGASAWA T, KIKUTANI H, KISHIMOTO T. Molecular cloning and structure of a pre-B-cell growth stimulating factor［J］. Proc Natl Acad Sci USA, 1994, 91（6）: 2305-2309.

［95］GAO H, PRIEBE W, GLOD J, et al. Activation of signal transducers and activators of transcription 3 and focal adhesion kinase by stromal cell-derived factor 1 is required for migration of human mesenchymal stem cells in response to tumor cell-conditioned medium［J］. Stem Cells, 2009, 27（4）: 857-865.

［96］HU C J, YONG X, LI C Z, et al. CXCL12/CXCR4 axis promotes mesenchymal stem cell mobilization to burn wounds and contributes to wound repair［J］. J Surg Res, 2013, 183（1）: 427-434.

[97] STICH S, HAAG M, HÄUPL T, et al. Gene expression profiling of human mesenchymal stem cells chemotactically induced with CXCL12 [J]. Cell Tissue Res, 2009, 336 (2): 225–236.

[98] TANG J M, WANG J N, ZHANG L, et al. VEGF/SDF-1 promotes cardiac stem cell mobilization and myocardial repair in the infarcted heart [J]. Cardiovasc Res, 2011, 91 (3): 402–411.

[99] LIN S Y, DOLFI S C, AMIRI S, et al. P53 regulates the migration of mesenchymal stromal cells in response to the tumor microenvironment through both CXCL12-dependent and -independent mechanisms [J]. Int J Oncol, 2013, 43 (6): 1817–1823.

[100] MÜLLER A, HOMEY B, SOTO H, et al. Involvement of chemokine receptors in breast cancer metastasis [J]. Nature, 2001, 410 (6824): 50–56.

[101] KANG H, WATKINS G, PARR C, et al. Stromal cell derived factor-1: its influence on invasiveness and migration of breast cancer cells *in vitro,* and its association with prognosis and survival in human breast cancer [J]. Breast Cancer Res, 2005, 7(4): R402–R410.

[102] REMPEL S A, DUDAS S, GE S, et al. Identification and localization of the cytokine SDF₁ and its receptor, CXC chemokine receptor 4, to regions of necrosis and angiogenesis in human glioblastoma [J]. Clin Cancer Res, 2000, 6 (1): 102–111.

[103] ZHOU Y, LARSEN P H, HAO C H, et al. CXCR4 is a major chemokine receptor on glioma cells and mediates their survival [J]. J Biol Chem, 2002, 277 (51): 49481–49487.

[104] LIU X L, DUAN B Y, CHENG Z K, et al. SDF-1/CXCR4 axis modulates bone marrow mesenchymal stem cell apoptosis, migration and cytokine secretion [J]. Protein Cell, 2011, 2 (10): 845–854.

[105] LU Y, CAI Z, GALSON D L, et al. Monocyte chemotactic protein-1 (MCP-1) acts as a paracrine and autocrine factor for prostate cancer growth and invasion [J]. Prostate, 2006, 66 (12): 1311–1318.

[106] SAJI H, KOIKE M, YAMORI T, et al. Significant correlation of monocyte chemoattractant protein-1 expression with neovascularization and progression of breast carcinoma [J]. Cancer, 2001, 92 (5): 1085–1091.

[107] XU F, SHI J L, YU B, et al. Chemokines mediate mesenchymal stem cell migration toward gliomas *in vitro* [J]. Oncol Rep, 2010, 23 (6): 1561–1567.

[108] DWYER R M, POTTER-BEIRNE S M, HARRINGTON K A, et al. Monocyte chemotactic protein-1 secreted by primary breast tumors stimulates migration of mesenchymal stem cells [J]. Clin Cancer Res 2007, 13 (17): 5020–5027.

［109］HUANG B, LEI Z, ZHAO J, et al. CCL2/CCR2 pathway mediates recruitment of myeloid suppressor cells to cancers ［J］. Cancer Lett, 2007, 252 （1）: 86–92.

［110］SVENSSON S, ABRAHAMSSON A, RODRIGUEZ G V, et al. CCL2 and CCL5 are novel therapeutic targets for estrogen-dependent breast cancer ［J］. Clin Cancer Res, 2015, 21 （16）: 3794–3805.

［111］BONAPACE L, COISSIEUX M M, WYCKOFF J, et al. Cessation of CCL2 inhibition accelerates breast cancer metastasis by promoting angiogenesis ［J］. Nature, 2014, 515 （7525）: 130–133.

［112］SINGH J K, SIMÕES B M, HOWELL S J, et al. Recent advances reveal IL-8 signaling as a potential key to targeting breast cancer stem cells ［J］. Breast Cancer Res, 2013, 15 （4）: 210.

［113］RINGE J, STRASSBURG S, NEUMANN K, et al. Towards in situ tissue repair: human mesenchymal stem cells express chemokine receptors CXCR1, CXCR2 and CCR2, and migrate upon stimulation with CXCL8 but not CCL2 ［J］. J Cell Biochem, 2007, 101 （1）: 135–146.

［114］KIM D S, KIM J H, LEE J K, et al. Overexpression of CXC chemokine receptors is required for the superior glioma-tracking property of umbilical cord blood-derived mesenchymal stem cells ［J］. Stem Cells Dev, 2009, 18 （3）: 511–519.

［115］KIM S M, KIM D S, JEONG C H, et al. CXC chemokine receptor 1 enhances the ability of human umbilical cord blood-derived mesenchymal stem cells to migrate toward gliomas ［J］. Biochem Biophys Res Commun, 2011, 407 （4）: 741–746.

［116］PICINICH S C, GLOD J W, BANERJEE D. Protein kinase C zeta regulates interleukin-8-mediated stromalderived factor-1 expression and migration of human mesenchymal stromal cells ［J］. Exp Cell Res, 2010, 316 （4）: 593–602.

［117］SCHALL T J, JONGSTRA J, DYER B J, et al. A human T cell-specific molecule is a member of a new gene family ［J］. J Immunol, 1988, 141 （3）: 1018–1025.

［118］SCHALL T J, BACON K, TOY K J, et al. Selective attraction of monocytes and T lymphocytes of the memory phenotype by cytokine RANTES ［J］. Nature, 1990, 347 （6294）: 669–671.

［119］MUROOKA T T, RAHBAR R, PLATANIAS L C, et al. CCL5-mediated T-cell chemotaxis involves the initiation of mRNA translation through mTOR/4E-BP1 ［J］. Blood, 2008, 111 （10）: 4892–4901.

［120］RICE C M, SCOLDING N J. Adult human mesenchymal cells proliferate and migrate in response to chemokines expressed in demyelination［J］. Cell Adh Migr, 2010, 4（2）: 235-240.

［121］KIMURA K, NAGANO M, SALAZAR G, et al. The role of CCL5 in the ability of adipose tissue-derived mesenchymal stem cells to support repair of ischemic regions［J］. Stem Cells Dev, 2014, 23（5）: 488-501.

［122］PATTAPPA G, PEROGLIO M, SAKAI D, et al. CCL5/RANTES is a key chemoattractant released by degenerative intervertebral discs in organ culture［J］. Eur Cell Mater, 2014, 27: 124-136.

［123］ZHANG Y M, YAO F, YAO X L, et al. Role of CCL5 in invasion, proliferation and proportion of CD44$^+$/CD24$^-$ phenotype of MCF-7 cells and correlation of CCL5 and CCR5 expression with breast cancer progression［J］. Oncol Rep, 2009, 21（4）: 1113-1121.

［124］LARRICK J W, HIRATA M, ZHONG J, et al. Anti-microbial activity of human CAP18 peptides［J］. Immunotechnology, 1995, 1（1）: 65-72.

［125］BALS R, WILSON J M. Cathelicidins: a family of multifunctional antimicrobial peptides［J］. Cell Mol Life Sci, 2003, 60（4）: 711-720.

［126］CHEN Q, SCHMIDT A P, ANDERSON G M, et al. LL-37, the neutrophil granule- and epithelial cell-derived cathelicidin, utilizes formyl peptide receptor-like 1（Fprl1）as a receptor to chemoattract human peripheral blood neutrophils, monocytes, and T cells［J］. J Exp Med, 2000, 192（7）: 1069-1074.

［127］COFFELT S B, MARINI F C, WATSON K, et al. The pro-inflammatory peptide LL-37 promotes ovarian tumor progression through recruitment of multipotent mesenchymal stromal cells［J］. Proc Natl Acad Sci USA, 2009, 106（10）: 3806-3811.

［128］COFFELT S B, WATERMAN R S, FLOREZ L, et al. Ovarian cancers overexpress the antimicrobial protein hCAP-18 and its derivative LL-37 increases ovarian cancer cell proliferation and invasion［J］. Int J Cancer, 2008, 122（5）: 1030-1039.

［129］WU W K K, WANG G S, COFFELT S B, et al. Emerging roles of the host defense peptide LL-37 in human cancer and its potential therapeutic applications［J］. Int J Cancer, 2010, 127（8）: 1741-1747.

［130］YING L, HOFSETH L J. An emerging role for endothelial nitric oxide synthase in chronic inflammation and cancer［J］. Cancer Res, 2007, 67（4）: 1407-1410.

［131］CHOUDHARI S K, CHAUDHARY M, BAGDE S, et al. Nitric oxide and cancer: a review ［J］. World J Surg Oncol, 2013, 11: 118.

［132］CHERLA R P, GANJU R K. Stromal cell-derived factor 1 α-induced chemotaxis in T cells is mediated by nitric oxide signaling pathways ［J］. J Immunol, 2001,166（5）: 3067-3074.

［133］ALI G, MOHSIN S, KHAN M, et al. Nitric oxide augments mesenchymal stem cell ability to repair liver fibrosis ［J］. J Transl Med, 2012, 10（1）: 75.

［134］AICHER A, HEESCHEN C, MILDNER-RIHM C, et al. Essential role of endothelial nitric oxide synthase for mobilization of stem and progenitor cells ［J］. Nat Med, 2003, 9（11）: 1370-1376.

［135］THÉRY C, ZITVOGEL L, AMIGORENA S. exosomes: composition, biogenesis and function ［J］. Nat Rev Immunol, 2002, 2（8）: 569-579.

［136］HAGA H, YAN I K, TAKAHASHI K, et al. Tumour cell-derived extracellular vesicles interact with mesenchymal stem cells to modulate the microenvironment and enhance cholangiocarcinoma growth ［J］. J Extracell Vesicles, 2015, 4, 24900.

［137］LOZITO T P, TUAN R S. Endothelial and cancer cells interact with mesenchymal stem cells via both microparticles and secreted factors ［J］. J Cell Mol Med, 2014, 18（12）: 2372-2384.

［138］CHOWDHURY R, WEBBER J P, GURNEY M, et al. Cancer exosomes trigger mesenchymal stem cell differentiation into pro-angiogenic and pro-invasive myofibroblasts ［J］. Oncotarget, 2015, 6（2）: 715-731.

［139］LIN R Z, WANG S H, ZHAO R C. exosomes from human adipose-derived mesenchymal stem cells promote migration through Wnt signaling pathway in a breast cancer cell model ［J］. Mol Cell Biochem, 2013, 383（1-2）: 13-20.

［140］WANG M, ZHAO C, SHI H, et al. Deregulated microRNAs in gastric cancer tissue-derived mesenchymal stem cells: novel biomarkers and a mechanism for gastric cancer ［J］. Br J Cancer, 2014, 110（5）: 1199-1210.

［141］ZHANG J Y, GUAN J J, NIU X, et al. exosomes released from human induced pluripotent stem cells-derived MSCs facilitate cutaneous wound healing by promoting collagen synthesis and angiogenesis ［J］. J Transl Med, 2015, 13: 49.

［142］VASSEUR S, TOMASINI R, TOURNAIRE R, et al. Hypoxia induced tumor metabolic switch contributes to pancreatic cancer aggressiveness ［J］. Cancers, 2010, 2（4）: 2138-2152.

［143］VAUPEL P. Hypoxia and aggressive tumor phenotype：implications for therapy and prognosis［J］. Oncologist, 2008, 13（Suppl. 3）：21–26.

［144］KOH M Y, SPIVAK-KROIZMAN T R, POWIS G. HIF-1α and cancer therapy［M］. //Angiogenesis Inhibition .Berlin：Springer, 2009：15–24.

［145］PROULX-BONNEAU S, GUEZGUEZ A, ANNABI B. A concerted HIF-1α/MT1-MMP signalling axis regulates the expression of the 3BP2 adaptor protein in hypoxic mesenchymal stromal cells［J］. PLoS One, 2011, 6（6）：e21511.

［146］ANNABI B, LEE Y T, TURCOTTE S, et al. Hypoxia promotes murine bone-marrow-derived stromal cell migration and tube formation［J］. Stem Cells, 2003, 21（3）：337–347.

［147］RAZBAN V, LOTFI A S, SOLEIMANI M, et al. HIF-1α overexpression induces angiogenesis in mesenchymal stem cells［J］. Biores Open Access, 2012, 1（4）：174–183.

［148］STUPP R, MASON W P, VAN DEN BENT M J, et al. Radiotherapy plus concomitant and adjuvant temozolomide for glioblastoma［J］. N Engl J Med, 2005, 352（10）：987–996.

［149］REZAEE M, HUNTING D J, SANCHE L. New insights into the mechanism underlying the synergistic action of ionizing radiation with platinum chemotherapeutic drugs：the role of low-energy electrons［J］. Int J Radiat Oncol Biol Phys, 2013, 87（4）：847–853.

［150］ZIELSKE S P, LIVANT D L, LAWRENCE T S. Radiation increases invasion of gene-modified mesenchymal stem cells into tumors［J］. Int J Radiat Oncol Biol Phys, 2009, 75（3）：843–853.

［151］KLOPP A H, SPAETH E L, DEMBINSKI J L, et al. Tumor irradiation increases the recruitment of circulating mesenchymal stem cells into the tumor microenvironment［J］. Cancer Res, 2007, 67（24）：11687–11695

［152］KIM S M, OH J H, PARK S A, et al. Irradiation enhances the tumor tropism and therapeutic potential of tumor necrosis factor-related apoptosis-inducing ligand-secreting human umbilical cord blood-derived mesenchymal stem cells in glioma therapy［J］. Stem Cells, 2010, 28（12）：2217–2228.

［153］EPPERLY M W, FRANICOLA D, ZHANG X, et al. Reduced irradiation pulmonary fibrosis and stromal cell migration in Smad⁻/⁻ marrow chimeric mice［J］. In Vivo, 2006, 20（5）：573–582.

［154］CHANG P, QU Y, LIU Y, et al. Multi-therapeutic effects of human adipose-derived mesenchymal stem cells on radiation-induced intestinal injury［J］. Cell Death Dis, 2013, 4：e685.

［155］MISHRA P J, MISHRA P J, GLOD J W, et al. Mesenchymal stem cells: flip side of the coin ［J］. Cancer Res, 2009, 69（4）: 1255-1258.

［156］CASTELLS M, THIBAULT B, DELORD J P, et al. Implication of tumor microenvironment in chemoresistance: tumor-associated stromal cells protect tumor cells from cell death ［J］. Int J Mol Sci, 2012, 13（8）: 9545-9571.

［157］AMARA I, TOUATI W, BEAUNE P, et al. Mesenchymal stem cells as cellular vehicles for prodrug gene therapy against tumors ［J］. Biochimie, 2014, 105: 4-11.

［158］PAGET S. The distribution of secondary growths in cancer of the breast ［J］. The Lancet, 1889, 133（3421）: 571-573.

［159］FIDLER I J. The pathogenesis of cancer metastasis: the 'seed and soil' hypothesis revisited ［J］. Nat Rev Cancer, 2003, 3（6）: 453-458.

［160］PAGET J. Lectures of surgical pathology ［M］. Philadelphia: Lindsay & Blakinston, 1860.

［161］HANAHAN D, COUSSENS L M. Accessories to the crime: functions of cells recruited to the tumor microenvironment ［J］. Cancer Cell, 2012, 21（3）: 309-322.

［162］HANAHAN D, WEINBERG R A. The hallmarks of cancer ［J］. Cell, 2000, 100（1）: 57-70.

［163］UNDERWOOD T J, HAYDEN A L, DEROUET M, et al. Cancer-associated fibroblasts predict poor outcome and promote periostin-dependent invasion in oesophageal adenocarcinoma ［J］. J Pathol, 2015, 235（3）: 466-477.

［164］BUSSARD K M, MUTKUS L, STUMPF K, et al. Tumor-associated stromal cells as key contributors to the tumor microenvironment ［J］. Breast Cancer Res, 2016, 18（1）: 84.

［165］KIDD S, SPAETH E, WATSON K, et al. Origins of the tumor microenvironment: quantitative assessment of adipose-derived and bone marrow-derived stroma ［J］. PLoS One, 2012, 7（2）: e30563.

［166］DVORAK H F. Tumors: wounds that do not heal. Similarities between tumor stroma generation and wound healing ［J］. N Engl J Med, 1986, 315（26）: 1650-1659.

［167］DAYER C, STAMENKOVIC I. Recruitment of matrix metalloproteinase-9（MMP-9）to the fibroblast cell surface by lysyl hydroxylase（LH3）triggers transfonming growth factor-β（TGF-β）activation and fibroblast differentiation ［J］. J Biol Chem, 2015, 290（22）: 13763-13778.

［168］MAO Y, KELLER E T, GARFIELD D H, et al. Stromal cells in tumor microenvironment and breast cancer ［J］. Cancer Metastasis Rev, 2013, 32（1-2）: 303-315.

［169］BUSSARD K M, GAY C V, MASTRO A M. The bone microenvironment in metastasis: what is special about bone? ［J］. Cancer Metastasis Rev, 2008, 27（1）: 41-55.

［170］XIONG Y, MCDONALD L T, RUSSELL D L, et al. Hematopoietic stem cell-derived adipocytes and fibroblasts in the tumor microenvironment ［J］. World J Stem Cells, 2015, 7（2）: 253-265.

［171］BATES A L, PICKUP M W, HALLETT M A, et al. Stromal matrix metalloproteinase 2 regulates collagen expression and promotes the outgrowth of experimental metastases ［J］. J Pathol, 2015, 235（5）: 773-783.

［172］BERNDT A, RICHTER P, KOSMEHL H, et al. Tenascin-C and carcinoma cell invasion in oral and urinary bladder cancer ［J］. Cell Adh Migr, 2015, 9（1-2）: 105-111.

［173］BOCHET L, LEHUÉDÉ C, DAUVILLIER S, et al. Adipocyte-derived fibroblasts promote tumor progression and contribute to the desmoplastic reaction in breast cancer ［J］. Cancer Res, 2013, 73（18）: 5657-5668.

［174］BRESNICK A R, WEBER D J, ZIMMER D B. S100 proteins in cancer ［J］. Nat Rev Cancer, 2015, 15（2）: 96-109.

［175］GALVAN J A, HELBLING M, KOELZER V H, et al. TWIST1 and TWIST2 promoter methylation and protein expression in tumor stroma influence the epithelial-mesenchymal transition-like tumor budding phenotype in colorectal cancer ［J］. Oncotarget, 2015, 6（2）: 874-885.

［176］GILEAD A, MEIR G, NEEMAN M. The role of angiogenesis, vascular maturation, regression and stroma infiltration in dormancy and growth of implanted MLS ovarian carcinoma spheroids ［J］. Int J Cancer, 2004, 108（4）: 524-531.

［177］HASSONA Y, CIRILLO N, HEESOM K, et al. Senescent cancer-associated fibroblasts secrete active MMP-2 that promotes keratinocytes dis-cohesion and invasion ［J］. Br J Cancer, 2014, 111（6）: 1230-1237.

［178］HOLMBERG C, GHESQUIÈRE B, IMPENS F, et al. Mapping proteolytic processing in the secretome of gastric cancer-associated myofibroblasts reveals activation of MMP-1, MMP-2, and MMP-3 ［J］. J Proteome Res, 2013, 12（7）: 3413-3422.

［179］LEI X, GUAN C W, SONG Y, et al. The multifaceted role of CD146/MCAM in the promotion of melanoma progression ［J］. Cancer Cell Int, 2015, 15（1）: 3.

［180］LI W D, YANG D L, WANG S L, et al. Increased expression of CD146 and microvessel density (MVD) in invasive micropapillary carcinoma of the breast: comparative study with invasive ductal carcinoma-not otherwise specified [J]. Pathol Res Pract, 2011, 207 (12): 739–746.

[181] NIE L, LYROS O, MEDDA R, et al. Endothelial-mesenchymal transition in normal human esophageal endothelial cells cocultured with esophageal adenocarcinoma cells: role of IL-1β and TGF-β2 [J]. Am J Physiol Cell Physiol, 2014, 307 (9): C859–C877.

[182] TOMAS D, ULAMEC M, HUDOLIN T, et al. Myofibroblastic stromal reaction and expression of tenascin-C and laminin in prostate adenocarcinoma [J]. Prostate Cancer Prostatic Dis, 2006, 9 (4): 414–419.

[183] THOMANN S, LONGERICH T, BAZHIN A V, et al. Selective targeting of liver cancer with the endothelial marker CD146 [J]. Oncotarget, 2014, 5 (18): 8614–8624.

[184] KALLURI R, ZEISBERG M. Fibroblasts in cancer [J]. Nat Rev Cancer, 2006, 6 (5): 392–401.

[185] CIRRI P, CHIARUGI P. Cancer associated fibroblasts: the dark side of the coin [J]. Am J Cancer Res, 2011, 1 (4): 482–497.

[186] DIRAT B, BOCHET L, DABEK M, et al. Cancer-associated adipocytes exhibit an activated phenotype and contribute to breast cancer invasion [J]. Cancer Res, 2011, 71 (7): 2455–2465.

[187] DEVARAJAN E, SONG Y H, KRISHNAPPA S, et al. Epithelial-mesenchymal transition in breast cancer lines is mediated through PDGF-D released by tissue-resident stem cells. Int J Cancer, 2012, 131 (5): 1023–1031.

[188] ANDÒ S, BARONE I, GIORDANO C, et al. The multifaceted mechanism of leptin signaling within tumor microenvironment in driving breast cancer growth and progression [J]. Front Oncol, 2014, 4: 340–346.

[189] ZEISBERG E M, POTENTA S, XIE L, et al. Discovery of endothelial to mesenchymal transition as a source for carcinoma-associated fibroblasts [J]. Cancer Res, 2007, 67 (21): 10123–10128.

[190] ACHARYYA S, OSKARSSON T, VANHARANTA S, et al. A CXCL1 paracrine network links cancer chemoresistance and metastasis [J]. Cell, 2012, 150 (1): 165–178.

[191] ÖHLUND D, ELYADA E, TUVESON D. Fibroblast heterogeneity in the cancer wound [J]. J Exp Med, 2014, 211 (8): 1503–1523.

［192］ NYBERG P, SALO T, KALLURI R. Tumor microenvironment and angiogenesis ［J］. Front Biosci, 2008, 13：6537-6553.

［193］ EREZ N, TRUITT M, OLSON P, et al. Cancer-associated fibroblasts are activated in incipient neoplasia to orchestrate tumor-promoting inflammation in an NF-kappaB-dependent manner ［J］. Cancer Cell, 2010, 17 （2）：135-147.

［194］ POLANSKA U M, ORIMO A. Carcinoma-associated fibroblasts：non-neoplastic tumour-promoting mesenchymal cells ［J］. J Cell Physiol, 2013, 228 （8）：1651-1657.

［195］ ORIMO A, GUPTA P B, SGROI D C, et al. Stromal fibroblasts present in invasive human breast carcinomas promote tumor growth and angiogenesis through elevated SDF-1/CXCL12 secretion ［J］. Cell, 2005, 121 （3）：335-348.

［196］ SUGIMOTO H, MUNDEL T M, KIERAN M W, et al. Identification of fibroblast heterogeneity in the tumor microenvironment ［J］. Cancer Biol Ther, 2006, 5 （12）：1640-1646.

［197］ AUGSTEN M. Cancer-associated fibroblasts as another polarized cell type of the tumor microenvironment ［J］. Front Oncol, 2014, 4：62.

［198］ CHANG P H, HWANG-VERSLUES W W, CHANG Y C, et al. Activation of Robo1 signaling of breast cancer cells by Slit2 from stromal fibroblast restrains tumorigenesis via blocking PI$_3$K/Akt/β-catenin pathway ［J］. Cancer Res, 2012, 72 （18）：4652-4661.

［199］ BHOWMICK N A, CHYTIL A, PLIETH D, et al. TGF-beta signaling in fibroblasts modulates the oncogenic potential of adjacent epithelia ［J］. Science, 2004, 303 （5659）：848-851.

［200］ KO Y C, LAI T Y, HSU S C, et al. Index of cancer-associated fibroblasts is superior to the epithelial-mesenchymal transition sore in prognosis prediction［J］. Cancers, 2020, 12 （7）：1718.

［201］ QUANTE M, TU S P, TOMITA H, et al. Bone marrow-derived myofibroblasts contribute to the mesenchymal stem cell niche and promote tumor growth ［J］. Cancer Cell, 2011, 19 （2）：257-272.

［202］ KOJIMA Y, ACAR A, EATON E N, et al. Autocrine TGF-beta and stromal cell-derived factor-1 （SDF-1） signaling drives the evolution of tumor-promoting mammary stromal myofibroblasts ［J］. Proc Natl Acad Sci USA, 2010, 107 （46）：20009-20014.

［203］ WANG M, WU C P, PAN J Y, et al. Cancer-associated fibroblasts in human HEp-2 established laryngeal xenografted tumor are not derived from cancer cells through epithelial-mesenchymal transition, phenotypically activated but karyotypically normal ［J］. PLoS

One, 2015, 10（2）: e0117405.

［204］PARK S Y, KIM H M, KOO J S. Differential expression of cancer-associated fibroblast-related proteins according to molecular subtype and stromal histology in breast cancer［J］. Breast Cancer Res Treat, 2015, 149: 727-741.

［205］O'CONNELL J T, SUGIMOTO H, COOKE V G, et al. VEGF-A and tenascin-C produced by S100A4$^+$ stromal cells are important for metastatic colonization［J］. Proc Natl Acad Sci USA, 2011, 108（38）: 16002-16007.

［206］SPAETH E L, LABAFF A M, TOOLE B P, et al. Mesenchymal CD44 expression contributes to the acquisition of an activated fibroblast phenotype via TWIST activation in the tumor microenvironment［J］. Cancer Res, 2013, 73（17）: 5347-5359.

［207］GARIN-CHESA P, OLD L J, RETTIG W J. Cell surface glycoprotein of reactive stromal fibroblasts as a potential antibody target in human epithelial cancers［J］. Proc Natl Acad Sci USA, 1990, 87（18）: 7235-7239.

［208］FEARON D T. The carcinoma-associated fibroblast expressing fibroblast activation protein and escape from immune surveillance［J］. Cancer Immunol Res, 2014, 2（3）: 187-193.

［209］LAI D M, MA L, WANG F Y. Fibroblast activation protein regulates tumor-associated fibroblasts and epithelial ovarian cancer cells［J］. Int J Oncol, 2012, 41（2）: 541-550.

［210］SANTOS A M, JUNG J, AZIZ N, et al. Targeting fibroblast activation protein inhibits tumor stromagenesis and growth in mice［J］. J Clin Invest, 2009, 119（12）: 3613-3625.

［211］CHENG J D, DUNBRACK R L, Jr, VALIANOU M, et al. Promotion of tumor growth by murine fibroblast activation protein, a serine, protease, in an animal model［J］. Cancer Res, 2002, 62（16）: 4767-4772.

［212］HENRY L R, LEE H O, LEE J S, et al. Clinical implications of fibroblast activation protein in patients with colon cancer［J］. Clin Cancer Res, 2007, 13（6）: 1736-1741.

［213］ÖSTERREICHER C H, PENZ-ÖSTERREICHER M, GRIVENNIKOV S I, et al. Fibrblast-specific protein 1 identifies an inflammatory subpopulation of macrophages in the liver［J］. Proc Natl Acad Sci USA, 2011, 108（1）: 308-313.

［214］CHOI S Y, SUNG R, LEE S J, et al. Podoplanin, α-smooth muscle actin or S100A4 expressing cancer-associated fibroblasts are associated with a different prognosis in colorectal cancers［J］. J Korean Med Sci, 2013, 28（9）: 1293-1301.

［215］BETTUM I J, VASILIAUSKAITE K, NYGAARD V, et al. Metastasis-associated protein

S100A4 induces a network of inflammatory cytokines that activate stromal cells to acquire pro-tumorigenic properties [J]. Cancer Lett, 2014, 344（1）: 28-39.

[216] XUE C S, PLIETH D, VENKOV C, et al. The gatekeeper effect of epithelial-mesenchymal transition regulates the frequency of breast cancer metastasis [J]. Cancer Res, 2003, 63（12）: 3386-3394.

[217] SCHULTE J, WEIDIG M, BALZER P, et al. Expression of the E-cadherin repressors Snail Slug and Zeb1 in urothelial carcinoma of the urinary bladder: relation to stromal fibroblast activation and invasive behaviour of carcinoma cells [J]. Histochem Cell Biol, 2012, 138（6）: 847-860.

[218] GUISE T A, CHIRGWIN J M. Transforming growth factor-beta in osteolytic breast cancer bone metastases [J]. Clin Orthop Relat Res, 2003（415 Suppl）: S32-S38.

[219] WEBER C E, KOTHARI A N, WAI P Y, et al. Osteopontin mediates an MZF1-TGF-β1-dependent transformation of mesenchymal stem cells into cancer-associated fibroblasts in breast cancer [J]. Oncogene, 2015, 34（37）: 4821-4833.

[220] OZAWA D, YOKOBORI T, SOHDA M, et al. *TGFB1* expression in cancer stromal cells is associated with poor prognosis and hematogenous recurrence in esophageal squamous cell carcinoma [J]. Ann Surg Oncol, 2016, 23（1）: 282-289.

[221] CALON A, LONARDO E, BERENGUER-LLERGO A, et al. Stromal gene expression defines poor-prognosis subtypes in colorectal cancer [J]. Nat Genet, 2015, 47（4）: 320-329.

[222] HINZ B, CELETTA G, TOMASEK J J, et al. Alpha-smooth muscle actin expression upregulates fibroblast contractile activity [J]. Mol Biol Cell, 2001, 12（9）: 2730-2741.

[223] GABBIANI G, RYAN G B, MAJNE G. Presence of modified fibroblasts in granulation tissue and their possible role in wound contraction [J]. Experientia, 1971, 27（5）: 549-550.

[224] SKALLI O, ROPRAZ P, TRZECIAK A, et al. A monoclonal antibody against alpha-smooth muscle actin: a new probe for smooth muscle differentiation [J]. J Cell Biol, 1986, 103: 2787-2796.

[225] SERINI G, GABBIANI G. Mechanisms of myofibroblast activity and phenotypic modulation [J]. Exp Cell Res, 1999, 250（2）: 273-283.

[226] GRINNELL F. Fibroblasts, myofibroblasts, and wound contraction [J]. J Cell Biol, 1994, 124（4）: 401-404.

[227] PAULSSON J, MICKE P. Prognostic relevance of cancer-associated fibroblasts in human cancer

［J］. Semin Cancer Biol, 2014, 25: 61-68.

［228］ANGELI F, KOUMAKIS G, CHEN M C, et al. Role of stromal fibroblasts in cancer: promoting or impeding［J］? Tumour Biol, 2009, 30（3）: 109-120.

［229］VERDELLI C, AVAGLIANO L, CREO P, et al. Tumour-associated fibroblasts contribute to neogenesis in human parathyroid neoplasia［J］. Endocr Relat Cancer, 2015, 22（1）: 87-98.

［230］MORINAGA S, IMADA T, SHIMIZU A, et al. Angiogenesis in hepatocellular carcinoma as evaluated by alpha smooth muscle actin immunohistochemistry［J］. Hepato-gastroenterology, 2001, 48（37）: 224-228.

［231］FINGLETON B. Matrix metalloproteinases: roles in cancer and metastasis［J］. Front Biosci, 2006, 11: 479-491.

［232］HOTARY K B, ALLEN E D, BROOKS P C, et al. Membrane type I matrix metalloproteinase usurps tumor growth control imposed by the three-dimensional extracellular matrix［J］. Cell, 2003, 114（1）: 33-45.

［233］YU Q, STAMENKOVIC I. Localization of matrix metalloproteinase 9 to the cell surface provides a mechanism for CD44-mediated tumor invasion［J］. Genes Dev, 1999, 13（1）: 35-48.

［234］LECOMTE J, MASSET A, BLACHER S, et al. Bone marrow-derived myofibroblasts are the providers of pro-invasive matrix metalloproteinase 13 in primary tumor［J］. Neoplasia, 2012, 14（10）: 943-951.

［235］MIN K W, KIM D H, Do S I, et al. Diagnostic and prognostic relevance of MMP-11 expression in the stromal fibroblast-like cells adjacent to invasive ductal carcinoma of the breast［J］. Ann Surg Oncol, 2013, 203: 433-442.

［236］SLAVIN S, YEH C R, Da J, et al. et al. Estrogen receptor α in cancer-associated fibroblasts suppresses prostate cancer invasion via modulation of thrombospondin 2 and matrix metalloproteinase 3［J］. Carcinogenesis, 2014, 35（6）: 1301-1309.

［237］YOSHIDA T, AKATSUKA T, IMANAKA-YOSHIDA K. Tenascin-C and integrins in cancer［J］. Cell Adh Migr, 2015, 9（1-2）: 96-104.

［238］IMANAKA-YOSHIDA K. Tenascin-C in cardiovascular tissue remodeling: from development to inflammation and repair［J］. Circ J, 2012, 76: 2513-2520.

［239］YOSHIMURA H, MICHISHITA M, OHKUSU-TSUKADA K, et al. Appearance and distribution of stromal myofibroblasts and tenascin-C in feline mammary tumors［J］. Histol

Histopathol, 2011, 26（3）：297–305.

［240］NISHIHARA T, REMACLE A G, ANGERT M, et al. Matrix metalloproteinase-14 both sheds cell surface neuronal glial antigen 2（NG2）proteoglycan on macrophages and governs the response to peripheral nerve injury［J］. J Biol Chem, 2015, 290（6）：3693–3707.

［241］STALLCUP W B. The NG2 proteoglycan：past insights and future prospects［J］. J Neurocytol, 2002, 31（6–7）：423–435.

［242］ZHU H, MITSUHASHI N, KLEIN A, et al. The role of the hyaluronan receptor CD44 in mesenchymal stem cell migration in the extracellular matrix［J］. Stem Cells, 2006, 24（4）：928–935.

［243］SHARON Y, RAZ Y, COHEN N, et al. Tumor-derived osteopontin reprograms normal mammary fibroblasts to promote inflammation and tumor growth in breast cancer［J］. Cancer Res, 2015, 75（6）：963–973.

［244］KINUGASA Y, MATSUI T, TAKAKURA N. CD44 expressed on cancer-associated fibroblasts is a functional molecule supporting the stemness and drug resistance of malignant cancer cells in the tumor microenvironment［J］. Stem Cells, 2014, 32（1）：145–156.

［245］BRIGGS A, ROSENBERG L, BUIE J D, et al. Antitumor effects of hyaluronan inhibition in desmoid tumors［J］. Carcinogenesis, 2015, 36（2）：272–279.

［246］LEE M S, LOWE G N, STRONG D D, et al. TWIST, a basic helix-loop-helix transcription factor, can regulate the human osteogenic lineage［J］. J Cell Biochem, 1999, 75（4）：566–577.

［247］PUISIEUX A, VALSESIA-WITTMANN S, Ansieau S. A twist for survival and cancer progression［J］. Br J Cancer, 2006, 94（1）：13–17.

［248］SUNG C O, LEE K W, HAN S Y, et al. Twist1 is up-regulated in gastric cancer-associated fibroblasts with poor clinical outcomes［J］. Am J Pathol, 2011, 179（4）：1827–1838.

［249］CELESTI G, DI CARO G, BIANCHI P, et al. Presence of Twist1-positive neoplastic cells in the stroma of chromosome-unstable colorectal tumors［J］. Gastroenterology, 2013, 145（3）：647–657.

［250］XING F, SAIDOU J, WATABE K. Cancer associated fibroblasts（CAFs）in tumor microenvironment［J］. Front Biosci, 2010, 15：166–179.

［251］YANG J, MANI S A, DONAHER J L, et al. Twist, a master regulator of morphogenesis, plays an essential role in tumor metastasis［J］. Cell, 2004, 117（7）：927–939.

[252] SORRENTINO A, FERRACIN M, CASTELLI G, et al. Isolation and characterization of CD146$^+$ multipotent mesenchymal stromal cells [J]. Exp Hematol, 2008, 36 (8): 1035–1046.

[253] MARTINEZ L M, LABOVSKY V, CALCAGNO M L, et al. CD105 expression on CD34-negative spindle-shaped stromal cells of primary tumor is an unfavorable prognostic marker in early breast cancer patients [J]. PLoS One, 2015, 10 (3): e0121421.

[254] KUCEROVA L, ZMAJKOVIC J, TORO L, et al. Tumor-driven molecular changes in human mesenchymal stromal cells [J]. Cancer Microenviron, 2014, 8 (1): 1–14.

[255] FERNÁNDEZ VALLONE V B, HOFER E L, CHOI H, et al. Behaviour of mesenchymal stem cells from bone marrow of untreated advanced breast and lung cancer patients without bone osteolytic metastasis [J]. Clin Exp Metas, 2013, 30 (3): 317–332.

[256] RIBEIRO R, MONTEIRO C, SILVESTRE R, et al. Human periprostatic white adipose tissue is rich in stromal progenitor cells and a potential source of prostate tumor stroma [J]. Exp Biol Med, 2012, 237 (10): 1155–1162.

[257] CAMMAROTA F, LAUKKANEN M O. Mesenchymal stem/stromal cells in stromal evolution and cancer progression [J]. Stem Cells Int, 2016, 2016: 4824573.

[258] RIDGE S M, SULLIVAN F J, GLYNN S A. Mesenchymal stem cells: key players in cancer progression [J]. Mol Cancer, 2017, 16 (1): 31.

[259] DIREKZE N C, HODIVALA-DILKE K, JEFFERY R, et al. Bone marrow contribution to tumor-associated myofibroblasts and fibroblasts [J]. Cancer Res, 2004, 64 (23): 8492–8495.

[260] ISHII G, SANGAI T, ODA T, et al. Bone-marrow-derived myofibroblasts contribute to the cancer-induced stromal reaction [J]. Biochem Biophys Res Commun, 2003, 309 (1): 232–240.

[261] DIREKZE N C, JEFFERY R, HODIVALA-DILKE K, et al. Bone marrow–derived stromal cells express lineage-related messenger RNA species [J]. Cancer Res, 2006, 66 (3): 1265–1269.

[262] Spaeth EL, Dembinski JL, Sasser AK, et al. Mesenchymal stem cell transition to tumor-associated fibroblasts contributes to fibrovascular network expansion and tumor progression. PLoS One 2009; 4 (4): e4992.

[263] MISHRA PRAVIN J, MISHRA PRASUN J, HUMENIUK R, et al. Carcinoma-associated

fibroblast-like differentiation of human mesenchymal stem cells [J]. Cancer Res, 2008, 68 (11): 4331-4339.

[264] SHANGGUAN L, TI X, KRAUSE U, et al. Inhibition of TGF- β /Smad signaling by BAM-BI blocks differentiation of human mesenchymal stem cells to carcinoma-associated fibroblasts and abolishes their protumor effects. Stem Cells 2012；30 (12)：2810-2819.

[265] Peng Y N, Li Z W, Li Z Y. GRP78 secreted by tumor cells stimulates differentiation of bone marrow mesenchymal stem cells to cancer-associated fibroblasts [J]. Biochem Biophys Res Commun, 2013, 440 (4)：558-563.

[266] PAUNESCU V, BOJIN F M, TATU C A, et al. Tumour-associated fibroblasts and mesenchymal stem cells：more similarities than differences [J]. J Cell Mol Med, 2011, 15 (3)：635-646.

[267] SOUNDARARAJAN M, KANNAN S. Fibroblasts and mesenchymal stem cells：Two sides of the same coin [J]？J Cell Physiol, 2018, 233 (12)：9099-9109.

[268] KALLURI R. The biology and function of fibroblasts in cancer [J]. Nat Rev Cancer, 2016, 16 (9)：582-598.

[269] PAPAIT A, STEFANI F R, CARGNONI A, et al. The multifaceted roles of MSCs in the tumor microenvironment：interactions with immune cells and exploitation for therapy [J]. Front Cell Dev Biol, 2020, 8：447.

[270] BLACHE U, HORTON E R, XIA T, et al. Mesenchymal stromal cell activation by breast cancer secretomes in bioengineered 3D microenvironments [J]. Life Sci Alliance, 2019, 2 (3)：e201900304.

[271] VALETA-MAGARA A, GADI A, VOLTA V, et al.Inflammatory breast cancer promotes development of M2 tumor-associated macrophages and cancer mesenchymal cells through a complex chemokine network [J]. Cancer Res, 2019, 79 (13)：3360-3371.

[272] GONZALEZ M E, MARTIN E E, ANWAR T, et al. Mesenchymal stem cell-induced DDR2 mediates stromal-breast cancer interactions and metastasis growth [J]. Cell Rep, 2017, 18 (5)：1215-1228.

[273] HOSSAIN A, GUMIN J, GAO F, et al. Mesenchymal stem cells isolated from human gliomas increase proliferation and maintain stemness of glioma stem cells through the IL-6/ gp130/STAT3 pathway [J]. Stem Cells, 2015, 33 (8)：2400-2415.

[274] ORCIANI M, DAVIS S, APPOLLONI G, et al. Isolation and characterization of progenitor

mesenchymal cells in human pituitary tumors [J]. Cancer Gene Ther, 2015, 22（1）: 9–16.

[275] BRENNEN W N, CHEN S, DENMEADE S R, et al. Quantification of mesenchymal stem cells （MSCs）at sites of human prostate cancer [J]. Oncotarget, 2013, 4（1）: 106–117.

[276] MORENO–FELICI J, HYROŠŠOVÁ P, ARAGO M, et al. Phosphoenolpyruvate from gly-colysis and PEPCK regulate cancer cell fate by altering cytosolic Ca^{2+} [J]. Cells, 2019, 9 （1）: 18.

[277] WAGHRAY M, YALAMANCHILI M, DZIUBINSKI M L, et al. GM-CSF mediates mesen-chymal-epithelial cross-talk in pancreatic cancer [J]. Cancer Discov, 2016, 6（8）: 886–899.

[278] CAO H L, XU W R, QIAN H, et al. Mesenchymal stem cell-like cells derived from human gastric cancer tissues [J]. Cancer Lett, 2009, 274（1）: 61–71.

[279] WANG B, WANG L, MAO J, et al. Mouse bone marrow mesenchymal stem cells with distinct p53 statuses display differential characteristics [J]. Mol Med Rep, 2020, 21（5）, 2051–2062.

[280] SUN L, WANG Q Q, CHEN B, et al. Human gastric cancer mesenchymal stem cell-derived IL15 contributes to tumor cell epithelial-mesenchymal transition via upregulation Tregs ratio and PD-1 expression in $CD4^+$ T cell [J]. Stem Cells Dev, 2018, 27（17）: 1203–1214.

[281] HUANG F, WANG M, YANG T T, et al. Gastric cancer-derived MSC-secreted PDGF-DD promotes gastric cancer progression [J]. J Cancer Res Clin Oncol, 2014, 140（11）: 1835–1848.

[282] WANG M, CHEN B, SUN X X, et al. Gastric cancer tissue-derived mesenchymal stem cells impact peripheral blood mononuclear cells via disruption of Treg/Th17 balance to promote gastric cancer progression [J]. Exp Cell Res, 2017, 361（1）: 19–29.

[283] SUN L, WANG Q Q, CHEN B, et al. Gastric cancer mesenchymal stem cells derived IL-8 induces PD-L1 expression in gastric cancer cells via STAT3/mTOR-c-Myc signal axis [J]. Cell Death Dis, 2018, 9（9）: 928.

[284] MITRA A K, ZILLHARDT M, HUA Y J, et al. MicroRNAs reprogram normal fibroblasts into cancer-associated fibroblasts in ovarian cancer [J]. Cancer Discov, 2012, 2（12）: 1100–1108.

[285] KUNINTY P R, SCHNITTERT J, STORM G, et al. MicroRNA targeting to modulate tumor microenvironment [J]. Front Oncol, 2016, 6: 3.

［286］ZHU M C, WANG M, YANG F, et al. miR-155-5p inhibition promotes the transition of bone marrow mesenchymal stem cells to gastric cancer tissue derived MSC-like cells via NF-κB p65 activation［J］. Oncotarget, 2016, 7（13）: 16567−16580.

［287］WANG M, YANG F, QIU R, et al. The role of mmu-miR-155-5p-NF-κB signaling in the education of bone marrow-derived mesenchymal stem cells by gastric cancer cells［J］. Cancer Med, 2018, 7（3）: 856−868.

［288］LIN L Y, DU L M, CAO K, et al. Tumour cell-derived exosomes endow mesenchymal stromal cells with tumour-promotion capabilities［J］. Oncogene, 2016, 35（46）: 6038−6042.

［289］REN G, LIU Y, ZHAO X, et al. Tumor resident mesenchymal stromal cells endow naïve stromal cells with tumor-promoting properties［J］. Oncogene, 2014, 33（30）: 4016−4020.

［290］曹莹，孟艳，孙昭，等. 脂肪来源成体干细胞分化为内皮细胞的潜能［J］. 中国医学科学院学报，2005, 27（6）: 678−682.

［291］FISCHER L J, MCILHENNY S, TULENKO T, et al. Endothelial differentiation of adipose-derived stem cells: effects of endothelial cell growth supplement and shear force［J］. J Surg Res, 2009, 152（1）: 157−166.

［292］SHANG T, LI S J, ZHANG Y, et al. Hypoxia promotes differentiation of adipose-derived stem cells into endothelial cells through demethylation of ephrinB2［J］. Stem Cell Res Ther, 2019, 10（1）: 133.

［293］CHANG H H, HSU S P, CHIEN C T. Intrarenal transplantation of hypoxic preconditioned mesenchymal stem cells improves glomerulonephritis through anti-oxidation, anti-ER stress, anti-inflammation, anti-apoptosis, and anti-autophagy［J］. Antioxidants（Basel）, 2019, 9（1）: 2.

［294］OSWALD J, BOXBERGER S, JØRGENSEN B, et al. Mesenchymal stem cells can be differentiated into endothelial cells *in vitro*［J］. Stem Cells, 2004, 22（3）: 377−384.

［295］LI Q M, XIA S D, FANG H Y, et al. VEGF treatment promotes bone marrow-derived CXCR4$^+$ mesenchymal stromal stem cell differentiation into vessel endothelial cells［J］. Exp Ther Med, 2017, 13（2）: 449−454.

［296］SUZUKI K, SUN R W, ORIGUCHI M, et al. Mesenchymal stromal cells promote tumor growth through the enhancement of neovascularization［J］. Mol Med, 2011, 17（7−8）: 579−587.

［297］TO K, ROMAIN K, MAK C, et al. The treatment of cartilage damage using human mesenchymal stem cell-derived extracellular vesicles: a systematic review of in vivo studies [J]. Front Bioeng Biotechnol, 2020, 8: 580.

[298] AU P, TAM J, FUKUMURA D, et al. Bone marrow-derived mesenchymal stem cells facilitate engineering of long-lasting functional vasculature [J]. Blood, 2008, 111(9): 4551–4558.

[299] BEXELL D, GUNNARSSON S, TORMIN A, et al. Bone marrow multipotent mesenchymal stroma cells act as pericyte-like migratory vehicles in experimental gliomas [J]. Mol Ther, 2009, 17 (1): 183–190.

[300] BIRNBAUM T, HILDEBRANDT J, NUEBLING G, et al. Glioblastoma-dependent differentiation and angiogenic potential of human mesenchymal stem cells *in vitro* [J]. J Neurooncol, 2011, 105 (1): 57–65.

[301] DORE-DUFFY P. Pericytes: pluripotent cells of the blood brain barrier [J]. Curr Pharm Des, 2008, 14 (16): 1581–1593.

[302] ZHANG Q, YI D Y, XUE B Z, et al. CD90 determined two subpopulations of glioma-associated mesenchymal stem cells with different roles in tumour progression [J]. Cell Death Dis, 2018, 9 (11): 1101.

[303] CAPLAN A I, DENNIS J E. Mesenchymal stem cells as trophic mediators [J]. J Cell Biochem, 2006, 98 (5): 1076–1084.

[304] DAI L J, LI H Y, GUAN L X, et al. The therapeutic potential of bone marrow-derived mesenchymal stem cells on hepatic cirrhosis [J]. Stem Cell Res, 2009, 2 (1): 16–25.

[305] ASSMUS B, HONOLD J, SCHÄCHINGER V, et al. Transcoronary transplantation of progenitor cells after myocardial infarction [J]. N Engl J Med, 2006, 355 (12): 1222–1232.

[306] STRAUER B E, BREHM M, ZEUS T, et al. Regeneration of human infarcted heart muscle by intracoronary autologous bone marrow cell transplantation in chronic coronary artery disease: the IACT study [J]. J Am Coll Cardiol, 2005, 46 (9): 1651–1658.

[307] WANG H, SUN R T, LI Y, et al. HGF gene modification in mesenchymal stem cells reduces radiation-induced intestinal injury by modulating immunity [J]. PLoS One, 2015, 10 (5): e0124420.

[308] ZHAO Y F, LUO Y M, XIONG W, et al. Mesenchymal stem cell-based FGF$_2$ gene therapy for acute lung injury induced by lipopolysaccharide in mice [J]. Eur Rev Med Pharmacol Sci, 2015, 19 (5): 857–865.

[309] WANG L, ZHAO Y, CAO J, et al. Mesenchymal stem cells modified with nerve growth fac-

tor improve recovery of the inferior alveolar nerve after mandibular distraction osteogenesis in rabbits［J］. Br J Oral Maxillofac Surg, 2015, 53（3）: 279–284.

［310］DA SILVA MEIRELLES L, FONTES A M, COVAS D T, et al. Mechanisms involved in the therapeutic properties of mesenchymal stem cells［J］. Cytokine Growth Factor Rev, 2009, 20（5–6）: 419–427.

［311］GAO Y, JIN S Z. Strategies for treating oesophageal diseases with stem cells［J］. World J Stem Cells, 2020, 12（6）: 488–499.

［312］SERAKINCI N, FAHRIOGLU U, CHRISTENSEN R. Mesenchymal stem cells, cancer challenges and new directions［J］. Eur J Cancer, 2014, 50（8）: 1522–1530.

［313］BHERE D, SHAH K. Stem cell-based therapies for cancer［J］. Advances in Cancer Research, 2015, 127: 159–189.

［314］EOM Y W, KANG S H, KIM M Y , et al. Mesenchymal stem cells to treat liver diseases［J］. Ann Transl Med, 2020, 8（8）: 563.

［315］ZHANG Y, YANG P Y, SUN T, et al. miR-126 and miR-126* repress recruitment of mesenchymal stem cells and inflammatory monocytes to inhibit breast cancer metastasis［J］. Nat Cell Biol, 2013, 15（3）: 284–294.

［316］SHI Y F, DU L M, LIN L Y, et al. Tumour-associated mesenchymal stem/stromal cells: emerging therapeutic targets［J］. Nat Rev Drug Discov, 2017, 16（1）: 35–52.

［317］JUNG Y, KIM J K, SHIOZAWA Y, et al. Recruitment of mesenchymal stem cells into prostate tumours promotes metastasis［J］. Nat Commun, 2013, 4: 1795.

［318］Ridge S M, Sullivan F J, Glynn S A. Mesenchymal stem cells: key players in cancer progression［J］. Mol Cancer, 2017, 16（1）: 31.

［319］KALLURI R, WEINBERG R A. The basics of epithelial-mesenchymal transition［J］. J Clin Invest, 2009, 119（6）: 1420–1428.

［320］MARTIN F T, DWYER R M, KELLY J, et al. Potential role of mesenchymal stem cells （MSCs）in the breast tumour microenvironment: stimulation of epithelial to mesenchymal transition（EMT）［J］. Breast Cancer Res Treat, 2010, 124（2）: 317–326.

［321］EL-HAIBI C P, KARNOUB A E. Mesenchymal stem cells in the pathogenesis and therapy of breast cancer［J］. J Mammary Gland Biol Neoplasia, 2010, 15（4）: 399–409.

［322］XUE Z F, WU X M, CHEN X, et al. Mesenchymal stem cells promote epithelial to mesenchymal transition and metastasis in gastric cancer though paracrine cues and close physical contact［J］. J Cell Biochem, 2015, 116（4）: 618−627.

［323］ LAURENZANA A, BIAGIONI A, BIANCHINI F, et al. Inhibition of uPAR-TGFβ crosstalk blocks MSC-dependent EMT in melanoma cells［J］. J Mol Med, 2015, 93（7）: 783−794.

［324］ KABASHIMA-NIIBE A, HIGUCHI H, TAKAISHI H, et al. Mesenchymal stem cells regulate epithelial-mesenchymal transition and tumor progression of pancreatic cancer cells［J］. Cancer Sci, 2013, 104（2）: 157−164.

［325］ PARK Y M, YOO S H, KIM S H. Adipose-derived stem cells induced EMT-like changes in H358 lung cancer cells［J］. Anticancer Res, 2013, 33（10）: 4421−4430.

［326］ JING Y Y, HAN Z P, LIU Y, et al. Mesenchymal stem cells in inflammation microenvironment accelerates hepatocellular carcinoma metastasis by inducing epithelial-mesenchymal transition［J］. PLoS One, 2012, 7（8）: e43272.

［327］ MELE V, MURARO M G, CALABRESE D, et al. Mesenchymal stromal cells induce epithelial-to-mesenchymal transition in human colorectal cancer cells through the expression of surface-bound TGF-β［J］. Int J Cancer, 2014, 134（11）: 2583−2594.

［328］ XU Q, WANG L, LI H, et al. Mesenchymal stem cells play a potential role in regulating the establishment and maintenance of epithelial-mesenchymal transition in MCF$_7$ human breast cancer cells by paracrine and induced autocrine TGF-β［J］. Int J Oncol, 2012, 41（3）: 959−968.

［329］ HUNG S P, YANG M H, TSENG K F, et al. Hypoxia-induced secretion of TGF-β1 in mesenchymal stem cell promotes breast cancer cell progression［J］. Cell Transplant, 2013, 22（10）: 1869−1882.

［330］ RADISKY D C, LEVY D D, LITTLEPAGE L E, et al. Rac1b and reactive oxygen species mediate MMP-3-induced EMT and genomic instability［J］. Nature, 2005, 436（7047）: 123−127.

［331］ LI H J, REINHARDT F, HERSCHMAN H R, et al. Cancer-stimulated mesenchymal stem cells create a carcinoma stem cell niche via prostaglandin E2 signaling［J］. Cancer Discov, 2012, 2（9）: 840−855.

［332］ KASASHIMA H, YASHIRO M, KINOSHITA H, et al. Lysyl oxidase is associated with the epithelial−mesenchymal transition of gastric cancer cells in hypoxia［J］. Gastric Cancer, 2016, 19（2）: 431−442.

［333］ BOUFRAQECH M, NILUBOL N, ZHANG L S, et al. miR30a inhibits LOX expression and anaplastic thyroid cancer progression［J］. Cancer Res, 2015, 75（2）: 367–377.

［334］CHATURVEDI P, GILKES D M, WONG C C, et al. Hypoxia-inducible factor-dependent breast cancer-mesenchymal stem cell bidirectional signaling promotes metastasis［J］. J Clin Invest, 2013, 123（1）: 189–205.

［335］OSKARSSON T, BATLLE E, MASSAGUÉ J. Metastatic stem cells: sources, niches, and vital pathways［J］. Cell Stem Cell, 2014, 14（3）: 306–321.

［336］CLARKE M F. What can we learn about breast cancer from stem cells［M］? Hormonal Carcinogenesis V. New York: Springer, 2008, 617: 17–22.

［337］CHAFFER C L, BRUECKMANN I, SCHEEL C, et al. Normal and neoplastic nonstem cells can spontaneously convert to a stem-like state［J］. Proc Natl Acad Sci USA, 2011, 108（19）: 7950–7955.

［338］SCHEEL C, EATON E N, LI S H J, et al. Paracrine and autocrine signals induce and maintain mesenchymal and stem cell states in the breast［J］. Cell, 2011, 145（6）: 926–940.

［339］KORKAYA H, LIU S L, WICHA M S. Breast cancer stem cells, cytokine networks, and the tumor microenvironment［J］. J Clin Invest, 2011, 121（10）: 3804–3809.

［340］SEMENZA G L. The hypoxic tumor microenvironment: a driving force for breast cancer progression［J］. Biochim Biophys Acta, 2016, 1863（3）: 382–391.

［341］HSU H-S, LIN J-H, HSU T-W, et al. Mesenchymal stem cells enhance lung cancer initiation through activation of IL-6/JAK2/STAT3 pathway［J］. Lung Cancer, 2012, 75（2）: 167–177.

［342］MCLEAN K, GONG Y S, CHOI Y, et al. Human ovarian carcinoma-associated mesenchymal stem cells regulate cancer stem cells and tumorigenesis via altered BMP production［J］. J Clin Invest, 2011, 121（8）: 3206–3219.

［343］CUIFFO B G, CAMPAGNE A, BELL G W, et al. MSC-regulated microRNAs converge on the transcription factor FOXP2 and promote breast cancer metastasis［J］. Cell Stem Cell, 2014, 15（6）: 762–774.

［344］LAM E W F, BROSENS J J, GOMES A R, et al. Forkhead box proteins: tuning forks for transcriptional harmony［J］. Nat Rev Cancer, 2013, 13（7）: 482–495.

［345］LUO J, OK LEE S, LIANG L, et al. Infiltrating bone marrow mesenchymal stem cells increase prostate cancer stem cell population and metastatic ability via secreting cytokines to suppress androgen receptor signaling［J］. Oncogene, 2014, 33（21）: 2768–2778.

［346］LACERDA L, DEBEB B G, SMITH D, et al. Mesenchymal stem cells mediate the clinical phenotype of inflammatory breast cancer in a preclinical model［J］. Breast Cancer Res, 2015, 17（1）: 42.

［347］KOLOSA K, MOTALN H, HEROLD-MENDE C, et al. Paracrine effects of mesenchymal stem cells induce senescence and differentiation of glioblastoma stem-like cells［J］. Cell Transplant, 2015, 24（4）: 631-644.

［348］MA F X, CHEN D D, CHEN F, et al. Human umbilical cord mesenchymal stem cells promote breast cancer metastasis by interleukin-8-and interleukin-6-dependent induction of CD44$^+$/CD24$^-$ cells［J］. Cell Transplant, 2015, 24（12）: 2585-2599.

［349］BERGFELD S A, BLAVIER L, DECLERCK Y A. Bone marrow-derived mesenchymal stromal cells promote survival and drug resistance in tumor cells［J］. Mol Cancer Ther, 2014, 13（4）: 962-975.

［350］NOWICKA A, MARINI F C, SOLLEY T N, et al. Human omental-derived adipose stem cells increase ovarian cancer proliferation, migration, and chemoresistance［J］. PLoS One, 2013, 8（12）: e81859.

［351］NEFEDOVA Y, LANDOWSKI T H, DALTON W S. Bone marrow stromal-derived soluble factors and direct cell contact contribute to de novo drug resistance of myeloma cells by distinct mechanisms［J］. Leukemia, 2003, 17（6）: 1175-1182.

［352］MCMILLIN D W, DELMORE J, WEISBERG E, et al. Tumor cell-specific bioluminescence platform to identify stroma-induced changes to anticancer drug activity［J］. Nat Med, 2010, 16（4）: 483-489.

［353］SALIMIAN RIZI B, CANEBA C, NOWICKA A, et al. Nitric oxide mediates metabolic coupling of omentum-derived adipose stroma to ovarian and endometrial cancer cells［J］. Cancer Res, 2015, 75（2）: 456-471.

［354］HAO M, ZHANG L, AN G, et al. Bone marrow stromal cells protect myeloma cells from bortezomib induced apoptosis by suppressing microRNA-15a expression［J］. Leuk Lymphoma, 2011, 52（9）: 1787-1794.

［355］VIANELLO F, VILLANOVA F, TISATO V, et al. Bone marrow mesenchymal stromal cells non-selectively protect chronic myeloid leukemia cells from imatinib-induced apoptosis via the CXCR4/CXCL12 axis［J］. Haematologica, 2010, 95（7）: 1081-1089.

［356］MATSUNAGA T, TAKEMOTO N, SATO T, et al. Interaction between leukemic-cell VLA-

4 and stromal fibronectin is a decisive factor for minimal residual disease of acute myelog-enous leukemia [J]. Nat Med, 2003, 9（9）：1158−1165.

[357] ROODHART J M L, DAENEN L G M, STIGTER E C A, et al. Mesenchymal stem cells induce resistance to chemotherapy through the release of platinum-induced fatty acids [J]. Cancer Cell, 2011, 20（3）：370−383.

[358] MALLAMPATI S, LENG X H, MA H Q, et al. Tyrosine kinase inhibitors induce mesenchy-mal stem cell−mediated resistance in BCR-ABL⁺ acute lymphoblastic leukemia [J]. Blood, 2015, 125（19）：2968−2973.

[359] BORGHESE C, CATTARUZZA L, PIVETTA E, et al. Gefitinib inhibits the cross-talk be-tween mesenchymal stem cells and prostate cancer cells leading to tumor cell proliferation and inhibition of docetaxel activity [J]. J Cell Biochem, 2013, 114（5）：1135−1144.

[360] KUCEROVA L, SKOLEKOVA S, MATUSKOVA M, et al. Altered features and increased chemosensitivity of human breast cancer cells mediated by adipose tissue-derived mesen-chymal stromal cells [J]. BMC Cancer, 2013, 13：535.

[361] DITTMER A, FUCHS A, OERLECKE I, et al. Mesenchymal stem cells and carcinoma-associated fibroblasts sensitize breast cancer cells in 3D cultures to kinase inhibitors [J]. Int J Oncol, 2011, 39（3）：689−696.

[362] CAIRNS R A, HARRIS I S, MAK T W. Regulation of cancer cell metabolism [J]. Nat Rev Cancer, 2011, 11（2）：85−95.

[363] FROLOVA O, SAMUDIO I, BENITO J M, et al. Regulation of HIF-1α signaling and che-moresistance in acute lymphocytic leukemia under hypoxic conditions of the bone marrow microenvironment [J]. Cancer Biol Ther, 2012, 13（10）：858−870.

[364] BONUCCELLI G, AVNET S, GRISENDI G, et al. Role of mesenchymal stem cells in os-teosarcoma and metabolic reprogramming of tumor cells [J]. Oncotarget, 2014, 5（17）：7575−7588.

[365] RATTIGAN Y I, PATEL B B, ACKERSTAFF E, et al. Lactate is a mediator of metabolic co-operation between stromal carcinoma associated fibroblasts and glycolytic tumor cells in the tumor microenvironment [J]. Exp Cell Res, 2012, 318（4）：326−335.

[366] LIU K M, JI K Q, GUO L, et al. Mesenchymal stem cells rescue injured endothelial cells in an *in vitro* ischemia-reperfusion model via tunneling nanotube like structure-mediated mito-chondrial transfer [J]. Microvasc Res, 2014, 92：10−18.

［367］AHMAD T, MUKHERJEE S, PATTNAIK B, et al. Miro1 regulates intercellular mitochon-drial transport & enhances mesenchymal stem cell rescue efficacy［J］. EMBO J, 2014, 33（9）: 994-1010.

［368］ISLAM M N, DAS S R, EMIN M T, et al. Mitochondrial transfer from bone-marrow-derived stromal cells to pulmonary alveoli protects against acute lung injury［J］. Nat Med, 2012, 18（5）: 759-765.

［369］PLOTNIKOV E Y, KHRYAPENKOVA T G, Galkina S I, et al. Cytoplasm and organelle transfer between mesenchymal multipotent stromal cells and renal tubular cells in co-culture ［J］. Exp cell Res, 2010, 316（15）: 2447-2455.

［370］CAICEDO A, FRITZ V, BRONDELLO J M, et al. MitoCeption as a new tool to assess the effects of mesenchymal stem/stromal cell mitochondria on cancer cell metabolism and func-tion［J］. Sci Rep, 2015, 5: 9073.

［371］SPEES J L, OLSON S D, WHITNEY M J, et al. Mitochondrial transfer between cells can rescue aerobic respiration［J］. Proc Natl Acad Sci USA, 2006, 103（5）: 1283-1288.

［372］PENFORNIS P, VALLABHANENI K C, WHITT J, et al. Extracellular vesicles as carriers of microRNA, proteins and lipids in tumor microenvironment［J］. Int J Cancer, 2016, 138（1）: 14-21.

［373］VALLABHANENI K C, PENFORNIS P, DHULE S, et al. Extracellular vesicles from bone marrow mesenchymal stem/stromal cells transport tumor regulatory microRNA, proteins, and metabolites［J］. Oncotarget, 2015, 6（7）: 4953-4967.

［374］LUDWIG A K, GIEBEL B. Exosomes: small vesicles participating in intercellular commu-nication［J］. Int J Biochem Cell Biol, 2012, 44（1）: 11-15.

［375］LAI R C, YEO R W Y, LIM S K. Mesenchymal stem cell exosomes［J］. Seminars Cell Dev Biol, 2015, 40: 82-88.

［376］LAI R C, ARSLAN F, LEE M M, et al. exosome secreted by MSC reduces myocardial isch-emia/reperfusion injury［J］. Stem Cell Res, 2010, 4（3）: 214-222.

［377］ROCCARO A M, SACCO A, MAISO P, et al. BM mesenchymal stromal cell-derived exo-somes facilitate multiple myeloma progression［J］. J Clin Invest, 2013, 123（4）: 1542-1555.

［378］ZHU W, HUANG L, LI Y H, et al. exosomes derived from human bone marrow mesenchy-mal stem cells promote tumor growth *in vivo*［J］. Cancer Lett, 2012, 315（1）: 28-37.

［379］LIN R, WANG S, ZHAO RC. Exosomes from human adipose-derived mesenchymal stem cells promote migration through Wnt signaling pathway in a breast cancer cell model. Mol Cell Biochem 2013；383（1-2）：13-20.

［380］ONO M, KOSAKA N, TOMINAGA N, et al. exosomes from bone marrow mesenchymal stem cells contain a microRNA that promotes dormancy in metastatic breast cancer cells［J］. Sci Signal, 2014, 7（332）：ra63.

［381］GU J M, QIAN H, SHEN L, et al. Gastric cancer exosomes trigger differentiation of umbilical cord derived mesenchymal stem cells to carcinoma-associated fibroblasts through TGF-beta/Smad pathway［J］. PLoS One, 2012, 7（12）：e52465.

［382］LABANI-MOTLAGH A, ASHJA-MAHDAVI M, LOSKOG A. The tumor microenvironment：a milieu hindering and obstructing antitumor immune responses［J］. Front Immunol, 2020, 11：940.

［383］CHO J A, PARK H, LIM E H, et al. exosomes from ovarian cancer cells induce adipose tissue-derived mesenchymal stem cells to acquire the physical and functional characteristics of tumor-supporting myofibroblasts［J］. Gynecol Oncol, 2011, 123（2）：379-386.

［384］CHO J A, PARK H, LIM E H, et al. exosomes from breast cancer cells can convert adipose tissue derived mesenchymal stem cells into myofibroblast-like cells［J］. Int J Oncol, 2012, 40（1）：130-138.

［385］SATO K, GLASER S, ALVARO D, MENG F, FRANCIS H, ALPINI G. Cholangiocarcinoma：novel therapeutic targets. Expert Opin Ther Targets 2020；24（4）：345-357.

［386］VALIUNAS V, DORONIN S, VALIUNIENE L, et al. Human mesenchymal stem cells make cardiac connexins and form functional gap junctions［J］. J Physiol, 2004, 555（3）：617-626.

［387］KAMIYA K, FUJINAMI Y, HOYA N, et al. Mesenchymal stem cell transplantation accelerates hearing recovery through the repair of injured cochlear fibrocytes［J］. Am J Pathol, 2007, 171（1）：214-226.

［388］HAHN J Y, CHO H J, KANG H J, et al. Pre-treatment of mesenchymal stem cells with a combination of growth factors enhances gap junction formation, cytoprotective effect on cardiomyocytes, and therapeutic efficacy for myocardial infarction［J］. J Am Coll Cardiol, 2008, 51（9）：933-943.

［389］ZHANG X H, SUN Y, WANG Z Y, et al. Up-regulation of connexin-43 expression in bone marrow mesenchymal stem cells plays a crucial role in adhesion and migration of multiple myeloma cells ［ J ］. Leuk Lymphoma, 2015, 56 (1): 211–218.

［ 390 ］ SCHICHOR C, ALBRECHT V, KORTE B, et al. Mesenchymal stem cells and glioma cells form a structural as well as a functional syncytium *in vitro* ［ J ］. Exp Neurol, 2012, 234 (1): 208–219.

［ 391 ］ MOHARITA A L, TABORGA M, CORCORAN K E, et al. SDF-1α regulation in breast cancer cells contacting bone marrow stroma is critical for normal hematopoiesis ［ J ］. Blood, 2006, 108 (10): 3245–3252.

［ 392 ］ LIM P K, BLISS S A, PATEL S A, et al. Gap junction-mediated import of microRNA from bone marrow stromal cells can elicit cell cycle quiescence in breast cancer cells ［ J ］. Cancer Res, 2011, 71 (5): 1550–1560.

［ 393 ］ BLISS S A, SINHA G, SANDIFORD O A, et al. Mesenchymal stem cell–derived exosomes stimulate cycling quiescence and early breast cancer dormancy in bone marrow ［ J ］. Cancer Res, 2016, 76 (19): 5832–5844.

［ 394 ］ LEE H K, FINNISS S, CAZACU S, et al. Mesenchymal stem cells deliver synthetic microRNA mimics to glioma cells and glioma stem cells and inhibit their cell migration and self-renewal ［ J ］. Oncotarget, 2013, 4 (2): 346–361.

［ 395 ］ KUCEROVA L, ALTANEROVA V, MATUSKOVA M, et al. Adipose tissue-derived human mesenchymal stem cells mediated prodrug cancer gene therapy ［ J ］. Cancer Res, 2007, 67 (13): 6304–6313.

［ 396 ］ MATUSKOVA M, HLUBINOVA K, PASTORAKOVA A, et al. HSV-tk expressing mesenchymal stem cells exert bystander effect on human glioblastoma cells ［ J ］. Cancer Lett, 2010, 290 (1): 58–67.

［ 397 ］ RUSTOM A, SAFFRICH R, MARKOVIC I, et al. Nanotubular highways for intercellular organelle transport ［ J ］. Science, 2004, 303 (5660): 1007–1010.

［ 398 ］ ABOUNIT S, ZURZOLO C. Wiring through tunneling nanotubes: from electrical signals to organelle transfer ［ J ］. J Cell Sci, 2012, 125 (5): 1089–1098.

［ 399 ］ VALLABHANENI K C, HALLER H, DUMLER I. Vascular smooth muscle cells initiate proliferation of mesenchymal stem cells by mitochondrial transfer via tunneling nanotubes ［ J ］. Stem Cells Dev, 2012, 21 (17): 3104–3113.

［ 400 ］ FIGEAC F, LESAULT P F, LE COZ O, et al. Nanotubular crosstalk with distressed cardiomyocytes stimulates the paracrine repair function of mesenchymal stem cells ［ J ］. Stem

Cells, 2014, 32（1）: 216−230.

［401］KUO C H, LIU C J, LU C Y, et al. 17β-estradiol inhibits mesenchymal stem cells-induced human AGS gastric cancer cell mobility via suppression of CCL5- Src/Cas/Paxillin signaling pathway［J］. Int J Med Sci, 2014, 11（1）: 7−16.

［402］XU W T, BIAN Z Y, FAN Q M, et al. Human mesenchymal stem cells（hMSCs）target osteosarcoma and promote its growth and pulmonary metastasis［J］. Cancer Lett, 2009, 281（1）: 32−41.

［403］SWAMYDAS M, RICCI K, REGO S L, et al. Mesenchymal stem cell-derived CCL-9 and CCL-5 promote mammary tumor cell invasion and the activation of matrix metalloproteinases［J］. Cell Adhesion Migr, 2013, 7（3）: 315−324.

［404］REN G, ZHAO X, WANG Y, et al. CCR2-dependent recruitment of macrophages by tumor-educated mesenchymal stromal cells promotes tumor development and is mimicked by TNF-α［J］. Cell Stem Cell, 2012, 11（6）: 812−824.

［405］GUILLOTON F, CARON G, MÉNARD C, et al. Mesenchymal stromal cells orchestrate follicular lymphoma cell niche through the CCL2-dependent recruitment and polarization of monocytes［J］. Blood, 2012, 119（11）: 2556−2567.

［406］REN G, LIU Y, ZHAO X, et al. Tumor resident mesenchymal stromal cells endow naive stromal cells with tumor-promoting properties. Oncogene 2014; 33（30）: 4016−4020.

［407］XU S, MENU E, BECKER A D, et al. Bone marrow-derived mesenchymal stromal cells are attracted by multiple myeloma cell-produced chemokine CCL25 and favor myeloma cell growth *in vitro* and *in vivo*［J］. Stem Cells, 2012, 30（2）: 266−279.

［408］SCHERZED A, HACKENBERG S, RADELOFF A, et al. Human mesenchymal stem cells promote cancer motility and cytokine secretion *in vitro*［J］. Cells Tissues Organs, 2013, 198（5）: 327−337.

［409］DI G H, LIU Y, LU Y, et al. IL-6 secreted from senescent mesenchymal stem cells promotes proliferation and migration of breast cancer cells［J］. PLoS One, 2014, 9（11）: e113572.

［410］DE VASCONCELLOS J F, LARANJEIRA A B A, ZANCHIN N I T, et al. Increased CCL2 and IL-8 in the bone marrow microenvironment in acute lymphoblastic leukemia［J］. Pediatr Blood Cancer, 2011, 56（4）: 568−577.

［411］LI W, ZHOU Y, YANG J, et al. Gastric cancer-derived mesenchymal stem cells prompt gastric cancer progression through secretion of interleukin-8［J］. J Exp Clin Cancer Res, 2015,

34: 52.

[412] KATANOV C, LERRER S, LIUBOMIRSKI Y, et al. Regulation of the inflammatory profile of stromal cells in human breast cancer: prominent roles for TNF-α and the NF-κB pathway [J]. Stem Cell Res Ther, 2015, 6: 87.

[413] ETERNO V, ZAMBELLI A, PAVESI L, et al. Adipose-derived Mesenchymal Stem Cells (ASCs) may favour breast cancer recurrence via HGF/c-Met signaling [J]. Oncotarget, 2014, 5 (3): 613–633.

[414] YE H M, CHENG J W, TANG Y J, et al. Human bone marrow-derived mesenchymal stem cells produced TGFbeta contributes to progression and metastasis of prostate cancer [J]. Cancer Invest, 2012, 30 (7): 513–518.

[415] LEE M J, HEO S C, SHIN S H, et al. Oncostatin M promotes mesenchymal stem cell-stimulated tumor growth through a paracrine mechanism involving periostin and TGFBI [J]. Int J Biochem Cell Biol, 2013, 45 (8): 1869–1877.

[416] YAN X L, JIA Y L, CHEN L, et al. Hepatocellular carcinoma-associated mesenchymal stem cells promote hepatocarcinoma progression: role of the S100A4-miR155-SOCS1-MMP9 axis [J]. Hepatology, 2013, 57 (6): 2274–2286.

[417] REAGAN M R, GHOBRIAL I M. Multiple myeloma mesenchymal stem cells: characterization, origin, and tumor-promoting effects [J]. Clin Cancer Res, 2012, 18 (2): 342–349.

[418] DJOUAD F, PLENCE P, BONY C, et al. Immunosuppressive effect of mesenchymal stem cells favors tumor growth in allogeneic animals [J]. Blood, 2003, 102 (10): 3837–3844.

[419] PROCKOP D J, OH J Y. Mesenchymal stem/stromal cells (MSCs): role as guardians of inflammation [J]. Mol Ther, 2012, 20 (1): 14–20.

[420] SAI B Q, DAI Y F, FAN S Q, et al. Cancer-educated mesenchymal stem cells promote the survival of cancer cells at primary and distant metastatic sites via the expansion of bone marrow-derived-PMN-MDSCs [J]. Cell Death Dis, 2019, 10 (12): 941.

[421] YU P F, HUANG Y, HAN Y Y, et al. TNFα-activated mesenchymal stromal cells promote breast cancer metastasis by recruiting CXCR2+ neutrophils [J]. Oncogene, 2017, 36 (4): 482–490.

[422] RAPPA G, MERCAPIDE J, LORICO A. Spontaneous formation of tumorigenic hybrids between breast cancer and multipotent stromal cells is a source of tumor heterogeneity [J].

Am J Pathol, 2012, 180（6）: 2504−2515.

[423] MELZER C, VON DER OHE J, HASS R. Enhanced metastatic capacity of breast cancer cells after interaction and hybrid formation with mesenchymal stroma/stem cells（MSC）[J]. Cell Commun Signal, 2018, 16（1）: 2.

[424] MELZER C, VON DER OHE J, HASS R. Involvement of actin cytoskeletal components in breast cancer cell fusion with human mesenchymal stroma/stem-like cells [J]. Int J Mol Sci, 2019, 20（4）: E876.

[425] MELZER C, VON DER OHE J, HASS R. *In vivo* cell fusion between mesenchymal stroma/stem-like cells and breast cancer cells [J]. Cancers, 2019, 11（2）: E185.

[426] XU M H, GAO X, LUO D, et al. EMT and acquisition of stem cell-like properties are involved in spontaneous formation of tumorigenic hybrids between lung cancer and bone marrow derived mesenchymal stem cells [J]. PLoS One, 2014, 9（2）: e87893.

[427] LI H, FENG Z, TSANG T C, et al. Fusion of HepG2 cells with mesenchymal stem cells increases cancer associated and malignant properties: an *in vivo* metastasis model [J]. Oncol Rep, 2014, 32（2）: 539−547.

[428] LI G C, YE Q H, DONG Q Z, et al. Mesenchymal stem cells seldomly fuse with hepatocellular carcinoma cells and are mainly distributed in the tumor stroma in mouse models [J]. Oncol Rep, 2013, 29（2）: 713−719.

[429] WANG Y, FAN H B, ZHOU B, et al. Fusion of human umbilical cord mesenchymal stem cells with esophageal carcinoma cells inhibits the tumorigenicity of esophageal carcinoma cells [J]. Int J Oncol, 2012, 40（2）: 370−377.

[430] WEI H J, NICKOLOFF J A, CHEN W H, et al. $FOXF_1$ mediates mesenchymal stem cell fusion-induced reprogramming of lung cancer cells [J]. Oncotarget, 2014, 5（19）: 9514−9529.

[431] FLOREY O, KRAJCOVIC M, SUN Q, et al. Entosis [J]. Curr Biol, 2010, 20（3）: R88−R89.

（王　梅、郭书伟、仇　荣、杨　芳）

第五章　间充质干细胞在肿瘤诊疗评估中的作用

MSCs 由于具有可迁移至组织损伤部位，参与伤口修复的生物学特性，已被广泛应用到临床应用研究。最近的研究数据显示，MSCs 可以特异性地迁移到肿瘤周围的基质中，甚至与肿瘤一体化，在增殖和分化期间，MSCs 能够通过细胞－细胞相互作用和旁分泌信号与其他细胞相互影响、相互作用，这其中涉及生长因子、细胞因子、抗纤维化或血管生成介质的分泌，对肿瘤的存活、增殖、侵袭、迁移、耐药性，以及肿瘤微环境免疫状态产生了复杂的影响。因此，MSCs 及其产生的相应因子逐渐成为临床肿瘤诊疗评估的重要分子。

第一节　间充质干细胞在肿瘤诊断中的应用

1　MSCs 与常见肿瘤诊断

1.1　MSCs 与神经母细胞瘤

神经母细胞瘤是第二常见的儿童实体肿瘤，神经母细胞瘤是一种神经嵴来源的小儿恶性肿瘤，在确诊的患者中，大部分存在向骨骼、淋巴结和肝脏等处的转移。Bianchi 等人调查了体外和体内模型中 MSCs 和 NB 细胞的功能以及它们之间的相互作用，以研究 MSCs 对肿瘤生长的影响[1]。关于 MSCs 对 NB 生长影响的研究并没有很多，但已知 MSCs 在破骨细胞活化中发挥关键作用，并可以促进 NB 中骨破坏的进程。尤其在体内形成溶骨性损伤的人类 NB 细胞本身并不产生破骨细胞活化因子，而在人 BMMSCs 存在的情况下，可以刺激破骨细胞活性。这种破骨细胞活化的替代途径涉及 NB 细胞和骨髓衍生的 MSCs 之间的非黏附性的相互作用，最终导致 MSCs 衍生的白细胞介素 –6（IL-6）水平升高，从而造成破骨细胞活化[1]。

1.2　MSCs 与肺癌

肺癌是发病率和死亡率增长最快，对人群健康和生命威胁最大的恶性肿瘤之一。近 50 年来许多国家都报道肺癌的发病率和死亡率均明显增高，男性肺癌发病率和死亡率均占所有恶性肿瘤的第一位，女性发病率占第二位，死亡率占第二位。肺癌的主要类型是小细胞肺癌（SCLC）和非小细胞肺癌（NSCLC）。肺癌的发生和发展归因于遗传和某些微环境因素，包括暴露于烟草烟雾和空气污染。已有文献证明，肿瘤周围的基质细胞、生长因子、细胞因子 / 趋化因子构成了有利于肺癌细胞增殖、存活、迁移和耐药的肿瘤微环境。作为大多数基质细胞的前体，MSCs 参与肺癌的进展[2]。另外，肺癌患者来源的 MSCs 表现出不同的分化潜能和表型特征[3]。MSCs 对于肺癌的诊断和治疗都有很大价值。

Hofer 等人发现 MSCs 在肺癌患者中表现异常，他们发现，肺癌患者的 BMMSCs 的血小板生长因子受体、转化生长因子受体以及表皮生长因子受体的表达都明显减少了[4]。将 A549 肺癌细胞与 MSCs 在 Transwell 系统中共培养后发现肿瘤细胞表现出更高的迁移能力。将 MSCs 和 Lewis 肺癌（LLC）细胞联合注射到 C57BL/6 小鼠体内时，MSCs 也能增加血管生成能力并促进小鼠肺癌的生长。此外，MSCs 可以通过上调斯钙素 −1（STC-1）来减轻肺癌细胞的凋亡程度，从而增强瓦尔堡效应并减少细胞内活性氧（ROS）的生成。脂肪组织也是 MSCs 的主要来源，其被认为在功能上类似于骨髓来源的 MSCs。就脂肪组织来源的 MSCs（ASCs）而言，其对肺癌的生长也有一定的促进作用，据报道，当 ASCs 和肿瘤细胞共注射到小鼠体内时，可以促进肺癌的发生和血管生成。

由于其原发性肿瘤细胞在远处转移部位存活的能力充足，肺癌在诊断时经常扩散到原发灶之外。在转移过程中，来自原发性肺癌的播散细胞需要自我更新能力以在远处的肿瘤微环境中存活。最近的研究表明，MSCs 可以与 NSCLC 细胞自发融合，这有助于获得 EMT 和癌细胞的干细胞样特性。通过波形蛋白、α-SMA 和纤连蛋白的上调以及下调 E− 钙黏蛋白和全细胞角蛋白（pan cytokeratin）来增强散播肿瘤细胞的自我更新能力。另一方面，MSCs 能够在肺癌中分化成 CAFs。有证据表明，CAFs 还可以通过诱导 EMT、上调 α-SMA、成纤维细胞活化蛋白（FAP）、SMAD3 和激活 hedgehog 信号通路的表达来增强非小细胞肺癌的转移潜能。鉴于这些特性，MSCs 可能会促进肺癌的远处转移。MSCs 能够作为基因治疗载体将抗肿瘤药物归巢并递送至某些癌症类型（包括肺癌）的肿瘤部位。最近的研究表明，用白细胞介素 −24（IL-24）过表达的人脐带来源的 MSCs（UC-MSCs）可以发挥抗血管生成的作用并增加 P21 和 caspase-3/8/9 在 A549 细胞中的表达[5]。

1.3 MSCs 与胃癌

胃癌是起源于胃黏膜上皮的恶性肿瘤，在我国各种恶性肿瘤中发病率居首位，胃癌可发生于胃的任何部位，其中半数以上发生于胃窦部，胃大弯、胃小弯及前后壁均可受累。绝大多数胃癌属于腺癌，早期无明显症状，或出现上腹不适、嗳气等非特异性症状，常与胃炎、胃溃疡等胃慢性疾病症状相似，易被忽略，在早期发现胃癌是一个巨大的挑战，因此，目前我国胃癌的早期诊断率仍较低。自 1998 年以来，科学家们一直在努力建立早期胃癌预警系统。为了识别早期胃癌，我们发现了许多胃癌相关的潜在生物标志物，利用了纳米粒子和分子成像技术，尝试了在体内鉴定早期胃癌细胞。尽管一些与胃癌相关的表达基因已经被鉴定出来，但仍然需要更多的可以被证实为胃癌的特异性标志物。因此，寻找一种识别和治疗早期胃癌细胞的新途径一直备受关注。

MSCs 是主要在骨髓基质内发现的非造血多能干细胞的子集，MSCs 不仅具有自我更新和多向分化特性，还能将基因有效携带和传递到特定的位置，具有免疫调节、促进肿瘤发生的作用。已有许多研究证明，MSCs 可以通过分泌一系列细胞因子来促进胃癌细胞的增殖和转移，MSCs 在胃癌诊断方面的应用尤其是早期诊断的应用备受关注。2012 年，有研究人员提出将荧光磁性纳米粒子标记的 MSCs 用于体内胃癌的靶向成像和高温治疗，他们将原代培养的小鼠 BMMSCs 用氨基修饰的荧光磁性纳米颗粒（FMNPs）标记，并将 FMNP 标记的 MSCs 通过尾静脉注入小鼠模型中，研究者们通过荧光成像系统和磁共振成像（MRI）系统观察 FMNP 标记的 MSCs 在裸鼠中的分布和靶向能力。通过微多孔趋化室测定来研究 MSCs 靶向胃癌的可能机制。结果表明，FMNPs 可有效标记 MSCs 并保持稳定的荧光信号和磁性，FMNP 标记的 MSCs 在静脉注射 14 d 后可靶向体内胃癌细胞并显像，FMNP 标记的 MSCs 可显著抑制高热效应导致的体内胃癌的生长，并且还发现 CCL19/CCR7 和 CXCL12/CXCR4 轴可能在 MSCs 靶向体内胃癌的过程中起到了关键作用。总之，FMNP 标记的 MSCs 可以靶向体内胃癌细胞，并且能够对早期胃癌进行成像，对于胃癌早期的诊断和治疗等都具有巨大潜力[6]。

1.4 MSCs 与乳腺癌

有研究证明人类和小鼠的肿瘤诱导的 MSCs 分泌的外泌体通过诱导单核细

胞分化为高度免疫抑制的 M2 型巨噬细胞，从而促进了乳腺癌的进展。结果揭示了 MSCs 来源的外泌体在髓源性抑制性细胞分化为巨噬细胞中的新作用[7]。乳腺癌模型是最早揭示 CSCs 特性的模型之一，然而，在肿瘤组织内生成，维持和扩增这些细胞的过程仍然不完全清楚。近期有研究表明癌细胞与 MSCs 融合产生杂交细胞和（或）MSC，在乳腺癌细胞中诱导上皮－间质转化（EMT），并最终生成乳腺癌 CSC。无论哪种情况，其后果可能都是促进自我更新能力，肿瘤细胞可塑性和异质性，癌细胞侵袭和转移潜能的增加以及对化学疗法或放射疗法的耐药机制的获得。这些结果都揭示了 MSCs 在乳腺癌中不可或缺的作用，对于乳腺癌的诊断进展发挥了极其重要的作用[8]。

1.5　MSCs 与结肠癌

结肠癌是常见的发生于结肠部位的消化道恶性肿瘤，好发于直肠与乙状结肠交界处。结肠癌早期症状多不明显，常被漏诊。

MSCs 与结肠癌的研究近年来也是研究热点之一，有报道称，BMMSCs 通过旁分泌神经调节蛋白 1（NRG1）/HER3 信号通路来促进结肠癌的发展。该研究发现，BMMSCs 通过释放可溶性的神经调节蛋白 1，活化结肠癌细胞中的 HER2/HER3 依赖的 PI3K/AKT 信号级联反应来刺激结肠癌细胞的侵袭、生存和发展。此外，结肠癌细胞中的肿瘤相关 MSCs 高表达神经调节蛋白 1。关于 MSCs 和结肠癌的研究还有很多，总的来说，MSCs 可以促进结肠癌细胞的侵袭，在结肠癌诊断方面的应用也有许多的研究证明其价值[9]。

Kim 等三位研究人员曾用小鼠的结肠癌细胞证明，钆（Gd）螯合物纳米颗粒包埋的人 MSCs 可以用于癌症的诊断[10]。该研究中提到，干细胞在心血管疾病和神经退行性疾病等各种疾病的再生医学以及各种受损组织的修复中具有很好的前景。值得注意的是，人类 MSCs 因其固有的肿瘤归巢特性而被发现能够用于癌症治疗和诊断，这使得它们可以作为肿瘤靶向递送药物的载体。为了监测干细胞对肿瘤组织的归巢，如何保证干细胞体内非侵入性成像的高灵敏度和准确性成为该领域的关键问题。因此，出现了用有机或无机探针标记干细胞的几种干细胞工程技术，包括基于 Gd 的造影剂、氧化铁纳米颗粒、二氧化硅纳米颗粒、量子点（QDs）和上转换纳米粒子（UCNPs）等。其中，基于 Gd 的造影剂广泛用于干细胞标记和追踪，因为它们的信号十分清楚明亮。然而，这种造影剂由于其亲水特性而不易通过细胞膜，所以这种技术经常受到细胞内化作用。因此，高效的干细胞标记需要长期培养和高浓度的 Gd。为了克服这个局限性，Kim 等人在 MSCs 中引入了基于光化学内化（PCI）的干细胞工程技术。PCI 的机制是基于活性氧诱导的脂质过氧化作用使细胞膜裂解。Gd 包裹的 MSCs 采用 PCI 技术可以通过 T1 加权磁共振（MR）成像，以高信号强度进行准确的癌症诊断。为了证明这一假设，Kim 等人设计并合成了基于多糖的 Gd 螯合物纳米颗粒作为造影剂。在这项研究中，利用体内 MR 和光学成像技术可提高细胞内化效率、癌症靶向、Gd 螯合物纳米颗粒包埋的 MSCs 在注射了小鼠结肠癌细胞 CT26 的小鼠模型中具有较好的诊断效果。

2　MSCs 及其外泌体内分子标志物与疾病诊断

2.1　外泌体的研究现状

外泌体是一种由胞内多胞体（multive bodies，MVB）与胞膜融合后分泌到细胞外环境中的纳米级膜性小囊泡，具有脂质双层膜结构，直径大约 40～100 nm，是细胞间信息传递的重要载体。外泌体早在 1983 年就已经被人们发现，但是人们一直认为它是一种细胞的废弃物。在 2013 年，诺贝尔生理学或医学奖授予美国科学家詹姆斯·罗思曼（James E. Rothman）、兰迪·谢克曼（Randy W. Schekman）以及德国科学家托马斯·祖德霍夫（Thomas C. Südhof），以表彰他们发现细胞的囊泡运输调控机制。这三位科学家的研究成果解答了细胞组织其内部最重要的运输系统之一的囊泡传输系统的奥秘。谢克曼发现了能控制细胞传输系统不同方面的三类基因，从基因层面上为了解细胞中囊泡运输的严格管理机制提供了新线索。罗思曼在 20 世纪 90 年代发现了一种蛋白质复合物，可令囊泡基座与其目标细胞膜融合。基于前两位美国科学家的研究，祖德霍夫发现并解释了囊泡如何在指令下精确地释放出内部物质。近几年，研究人员们发现外泌体这种微小膜泡中含有细胞特异的蛋白、脂质以及核酸等物质，可以作为信号分子传递给其他细胞从而改变其他细胞的功能。这些发现使得越来越多的人对外泌体的功能产生兴趣。

外泌体已知的特性有以下几点：① 直径在 30～100 nm 之间。② 密度为 1.10～1.21 g/mL。③ 具有来源细胞的胞质和胞膜成分。④ 内含多种蛋白质、mRNAs、miRNAs 和脂质成分等。人们发现，外泌体具有高稳定性、高敏感性以及富集多种生物活性分子的特点，并且可以通过外泌体的成分预测组织来源。除此之外，有报道称发现外泌体在肿瘤的发生发展中也具有重要作用，并且可以作为肿瘤诊断的一种新型的标志物。

2.2　外泌体在疾病诊断中的研究进展

外泌体与肿瘤的发生发展密切相关。研究发现，外泌体与恶性肿瘤的扩散，免疫系统的调节，预转移灶的形成，细胞因子以及细胞外基质的产生，血管生成等都有密切的联系，并且外泌体在肿瘤细胞与非肿瘤细胞之间的联系中也发挥重要作用。

2.2.1　外泌体可用于检测早期胰腺癌

2015 年，Melo 等人发现血清中外泌体高表达磷脂酰肌醇蛋白聚糖 −1（GPC-1），可以用来检测早期胰腺癌，胰腺导管内腺癌（PDAC）病人血清中的外泌体表达的 GPC-1 的量要比健康人和乳腺癌病人更高，说明 GPC-1 用于 PDAC 的诊断更有意义[11]。

GPC-1 特异性地聚集在癌细胞衍生的外泌体上。标本来源于癌症患者和患有癌症的小鼠血清，从早期和晚期胰腺癌患者中筛选出健康受试者和良性胰腺疾病患者。Melo 等人用超速离心法分离出外泌体，并用流式检测 GPC-1 的表达，研究结果显示 GPC-1 是一种细胞表面蛋白多糖，与许多蛋白质相互作用，并具有不同的功能。许多癌细胞过度表达 GPC-1，在胰腺癌细胞系和组织中观察到的增加最为明显，GPC-1$^+$crExos（富含 GPC-1 的循环外泌体）可用于一步分析癌症患者 DNA、RNA 和蛋白质中的特异性改变。这个发现为胰腺癌早期检测提供了前所未有的机会，并有助于潜在的治愈性手术选择。总之，体液标本中癌症特异性外泌体的鉴定和分离将有助于癌症的检测和监测，并且能够在不受非癌症外泌体干扰的情况下特异性地鉴定 DNA、RNA 以及蛋白质含量。这可以使癌症的早期监测和辅助治疗决策成为可能。

2.2.2　外泌体用于乳腺癌的诊断

有研究显示，血清中外泌体内 miR-373 簇高表达可以用于乳腺癌的诊断，用 qRT-PCR 的方法检测三阴性乳腺癌患者的 miR-373 簇（miR-371、miR-372 及 miR-373），结果发现，乳腺癌患者血清中 miR-373 簇高表达，血清中外泌体富集 miR-373 簇，比单纯血清标本浓度高，更利于检出[12]。在这项研究中，Eichelser 等人对 168 例浸润性乳腺癌患者、19 例良性乳房疾病患者术前和 28 例健康女性的血清进行了 miR-101、miR-372 和 miR-373 的分析。在来自同一组别的 50 个癌症患者和 12 个健康女性的外泌体中 miRNA 进行定量分析。通过定量 TaqMan miRNA 测定法测量相对浓度。在乳腺癌和良性肿瘤患者中，非细胞 miR-101（$P = 0.013$）和 miR-373（$P = 0.024$）的浓度显著不同。在外泌体中发现 miR-101、miR-372 和 miR-373 中，miR-373 的水平在三阴性组比腔性癌高（ $P = 0.027$ ）。此外，与激素受体阳性肿瘤患者相比，雌激素阴性（ $P = 0.021$ ）和孕酮阴性（ $P = 0.01$ ）的肿瘤患者显示更高浓度的外泌体 miR-373。用 MCF-7 转染细胞使其过度表达 miR-373，结果显示雌激素受体蛋白质的表达明显下降，并且由喜树碱诱导的细胞凋亡被抑制。研究人员的数据表明，外泌体 miR-373 的血清水平与三阴性和更具侵袭性的乳腺癌相关。

2.2.3 外泌体用于黑色素瘤的诊断

Logozzi 等人将来自细胞培养上清液和人血浆的外泌体，命名为 Exotest。他们推测其在肿瘤宿主中发挥着促进免疫抑制的作用。不同于其他研究人员利用蛋白质印迹、流式细胞术和质谱等方法来进行外泌体分析和蛋白质含量研究。Logozzi 等人用 ELISA 法来检测外泌体，并且证明了此法的简单和可靠性。他们发现骨肉瘤和 CRC 的细胞系分泌表达 CD63 和小窝蛋白 –1（Cav-1）的外泌体，与之前的报道表达一致。结果观察到，相对于健康个体，来自黑素瘤患者的血浆中表达 Cav-1 的外泌体的量存在显著增加。并且，Cav-1 阳性的外泌体在患者群体中的广泛分布表明可以使用血浆中的外泌体来对黑色素瘤患者进行诊断和预后观察。除此之外，还有报道称，黑色素瘤患者的血浆外泌体对抑制骨髓细胞的生成有促进作用，并且可抑制 T 细胞的功能，这表明肿瘤细胞可能通过外泌体在与免疫细胞直接或者间接的相互作用中损害免疫系统[13]。总之，血清中外泌体高表达的 CD63 和小窝蛋白 –1（Cav-1）可以用于黑色素瘤的筛查，利用 ELISA 法富集外泌体。免疫印迹（Western blot）法检测 CD63、Cav-1 以及 LDH 的表达，检测结果表明，恶性黑色素瘤患者血清中的外泌体数量以及 Cav-1 的表达量远高于健康人，灵敏度和特异性分别为 69% 和 96.3%。这一发现为黑色素瘤的诊断提供了新思路。

2.2.4 外泌体用于胶质瘤的诊断

脑脊液中外泌体的 miRNA-21 水平与胶质瘤患者的不良预后和复发相关，利用超速离心、免疫印迹法以及 RT-PCR 等实验方法检测血清中和脑脊液中的 miRNA-21 水平，结果发现，脑脊液中外泌体的 AUC 的值为 0.927，可用于脑胶质瘤诊断和术后判断，但检测标本如换成血清外泌体，则两者就没有差别，这一点也说明了检验标本的选择也决定着检测指标的灵敏度[14]。

2.2.5 外泌体用于结肠癌的诊断

血清外泌体的 lncRNA CRNDE-h 可用于结肠癌的诊断，用 qRT-PCR 和试剂盒分别检测健康人，以及炎性肠病（IBD）、肠息肉（HP）、肠腺瘤（AD）、结肠癌（CRC）患者的 CRNDE-h 表达。CRNDE-h 是特异性表达于结肠癌组织的 lnc-RNA，分析结果发现，血清外泌体的 lncRNA CRNDE-h 可用于结肠癌的诊断[15]。

2.2.6　外泌体可作为慢性创伤性脑病的一种潜在标志物

慢性创伤性脑病（CTE）是一种与 Tau 蛋白密切相关的疾病，与反复的头部撞击如足球运动员经常性地用头部撞击足球相关，可以通过神经病理学检查进行诊断。相较于可以通过测定目标生物标志物的方法进行诊断的某些神经退行性疾病如阿尔茨海默病等来说，CTE 的临床诊断较为困难。Stern 等人进行这项研究的目的就是检查血浆中 Tau 阳性的外泌体，将其作为潜在的 CTE 生物标志物[16]。受试者为 78 名前国家橄榄球联盟（NFL）球员和 16 名对照人员。从血浆中分离出外泌体，采用流式纳米示踪技术检测 Tau 蛋白阳性的外泌体，检测结果显示，NFL 球员（足球队员，经常有脑外伤，用作慢性脑补退行性病变疾病的模型）和健康人血清中的外泌体相比，NFL 球员的血清外泌体中 Tau 蛋白的表达明显升高。与脑部病变检测手段如 MRI/Pet-CT、脑脊液检测等相比，灵敏度更高，特异性达到了百分之百，而且对患者的创伤程度更小。这些初步发现表明，血浆中的外泌体的 Tau 可能的确是一种非侵入性的 CTE 生物标志物。也就是说，血清外泌体中的 Tau 蛋白可以作为慢性创伤性脑病的潜在生物标志物。

2.2.7　外泌体在帕金森病中的应用

帕金森病（PD）中，外泌体被证明可以在大脑中扩散 α- 突触核蛋白的低聚物，从而加速病理学进程。外泌体的潜在神经保护作用也同样在 PD 中被提出，因为它们可以通过将 α- 突触核蛋白从细胞中清除来限制其毒性[17]。

2.2.8　外泌体在急性缺血性中风患者中的应用

脑特异性 MiR-9 和 MiR-124 在急性缺血性中风患者血清中特异性增高，用超速离心和 qRT-PCR 的方法检测脑卒中患者血清外泌体的 MiR-9 和 MiR-124。分析结果后发现，脑卒中患者血清外泌体中 MiR-9 和 MiR-124 的含量与脑功能受损评分呈正相关，AUC 分别为 0.802 6 和 0.697 6[18]。

2.3　外泌体用于疾病诊断的可行性及方法学评价

2015 年，随着精准医学概念的提出，越来越多的人开始关注如何能做到疾病的精确诊断和治疗。外泌体作为一个新兴的研究热点，由于它在体内存在的广泛性和获取的便捷性，将其用于疾病诊断治疗已经成为潜在的有效方式，在精准医学发展上有着光明的前景。

　　传统方法对心血管疾病、泌尿系统疾病，尤其是肿瘤等疾病的早期诊断存在许多弊端，特别是在早期诊断和指标的特异性灵敏度方面的不足，目前的许多研究以及外泌体本身的许多特点都提示着外泌体可能成为一种新型的疾病检测方法与分子标志物。

　　外泌体有着特异性好、稳定性好和灵敏度高等优点，但也有明显的缺点，例如提取步骤复杂且成本高昂。如今提取以及分析检测外泌体的方法有多种，如 Apogee A50 微流式细胞术，应用于分析单个循环外泌体。也有使用 L488-FITC 和大角度散射光来评估血液来源的未标记的循环外泌体的荧光和大小特征。传统提取方法有蔗糖重水垫和超速离心法，此方法明显的缺点就是对转速的要求高且操作烦琐，耗时久。经改良后的提取方法有试剂盒法、磁珠分选法以及 PEG 法。试剂盒法快速方便，但费用高；磁珠分选法的特异性强，费用也高；PEG 法快速便捷且费用低。传统检测方法有免疫印迹法、LC/MS 以及芯片分析法，这些方法耗时久、费用高而且灵敏度和特异性不够。随着对外泌体研究的深入，越来越多的新型检测方法出现，常见的有 Apogee A50 微流式细胞术、纳米管芯片、微管膜吸附技术、ExoSearch 芯片技术、微流控芯片实验室（lab-on-a-chip）技术等，这些新型的检测方法快速、精确、可自动化，使得外泌体的大批量检测成为可能。

　　目前越来越多的新技术的出现使得外泌体用于大批量标本筛选不再是一件耗时耗力耗财的事情，在未来有望成为疾病早期筛查诊断的有力工具。

2.4　MSCs 来源的外泌体在肿瘤诊断中的应用

MSCs 中外泌体内分子标志物与胃癌诊断

　　胃癌是常见的消化系统恶性肿瘤。已知 MSCs 可突变为肿瘤细胞，促进肿瘤生长，由此可以推测 MSCs 相关分子如异常表达转录因子、miRNA 等外泌体以及其内分子等在胃癌诊断中的价值。胃癌血液中 miR-423-5p、TRIM3、linc-UFC1 显著性高表达或低表达，诊断效能优于传统肿瘤标志物并且与淋巴结转移相关，可能是胃癌分子诊断新的标记物[19]。

　　2004 年，许文荣团队从 GM-CSF 和 IL-4 体外诱导的突变的人胚胎 BMMSCs 建立了一种新的肿瘤细胞系，命名为 F6[20]。分析 F6 细胞系的特征，如表面抗原、细胞周期、生长曲线、基因表达、形态学、细胞遗传学等特征后，发现该细胞系具有强烈的自我更新能力，CD13、CD29、CD44 呈阳性，但 CD1α、CD3、CD10、CD14、CD23、CD33、CD34、CD38、CD41、CD45、

CD54 和 HLA-DR 呈阴性。他们发现，F6 细胞核型异常，细胞连续传代超过 17 个月（62 代）后，其特征仍保留。 F6 细胞在 SCID 裸鼠体内可引起肿瘤（8/8）并引起转移（3/8）。病理检查显示肿瘤细胞广泛浸润周围正常组织如真皮、肌肉组织、神经组织、脂肪组织和淋巴组织等。这些发现表明 F6 可能是一种新型的肿瘤细胞系。它可能为癌症起源于干细胞的理论提供了证据，可能有助于人类 MSCs 在临床应用中的安全性研究。在 2006 年，许文荣团队又对 F6 细胞进行了免疫组化研究与特定标记：波形蛋白、CD117、结蛋白、NSE 和 vWF[21]。通过 PCNA（增殖细胞核抗原）显示其增殖和转移的特征，并通过 RT-PCR 和免疫组织化学分析细胞周期相关基因，如 *p16*、*p21*、*p53* 和 *pRb* 等。利用 RT-PCR 和免疫印迹法检测 hTRAP 和 BMI-1 的表达。通过 TRAP（端粒酶重复序列扩增方案）分析端粒酶活性。结果表明，F6 细胞发生多向分化，即 F6 细胞共同表达肌肉、内皮细胞和神经系统特异性标志物，而在 hMSCs 中几乎不表达。F6 细胞保持了与 MSC 相同的特性，例如对 CD117 和波形蛋白均为阴性。在 F6 细胞中未检测到细胞周期相关基因，如 *p16*、*p21*、*p53* 和 *pRb*，而 hTRAP 和 BMI-1 的表达显著更高。F6 细胞的端粒酶活性也明显高于 hMSCs。这些发现表明在 hMSCs 向 F6 细胞转化期间发生多向分化，并且细胞周期和细胞衰老的基因也可能与成体干细胞的瘤形成有关。

关于 MSCs 中外泌体与胃癌之间的关系，最近有研究探讨了体内和体外对富含 *p53* 缺陷小鼠 BMMSC（*p53*−/−mBMMSC）分泌的外泌体的作用发现，*p53*−/−mBMMSC 中外泌体的浓度明显高于 *p53* 野生型 mBMMSC（*p53*+/+mBMMSC）。UBR2 在 *p53*−/−mBMMSC 细胞和外泌体中高表达。富含 UBR2 的 *P53*−/−mBMMSC 外泌体可被内化到 *p53*+/+mBMMSC 和鼠前胃癌（MFC）细胞中，并诱导 UBR2 在这些细胞中过表达，从而提高细胞增殖、迁移和干性相关基因的表达。从机制上讲，*p53*−/−mBMMSC 外泌体中 UBR2 的下调可以逆转这些作用。此外，MFC 敲除 UBR2 和 β-catenin 的耗竭，大部分 Wnt 家族成员、β-catenin 及其下游基因（*CD44*、CyclinD1 基因、CyclinD3 基因和 *c-myc*）均显著降低，UBR2 的其他耗竭则无明显意义。NANOG、OCT4、波形蛋白和 E-钙黏蛋白的表达差异[22]。

2.5　MSCs 来源的外泌体用于肿瘤诊断的优点与前景

在 MSCs 与肿瘤诊断的研究中引入外泌体，进一步推动了 MSCs 的研究进展。MSCs 来源的外泌体具有以下几个方面的明显优势：首先，外泌体是一种非细胞成分,可以直接与靶细胞融合发挥生物学效应;其次,外泌体更易于保存,外泌体可以保存在-70℃环境中,溶解后即可使用,且使用的时间便于掌握,这一特性避免了 MSCs 反复冻存与复苏的不便;再次,外泌体在实验过程中具体的使用浓度、剂量以及途径更容易人为控制;最后且最重要的是,外泌体克服了 MSCs 在体内分化率低和长期应用会突变致瘤的隐患。

第二节 间充质干细胞与肿瘤监测

MSC 是一类具有干细胞样特性的异质性细胞,广泛分布于各种人体组织和器官的血管周围。组织损伤等机体需求决定 MSC 的多样功能,包括自我更新、迁移和分化,MSC 支持局部组织修复、血管生成和伴随的免疫调节。然而,肿瘤细胞的生长和侵袭也会导致局部组织损伤,激活修复机制,从而招募 MSC。MSC 表现出一种组织特异性的生物功能多样性,这种生物多样性是通过黏附分子信号和细胞因子、外泌体和 miRNA 等多因子调节的细胞间通信介导的。这种相互作用决定了 MSC 对肿瘤的促进或抑制作用。但是,与坏死/凋亡的肿瘤细胞融合有助于将 MSC 重编程为异常表型,这也表明肿瘤组织通常包含不同类型的肿瘤细胞群,包括与肿瘤相关的干细胞样细胞。我们可以利用 MSC 的这一特性,为肿瘤监测提供一条新的思路。

肿瘤监测可利用 MSCs 的肿瘤趋向性。例如上皮源性实体瘤的微环境是由癌细胞、内皮细胞、免疫细胞、骨髓细胞、细胞外基质成分和不同类型的 MSCs 构成,和癌症所处的分期息息相关。这些组成部分在肿瘤的生长、宿主的抗肿瘤反应、抗肿瘤治疗的效果评价等方面均扮演重要的作用[23-24]。研究发现,用荧光标记的 MSCs 分别经两侧颈动脉注入神经胶质瘤小鼠模型,发现不论注入肿瘤同侧或者对侧均可检测到 MSCs 聚集到脑肿瘤组织内,说明 MSCs 可特异性地聚集于肿瘤局部,而肿瘤组织对 MSCs 的招募机制可能与肿瘤微环境中存在的一系列细胞因子有关[25]。神经胶质瘤细胞可分泌血小板衍生生长因子、表皮生长因子和基质细胞衍生因子等相关细胞因子,而这些因子可明显增强 MSCs 的迁移能力,加入这些因子的抗体,则可明显减弱 MSCs 在基质胶上的迁移能力,提示这些细胞因子可能介导 MSCs 向神经胶质瘤的趋化迁移作用。通过用增强型绿色荧光蛋白 EGFR 阳性的骨髓细胞更换荷瘤小鼠的骨髓细胞或通过皮下移植 EGFP 阳性脂肪组织至荷瘤小鼠,证实小鼠肿瘤组织中的 MSCs

来源于骨髓，肿瘤附近的脂肪组织也存在 MSCs，而这两个来源的 MSCs 在肿瘤组织中的作用有一些差异[26]。与来自健康组织的 MSC 相比，与疾病和癌症相关的基质细胞会产生明显的异常。这种明显异常也可以作为肿瘤发生的监测指标。例如多发性骨髓瘤是一种以复杂的异质性细胞遗传学异常为特征的浆细胞恶性肿瘤，来自多发性骨髓瘤的大量 MSC 携带异常染色体和基因、蛋白表达缺陷[27]。同样，与正常 BMMSC 相比，从严重系统性巩膜病患者中分离培养的 MSC 释放高水平的细胞因子或血管内皮生长因子，如 SDF-1 和 VEGF，更有效地刺激血管内皮细胞血管生成[28]。某些作为间充质肿瘤的肉瘤的发生也被认为来源于异常的 MSC[29]。MSC 被招募到损伤部位，以支持组织修复、干细胞稳态和免疫调节。MSC 在肿瘤发展过程中也表现类似的功能，肿瘤细胞的无限增殖和侵袭性生长创造了一种炎性微环境。MSC 向炎症部位的迁移导致细胞间相互作用，这种相互作用包括直接缝隙连接、膜受体和纳米管发生，间接通过可溶性结构和因子发生。MSC 通过释放不同的内分泌和旁分泌信号，刺激邻近细胞产生促和（或）抗肿瘤活性。而 MSC 也可受肿瘤细胞刺激而产生异常的肿瘤相关表型。

MSCs 也可以刺激血管生成，肿瘤细胞可以利用 MSCs 的这一特性促进肿瘤组织内血管生成。研究发现，在乳腺癌中 MSCs 表现出具有在组织中集群和形成毛细管样结构的倾向[30]。MSCs 可以分泌各种细胞因子，如血管内皮细胞等，不仅吸引血管细胞聚集，也增加了血管内皮细胞的生存和抗凋亡能力，这些细胞因子包括 IL-6、VEGF、单核细胞趋化蛋白（monocyte chemoattractant protein，MCP-1）。MSCs 促进血管生成的能力在高度缺氧和炎症的肿瘤微环境中增强，可能与炎症因子 IFN-γ 和 TNF-α 有关[31]。利用正常组织与肿瘤组织两种来源分离培养的 MSCs 分泌因子的差异表达、血管形成情况等来监测肿瘤的形成和发展。

肿瘤的转移最早主要涉及肿瘤微环境的改变，其主要包括微环境中肿瘤细胞基底膜的破坏、细胞－细胞和细胞－基质黏附性的下降、细胞外基质的降解等[32]。肿瘤持续增大导致局部微环境缺氧加重。在缺氧及一些趋化因子如 IL-6、CCL2、PDGF、VEGF-A 和 IGF-1 等的共同作用下，MSCs 会向肿瘤组织聚集[33]。MSCs 和癌细胞对于缺氧产生应答的关键信号分子是缺氧诱导因子（hypoxia inducible factors，HIFs），研究发现，MSCs 可以增加 HIFs 在乳腺癌细胞中的表达，从而增加其转移倾向[34]。在缺氧的情况下膜型基质金属蛋

白酶 –1（membrane type 1 matrix metalloprotease，MT1-MMP）和 HIF-1α 有协同作用，从而使人 Src 同源结构域 3 结合蛋白 2（a pleckstrin homology and Src homology 2 domain-containing，3BP2）的表达升高，3BP2 被认为可以调节致癌性 MSC 的迁移能力[35]。肿瘤坏死因子 α（tumor necrosis factor-α，TNF-α）可以特异性上调 MSCs 中血管细胞黏附分子 –1（VCAM-1）的表达，促使 MSCs 黏附于血管内皮之上，白细胞介素 –1β（IL-1β）和 γ 干扰素（inflammatory factors interferon-γ，IFN-γ）也被证实具有类似的作用[36]。由于 MSC 表达 IL-6 受体，故而肿瘤组织中较高的 IL-6 水平可直接诱导 MSCs 在这些组织中的积累。LIU 等[37] 研究发现 IL-6 可以诱导 MSCs 中 CXC 基序配体的趋化因子 CXCL7、CXCL6 和 CXCL5 高表达。肿瘤细胞可以分泌大量的基质细胞衍生因子 –1（stromal cell-derived factor 1，SDF-1），而 MSCs 则表达 SDF-1 的受体趋化因子受体 4（CXC chemokine receptor 4，CXCR4）[38-39]。SDF-1 的浓度可以影响 MSCs 的迁移[35]。血小板衍生生长因子、肝细胞生长因子以及其他生长因子同样可以诱导 MSC 向肿瘤组织迁移[40]。当肿瘤发生时，这些异常表达的因子使肿瘤转移能力增强，可通过其表达水平的高低来监测肿瘤转移能力的强弱。

MSCs 可提供良好的促肿瘤微环境，增加肿瘤细胞的干性[41-42]。MSC 由于其多向分化潜能，对肿瘤微环境具有重要作用。它们可以分化为各种类型的肿瘤相关细胞，如 CAFs[43-44]。目前有两种新颖的机制增强 MSCs 干性：骨髓来源基质细胞抗原 –1 配体受体结合和通过 N– 钙黏蛋白的细胞与细胞黏附[45]。并且在乳腺癌中，MSCs 已被证明可以部分通过表皮生长因子（EGF）/EGF（EGFR）受体 /Akt 通路促进乳腺的形成，通过细胞因子网络调节乳腺癌细胞的自我更新[46-47]。此外，MSCs 在卵巢癌通过成骨蛋白信号调节癌症干细胞[48]，在胃癌中通过 TGF-β 和 WNT 信号通路提供良好的促肿瘤微环境[49]。除了在实体癌中的作用外，MSCs 还通过激活酪氨酸激酶信号通路来增加血液恶性肿瘤细胞的干性[50]。因此，监测 MSC 对肿瘤细胞干性的影响也具有很大的意义。

MSC 来源外泌体也可作为恶性血液疾病监测的指标。外泌体是多种细胞释放的内含多种生物活性物质的磷脂双层膜球形颗粒。外泌体由细胞内陷成细胞内小体，在内吞转运复合体及相关蛋白的调控下形成多囊泡体，在蛋白受体调节后经胞吐将多囊泡体分泌至胞外，参与细胞间的信息交流。目前已从外泌体中分辨出近万种蛋白质，如 ezrin、Tsg101、alix、Flotillin、Hsp70 和多种 Rab 蛋白等，还含有大量核酸 RNA，如 miR-711、miR-92a、miR-10a、miR-15a、miR-

146a 等。含核酸丰富的外泌体主要传递遗传信息，而核酸含量低的外泌体则会引起免疫反应。外泌体中 miRNA 和蛋白质的种类及数量可作为判定疾病的重要指标。在生理或病理条件下，MSC 可分泌大小一致的外泌体，即直径约 40～100 nm 的膜囊泡体[51]。例如在慢性粒细胞白血病中，特异性 CTL 可诱导 CML 细胞株 K562 产生外泌体。MSC 主要通过旁分泌作用将外泌体 miRNA、mRNA 和蛋白质运送到各相关通路参与信息传递和调控[52]。对 K562 的外泌体功能进行研究，其通过调控基因 miR-711 干扰黏附分子 CD44 与 CXCL12 表达，使造血干细胞的黏附能力下降。K562 细胞释放 miR-92a 到细胞外环境转染 cy3 标记的 pre-mir-92a，而 cy3-mir-92a 标记的信号 CD63 是 K562 细胞表达 miR-92a 的标志物[53]。细胞表面受体 CXCR4 和 CXCL12 的相互作用介导白血病细胞趋化迁移到微观领域内的骨髓，从而促进白血病细胞存活和增殖[54]。骨髓增生异常综合征（MDS）患者 BMSC 释放的外泌体被纳入造血祖细胞（HPC），通过微泡修改 $CD34^+$ 细胞特性，经 miRNA 修饰、$CD34^+$ 细胞基因表达以及微泡导入之后的 $CD34^+$ 细胞克隆形成能力和存活率会提高。RT-PCR 检测 miR-10a 和 miR-15a 在患者 MSC 外泌体中表达明显，被转移到 $CD34^+$ 细胞，改变 *TPS3* 基因的表达[55]。正常 BMSC 外泌体抑制多发性骨髓瘤（MM）细胞的生长，而 MM BMSC 衍生的外泌体促进 MM 肿瘤生长。MM 患者 BMSC 释放外泌体，转移到 MM 细胞，进行细胞通信调节肿瘤生长，其肿瘤抑制基因 miR-15a 含量比正常人 MSC 源性外泌体少，而具有更高的致癌蛋白、细胞因子和黏附分子含量[56]。这些外泌体中膜相关性 Hsp70 通过激活 STAT3 和 STAT1 通路直接诱导髓源性抑制性细胞活化，支持 MM 进展，增加抗凋亡蛋白 BCL-XL 和 MCL-1 表达[57]。MM 细胞与 MSC 之间存在正反馈循环，MSC 过表达 miR-146a 及多种细胞因子和趋化因子，包括 CXCL1、IL-6、IL-8、IP-10、MCP-1，它们的分泌导致细胞存活和迁移，促进 MM 进展[58]。

　　外周血中的循环肿瘤细胞（CTCs）主要源自原发性或转移性肿瘤。目前，大多数传统的 CTCs 检测方法都是通过检测它的上皮表型实现的。通过上皮－间质转化（EMT），CTCs 可能丧失部分或全部上皮表型，从而获得间质和（或）干细胞样表型。经过上皮－间质转化的 CTCs 抗凋亡能力增强，可能具有更强的侵袭和迁移能力，从而促进肿瘤的复发和转移。在多种不同肿瘤中，实时监测具有上皮－间质转化表型的 CTCs 在监测肿瘤转移、复发、指导治疗、评估疗效和预后等方面都有很大的临床价值。大量证据表明，上皮－间质转化可能导致更具侵袭性的 CTCs 漏检，从而导致假阴性[59-62]。那么 CTCs 的检测就不应该仅依赖于一类标志物，因此迫切需要基于不同表型（包括上皮表型、间质表型和干细胞样表型等）的新方法。一些研究已经总结出一些可用于检测的间质表型，如 N-cadherin、O-cadherin、Vimentin、AKT2、纤连蛋白 1、FoxC2、PI3K、SERPINE1/PAI1、Slug、Snail1、TG2、Twist1、ZEB1、ZEB2；干细胞样表型，如 ALDH1、BMI-1、CD133、CD44、CD24 等[63-64]。此外，还发现了干细胞样表型和 EMT 表型的共表达。

鉴于 MSC 的各种特性，且 MSC 易于分离培养，监测它的各种指标的成本较低。将分离出的 MSC 进行鉴定、检测基因修饰的 MSC 是否携带转入的基因、检测 MSC 的干性指标等，成本均不高，这一优点使得 MSC 在肿瘤监测中有广阔前景。

第三节　间充质干细胞与肿瘤治疗反应性

癌症治疗的挑战之一涉及肿瘤细胞对放化疗产生的多重耐药性。MSCs 因为可迁移到肿瘤局部，参与肿瘤间质形成，与肿瘤细胞相互作用，影响肿瘤细胞放化疗的效果，所以其与肿瘤的关系越来越受到重视。

新形成的基质是 MSCs 主要的迁移部位，包括造血、炎症和损伤的部位，MSCs 在那里参与伤口修复。肿瘤处于慢性炎症状态，被认为是"永不愈合的创伤"[65]，旁分泌信号传导促使 MSCs 被肿瘤连续招募并使其成为肿瘤微环境的组成部分[66]。也有报道 MSCs 在实体瘤基质组织中定位可持续生存[67]。此外，体外输注的 MSCs 也优先迁移到肿瘤部位。动物肿瘤模型也证实了 MSCs 的肿瘤趋向性，不管是哪种输注方式（静脉内[68]、腹膜内[69]或者脑内[25]），在肿瘤组织中，MSCs 能够可预测地转移、并入和存活。这可能归因于 MSCs 表面表达多种趋化因子和细胞因子受体，其功能是对肿瘤细胞分泌的大量细胞因子做出的反应。迁移到肿瘤部位的 MSCs 对肿瘤微环境以及肿瘤生长和转移等生物学特性起到了重要的调控作用，也影响了肿瘤细胞对放、化疗的反应。

1　MSCs 与肿瘤微环境

肿瘤的发生与其微环境的改变有着密切关系，近年来，肿瘤微环境对肿瘤发生发展的作用越来越受重视。肿瘤微环境是肿瘤细胞生存的重要介质，对肿瘤的存活、增殖、侵袭、迁移和耐药性起到重要的作用。MSCs 可以通过不同的途径调节肿瘤微环境，其中，炎症介质有助于 MSCs 的募集、增殖和分化。肿瘤间质是肿瘤微环境的主要组成部分，由肿瘤细胞和多种基质细胞、细胞因子、趋化因子等组成。其中基质细胞包括成纤维细胞、免疫和炎症细胞、肿瘤相关内皮细胞和胶质细胞等；细胞因子如 TNF、VEGF-A、IL-6 等；趋化因子如 CXCL10、CCL2、CCL5 等。虽然 MSCs 主要在骨髓（BM）中发现，但常规 MSCs 已经在各种器官中被发现，并且有少量的群体保留在循环系统中[70]。大量研究证实，在组织修复、伤口愈合、炎症和肿瘤病变等情况下，通过感知损伤信号，肿瘤细胞和炎症细胞会分泌多种生长因子和趋化因子等旁分泌信号促进 MSCs 的迁移，随后招募 MSCs 到受损部位[71]。重要的是，近年的研究发现，多种肿瘤细胞间质中出现了 MSCs 的聚集，生长的肿瘤不断产生旁分泌和内分泌信号招募MSCs，MSCs 可进一步分化为肿瘤相关成纤维细胞和肿瘤相关 MSCs，其参与形成的局部肿瘤微环境对肿瘤的侵袭转移等起至关重要的作用[72]。肿瘤微环境中的各种细胞、细胞因子和趋化因子等与肿瘤细胞之间存在信息交互，直接影响了肿瘤细胞的存活、增殖、侵袭、迁移和耐药等生物学过程。

2　MSCs 与肿瘤的相互作用

MSCs 在肿瘤部位的聚集使其对靶向癌症治疗具有极大可能，然而，MSCs 具有生物活性，其与肿瘤的相互作用不应被忽视。肿瘤微环境中的 MSCs 可能主要通过以下几种方式与肿瘤发生作用：① 对抗或者促进肿瘤细胞凋亡；② 通过产生血管生成因子和分化为毛细血管外膜细胞，对生成周围血管和形成肿瘤脉管系统起促进作用；③ 促进趋化因子 CCL5 生成，对肿瘤细胞的运动性产生促进作用，并且促进其转移到远隔器官；④ MSCs 具有免疫调节作用，抑制 Th1 淋巴细胞、树突状细胞、B 细胞和 NK 细胞；⑤ 向肿瘤相关成纤维细胞转化；⑥ 促进上皮间质转化等[44,73]。当前，MSCs 与肿瘤的相互作用还存在一定争议，特别是 MSCs 对肿瘤生长的影响，部分实验数据显示 MSCs 能够促进肿瘤细胞生长，如黑色素瘤、肺癌、骨髓瘤和胶质母细胞瘤等[74-75]；相反，也有实验数据显示 MSCs 能够抑制肿瘤细胞生长，如卡波西肉瘤和乳腺癌等[76-77]。MSCs 可以根据其所在组织的病理生理状态而改变，MSCs 与肿瘤微环境的作用可能导致的不同结果取决于不同的组织类型和肿瘤持续的时间长度，以及局部细胞因子的浓度[78]。MSCs 的来源不同、动物模型不同和 MSCs 输注方式的不同也可能影响两者的作用。

2.1 MSCs 与肿瘤细胞生长

MSCs 可以通过分泌细胞因子、促进肿瘤干细胞化等促进肿瘤细胞生长。有研究发现，人脂肪来源的 MSCs 能够明显促进卵巢癌细胞的生长和迁移，而且在共培养的过程中，卵巢癌细胞分泌了大量的基质金属蛋白酶（MMPs），这种促瘤作用可被 MMP 抑制剂阻断[79]。因此，MSCs 可能通过分泌 MMP 促进了卵巢癌细胞的生长和腹腔转移。MSCs 在体外长期培养的过程中表现出基因的不稳定性，具有潜在的恶性转化能力，在一定条件下可能成肿瘤，同时会促进一些肿瘤细胞的生长和转移[80]。相反，在像皮肤卡波西肉瘤这样的血管瘤肿瘤中，MSCs 被发现是抗肿瘤和抗血管生成的[81]。也有研究表明，MSCs 本身就是肿瘤细胞生长的抑制因素。

2.2 MSCs 与肿瘤微环境中血管的生成

MSCs 是影响肿瘤细胞和免疫细胞炎症因子的重要来源。肿瘤的生长和转移过程中，肿瘤微环境中的血管生成起着重要作用。MSCs 可以通过分泌细胞因子刺激肿瘤微环境中的血管生成，从而促进肿瘤的生长。首先，MSCs 是构成肿瘤间质的成纤维细胞的前体，一般认为 MSCs 源性的成纤维细胞可通过产生可作用于肿瘤细胞的生长因子来直接促进其生长，或者通过产生血管源性生长因子来刺激血管的形成从而间接促进肿瘤的生长；其次，还认为 MSCs 源性的成纤维细胞能够转分化成具有内皮细胞特征的内皮样细胞，通过肿瘤血管的形成和稳定来促进肿瘤的生长[82]。此外，体外研究证明 MSCs 培养上清能够促进内皮细胞在体外增殖、迁移和存活，并推断 MSCs 极有可能涉及并参与了肿瘤微环境中血管的生成[83]。这些实验数据也表明，MSCs 也可能通过其他机制促进肿瘤生长。

2.3 MSCs 与肿瘤的侵袭和转移

近些年的研究发现肿瘤微环境中的 MSCs 与肿瘤的侵袭和转移密切相关。肿瘤转移是一个复杂的过程，涉及局部入侵、侵袭、循环中的存活、外渗和定植。除特定肿瘤类型的固有特性之外，由基质细胞特别是 MSCs 提供的外在信号对于在肿瘤细胞转移的每个步骤中产生有利的微环境是不可缺少的。研究显示，乳腺肿瘤细胞可以诱导骨髓来源的 MSCs 产生高水平的 CCL5，其与肿瘤细胞上的 CCR5 结合并增强其侵袭性和转移潜能[84]。对小鼠模型中人乳腺肿瘤细胞的研究表明，肿瘤衍生的炎性细胞因子骨桥蛋白（OPN）诱导 MSCs 产生 CCL5，从而促进肿瘤细胞转移，这种作用可被靶向 OPN118 的核酸适体抑制[85]。这些研究表明，MSCs 可以产生丰富的趋化因子，进而促进肿瘤细胞的转移。MSCs 也可以产生一些细胞因子、细胞外基质（ECM）成分和 ECM 调节蛋白等支持或者促进肿瘤侵袭和转移。此外，MSCs 通过驯化循环肿瘤细胞参与了"转移前微环境（pre-metastatic niche）制备"，进而形成有利的转移微环境[86]。

2.4 MSCs 与肿瘤的免疫调节作用

MSCs 与免疫细胞和肿瘤细胞有相互作用的潜力。研究已经显示 MSCs 能够影响到固有和适应性免疫系统，并且因此可以调节微环境以促进肿瘤进展[87]。自从 1998 年 MSCs 的免疫抑制功能首次被报道，MSCs 和免疫细胞之间的双向交流就开始被广泛研究。众所周知，对肿瘤的免疫应答可以通过肿瘤微环境中炎症介质的类型和浓度的波动来改变。有研究显示细胞因子如 IFN-γ 和 IL-17A 可以根据特异性组织微环境的状态促进肿瘤进展和转移，其可能的机制就是诱导了 MSCs 的免疫抑制[88-89]。实验表明，MSCs 可以对适应性免疫系统的细胞产生抑制作用，从而促进肿瘤生长。例如，B16 黑色素瘤细胞不能在同种异体小鼠中形成肿瘤，除非施用外源性 BMMSCs，表明 MSCs 具有免疫抑制功能[90]。MSCs 的免疫调节作用可以部分通过细胞 – 细胞直接接触和（或）MSCs 分泌的特异性免疫调节因子介导，从而促进肿瘤的生长和发展。

3 MSCs 与肿瘤耐药

MSCs 除了促进肿瘤生长迁移和血管生成外，还可以在肿瘤治疗，包括化学治疗、放射治疗和免疫治疗时对各种肿瘤细胞起保护作用，即形成耐药作用。虽然各种肿瘤细胞耐药的内在机制已经被广泛研究，但我们也越来越清楚地认识到肿瘤微环境在肿瘤耐药的发展中起到了关键作用。肿瘤微环境中的肿瘤基质细胞多样性以及基质细胞如 MSCs 的遗传突变可能有助于化疗和放疗患者肿瘤复发和生长。因此，肿瘤组织中的肿瘤干细胞是接受化疗患者生存预后判断的关键指标[91]。此外，肿瘤基质细胞的比例与肿瘤生长和侵袭之间存在很强的正相关关系[92]，各种研究已经揭示了 MSCs 可以在体外和体内使癌细胞对化疗和放疗具有抗药性[93-94]。

3.1 MSC 抵抗化学治疗

肿瘤微环境可以通过形成限制药物渗透的物理障碍来抵抗化疗药物。几种体内实验表明，BMMSCs 可以诱导肿瘤细胞对化学疗法的抵抗作用。例如，在三种不同的皮下肿瘤模型中，静脉内输注 BMMSCs 完全消除铂类药剂的抗肿瘤作用[95]。进一步的研究显示，对于铂类化学药物，BMMSCs 分泌多不饱和脂肪酸（PUFA），如 12- 氧代 -5，8，10- 十七碳三烯酸（KHT）和十六烷 -4，7，10，13- 四烯酸，已证明在 BALB/c C26 结肠癌、C57BL/6 Lewis 肺癌和裸鼠MDA-MB-231 乳腺肿瘤中，诱导了对铂类化学药物的抵抗[96]。通过使用 Transwell 培养系统，BMMSCs 的培养上清液也显示保护头颈部鳞状细胞癌细胞免受紫杉醇治疗的影响[97]。几项研究表明，MSCs 分泌的外泌体可以促进耐药性。例如，在乳腺癌的小鼠模型中，发现 BMMSCs 分泌的外泌体含有 miR-23b[98]。该 miRNA 抑制豆蔻酰化的富含丙氨酸的蛋白激酶 C 的底物（MARCKS），这是蛋白激酶 C 的重要的细胞底物，导致乳腺 CSCs 在转移生态位中休眠，从而对多西紫杉醇的治疗具有抗性[98]。此外，体外和体内研究已经证明，基质细胞与乳腺癌细胞之间的相互作用允许外泌体转移发生，这可能导致乳腺癌以 Notch3通路依赖方式对辐射产生抗性[99]。BMMSCs 也被证明对成胶质细胞瘤具有亲和性，并分泌外泌体，然后被胶质母细胞瘤细胞吸收[100]。肿瘤相关的 MSC 可分泌 NO 诱导胰腺癌细胞体外抵抗依托泊苷的作用。有趣的是，这可能形成一个正向放大回路：肿瘤细胞和肿瘤中的免疫细胞产生的 IL-1β 可以诱导肿瘤相关MSC 分泌 NO，而 NO 反过来可以促进肿瘤细胞分泌 IL-1β，因此成为抵抗化疗的重要因素[101]。而当卵巢癌细胞与 TAMSCs 在高热环境中共培养时，同样发现 TAMSC 对肿瘤细胞具有保护作用且 CXCL12 在这一过程中扮演着调控者的角色[102]。上述研究有力地表明，TAMSCs 不仅对化疗药物具有抵抗作用，而且能够促使肿瘤细胞产生耐药现象，因此，针对 TAMSCs 进行治疗，可以提高癌症化疗的效果。

3.2　MSC 抵抗放射治疗

研究表明，放射治疗可以增强肿瘤相关成纤维的致瘤性活动。在体内实验中发现：乳腺表皮细胞 COMMA-D，当注射到富含 MSCs 的小鼠乳腺脂肪垫时，并无致瘤性且具有促进乳腺发育的潜力；而当被注射到无基质细胞且经辐射照射过的脂肪垫时，便具有了致癌性。这就意味着，辐照可以将脂肪基质转化为肿瘤支撑基质[103-104]。

3.3　MSC 抵抗靶向治疗

肿瘤相关 MSC 可分泌肝细胞生长因子（hepatocyte growth factor，HGF），

HGF 可激活肿瘤细胞中的 PI3K 和 MAPK 信号从而促进肿瘤细胞的生长。而对异种移植小鼠模型进行的临床研究表明，HGF 在 BRAF 抑制剂治疗 BRAF-V600 突变的黑色素瘤和 HER2 抑制剂治疗 HER2[+] 的乳腺癌过程中可诱导肿瘤的耐药作用[105]。MSCs 分泌的血小板源性生长因子（platelet derived growth factor，PDGF）在 T、B 和 NK 细胞联合免疫缺陷（beige/nude/xid）小鼠模型中同样可以诱导 EL-4 淋巴瘤细胞抵抗抗血管内皮生长因子（anti-vascular endothelial growth factor，anti-VEGF）的治疗[106]。

然而，也有研究发现再编程后的 MSCs 可以促进靶向治疗。2002 年 MSCs 靶向传递 INF-β 基因第一次被应用到肿瘤治疗中。携带 INF-β 基因的转基因 MSCs 被注射到荷瘤小鼠模型中，结果导致了肿瘤的缓慢生长，与对照组相比大大提高了小鼠的存活率[107]。这些结果为重组 MSCs 在靶向传递基因和运输肿瘤治疗药物中的应用提供了有力的证据。作为炎症和免疫系统功能的关键调节因子，白蛋白是应用于以 MSCs 为基础的肿瘤基因疗法的最佳选择。重组的 MSCs 在荷瘤小鼠模型中可分泌 IL-12，IL-12 激活细胞毒性淋巴细胞和 NK 细胞，诱导肿瘤细胞凋亡且阻止肿瘤细胞的转移[108]。另外，其他治疗性的基因编码的调节蛋白和免疫调节细胞因子如 CX3CL1、INF-β、INF-α、INF-γ、IL-2、肝细胞生长因子拮抗剂 NK4、色素上皮衍生因子、TRAIL 和 TNF-α 具有与 IL-12 相似的抗肿瘤效果。TRAIL 是死亡受体的配体并过表达于肿瘤细胞，TRAIL 可以诱导 caspase 介导的细胞凋亡从而抑制肿瘤生长。

4　MSCs 引起肿瘤耐药的相关作用机制

4.1　黏附机制

归巢于骨髓时，肿瘤细胞与 BMMSCs 及其后代通过黏附依赖性及非黏附依赖性机制相互作用。BMMSCs 对骨髓作用的许多功能最初在多发性骨髓瘤中发现。

在人体骨髓内，人骨髓瘤细胞株可以表达出多种细胞黏附分子，如 HCAM、迟现抗原-4（VLA-4）、细胞间黏附分子-1（ICAM-1）、神经细胞黏附分子、$\alpha_4\beta_1$ 整合素的配体（VCAM-1）和淋巴细胞功能相关抗原-3（LFA-3）。LFA-3 能促进其余细胞黏附分子与 ECM 蛋白（如纤维连接素，FN）和基质细胞的黏附。MSCs 分泌细胞因子和生长因子如 IL-6，有助于促进骨髓瘤中骨的溶解。多发性骨髓瘤细胞能够通过 FN 和 VLA-4 黏附，或者基质细胞黏附作用，对肿瘤细胞抵抗毒性药物以及存活产生有效的促进作用。这个过程与 IL-6

介导的转录激活因子 3（STAT3）信号通路有关，并通过环丙烷加氧酶 –2（Cox-2）介导产生前列腺素 E2（PGE2）使之增强[109]。

可溶性细胞因子如 IL-6 和 SDF-1 可激活 JAK 信号转导通路和激活导致抗凋亡蛋白如 BCL-X1 和细胞型 Fas 相关死亡域样白介素 –1β 转换酶抑制蛋白（cellular FLICE-inhibitory-protein，c-FLIP），并上调 STAT3 信号转导通路导致各种耐药[110]。骨髓微环境成分 IL-6 和 FN 能够独立地影响多发性骨髓瘤细胞的增殖和存活，然而，在体内更像是共同作用。Shain 等[111]通过整合素 β_1 与 FN 黏附，用 IL-6 刺激，或结合两种处理，检测了多发性骨髓瘤细胞的信号通路、细胞周期进展和药物反应，虽然加上 IL-6 后与 FN 黏附有关的 G1–S 细胞周期的停滞消失，但细胞黏附介导的耐药性（CAM-DR）在 IL-6 存在时仍然保持。在 4 种多发性骨髓瘤细胞株中，比起单独暴露于 IL-6 或与 FN 黏附的骨髓瘤细胞株，暴露于 IL-6 并与 FN 黏附的骨髓瘤细胞株表现出信号转导物和转录因子 STAT3 磷酸化激活、核转位和 DNA 结合大幅增加。重要的是，在与 FN 黏附前用 IL-6 刺激的细胞中，这种 STAT3 激活的增加与 STAT3 和 GP130 新的联系有关，与非黏附细胞亦有关。总之，这些结果提示了一个通过整合素 β_1 和 GP130 协同作用促进多发性骨髓瘤细胞的存活和进展的机制。

4.2　与 IL–8 有关的机制

在肿瘤微环境中，癌细胞、巨噬细胞、内皮细胞和间充质细胞会分泌多种细胞因子或细胞因子的混合物，包括 SDF-1、IL-1β、IL-3，IL-6、IL-8、TNF-α、NO、G-CSF、MCSF、GM-CSF 等，通过各种信号途径保护癌细胞免受化疗的影响[51]。多种体外和体内研究报道，细胞因子能够调节不同药物转运蛋白的表达和功能，包括 P-gp、MRP 和 BCRP。在肿瘤微环境中各种类型的细胞因子中，IL-8 是癌细胞和基质细胞产生的主要细胞因子之一[112-113]。IL-8 信号传导涉及包括卵巢、肠、前列腺和胶质瘤在内的实体瘤中癌细胞的增殖、存活、血管生成和转移性迁移。越来越多的证据也表明 IL-8 通过自分泌或旁分泌作用对人类癌症产生耐药性[114]。例如，由肿瘤细胞产生的 IL-8 作为自分泌生长因子，在体外和体内的 IL-8 过表达的人结肠直肠癌细胞中促进肿瘤生长、转移、血管生成和抗奥沙利铂的化学抗性。Chen 等研究发现脂肪来源的 MSCs 条件培养基可以通过分泌 IL-8 增强三阴性乳腺癌细胞 BCRP 蛋白的表达，从而导致其对多柔比星敏感性降低，即产生耐药性[115]。

4.3　与 IL-6 有关的机制

缺氧程度高的肿瘤类型被认为对化疗的耐药性和转移能力较强，因此，研究者们证明了在缺氧条件下（1.5% O_2）乳腺癌细胞会分泌高水平 IL-6，其有激活和趋化 MSCs 的作用[116]。IL-6 以旁分泌的方式作用于 MSCs，激活 STAT3和丝裂原活化蛋白激酶（MAPK）信号通路，进而提高细胞迁移和存活能力。BMMSCs 在 IL-6 的诱导下可以分泌更多的 IL-6 等细胞因子，并且从骨髓迁移到乳腺原位癌部位促进肿瘤干细胞自我更新和原位癌的生长。利用中和抗体抑制 IL-6 信号能减少 MSCs 迁移。此外，迁移能力的增强依赖于 IL-6 受体介导的 IL-6 信号通路。这些数据表明缺氧肿瘤细胞能够特异性地募集 MSCs，通过激活信号通路促进肿瘤发展。

有研究报道，在 BMMSCs 或者重组人 IL-6 存在时，培养 IL-6R 阳性神经母细胞瘤细胞，增殖能力有所增加，并能够保护细胞免于依托泊苷诱导的凋亡，然而 IL-6 对 IL-6R 阴性的肿瘤细胞无效。体外神经母细胞瘤在有 IL-6 旁分泌来源存在时生长得更快。IL-6 诱导 PGE2 的表达，进而增加 BMMSCs 表达 IL-6的水平。基质来源的 IL-6 促进形成转移性神经母细胞瘤进展的骨髓微环境[117]。

很多肿瘤细胞不产生 IL-6 但表达异二聚体 IL-6 受体。这些肿瘤细胞在骨髓微环境中与 IL-6 的接触激活 ERK1/2 和 STAT3，促进细胞增殖和存活。IL-6 同时也促进肿瘤细胞存活，通过上调存活蛋白（如 BCL-2、BCL-XL）、存活素、X 连锁凋亡抑制蛋白（X-linked inhibitor-of-apoptosis protein，XIAP）及多药耐药相关蛋白（MDR 和 MRP）表达，使肿瘤细胞对细胞毒性药物耐药。IL-6 这种效应的核心是 STAT3-IL-6 受体下游的主要信号通路中的一条。在与 Saos-2细胞共注射 MSCs 的骨肉瘤小鼠模型中，IL-6 介导的 STAT3 活化调节了 MSCs诱导的多柔比星或顺铂耐药性，促进了肿瘤的生长[118]。因此，MSCs 产生的 IL-6 对骨髓微环境形成有重要作用，不仅促进肿瘤生长而且给肿瘤细胞提供了一个对抗化疗药物细胞毒性效应的微环境。

在 MSCs 介导的耐药中，各种细胞因子尤其是 IL-6 扮演着十分重要的角色，涉及包含多种黏附分子及其配体的黏附依赖性机制及非黏附依赖性机制，并由 STAT3、JAK、ERK1/2 和 PI3K/AKT/mTOR 等信号转导通路所介导。

4.4　与 SDF-1α/CXCR4 信号传导机制

肿瘤微环境可以通过阻止药物渗入肿瘤或以活性方式通过分泌保护性细胞因子或改变肿瘤细胞内的基因转录来抵抗抗癌药物的细胞毒性作用，促进耐药[119]。对于许多血液系统恶性肿瘤，研究表明，MSCs 可以赋予对治疗的抵抗力。通过与 MSCs 共培养，可以保护慢性髓系白血病（CML）细胞免受伊马替尼诱导的细胞死亡。这种保护机制是通过在 CML 细胞中激活 CXCR4 途径后由 MSCs 中分泌的 SDF-1α 介导的，导致 caspase-3 活性降低。对 CXCR4 的抑制恢复了肿瘤细胞对伊马替尼的敏感性[120]。此外，研究显示伊马替尼本身也促进 CML 细胞上的 CXCR4 表达，表明治疗本身可以将肿瘤细胞诱导至更易受到 MSCs 保护作用的状态。这种增加的 CXCR4 表达也引起白血病细胞向骨髓的迁移，导致基质介导的衰老和化疗耐药[121]。MSCs 也与慢性淋巴细胞性白血病（CLL）的耐药性有关。Balakrishnan[122] 等报道，CLL 细胞可以变得对新型药物呋咯地辛具有抗性。呋咯地辛诱导循环 CLL 细胞凋亡。然而，它不能有效地杀死存在于骨髓中、靠近 MSCs 和其他骨髓细胞的 CLL 细胞。MSCs 和 CLL 细胞的共培养物显示呋咯地辛使 ATP 和 GTP 的消耗减少，并减少 CLL 细胞的细胞凋亡，证明 MSCs 对药物的有效性降低有关。MSCs 也在急性淋巴细胞白血病（ALL）的耐药性中起作用。急性淋巴细胞白血病细胞表达低水平的天冬酰胺合成酶（ASNS），因此不能满足白血病细胞对天冬酰胺的需要，因此，许多患者因此受益于天冬酰胺酶治疗。随着 MSCs 表达高水平的 ASNS 和 ALL 细胞在 MSCs 附近生长，MSCs 向 ALL 细胞提供天冬酰胺能够赋予 ALL 细胞对天冬酰胺酶治疗的抵抗力[123]。

4.5　与自噬有关的机制

实体瘤通常缺氧。在这种不利条件下，包括自噬在内的适应性反应通常被激发以促进细胞存活。癌细胞对辐射或化疗的抵抗可能部分是由于 HIF-1α 的诱导和 HIF-1 的激活[124]，通过调节其下游 BNIP3 和 BNIP3L 的靶标的表达，在缺氧的情况下调节自噬。Song 等的研究显示，溶酶体介导的自噬途径，被证明是使肝细胞癌细胞在缺氧条件下对化疗有抗性的保护途径[125]。

肿瘤炎症微环境是激活 MSCs 诱导肝脏癌细胞化疗耐药性的关键因素，肝细胞癌发展过程中，炎症是一个基本特征，炎症微环境中的 MSCs 可能持续促进肿瘤中肝细胞癌细胞的化疗耐药性的发展。TGF-β 在调节细胞生长、分化和迁移中起重要作用。据报道 TGF-β 不仅在一些乳腺癌细胞中，而且在人肝脏癌细胞中也诱导自体吞噬。最近，Roodhart 及其同事已经报道了内源性 MSCs 在用铂类似物治疗时被激活，其分泌的细胞因子可以保护肿瘤细胞免受一系列化学治疗剂的影响。Han 等研究显示，MSCs 通过分泌 TGF-β 因子诱导自噬，抑制肝脏癌细胞的凋亡和对化疗药物的抗性，进而促进肝细胞癌化疗耐药的发展[126]。也有研究显示，在乳腺癌中，MSCs 利用自噬来回收大分子，合成抗细胞凋亡因子，促进周围肿瘤细胞的存活和生长[127]。

4.6　转化为癌症起始细胞或癌症干细胞的机制

MSCs 可以赋予化疗抗性的另一种机制是通过转化为癌症起始细胞或癌症干细胞。癌症干细胞具有启动肿瘤形成、转移的能力，被认为对抗癌药物具有高度抗性，因此导致癌症复发。Teng 等人最近研究显示，两种肿瘤抑制基因（*RASS-F1A* 和 *HIC1*）启动子区甲基化导致其转化为致癌细胞，并使其能够以锚定非依赖方式生长，在裸鼠体内形成肿瘤，并显示出对顺铂的耐药性增加[128]。这揭示了 MSCs 在肿瘤形成中的作用。除此之外，还提出了假设 MSCs 可以在体内维持癌症干细胞的特征，从而维持恶性肿瘤和可能的耐药性[129]。

4.7　与外泌体有关的机制

在肿瘤化疗耐药方面，发现以外泌体为介质可以使肿瘤细胞产生耐药性，其作用机制主要体现在耐药细胞与敏感细胞之间以及基质细胞与肿瘤细胞之间的信号传导。肿瘤在发生和发展的过程中，由于自身和环境的因素，会产生不同程度的异质性，可表现为在同一肿瘤内的不同肿瘤细胞对化疗药物的敏感性不同，据此可分为耐药细胞和敏感细胞两类。研究表明，这种存在于肿瘤细胞之间的对化疗药物敏感性的不一致，可以在细胞之间相互传递，从而使敏感细胞获得耐药性。外泌体内存在非编码 RNA 和蛋白质等物质，在这种耐药性的传递中起着重要作用[130]。Ji 等研究发现 MSCs 分泌的外泌体能够减少 5- 氟尿嘧啶诱导的胃癌细胞凋亡，促进了多药耐药相关蛋白的表达，通过活化钙离子依赖的蛋白激酶和 Raf/MEK/ERK 激酶通路来抵抗 5- 氟尿嘧啶对肿瘤细胞的杀伤作用[131]。

在乳腺癌的小鼠模型中，从 BMMSCs 中提取的外泌体被发现含有 miR-23b，miR-23b 可以抑制肉豆蔻基富含丙氨酸 C 激酶基质（myristoylatde alanine-rich C kinase substrate，MARCKS），而 MARCKS 是一种典型的细胞蛋白质激酶 C，从而导致乳腺癌干细胞在转移灶中的休眠和对多西托治疗的耐药性[97]。此外，无论是体内还是体外实验中都证明了基质和乳腺癌细胞间的异常相互作用促使了外泌体转移的发生，这可能导致乳腺癌对 Notch-3 依赖的放射治疗的抵抗[98]。BMMSCs 也被证明具有胶质母细胞瘤的趋向性并分泌大量能够进入胶质母细胞瘤细胞的外泌体，而这一机制被探索用于对抗化学疗法耐药性的治疗方法[99]。

5 结论

MSCs 在肿瘤进展中的重要特征是具有多样性和可塑性。MSCs 多方面促进肿瘤发展，包括血管发生、转移、抗凋亡、免疫预存和免疫逃避。MSCs 可以通过与肿瘤细胞密切接触或通过分泌因子促进肿瘤生长和耐药。在体外和小鼠肿瘤模型中，靶向 MSCs 作为抗癌治疗的一部分，可以显著抑制肿瘤的生长和转移并增加治疗反应。由于 MSCs 能以多种方式来促进肿瘤的进展，因此，在临床环境中抑制这些细胞将是具有挑战性的。

目前，我们对 MSCs 生物学特性的了解还相当有限，包括其与肿瘤微环境和肿瘤细胞的关系，其本身可能存在很多不为人们所控制的特性，影响其临床应用，特别是在肿瘤治疗的过程中，MSCs 诱导肿瘤细胞耐药的特性是限制其临床应用的一个重要因素。但随着对 MSCs 诱导肿瘤耐药机制的探究，我们有望从根源上阻断 MSCs 对肿瘤细胞耐药性的诱导，而且可以将其作为携带一种或多种抗肿瘤因子的运载工具用于肿瘤的基因治疗。

第四节　间充质干细胞与肿瘤预后

间充质基质细胞（MSC）在构建和支持肿瘤微环境、提供转移性生态位、维持癌症的特征等方面具有重要作用。并且越来越明显的是，MSC 在癌症中的作用的研究对于为新型抗癌疗法的临床机会是至关重要的。侵袭、转移是恶性肿瘤的基本特征和重要标志，也是导致肿瘤患者死亡的主要原因。肿瘤转移是一个多步骤、多因素参与的复杂过程，是目前导致肿瘤患者死亡的主要原因。肿瘤转移通过四种方式：① 直接蔓延到邻近部位；② 淋巴转移；③ 血行转移；④ 种植。目前关于肿瘤转移的机制除了经典的器官特异性学说即"种子与土壤"学说之外，还有肿瘤干细胞（CSCs）学说和上皮－间质转化（EMT）学说。MSC 是一类具有高度自我更新与多向分化能力的间质细胞，MSC 具有间质细胞特性、干细胞特性以及高转移活性，MSCs 在各种癌症中的作用已被证实。MSCs 可从骨髓（BM）、脂肪组织（AD）、羊水、脐血（UCB）等组织中分离得到。MSCs 能够向肿瘤部位迁移，在肿瘤进展过程中发挥复杂的功能。目前，BMMSCs、AD-MSCs、UCB-MSCs 主要用于肿瘤治疗[132]。

肿瘤微环境是由多种基质细胞组成的，它们促进了肿瘤的进展。肿瘤微环境表现为肿瘤细胞与相邻基质细胞相互作用，主要由炎性细胞和成纤维细胞组成[26,49]。对促进肿瘤的发展具有重要作用。MSC 作为肿瘤微环境的细胞成分，也影响肿瘤的进展。Martin 等报道肿瘤微环境中的 MSC 可下调肿瘤细胞上皮细胞标志物的表达，而上调间质细胞标志物的表达，使细胞发生 EMT。发生 EMT 的细胞具有更强的侵袭迁移能力，EMT 也被认为是引起肿瘤转移的早期关键事件[133]。MSC 可以通过转化为肌成纤维细胞来促进结肠癌细胞的增殖[134]。

　　MSC 也可以通过相关因子的分泌作用于肿瘤细胞，对肿瘤的进展产生影响。在 Rodini 等人的研究中，MSC 被发现能够通过 TGF-β1 介导的旁分泌作用刺激人胶质母细胞瘤（GBM）细胞增殖[135]。Li 等研究表明，促进肿瘤的 GC-MSC 通过大量分泌 IL-6 和 IL-8 促进胃癌微环境中的 M2 巨噬细胞极化。这些由 GC-MSC 致敏的巨噬细胞随后可通过促进 EMT 促进胃癌细胞转移[136]。Huang 等人将人结肠直肠癌细胞、MSCs 及其细胞混合物导入免疫缺陷小鼠皮下组织。MSCs 分泌的白细胞介素 -6（IL-6）增加了癌细胞中内皮素 -1（ET-1）的分泌，从而诱导内皮细胞中 AKT 和 ERK 激活，向肿瘤募集，促进血管生成[137]。另外，在炎性细胞因子 IFN-α 和 TNF-α 存在的条件下，BMMSCs 可以诱导结肠癌细胞分泌 VEGF，促进血管生成[138]。

　　MSC 也可以直接和肿瘤细胞相互作用。在 Rodini 等人的研究中，当人胶质母细胞瘤（GBM）细胞与 MSC 在细胞 – 细胞直接接触的条件下培养时，MSC 诱导了肿瘤细胞增殖和侵袭性行为的增加，在裸鼠中加速了肿瘤的发展且与旁分泌 TGF-β1 无关。结果表明，MSC 通过独立的细胞 – 细胞通信机制增强人胶质母细胞瘤的致瘤性。MSC 与肿瘤细胞接触后，可明显促进 GBM 细胞的增殖、侵袭和致瘤[135]。Gonzalez 等对临床样本的研究表明，MSCs 存在于人类乳腺癌转移灶中。在动物模型中，MSCs 与 BCCs 一起从原发肿瘤迁移，促进远处转移灶的形成和生长[139]。Chen 等从移植脂肪中获得的脂肪 MSC（ADSC），在体外诱导肿瘤球形成，在体内促进肿瘤发生[140]。Li 等人的研究表明，c-Kit+ 脂肪组织来源的 MSC 可能通过 c-Kit 和 IL-3 的协同作用促进乳腺癌生长和血管生成[141]。Brenner 等人的研究结果表明 AML 细胞与 MSC 相互作用，这两种细胞都能释放多种细胞因子和趋化因子，在共培养时，正常 MSC 对人原发性 AML 细胞具有抗凋亡和促生长作用，而且这与 mTOR 信号通路的上调有关[142]。

　　细胞融合在肿瘤的发生发展中起着至关重要的作用，它导致了染色体和基因表达的大量异常变化，并参与了肿瘤的转移。癌细胞可以与多种类型细胞融合，包括基质细胞、上皮细胞、巨噬细胞和内皮细胞。MSCs 已被报道在癌症进展过程中迁移并合并到肿瘤部位。Chen 等的研究显示，MSC 的吞噬能力与乳腺癌细胞的转移潜能相关，并生成间充质样，具有侵袭和干细胞性状的细胞。证明了 MSC 吞噬癌细胞会增加细胞干性、侵袭性和转移性[143]。Melzer 等研究了人 MSC 与人乳腺癌细胞 MDA-MB-231 在自发融合过程中和杂交细胞形成后的体内外功能变化。表明在 MSC 与乳腺癌细胞密切作用，随后融合，新的肿瘤细胞群自发发展，表现出不同于亲本的特性。这种杂交肿瘤细胞的形成有助于不断提高肿瘤的异质性和转移能力[144]。Zhang 在体外建立了肺癌细胞与 MSC 的细胞融合模型。随着 MMP-2 和 MMP-9 表达的增加，杂交细胞的转移能力增强，此外，杂交细胞失去上皮细胞表型，展现出 EMT 过渡的变化，下调 E- 钙黏蛋白，上调 N- 钙黏蛋白、波形蛋白、α-SMA、纤连蛋白 -1。与此同时，EMT 转录因子 Snail1、Slug、Twist1、ZEB1、ZEB2 在杂交细胞中的表达也增加。融合杂种获得干细胞样特性。结果表明，肺癌细胞与 MSC 之间的细胞融合可通过 EMT 增强肿瘤干细胞的转移能力和特性[145]。Sun 等为了验证细胞融合是否参与肿瘤血管生成，将 RFP⁺SU3 细胞（他们实验室建立的人胶质瘤细胞）SU3-RPF 与 GFP⁺ 骨髓间充质细胞（BMSCs）BMSC-GFP 共培养。结果表明，SU3-RFP 与 BMSC-GFP 在体外可以融合，融合后的细胞在基质凝胶上逐渐形成血管结构。采用双色荧光蛋白示踪剂建立裸鼠异种移植模型，分离共表达 RFP 和 GFP 的融合细胞。胶质瘤干细胞与 BMMSC 的融合细胞在体内外均表现出较强的血管生成能力[146]。Luo 等建立了 GFP 骨髓移植（BMT）和 N- 甲基 -N- 亚硝基脲（MNU）诱导的 PCa TRAMP 小鼠模型，以探讨 BMMSCs 在前列腺癌发生中的作用。通过追踪 GFP 阳性细胞，观察到 BMDCS 在小鼠前列腺组织的肿瘤发生过程中被招募。此外，发现 BMMSCs 与小鼠前列腺癌（RM1）细胞共移植可促进 RM1 肿瘤在体内的生长，RM1+BMMSCs 异种移植可观察到细胞融合。BMMSC 在体内参与前列腺癌的发生，并通过细胞融合促进前列腺癌的生长[147]。

也有一些相反的研究报道认为，MSC 通过细胞融合降低了肿瘤细胞的致瘤性，具有抑制肿瘤生长转移的作用。Melzer 等报道，SK-OV-3 卵巢癌细胞与人 MSC 共培养后，与单一培养的卵巢癌细胞相比，肿瘤生长有所增加。然而，MSC 与卵巢癌细胞的进一步相互作用导致细胞融合形成杂种细胞。与亲代 SK-OV-3 细胞相比，杂交卵巢癌细胞群体的增殖能力均有所降低。此外，杂交细胞群体在 NODscid 小鼠中没有引发肿瘤[148]。Wang 等发现人脐带 MSC（hUCMSC）与食管癌细胞融合后形成的杂交瘤细胞表现出生长抑制、凋亡增加、致瘤能力下降等特点[149]。Li 等在肝癌中的研究发现，将 MSC 植入小鼠肝癌组织模型中，MSC 主要分布在肿瘤间质中，而且会同肝癌细胞自发融合，导致肝癌细胞的转移能力下降[150]。Yuan 等人体外分析 hUCMSCs 对肺癌 A549 细胞株和人肝癌 BEL7402 细胞株增殖和迁移的影响及其分子机制，他们的实验结果表明，hUCMSC-CM 通过在特定阶段细胞周期阻滞，从而抑制肿瘤细胞的增殖。在体外 hUCMSC-CM 明显降低了 A549 和 BEL7402 肿瘤细胞的迁移能力。hUCMSC-CM 可诱导癌细胞凋亡，提示细胞凋亡分子和 Wnt 信号通路参与了 hUCMSCs 对 A549 和 BEL7402 肿瘤细胞的抑制作用。结果表明，hUCMSCs 通过诱导细胞凋亡和靶向 Wnt 信号，可能通过细胞间直接接触，抑制肺癌和肝细胞癌（HCC）的进展[151]。Yang 等人的研究表明，hUCMSCs 也可诱导胶质瘤 U251 细胞凋亡，导致凋亡基因 caspase-3、caspase-9 显著上调，抗凋亡基因 survivin、X 连锁凋亡抑制剂显著下调[152]。Ma 等人发现在神经胶质瘤中，hUCMSCs 通过抑制增殖，调节细胞周期在 G0/G1 期，并下调 β-catenin 和 C6 神经胶质瘤细胞原癌基因的表达发挥抗肿瘤效应[153]。Han 等人的研究表明，脐带组织来源的 MSC 通过激活 JNK 和下调 PI3K/AKT 信号通路，诱导 PC-3 前列腺癌细胞凋亡[154]。总之，MSC 可以通过细胞转化作用、分泌相关细胞因子、直接或者通过与肿瘤细胞融合等方式与肿瘤发生相互作用，可以抑制肿瘤的发展，也可以促进肿瘤的发展。

近年来，MSC 衍生的胞外囊泡（MSG-EVs）在肿瘤生长、治疗中的研究备受关注。外泌体被认为是天然的纳米载体，在生物相容性方面具有绝对优势，可用于临床，MSC 的很大一部分作用与它们的分泌产物，如外泌体有关，外泌体经刺激后在微环境和细胞通信中起作用，与肿瘤的形成密切相关。Hendijani 等人的一项研究报道称，MSC-EVs 对白血病细胞具有抗增殖作用，与阿霉素合用具有细胞毒作用，表明 MSCs 来源的外泌体具有抗白血病的潜力[155]。Jiménez 等人分析了人 MSC 的外泌体如何影响结肠癌和黑色素瘤肿瘤干细胞（CSCs）的富集和维持。研究结果表明，MSC 的外泌体可促进肿瘤干细胞样细胞的选择性富集[156]。Qi 在研究中，发现人脐带 MSC 来源的外泌体通过激活 Hedgehog 信号通路促进 MG63 和 SGC7901 细胞的生长。当 Hedgehog 信号通路的抑制显著抑制了 hUCMSC 来源的外泌体对肿瘤生长的作用[157]。含有 miR-133b 的 MSC

来源的外泌体通过抑制 EZH2 和 Wnt/β-catenin 信号通路来抑制胶质瘤细胞的增殖、侵袭和迁移。此外，体内实验证实了 MSC 来源的外泌体 miR-133b 对胶质瘤生长的抑制作用[158]。

外泌体是理想的药物递送载体，用于递送治疗性 miRNA 和抗癌药物等[159]。人 BMMSC 有时通过释放外泌体传递 microRNAs（miRNAs）来介导细胞间通信。从转染 miR-221 寡核苷酸的 BMMSCs 中提取的外泌体可以作为高效的纳米载体，提供足够的 miR-221 寡核苷酸，有效影响肿瘤微环境和肿瘤侵袭性，促进胃癌的致瘤活性[160]。Jiang 等研究表明 MSC 来源的携带 miR-205 的外泌体有助于抑制前列腺癌细胞的增殖、侵袭、迁移，促进细胞凋亡。此外，体内实验证实了 MSC 来源的外泌体携带的 miR-205 对前列腺癌的抑制作用[161]。Lou 等确定脂肪来源的 MSC（AMSC）的外泌体可以用来传递 miR-199a 和提高 HCC 的化学敏感性。并证明脂肪来源的携带 miR-199a 的外泌体（AMSC-Exo-199a）通过靶向 mTOR 并随后抑制 mTOR 通路，使肝癌细胞对阿霉素具有明显的敏感性。此外，注射的 AMSC-Exo-199a 可分布于体内肿瘤组织，显著增强阿霉素对肝癌细胞的杀伤作用[162]。

由于 MSCs 具有较低的免疫原性，且易于在肿瘤的邻近区域内聚集，已被认为是抗癌药物的载体。MSC 作为肿瘤微环境的细胞成分，也影响肿瘤的进展。BMMSC 作为一种有前途的运输工具，可用于肿瘤细胞治疗[163]。有研究论证了 MSC 介导的纳米药物递送的可行性。通过 BMMSC 与癌细胞之间的内吞 – 胞外 – 内吞过程，进行"特洛伊木马"式的转运。制备了氯离子 e6（Ce6）偶联的聚多巴胺纳米颗粒（PDA-Ce6NPs），并将其加载到 MSC 中。载有 PDA-Ce6（MSC-PDA-Ce6）的 MSCs 能够靶向并穿透肿瘤，72 h 内脱出 60% 的有效载荷，释放的 PDA-Ce6 NPs 能够穿透肿瘤深部，被癌细胞重新内吞。在肺黑色素瘤转移小鼠模型中，经静脉注射后，MSC-PDA-Ce6 倾向于在肺内积聚，并将 PDA-Ce6 传递到肿瘤内，经红外照射诱导光动力治疗（PDT）和光热治疗（PTT）可在肿瘤中选择性触发光毒性。基于 MSC 的仿生 PDA-Ce6 纳米颗粒药物递送是一种潜在的双光治疗方法，可用于肺黑色素瘤转移的治疗[164]。治疗癌症的一个有吸引力的策略是提供一种外源性酶，它可以将无毒化合物转化为剧毒衍生物。该策略在病毒载体上进行了测试，但结果令人失望，因为转导到肿瘤细胞的效率太低。最近的报道表明，利用组织来源的间充质基质细胞传递酶 / 前药系统，通过旁分泌效应杀死邻近的癌细胞，可以解决这一限制。Ullah 等从诱导多能干细胞（iPSs）中制备了一种 MSCs，然后将来源于 iPS 的 MSC 转入胞嘧啶脱氨酶基因，并将其局部注射到人源乳腺癌小鼠异种移植瘤模型中。在给药（5- 氟胞嘧啶）前后，转导的 iPS-MSCs 既限制了已形成肿瘤的生长，又减少了肺转移[165]。MSC 比成纤维细胞具有更高的药物摄取能力，Wang 利用 MSC 作为肺癌靶向给药载体，通过 MSC 系统高效地进行肺癌靶向给药[166]。

　　细胞基因治疗被认为是一种有希望的治疗人类恶性肿瘤的策略。在许多不同类型的癌症中，MSC 被认为是有价值的和潜在的抗癌药物，已有大量研究通过基于 MSC 的递送系统实现肿瘤靶向。负载在 MSC 上的生物大分子和抗肿瘤药物可以通过内化或细胞膜锚定在肿瘤部位释放或表达，发挥其抗肿瘤作用。转基因 MSC 已被广泛研究，BMMSC 可作为基因治疗载体[167]。在乳腺癌模型中，β 干扰素（INF-β）基因转染的人脐带 MSC 能够迁移到肿瘤部位[168]。从各种组织中分离得到的人肿瘤 MSC 修饰表达酵母胞嘧啶脱氨酶和尿嘧啶磷酸核糖转移酶融合自杀基因后收集上清。当上清作用于肿瘤细胞时，外泌体被受体肿瘤细胞内化，在前药 5- 氟胞嘧啶（5-FC）存在的情况下，内吞的外泌体通过将前药 5-FC 转化为 5- 氟尿嘧啶有效地触发了肿瘤细胞的剂量依赖性死亡。MSC 自杀基因外泌体是一类具有治疗潜力的肿瘤细胞靶向药物[169]。Zhao 等人研究表明人脐带 MSC 与腺病毒介导的白细胞介素 -12 基因转导在体内外抑制卵巢癌细胞生长[170]。Yang 等人用慢病毒转染将 IFN-γ 基因导入到 MSC 后，在体外研究表明 MSC 分泌大量的 IFN-γ 促进肿瘤细胞的凋亡，在裸鼠体内建立的肺癌模型中 MSC 大量分泌 IFN-γ 发挥抗肿瘤作用[171]。缺氧是导致大多数实体瘤尤其是胃癌化疗失败的重要因素。将血红蛋白基因转染 MSCs，作为 MSC-HEMO 组。随后，用异丙基 -β-D- 硫代半乳糖苷和氯化血红素诱导 MSC-HEMO 基团表达血红蛋白。用免疫印迹法检测血红蛋白。随后，将 MSC-HEMO 组置于适宜的氧环境中，用 MTT 法观察载氧 MSC-HEMO 组对胃癌化疗的影响。作为首次探讨 MSCs 作为缺氧肿瘤类型（包括胃癌、肝癌、乳腺癌）供氧载体可能性的实验，结果表明，载氧 MSC-HEMO 组对胃癌细胞的化疗效果显著增强。利用 BMMSC 作为载体向实体瘤供氧，可能是改善肿瘤组织缺氧条件、提高肿瘤细胞化疗效果的一种新方法。体外携氧 MSC 增强胃癌化疗效果[172]。MSC 不仅可以直接或者间接作用于肿瘤细胞，还可以作为载体携带药物到肿瘤细胞，也可以携带相关基因，通过转录和翻译后作用于肿瘤细胞，

MSC 所分泌的外泌体也可以作为一种载体作用于肿瘤细胞，以上对于肿瘤的治疗又开辟了新的方向。

放射疗法是癌症综合治疗和护理的关键部分。据估计，大约一半的癌症患者将从放疗中受益。各种研究认为 MSC 是用于癌症治疗的一种有用的工具[173]。MSC 在肿瘤部位积累的能力使其对定向癌症治疗极具吸引力。此外，有研究表明，随着放疗，MSCs 的肿瘤趋向性增加[174]。De Araujo Farias 等的研究表明，在 NOD/SCID 小鼠中植入黑色素瘤细胞，产生肿瘤后，MSC 细胞疗法与放射疗法的结合可显著减少已形成的肿瘤的体积，无论是在原发性直接暴露于辐照的肿瘤，还是在远处未暴露于辐照的肿瘤皆如此[175]。Feng 发现 BMMSCs 可以在体外诱导 CRC 细胞的 EMT 进程。当用低剂量的紫外线和 X 射线照射时，BMMSC 通过分泌某些细胞因子（TNF-α，IFN-γ）表现出抗肿瘤作用，抑制 CRC 细胞的增殖和诱导其凋亡[176]。

化疗是晚期胃癌患者的首选治疗方法，化疗耐药是有效治疗胃癌的主要障碍。越来越多的证据表明，MSC 对耐药性的形成起着重要的作用。He 等研究发现肿瘤组织中大量的 MSC 预示着胃癌患者预后较差。MSC 通过体内外脂肪酸氧化（FAO）促进胃癌细胞的干性和耐药，预示病人预后较差[177]。Gu 等的研究发现，MiR-1180 是在 BMMSC-CM 中检测到的最丰富的 miRNA，它同时在卵巢癌细胞中诱导糖酵解和耐药。骨髓来源的 MSC 通过释放 miR-1180 来增强卵巢癌的耐药性，释放的 miR-1180 靶向 SFRP-1 激活癌细胞的 Wnt 信号通路。Wnt 信号的增强上调了糖酵解，从而增强了卵巢癌细胞的耐药性[178]。Ono 等研究人员发现 MSC 外泌体可以降低骨髓转移的人乳腺癌细胞对常规化疗药物多西他赛的敏感性[97]。另一项实验表明，MSC 外泌体可通过激活 CaM-Ks/Raf/MEK/ERK 通路，在体内和体外诱导胃癌细胞对 5- 氟尿嘧啶产生耐药性[131]。放疗和化疗对于肿瘤的治疗和防止肿瘤复发有重要作用，但是会出现耐药等弊端，将 MSC 与放疗、化疗联合起来利于肿瘤的治疗和患者康复。肿瘤微环境是一个复杂的研究领域，我们还可以进一步探究 MSC 与微环境中其他细胞的相互作用对肿瘤的治疗作用。

参考文献:

［1］ BIANCHI G, MORANDI F, CILLI M, et al. Close interactions between mesenchymal stem cells and neuroblastoma cell lines lead to tumor growth inhibition［J］. PLoS One, 2012, 7（10）: e48654.

［2］ JACOBSEN M M, SILVERSTEIN S C, QUINN M, et al. Timeliness of access to lung cancer diagnosis and treatment: A scoping literature review［J］. Lung Cancer, 2017, 112: 156−164.

［3］ LI L, TIAN H, CHEN Z, et al. Inhibition of lung cancer cell proliferation mediated by human mesenchymal stem cells［J］. Acta Biochim Biophys Sin（Shanghai）, 2011, 43（2）: 143−148.

［4］ HOFER E L, LABOVSKY V, LA RUSSA V, et al. Mesenchymal stromal cells, colony-forming unit fibroblasts, from bone marrow of untreated advanced breast and lung cancer patients suppress fibroblast colony formation from healthy marrow［J］. Stem Cells Dev, 2010, 19（3）: 359−370.

［5］ FREGNI G, QUINODOZ M, MÖLLER E, et al. Reciprocal modulation of mesenchymal stem cells and tumor cells promotes lung cancer metastasis［J］. E Bio Medicine, 2018, 29: 128−145.

［6］ LI C, RUAN J, YANG M, et al. Human induced pluripotent stem cells labeled with fluorescent magnetic nanoparticles for targeted imaging and hyperthermia therapy for gastric cancer［J］. Cancer Biol Med, 2015, 12（3）: 163−174.

［7］ BISWAS S, MANDAL G, ROY CHOWDHURY S, et al. Exosomes produced by mesenchymal stem cells drive differentiation of myeloid cells into immunosuppressive M2-polarized macrophages in breast cancer［J］. J Immunol, 2019, 203（12）: 3447−3460.

［8］ HASS R, VON DER OHE J, UNGEFROREN H. Potential Role of MSC/Cancer cell fusion and EMT for breast cancer stem cell formation［J］. Cancers（Basel）, 2019, 11（10）: E1432.

［9］ SHINAGAWA K, KITADAI Y, TANAKA M, et al. Mesenchymal stem cells enhance growth and metastasis of colon cancer［J］. Int J Cancer, 2010, 127（10）: 2323−2333.

［10］ KIM K S, PARK W, NA K. Gadolinium-chelate nanoparticle entrapped human mesenchymal stem cell via photochemical internalization for cancer diagnosis［J］. Biomaterials, 2015, 36: 90−97.

［11］ MELO S A, LUECKE L B, KAHLERT C, et al. Glypican-1 identifies cancer exosomes and detects early pancreatic cancer [J]. Nature, 2015, 523（7559）: 177–182.

[12] EICHELSER C, STÜCKRATH I, MÜLLER V, et al. Increased serum levels of circulating exosomal microRNA-373 in receptor-negative breast cancer patients [J]. Oncotarget, 2014, 5（20）: 9650–9663.

[13] LOGOZZI M, DE MILITO A, LUGINI L, et al. High levels of Exosomes expressing CD63 and caveolin-1 in plasma of melanoma patients [J]. PLoS One, 2009, 4（4）: e5219.

[14] SHI R, WANG P Y, LI X Y, et al. Exosomal levels of miRNA-21 from cerebrospinal fluids associated with poor prognosis and tumor recurrence of glioma patients [J]. Oncotarget, 2015, 6（29）: 26971–26981.

[15] LIU T, ZHANG X, GAO S, et al. Exosomal long noncoding RNA CRNDE-h as a novel serum-based biomarker for diagnosis and prognosis of colorectal cancer [J]. Oncotarget, 2016, 7（51）: 85551–85563.

[16] STERN R A, TRIPODIS Y, BAUGH C M, et al. Preliminary study of plasma exosomal Tau as a potential biomarker for chronic traumatic encephalopathy [J]. J Alzheimers Dis, 2016, 51（4）: 1099–1109.

[17] LONGONI B, FASCIANI I, KOLACHALAM S, et al. Neurotoxic and Neuroprotective Role of exosomes in Parkinson's Disease [J]. Curr Pharm Des, 2020, 25（42）: 4510–4522.

[18] JI Q H, JI Y H, PENG J W, et al. Increased brain-specific MiR-9 and MiR-124 in the serum exosomes of acute ischemic stroke patients [J]. PLoS One, 2016, 11（9）: e0163645.

[19] SHEN Y M, XUE C L, LI X C, et al. Effects of gastric cancer cell-derived exosomes on the immune regulation of mesenchymal stem cells by the NF-κB signaling pathway [J]. Stem Cells Dev, 2019, 28（7）: 464–476.

[20] XU W R, QIAN H, ZHU W, et al. A novel tumor cell line cloned from mutated human embryonic bone marrow mesenchymal stem cells [J]. Oncol Rep, 2004, 12（3）: 501–508.

[21] JIANG R Q, XU W R, ZHU W, et al. Histological type of oncogenity and expression of cell cycle genes in tumor cells from human mesenchymal stem cells [J]. Oncol Rep, 2006, 16（5）: 1021–1028.

[22] MAO J H, LIANG Z F, ZHANG B, et al. UBR2 enriched in p53 deficient mouse bone marrow mesenchymal stem cell-exosome promoted gastric cancer progression via Wnt/β-catenin pathway [J]. Stem Cells, 2017, 35（11）: 2267–2279.

[23] PARAISO K H, SMALLEY K S. Fibroblast-mediated drug resistance in cancer [J]. Bio-

chem Pharmacol, 2013, 85（8）: 1033.

［24］WOOD S L, PERNEMALM M, CROSBIE P A, et al. The role of the tumor-microenviron-ment in lung cancer-metastasis and its relationship to potential therapeutic targets［J］. Can-cer Treat Rev, 2014, 40（4）: 558−566.

［25］NAKAMIZO A, MARINI F, AMANO T, et al. Human bone marrow-derived mesenchymal stem cells in the treatment of gliomas［J］. Cancer Res, 2005, 65（8）: 3307−3318.

［26］KIDD S, SPAETH E, WATSON K, et al. Origins of the tumor microenvironment: quantita-tive assessment of adipose-derived and bone marrow-derived stroma［J］. PLoS One, 2012, 7（2）: e30563.

［27］REAGAN M R, GHOBRIAL I M. Multiple myeloma mesenchymal stem cells: characteriza-tion, origin, and tumor-promoting effects［J］. Clin Cancer Res, 2012, 18（2）: 342−349.

［28］GUIDUCCI S, MANETTI M, ROMANO E, et al. Bone marrow-derived mesenchymal stem cells from early diffuse systemic sclerosis exhibit a paracrine machinery and stimulate angio-genesis *in vitro*［J］. Ann Rheum Dis, 2011, 70（11）: 2011−2021.

［29］MATUSHANSKY I, HERNANDO E, SOCCI N D, et al. Derivation of sarcomas from mes-enchymal stem cells via inactivation of the Wnt pathway［J］. J Clin Invest, 2007, 117（11）: 3248−3257.

［30］COMSA S, CIUCULESCU F, RAICA M. Mesenchymal stem cell-tumor cell cooperation in breast cancer vasculogenesis［J］. Mol Med Rep, 2012, 5（5）: 1175−1180.

［31］HUNG S C, POCHAMPALLY R R, CHEN S C, et al. Angiogenic effects of human multipo-tent stromal cell conditioned medium activate the PI_3K-Akt pathway in hypoxic endothelial cells to inhibit apoptosis, increase survival, and stimulate angiogenesis［J］. Stem Cells, 2007, 25（9）: 2363−2370.

［32］ZHOU S L, ZHOU Z J, HU Z Q, et al. CXCR2/CXCL5 axis contributes to epithelial-mesen-chymal transition of HCC cells through activating PI_3K/Akt/ GSK-3β/snail signaling［J］. Cancer Lett, 2015, 358（2）: 124−135.

［33］YANG J, MANI S A, DONAHER J L, et al. Twist, a master regulator of morphogenesis, plays an essential role in tumor metastasis［J］. Cell, 2004, 117（7）: 927.

［34］CHATURVEDI P, GILKES S D M, TAKANO N, et al. Hypoxia-inducible factor-dependent signaling between triple-negative breast cancer cells and mesenchymal stem cells promotes macrophage recruitment［J］. Proc Natl Acad Sci USA, 2014, 111（20）: E2120−E2129.

［35］CHATURVEDI P, GILKES S D M, WONG C C, et al. Hypoxia- inducible factor dependent breast cancer mesenchymal stem cell bidirectional signaling promotes metastasis ［J］. Clin Invest, 2013, 123（1）: 189–205.

［36］UCHIBORI R, TSUKAHARA T, MIZUGUCHI H, et al. NF-κB activity regulates mesenchymal stem cell accumulation at tumor sites ［J］. Cancer Res, 2013, 73（1）: 364–372.

［37］LIU S L, GINESTIER C, OU S J, et al. Breast cancer stem cells are regulated by mesenchymal stem cells through cytokine networks ［J］. Cancer Res, 2011, 71（2）: 614–624.

［38］LIN G, YANG R, LIA B, et al. Effects of transplantation of adipose tissue-derived stem cells on prostate tumor ［J］. Rostate, 2010, 70（10）: 1066–1073.

［39］GAO H, PRIEBE W, GLOD J, et al. Activation of signal transducers and activators of transcription 3 and focal adhesion kinase by stromal cell derived factor 1 is required for migration of human mesenchymal stem cells in response to tumor cell-conditioned medium ［J］. Stem Cells, 2009, 27（4）: 857–865.

［40］SHI M, LI J, LIAO L, et al. Regulation of CXCR4 expression in human mesenchymal stem cells by cytokine treatment: role in homing efficiency in NOD/SCID mice ［J］. Haematological, 2007, 92（7）: 897–904.

［41］GUAN J, CHEN J. Mesenchymal stem cells in the tumor microenvironment ［J］. Biomed Rep, 2013, 1（4）: 517–521.

［42］BARCELLOS-DE-SOUZA P, GORI V, BAMBI F, et al. Tumor microenvironment: bone marrow-mesenchymal stem cells as key players ［J］. Biochim Biophys Acta, 2013, 1836（2）: 321–335.

［43］NWABO KAMDJE A H, KAMGA P T, SIMO R T, et al. Mesenchymal stromal cells' role in tumor microenvironment: involvement of signaling pathways ［J］. Cancer Biol Med, 2017, 14（2）: 129–141.

［44］BERGFELD S A, DECLERCK Y A. Bone marrow-derived mesenchymal stem cells and the tumor microenvironment ［J］. Cancer Metastas Rev, 2010, 29（2）: 249–261.

［45］CHOSA N, ISHISAKI A. Two-novel mechanisms for maintenance of stemness in mesenchymal stem cells: SCRG1/BST1 axis and cell-cell adhesion through N-cadherin ［J］. Jpn Dent Sci Rev, 2018, 54（1）: 37–44.

［46］KLOPP A H, LACERDA L, GUPTA A, et al. Mesenchymal stem cells promote mammosphere formation and decrease E-cadherin in normal and malignant breast cells ［J］. PLoS ONE,

2010, 5（8）：e12180.

［47］YAN X L, FU C J, CHEN L, et al. Mesenchymal stem cells from primary breast cancer tissue promote cancer proliferation and enhance mammosphere formation partially via EGF/EGFR/ Akt pathway［J］. Breast Cancer Res Treat, 2012, 132（1）：153-164.

［48］MCLEAN K, GONG Y, CHOI Y, et al. Human ovarian carcinoma-associated mesenchymal stem cells regulate cancer stem cells and tumorigenesis via altered BMP production［J］. J Clin Invest, 2011, 121（8）：3206-3219.

［49］NISHIMURA K, SEMBA S, AOYAGI K, et al. Mesenchymal stem cells provide an advantageous tumor microenvironment for the restoration of cancer stem cells［J］. Pathobiology, 2012, 79（6）：290-306.

［50］ZHAO P, CHEN Y F, YUE Z J, et al. Bone marrow mesenchymal stem cells regulate stemness of multiple myeloma cell lines via BTK signaling pathway［J］. Leuk Res, 2017, 57：20-26.

［51］杜雪，郝梦哲，王昶，等. 骨髓间充质干细胞来源外泌体与血液病诊断［J］. 临床医药文献电子杂志，2017, 4（22）：4352-4353.

［52］CHEN S Q, DU Y, WANG X, et al. Production of specific CTL induced by exosomes derived from K562 cells［J］. Zhongguo Shiyan Xueyexue Zazhi, 2006, 14（6）：1168-1171.

［53］林晋. K562 细胞外泌体抑制骨髓间充质干细胞黏附功能的实验研究［D］. 南昌：南昌大学，2015.

［54］SISON E A R, BROWN P. The bone marrow microenvironment and leukemia：biology and therapeutic targeting［J］. Expert Rev Hematol, 2011, 4（3）：271-283.

［55］MUNTIÓN S, RAMAS T L, DIEZ-CAMPELO M, et al. Microvesicles from mesenchymal stromal cells are involved in hpc-microenvironment crosstalk in myelodysplastic patients［J］. PLoS One, 2016, 11（2）：e0146722.

［56］ROCCARO A M, SACCO A, MAISO P, et al. BM mesenchymal stromal cell-derived exosomes facilitate multiple myeloma progression［J］. J Clin Invest, 2013, 123（4）：1542-1555.

［57］Wang J H, DE VEIRMAN K, DE BEULE N, et al. The bone marrow microenvironment enhances multiple myeloma progression by exosome-mediated activation of myeloid-derived suppressor cells［J］. Oncotarget, 2015, 6（41）：43992-44004.

［58］DE VEIRMAN K, WANG J H, XU S, et al. Induction of miR-146a by multiple myeloma cells in mesenchymal stromal cells stimulates their pro-tumoral activity［J］. Cancer Lett, 2016,

377（1）：17–24.

［59］ KÖNIGSBERG R, OBERMAYR E, BISES G, et al. Detection of EpCAM positive and nega-tive circulating tumor cells in metastatic breast cancer patients［J］. Acta Oncol, 2011, 50（5）：700–710.

［60］ GORGES T M, TINHOFER I, DROSCH M, et al. Circulating tumour cells escape from Ep-CAM-based detection due to epithelial-to-mesenchymal transition［J］. BMC Cancer, 2012, 12（1）：178.

［61］ SIEUWERTS A M, KRAAN J, BOLT J, et al. Anti-epithelial cell adhesion molecule antibodies and the detection of circulating normal-like breast tumor cells［J］. J Natl Cancer Inst, 2009, 101（1）：61–66.

［62］ RAIMONDI C, GRADILONE A, NASO G, et al. Epithelial-mesenchymal transition and stemness features in circulating tumor cells from breast cancer patients［J］. Breast Cancer Res Treat, 2011, 130（2）：449–455.

［63］ KRAWCZYK N, MEIER-STIEGEN F, BANYS M, et al. Expression of stem cell and epithe-lial-mesenchymal transition markers in circulating tumor cells of breast cancer patients［J］. Biomed ResInt, 2014, 201（4）：415721.

［64］ ARMSTRONG A J, MARENGO M S, OLTEAN S, et al. Circulating tumor cells from pa-tients with advanced prostate and breast cancer display both epithelial and mesenchymal markers［J］. Mol Cancer Res, 2011, 9（8）：997–1007.

［65］ DVORAK H F. Tumors：wounds that do not heal-redux［J］. Cancer Immunology Research, 2015, 3（1）：1–11.

［66］ KAPLAN R N, RIBA R D, ZACHAROULIS S, et al. VEGFR1-positive haematopoietic bone marrow progenitors initiate the pre-metastatic niche［J］. Nature, 2005, 438（7069）：820–827.

［67］ LOTFI R, EISENBACHER J, SOLGI G, et al. Human mesenchymal stem cells respond to native but not oxidized damage associated molecular pattern molecules from necrotic（tumor）material［J］. European Journal of Immunology, 2011, 41（7）：2021–2028.

［68］ LOEBINGER M R, EDDAOUDI A, DAVIES D, et al. Mesenchymal stem cell delivery of TRAIL can eliminate metastatic cancer［J］. Cancer Research, 2009, 69（10）：4134–4142.

［69］ KOMAROVA S, KAWAKAMI Y, STOFF-KHALILI M A, et al. Mesenchymal progenitor cells as cellular vehicles for delivery of oncolytic adenoviruses［J］. Molecular Cancer Therapeutics, 2006, 5（3）：755–766.

［70］ YOUNG H E, STEELE T A, BRAY R A, et al. Human reserve pluripotent mesenchymal stem cells are present in the connective tissues of skeletal muscle and dermis derived from fetal, adult, and geriatric donors［J］. The Anatomical Record, 2001, 264（1）: 51-62.

［71］ MORIGI M, INTRONA M, IMBERTI B, et al. Human bone marrow mesenchymal stem cells accelerate recovery of acute renal injury and prolong survival in mice［J］. Stem Cells（Dayton, Ohio）, 2008, 26（8）: 2075-2082.

［72］ RHODES L V, MUIR S E, ELLIOTT S, et al. Adult human mesenchymal stem cells enhance breast tumorigenesis and promote hormone independence［J］. Breast Cancer Research and Treatment, 2010, 121（2）: 293-300.

［73］ RHEE K J, LEE J, EOM Y. Mesenchymal stem cell-mediated effects of tumor support or suppression［J］. International Journal of Molecular Sciences, 2015, 16（12）: 30015-30033.

［74］ ZHU W, XU W R, JIANG R Q, et al. Mesenchymal stem cells derived from bone marrow favor tumor cell growth *in vivo*［J］. Experimental and Molecular Pathology, 2006, 80（3）: 267-274.

［75］ SPAETH E, KLOPP A, DEMBINSKI J, et al. Inflammation and tumor microenvironments: defining the migratory itinerary of mesenchymal stem cells［J］. Gene Therapy, 2008, 15（10）: 730-738.

［76］ QIAO L, XU Z L, ZHAO T J, et al. Dkk-1 secreted by mesenchymal stem cells inhibits growth of breast cancer cells via depression of Wnt signalling［J］. Cancer Letters, 2008, 269（1）: 67-77.

［77］ KHAKOO A Y, PATI S, ANDERSON S A, et al. Human mesenchymal stem cells exert potent antitumorigenic effects in a model of Kaposi's sarcoma［J］. The Journal of Experimental Medicine, 2006, 203（5）: 1235-1247.

［78］ SHI Y, DU L, LIN L, et al. Tumour-associated mesenchymal stem/stromal cells: emerging therapeutic targets［J］. Nature Reviews. Drug Discovery, 2017, 16（1）: 35-52.

［79］ CHU Y J, TANG H J, GUO Y, et al. Adipose-derived mesenchymal stem cells promote cell proliferation and invasion of epithelial ovarian cancer［J］. Experimental Cell Research, 2015, 337（1）: 16-27.

［80］ SERAKINCI N, GULDBERG P, BURNS J S, et al. Adult human mesenchymal stem cell as a target for neoplastic transformation［J］. Oncogene, 2004, 23（29）: 5095-5098.

［81］ AL-KHALDI A, AL-SABTI H, GALIPEAU J, et al. Therapeutic angiogenesis using autologous bone marrow stromal cells: improved blood flow in a chronic limb ischemia model [J]. The Annals of Thoracic Surgery, 2003, 75 (1): 204−209.

[82] ROORDA B D, TER ELST A, KAMPS W A, et al. Bone marrow-derived cells and tumor growth: contribution of bone marrow-derived cells to tumor micro-environments with special focus on mesenchymal stem cells [J]. Critical Reviews in Oncology/Hematology, 2009, 69 (3): 187−198.

[83] POTAPOVA I A, GAUDETTE G R, BRINK P R, et al. Mesenchymal stem cells support migration, extracellular matrix invasion, proliferation, and survival of endothelial cells *in vitro* [J]. Stem Cells (Dayton, Ohio), 2007, 25 (7): 1761−1768.

[84] KARNOUB A E, DASH A B, VO A P, et al. Mesenchymal stem cells within tumour stroma promote breast cancer metastasis [J]. Nature, 2007, 449 (7162): 557−563.

[85] MI Z, BHATTACHARYA S D, KIM V M, et al. Osteopontin promotes CCL5-mesenchymal stromal cell-mediated breast cancer metastasis [J]. Carcinogenesis, 2011, 32 (4): 477−487.

[86] PSAILA B, LYDEN D. The metastatic niche: adapting the foreign soil [J]. Nature reviews Cancer, 2009, 9 (4): 285−293.

[87] KLEMM F, JOYCE J A. Microenvironmental regulation of therapeutic response in cancer [J]. Trends in Cell Biology, 2015, 25 (4): 198−213.

[88] ZAMARRON B F, CHEN W J. Dual roles of immune cells and their factors in cancer development and progression [J]. International Journal of Biological Sciences, 2011, 7 (5): 651−658.

[89] ZAIDI M R, MERLINO G. The two faces of interferon-γ in cancer [J]. Clinical Cancer Research, 2011, 17 (19): 6118−6124.

[90] DJOUAD F, BONY C, APPARAILLY F, et al. Earlier onset of syngeneic tumors in the presence of mesenchymal stem cells [J]. Transplantation, 2006, 82 (8): 1060−1066.

[91] BISSELL M J, LABARGE M A. Context, tissue plasticity, and cancer: are tumor stem cells also regulated by the microenvironment? [J]. Cancer Cell, 2005, 7 (1): 17−23.

[92] HUIJBERS A, TOLLENAAR R A E M, V PELT G W, et al. The proportion of tumor-stroma as a strong prognosticator for stage II and III colon cancer patients: validation in the VICTOR trial [J]. Annals of Oncology, 2013, 24 (1): 179−185.

[93] CUKIERMAN E, BASSI D E. The mesenchymal tumor microenvironment: a drug-resistant niche [J]. Cell Adhesion & Migration, 2012, 6 (3): 285−296.

［94］ MCMILLIN D W, NEGRI J M, MITSIADES C S. The role of tumour-stromal interactions in modifying drug response: challenges and opportunities［J］. Nature Reviews Drug Discovery, 2013, 12（3）: 217-228.

［95］ ROODHART J M L, DAENEN L G M, STIGTER E C A, et al. Mesenchymal stem cells induce resistance to chemotherapy through the release of platinum-induced fatty acids［J］. Cancer Cell, 2011, 20（3）: 370-383.

［96］ SCHERZED A, HACKENBERG S, FROELICH K, et al. BMSC enhance the survival of paclitaxel treated squamous cell carcinoma cells *in vitro*［J］. Cancer Biology & Therapy, 2011, 11（3）: 349-357.

［97］ ONO M, KOSAKA N, TOMINAGA N, et al. exosomes from bone marrow mesenchymal stem cells contain a microRNA that promotes dormancy in metastatic breast cancer cells［J］. Science Signaling, 2014, 7（332）: ra63.

［98］ BOELENS M C, WU T J, NABET B Y, et al. exosome transfer from stromal to breast cancer cells regulates therapy resistance pathways［J］. Cell, 2014, 159（3）: 499-513.

［99］ MUNOZ J L, BLISS S A, GRECO S J, et al. Delivery of functional anti-miR-9 by mesenchymal stem cell-derived exosomes to glioblastoma multiforme cells conferred chemosensitivity［J］. Molecular Therapy Nucleic Acids, 2013, 2: e126.

［100］ MÜERKÖSTER S, WEGEHENKEL K, ARLT A, et al. Tumor stroma interactions induce chemoresistance in pancreatic ductal carcinoma cells involving increased secretion and paracrine effects of nitric oxide and interleukin-1β［J］. Cancer Res, 2004, 64（4）: 1331-1337.

［101］ LOTTI F, JARRAR A M, PAI R K, et al. Chemotherapy activates cancer-associated fibroblasts to maintain colorectal cancerinitiating cells by IL-17A［J］. J Exp Med, 2013, 210（13）: 2851-2872.

［102］ LIS R, TOUBOUL C, MIRSHAHI P, et al. Tumor associated mesenchymal stem cells protects ovarian cancer cells from hyperthermia through CXCL12［J］. Int J Cancer, 2011, 128（3）: 715-725.

［103］ HELLEVIK T, PETTERSEN I, BERG V, et al. Changes in the secretory profile of NSCLC-associated fibroblasts after ablative radiotherapy: potential impact on angiogenesis and tumor growth［J］. Transl Oncol, 2013, 6（1）: 66-74.

［104］ BARCELLOS-HOFF M H, RAVANI S A. Irradiated mammary gland stroma promotes the expression of tumorigenic potential by unirradiated epithelial cells［J］. Cancer Res, 2000,

60: 1254-1260.

[105] STRAUSSMAN R, MORIKAWA T, SHEE K, et al. Tumour micro-environment elicits innate resistance to RAF inhibitors through HGF secretion [J]. Nature, 2012, 487 (7408): 500-504.

[106] CRAWFORD Y, KASMAN I, YU L L, et al. PDGF-C mediates the angiogenic and tumorigenic properties of fibroblasts associated with tumors refractory to anti-VEGF treatment [J]. Cancer Cell, 2009, 15 (1): 21-34.

[107] STUDENY M, MARINI F C, CHAMPLIN R E, et al. Bone marrow-derived mesenchymal stem cells as vehicles for interferon-β delivery into tumors [J]. Cancer Res, 2002, 62 (13): 3603-3608.

[108] CHEN X C, WANG R, ZHAO X, et al. Prophylaxis against carcinogenesis in three kinds of unestablished tumor models via IL12-gene-engineered MSCs [J]. Carcinogenesis, 2006, 27 (12): 2434-2441.

[109] MEADS M B, GATENBY R A, DALTON W S. Environment-mediated drug resistance: a major contributor to minimal residual disease [J]. Nature Reviews Cancer, 2009, 9 (9): 665-674.

[110] HOUTHUIJZEN J M, DAENEN L G M, ROODHART J M L, et al. The role of mesenchymal stem cells in anti-cancer drug resistance and tumour progression [J]. British Journal of Cancer, 2012, 106 (12): 1901-1906.

[111] SHAIN K H, YARDE D N, MEADS M B, et al. Beta1 integrin adhesion enhances IL-6-mediated STAT3 signaling in myeloma cells: implications for microenvironment influence on tumor survival and proliferation [J]. Cancer Research, 2009, 69 (3): 1009-1015.

[112] PARK S Y, HAN J Y, KIM J B, et al. Interleukin-8 is related to poor chemotherapeutic response and tumourigenicity in hepatocellular carcinoma [J]. European Journal of Cancer, 2014, 50 (2): 341-350.

[113] POLLER B, DREWE J, KRÄHENBÜHL S, et al. Regulation of BCRP (ABCG2) and P-glycoprotein (ABCB1) by cytokines in a model of the human blood-brain barrier [J]. Cellular and Molecular Neurobiology, 2010, 30 (1): 63-70.

[114] NING Y, MANEGOLD P C, HONG Y K, et al. Interleukin-8 is associated with proliferation, migration, angiogenesis and chemosensitivity *in vitro* and *in vivo* in colon cancer cell line models [J]. International Journal of Cancer, 2011, 128 (9): 2038-2049.

［115］ CHEN D R, LU D Y, LIN H Y, et al. Mesenchymal stem cell-induced doxorubicin resistance in triple negative breast cancer［J］. Biomed Res Int, 2014, 2014: 532161.

［116］ RATTIGAN Y, HSU J M, MISHRA P J, et al. Interleukin 6 mediated recruitment of mesen-chymal stem cells to the hypoxic tumor milieu［J］. Experimental Cell Research, 2010, 316 (20): 3417−3424.

［117］ ARA T, SONG L P, SHIMADA H, et al. Interleukin-6 in the bone marrow microenvironment promotes the growth and survival of neuroblastoma cells［J］. Cancer Research, 2009, 69 (1): 329−337.

［118］ TU B, ZHU J, LIU S, et al. Mesenchymal stem cells promote osteosarcoma cell survival and drug resistance through activation of STAT3［J］. Oncotarget, 2016, 7 (30): 48296−48308.

［119］ MEADS M B, HAZLEHURST L A, DALTON W S. The bone marrow microenvironment as a tumor sanctuary and contributor to drug resistance［J］. Clinical Cancer Research, 2008, 14 (9): 2519−2526.

［120］ VIANELLO F, VILLANOVA F, TISATO V, et al. Bone marrow mesenchymal stromal cells non-selectively protect chronic myeloid leukemia cells from imatinib-induced apoptosis via the CXCR4/CXCL12 axis［J］. Haematologica, 2010, 95 (7): 1081−1089.

［121］ JIN L H, TABE Y, KONOPLEV S, et al. CXCR4 up-regulation by imatinib induces chronic myelogenous leukemia (CML) cell migration to bone marrow stroma and promotes survival of quiescent CML cells［J］. Molecular Cancer Therapeutics, 2008, 7 (1): 48−58.

［122］ BALAKRISHNAN K, BURGER J A, QUIROGA M P, et al. Influence of bone marrow stromal microenvironment on forodesine-induced responses in CLL primary cells［J］. Blood, 2010, 116 (7): 1083−1091.

［123］ IWAMOTO S, MIHARA K, DOWNING J R, et al. Mesenchymal cells regulate the response of acute lymphoblastic leukemia cells to asparaginase［J］. The Journal of Clinical Investi-gation, 2007, 117 (4): 1049−1057.

［124］ ERLER J T, CAWTHORNE C J, WILLIAMS K J, et al. Hypoxia-mediated down-regulation of Bid and Bax in tumors occurs via hypoxia-inducible factor 1-dependent and -independent mechanisms and contributes to drug resistance［J］. Molecular and Cellular Biology, 2004, 24 (7): 2875−2889.

［125］ SONG J R, QU Z Q, GUO X L, et al. Hypoxia-induced autophagy contributes to the chemo-resistance of hepatocellular carcinoma cells［J］. Autophagy, 2009, 5 (8): 1131−1144.

［126］HAN Z P, JING Y Y, XIA Y, et al. Mesenchymal stem cells contribute to the chemoresistance of hepatocellular carcinoma cells in inflammatory environment by inducing autophagy［J］. Cell & Bioscience, 2014, 4：22.

［127］SANCHEZ C G, PENFORNIS P, OSKOWITZ A Z, et al. Activation of autophagy in mesenchymal stem cells provides tumor stromal support［J］. Carcinogenesis, 2011, 32（7）：964-972.

［128］TENG I W, HOU P C, LEE K D, et al. Targeted methylation of two tumor suppressor genes is sufficient to transform mesenchymal stem cells into cancer stem/initiating cells［J］. Cancer Research, 2011, 71（13）：4653-4663.

［129］RAMASAMY R, LAM E W F, SOEIRO I, et al. Mesenchymal stem cells inhibit proliferation and apoptosis of tumor cells：impact on *in vivo* tumor growth［J］. Leukemia, 2007, 21（2）：304-310.

［130］JIA L T, YANG A G. Noncoding RNAs in therapeutic resistance of cancer［J］. Advances in Experimental Medicine and Biology, 2016, 927：265-295.

［131］JI R B, ZHANG B, ZHANG X, et al. exosomes derived from human mesenchymal stem cells confer drug resistance in gastric cancer［J］. Cell Cycle, 2015, 14（15）：2473-2483.

［132］WANG S, MIAO Z G, YANG Q Y, et al. The dynamic roles of mesenchymal stem cells in colon cancer［J］. Can J Gastroenterol Hepatol, 2018, 2018：7628763.

［133］MARTIN F T, DWYER R M, KELLY J, et al. Potential role of mesenchymal stem cells（MSCs）in the breast tumour microenvironment：stimulation of epithelial to mesenchymal transition（EMT）［J］. Breast Cancer Res Treat, 2010, 124（2）：317-326.

［134］DE BECKER A, RIET I V. Homing and migration of mesenchymal stromal cells：How to improve the efficacy of cell therapy?［J］. World J Stem Cells, 2016, 8（3）：73-87.

［135］RODINI C O, GONÇALVES DA SILVA P B, ASSONI A F, et al. Mesenchymal stem cells enhance tumorigenic properties of human glioblastoma through independent cell-cell communication mechanisms［J］. Oncotarget, 2018, 9（37）：24766-24777.

［136］LI W, ZHANG X, WU F L, et al. Gastric cancer-derived mesenchymal stromal cells trigger M2 macrophage polarization that promotes metastasis and EMT in gastric cancer［J］. Cell Death Dis, 2019, 10（12）：918.

［137］HUANG W H, CHANG M C, TSAI K S, et al. Mesenchymal stem cells promote growth and angiogenesis of tumors in mice［J］. Oncogene, 2013, 32（37）：4343-4354.

[138] LIU Y, HAN Z P, ZHANG S S, et al. Effects of inflammatory factors on mesenchymal stem cells and their role in the promotion of tumor angiogenesis in colon cancer [J]. J Biol Chem, 2011, 286 (28): 25007–25015.

[139] GONZALEZ M E, MARTIN E E, ANWAR T, et al. Mesenchymal stem cell-induced DDR2 mediates stromal-breast cancer interactions and metastasis growth [J]. Cell Rep, 2017, 18 (5): 1215–1228.

[140] CHEN Y Q, HE Y F, WANG X C, et al. Adipose-derived mesenchymal stem cells exhibit tumor tropism and promote tumorsphere formation of breast cancer cells [J]. Oncol Rep, 2019, 41 (4): 2126–2136.

[141] LI W J, XU H Q, QIAN C. c-Kit-positive adipose tissue-derived mesenchymal stem cells promote the growth and angiogenesis of breast cancer [J]. Biomed Res Int, 2017, 2017: 7407168.

[142] BRENNER A K, NEPSTAD I, BRUSERUD Ø. Mesenchymal stem cells support survival and proliferation of primary human acute myeloid leukemia cells through heterogeneous molecular mechanisms [J]. Front Immunol, 2017, 8: 106.

[143] CHEN Y C, GONZALEZ M E, BURMAN B, et al. Mesenchymal stem/stromal cell engulf-ment reveals metastatic advantage in breast cancer [J]. Cell Rep, 2019, 27 (13): 3916–3926.

[144] MELZER C, VON DER OHE J, HASS R. Enhanced metastatic capacity of breast cancer cells after interaction and hybrid formation with mesenchymal stroma/stem cells (MSC)[J]. Cell Commun Signal, 2018, 16 (1): 2.

[145] ZHANG L N, KONG C F, ZHAO D, et al. Fusion with mesenchymal stem cells differential-ly affects tumorigenic and metastatic abilities of lung cancer cells [J]. J Cell Physiol, 2019, 234 (4): 3570–3582.

[146] SUN C, DAI X L, ZHAO D L, et al. Mesenchymal stem cells promote glioma neovascular-ization *in vivo* by fusing with cancer stem cells [J]. BMC Cancer, 2019, 19 (1): 1240.

[147] LUO F, LIU T, WANG J N, et al. Bone marrow mesenchymal stem cells participate in pros-tate carcinogenesis and promote growth of prostate cancer by cell fusion *in vivo* [J]. Onco-target, 2016, 7 (21): 30924–30934.

[148] MELZER C, VON DER OHE J, HASS R. MSC stimulate ovarian tumor growth during in-tercellular communication but reduce tumorigenicity after fusion with ovarian cancer cells

[J]. Cell Commun Signal, 2018, 16（1）: 67.

[149] WANG Y, FAN H B, ZHOU B, et al. Fusion of human umbilical cord mesenchymal stem cells with esophageal carcinoma cells inhibits the tumorigenicity of esophageal carcinoma cells [J]. Int J Oncol, 2012, 40（2）: 370-377.

[150] LI G C, YE Q H, DONG Q Z, et al. Mesenchymal stem cells seldomly fuse with hepatocellular carcinoma cells and are mainly distributed in the tumor stroma in mouse models [J]. Oncol Rep, 2013, 29（2）: 713-719.

[151] YUAN Y, ZHOU C, CHEN X, et al. Suppression of tumor cell proliferation and migration by human umbilical cord mesenchymal stem cells: A possible role for apoptosis and Wnt signaling [J]. Oncol Lett, 2018, 15（6）: 8536-8544.

[152] YANG C, LEI D Q, OUYANG W X, et al. Conditioned media from human adipose tissue-derived mesenchymal stem cells and umbilical cord-derived mesenchymal stem cells efficiently induced the apoptosis and differentiation in human glioma cell lines *in vitro* [J]. Biomed Res Int, 2014, 2014: 109389.

[153] MA S S, LIANG S, JIAO H L, et al. Human umbilical cord mesenchymal stem cells inhibit C6 glioma growth via secretion of dickkopf-1（DKK1）[J]. Mol Cell Biochem, 2014, 385（1-2）: 277-286.

[154] HAN I, YUN M Y, KIM E O, et al. Retraction Note: Umbilical cord tissue-derived mesenchymal stem cells induce apoptosis in PC-3 prostate cancer cells through activation of JNK and downregulation of PI_3K/AKT signaling [J]. Stem Cell Res Ther, 2018, 9（1）: 354.

[155] HENDIJANI F, HAGHJOOY JAVANMARD S, SADEGHI-ALIABADI H. Human Wharton's jelly mesenchymal stem cell secretome display antiproliferative effect on leukemia cell line and produce additive cytotoxic effect in combination with doxorubicin [J]. Tissue Cell, 2015, 47（3）: 229-234.

[156] JIMÉNEZ G, HACKENBERG M, CATALINA P, et al. Mesenchymal stem cell's secretome promotes selective enrichment of cancer stem-like cells with specific cytogenetic profile [J]. Cancer Lett, 2018, 429: 78-88.

[157] QI J, ZHOU Y L, JIAO Z Y, et al. Exosomes derived from human bone marrow mesenchymal stem cells promote tumor growth through hedgehog signaling pathway [J]. Cell Physiol Biochem, 2017, 42（6）: 2242-2254.

[158] XU H Y, ZHAO G F, ZHANG Y, et al. Mesenchymal stem cell-derived exosomal microR-

NA-133b suppresses glioma progression via Wnt/β-catenin signaling pathway by targeting EZH2 [J]. Stem Cell Res Ther, 2019, 10 (1): 381.

[159] MOORE C, KOSGODAGE U, LANGE S, et al. The emerging role of exosomes and microvesicle- (EMV-) based cancer therapeutics and immunotherapy [J]. Int J Cancer, 2017, 141 (3): 428−436.

[160] MA M, CHEN S L, LIU Z, et al. miRNA-221 of exosomes originating from bone marrow mesenchymal stem cells promotes oncogenic activity in gastric cancer [J]. Onco Targets Ther, 2017, 10: 4161−4171.

[161] JIANG S J, MO C Q, GUO S J, et al. Human bone marrow mesenchymal stem cells-derived microRNA-205-containing exosomes impede the progression of prostate cancer through suppression of RHPN$_2$ [J]. J Exp Clin Cancer Res, 2019, 38 (1): 495.

[162] LOU G H, CHEN L, XIA C X, et al. MiR-199a-modified exosomes from adipose tissue-derived mesenchymal stem cells improve hepatocellular carcinoma chemosensitivity through mTOR pathway [J]. J Exp Clin Cancer Res, 2020, 39: 4.

[163] CHULPANOVA D S, KITAEVA K V, TAZETDINOVA L G, et al. Application of mesenchymal stem cells for therapeutic agent delivery in anti-tumor treatment [J]. Front Pharmacol, 2018, 9: 259.

[164] OUYANG X, WANG X, KRAATZ H B, et al. A Trojan horse biomimetic delivery strategy using mesenchymal stem cells for PDT/PTT therapy against lung melanoma metastasis [J]. Biomater Sci, 2020, 8 (4): 1160−1170.

[165] ULLAH M, KURODA Y, BARTOSH T J, et al. iPS-derived MSCs from an expandable bank to deliver a prodrug-converting enzyme that limits growth and metastases of human breast cancers [J]. Cell Death Discov, 2017, 3: 16064.

[166] WANG X, CHEN H, ZENG X, et al. Via Efficient lung cancer-targeted drug delivery a nanoparticle/MSC system [J]. Acta Pharm Sin B, 2019, 9 (1): 167−176.

[167] DEMBINSKI J L, WILSON S M, SPAETH E L, et al. Tumor stroma engraftment of gene-modified mesenchymal stem cells as anti-tumor therapy against ovarian cancer [J]. Cytotherapy, 2013, 15 (1): 20−32.

[168] SHEN C J, CHAN T F, CHEN C C, et al. Human umbilical cord matrix-derived stem cells expressing interferon-β gene inhibit breast cancer cells via apoptosis [J]. Oncotarget, 2016, 7 (23): 34172−34179.

[169] ALTANEROVA U, JAKUBECHOVA J, BENEJOVA K, et al. Prodrug suicide gene therapy for cancer targeted intracellular by mesenchymal stem cell exosomes [J]. Int J Cancer, 2019, 144 (4): 897–908.

[170] ZHAO W H, CHENG J X, SHI P F, et al. Human umbilical cord mesenchymal stem cells with adenovirus-mediated interleukin 12 gene transduction inhibits the growth of ovarian carcinoma cells both *in vitro* and *in vivo* [J]. Nanfang Yike Daxue Xuebao, 2011, 31 (5): 903–907.

[171] YANG X Y, DU J C, XU X, et al. IFN-γ-secreting-mesenchymal stem cells exert an antitumor effect *in vivo* via the TRAIL pathway [J]. J Immunol Res, 2014, 2014: 318098.

[172] Zhou Y L, Li Y M, He W T. *In vitro* Oxygen-laden mesenchymal stem cells enhance the effect of gastric cancer chemotherapy [J]. Oncol Lett, 2019, 17 (1): 1245–1252.

[173] SHAH K. Mesenchymal stem cells engineered for cancer therapy [J]. Adv Drug Deliv Rev, 2012, 64 (8): 739–748.

[174] KIM S M, OH J H, PARK S A, et al. Irradiation enhances the tumor tropism and therapeutic potential of tumor necrosis factor-related apoptosis-inducing ligand-secreting human umbilical cord blood-derived mesenchymal stem cells in glioma therapy [J]. Stem Cells, 2010, 28 (12): 2217–2228.

[175] DE ARAUJO FARIAS V, O'VALLE F, LERMA B A, et al. Human mesenchymal stem cells enhance the systemic effects of radiotherapy [J]. Oncotarget, 2015, 6 (31): 31164–31180.

[176] FENG H, ZHAO J K, SCHIERGENS T S, et al. Bone marrow-derived mesenchymal stromal cells promote colorectal cancer cell death under low-dose irradiation [J]. Br J Cancer, 2018, 118 (3): 353–365.

[177] HE W M, LIANG B S, WANG C L, et al. MSC-regulated lncRNA MACC1-AS1 promotes stemness and chemoresistance through fatty acid oxidation in gastric cancer [J]. Oncogene, 2019, 38 (23): 4637–4654.

[178] GU Z W, HE Y F, WANG W J, et al. MiR-1180 from bone marrow-derived mesenchymal stem cells induces glycolysis and chemoresistance in ovarian cancer cells by upregulating the Wnt signaling pathway [J]. J Zhejiang Univ Sci B, 2019, 20 (3): 219–237.

（王倩倩、丁　颖、郭瑜芹、王新龙）

第六章 基于间充质干细胞的肿瘤治疗策略

自 Le Blanc 等将 MSC 用于治疗移植物抗宿主病（graft versus host disease，GvHD）大获成功之后，大量与 MSC 相关的临床研究得以开展[1]。目前，利用 MSC 治疗慢性炎症性疾病和慢性损伤性疾病的研究已经取得了很好的结果。MSC 具有趋化、迁移的特性，能特异性地到达肿瘤组织，为肿瘤的靶向治疗提供了可能性。同时，MSC 表达主要组织相容性复合体Ⅰ类分子（major histocompatibility complex-Ⅰ，MHC-Ⅰ），缺乏 MHC-Ⅱ及共刺激因子 CD80、CD86、CD40 等，能有效避免异种移植导致的免疫反应，为临床应用提供了极大的便利[2]。因此，近年来基于 MSC 的肿瘤治疗策略被提出并不断强化。本章主要着眼于药物载体、基因工程、细胞外囊泡、肿瘤免疫治疗等方面，介绍 MSC 在肿瘤治疗领域的应用及前景。

第一节 间充质干细胞作为药物载体治疗肿瘤

研究表明，MSC 具有向肿瘤细胞迁移的能力，为其用作抗肿瘤药物载体奠定了基础。MSC 易于分离，体外增殖速度快并且存在于多种器官组织中，将其用于肿瘤治疗具有较强的可操作性。研究者们利用 MSC 的这些特性，顺利将抗肿瘤药物装填于细胞，并在荷瘤鼠模型中成功利用该细胞将药物送达肿瘤部位，抑制肿瘤生长[3]。

1 MSC 的肿瘤趋向性

类似于炎症微环境对 MSC 的趋化作用，肿瘤微环境也通过释放信号分子的模式吸引、招募 MSC 至肿瘤实质[4]。而这一作用对于 MSC 而言，也可以称为"归巢"（homing）。MSC 向肿瘤组织迁移的机制和白细胞向炎症区域迁移的机制类似，主要分为两步：首先，循环系统中的 MSC 通过其自身表达的 VLA-4 抗原与血管内皮细胞表面的 VCAM-1 结合，锚着于血管内皮；然后，肿瘤组织释放的信号分子配体与 MSC 表面表达的相关受体结合，引导其向肿瘤组织迁移（图 6.1）。目前已经证实的可能参与肿瘤对 MSC 产生趋化作用的信号分子主要包括两大类，一类是趋化因子，例如 CC- 趋化因子配体 2 和 5（CC-chemokine ligand 2 and 5，CCL2，CCL5）、CXC- 趋化因子配体 12 和 16（CXC-chemokine ligand 12 and 16，CXCL12，CXCL16）等；另一类是生长因子，包括胰岛素样生长因子 -1（insulin-like growth factor-1，IGF-1）、碱性成纤维细胞生长因子（basic fibroblast growth factor，bFGF）、血管内皮生长因子（vascular endothelial growth factor，VEGF）、血小板源生长因子（platelet-derived growth factor，PDGF）、转化生长因子 -β（transforming growth factor-β、TGF-β）等[5-7]。MSC 表面的趋化因子受体主要包括 CC 家族的受体 CCR1-CCR10、CXC 家族的受体 CXCR1-CXCR6、CX3C 家族的受体 CX3CR1以及 XC 家族的受体 XCR1。这些种类繁多的趋化因子和细胞因子受体不仅为MSC 向肿瘤的趋化迁移提供了明确的方向，也解释了不同的细胞对于不同类型肿瘤的趋化特异性[8]。而且，明确肿瘤组织产生的细胞因子或者趋化因子，通过改变 MSC 表面的受体选择性地改造细胞，能令其趋化迁移至特定的肿瘤，成为很好的靶向治疗载体[9]。得益于细胞荧光标记技术，研究人员能很好地追踪到MSC，其肿瘤趋向性已经在黑色素瘤、胶质瘤、前列腺癌、乳腺癌、白血病、肝癌、肺癌、结肠癌、卵巢癌等多种恶性肿瘤模型中得到了验证[2]。

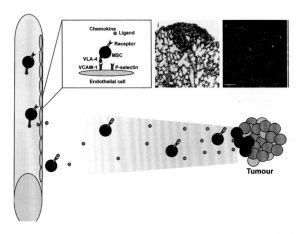

（引自：LOEBINGER M R，JANES S M . Stem cells as vectors for antitumour therapy［J］. Thorax，2010，65（4）：362-369.）

图 6.1　MSC 的肿瘤趋向性

2　MSC 作为药物载体治疗肿瘤

MSC 由于其肿瘤趋向性、易获得性、体外易增殖性、低免疫原性等特点，很适合用作抗肿瘤药物的载体，在体外装载药物，注射入体内，精确地靶向肿瘤细胞，释放抗肿瘤药物。这一策略不仅能更精确地靶向肿瘤，还能调整药物浓度，减少副作用，同时又能对抗肿瘤细胞耐药，达到既高效又精准的治疗效果[10]。

2.1　MSC 装载紫杉醇用于肿瘤治疗

2011 年，意大利的 Pessina 团队首先报道了在不进行任何基因操作的前提下将紫杉醇装载于人类 MSC 和成年小鼠间质细胞系（SR4987），使之缓慢释放，用于肿瘤治疗[11]。他们得出结论认为，MSC 能摄取药物，成为治疗肿瘤的载体，然后缓慢释放药物（释放药物的过程呈时间依赖性），达到抑制肿瘤细胞增殖的目的，可以作为一种抗肿瘤治疗的新策略。

研究者在前期研究中发现，将暴露于阿霉素的小鼠骨髓来源的间质细胞与造血干细胞共培养，后者的增殖能力受到了明显抑制。根据间质细胞的这种获得性抑制细胞增殖的能力，研究者推断 MSC 或者间质细胞在装载了抗肿瘤药物之后，可能具有释放药物、抑制肿瘤细胞增殖的作用。鉴于 MSC 的这个特性，研究者将人类 MSC（hMSCs）和小鼠间质细胞系 SR4987 作为实验对象，在明确了两种细胞均对紫杉醇耐药之后，将两种细胞与紫杉醇共培养，使高浓度药物被装载于 hMSCs 和 SR4987 细胞内。由于这两种细胞具有紫杉醇耐药性，一定浓度的药物并不对两者产生细胞毒性。但是两种细胞却能在细胞培养基中呈时间依赖性地缓慢释放药物，且能使释放的紫杉醇药物浓度对紫杉醇药物敏感细胞的增殖产生抑制作用。细胞水平的研究发现，装载有紫杉醇的 hMSCs 和 SR4987 细胞获得了抑制肿瘤细胞增殖的能力，而且体外实验还证实，装载有紫杉醇的 hMSCs 和 SR4987 细胞能抑制血管生成。体内实验结果显示，将装载有紫杉醇的 hMSCs 和人类前列腺癌细胞系 DU145 共同注射入免疫缺陷小鼠体内，或者将载有紫杉醇的 SR4987 细胞和人类胶质母细胞瘤细胞系 U87 或者小鼠黑色素瘤 B16 细胞系共同注射入免疫缺陷小鼠体内，都能抑制移植瘤在荷瘤鼠体内的生长。该研究首次在不进行任何基因改造的情况下，仅仅利用 MSC 本身的特性装载了抗肿瘤药物，并在细胞水平和动物肿瘤模型中均证实了装载药物的 MSC 具有显著的抗肿瘤作用[11]。

　　然而，将 MSC 用于装载紫杉醇有一个先决条件，即装载用的细胞本身必须对紫杉醇耐药或者不敏感。其他一些研究发现，并非所有的 MSC 都适于作为药物载体。当细胞对药物很敏感，或者药物在引起肿瘤细胞毒性反应之时或之前就已经对载体细胞产生了明显的细胞毒性时，这类 MSC 是不适合作为载体的。关于用 MSC 装载紫杉醇已经比较明确的是，紫杉醇被细胞摄取后位于高尔基体来源的囊泡内，并且会结合到细胞微管上。然而，将 hMSCs 和 SR4987 细胞用作紫杉醇载体还需要解释的问题，也是相关研究很少涉及的，即紫杉醇如何从细胞内释放到胞外以及应当如何控制药物的释放量。一种解释是，药物会通过 P 糖蛋白（P-glycoprotein）的作用被排到细胞外。P 糖蛋白是一个分子量大约为 170 kD 的膜蛋白，被发现存在于很多肿瘤细胞的细胞膜上，能通过促进细胞内药物的外排帮助维持肿瘤细胞多药耐药的特性。P 糖蛋白对维拉帕米（verapamil，VP）非常敏感。VP 是一种重要的细胞外排泵抑制剂，可用于抑制细胞内药物的外排。研究者发现，VP 的使用能调节 SR4987 细胞对紫杉醇的敏感性，从而推测 P 糖蛋白可能是 SR4987 细胞排出紫杉醇的源头。然而，这个机制并未在 hMSCs 细胞中得到证实，所以 MSC 排出装载于细胞内的药物可能还存在其他未知的机制。而且，研究者并未完全解释清楚 P 糖蛋白的高表达如何能保证紫杉醇被大量装载于细胞内并缓慢释放于胞外，毕竟 P 糖蛋白可能从一开始就会排出药物而阻止其被装载于细胞。因此，MSC 如何对紫杉醇药物进行装载、释放，仍是个非常值得进一步探索的问题。

　　关于这个问题，研究者在随后的另外一篇报道中做了详细的研究，并提出了分泌型微囊泡载体的新途径[12]。研究者将装载有紫杉醇的 SR4987 细胞用于抑制胰腺癌细胞增殖，发现 SR4987 细胞内的液泡样结构可能是药物的载体，而细胞分泌的膜微囊泡（MVs，membrane microvesicles）可能装载了活性药物并被成功地排出了细胞，抑制了周围肿瘤细胞的增殖。细胞分泌微囊泡的现象在很多年前就已被发现并深入研究。细胞分泌的微囊泡可能是细胞之间信号交流的一种方式，是构成组织微环境的一种组分。当组织微环境发生变化或者一些细胞受到外界刺激进入应激状态时，细胞分泌带有信号分子的微囊泡至细胞外环境，招募炎症细胞或者与周围细胞进行信息交流，释放相关信号分子进入循环系统，有利于促进机体整体进入某种状态以应对环境的改变。有研究表明，MSC 具有强大的旁分泌功能，能大量分泌微囊泡。而且 MSC 分泌微囊泡的这一功能已经被证实在外伤修复过程中发挥重要作用。因此，研究者很自然地联想到，MSC 的这种强大的分泌微囊泡的能力是否也在其作为载体装载药物并释放的过程中发挥重要作用。研究者用小鼠 SR4987 细胞作为研究对象，因为他们在之前的研究中发现这个细胞系对紫杉醇有很好的耐受性，而且能较好地完成一整套的紫杉醇装载－释放程序，达到较满意的肿瘤细胞抑制效果。另外，SR4987 细胞能在体外很好地增殖，并能稳定地维持其自身的状态和表型，这些特性也为其稳定地大量分泌微囊泡奠定了基础，这也正是该研究所需要的。研究者该次选用的抑制细胞对象是人胰腺癌细胞系 CFPAC-1，这个癌症细胞系恶性程度高，且对药物比较敏感，因此被选作研究对象能较好地反映研究结果。

利用电子显微镜，研究者并没有发现装载有紫杉醇的 SR4987 细胞和未装载药物的细胞在超微结构上有明显的差别。虽然在装载有紫杉醇的 SR4987 细胞的胞浆中发现了自噬体的存在。曾有研究显示，在有丝分裂的细胞中紫杉醇能抑制自噬体的产生，而在非有丝分裂细胞中紫杉醇的存在并不影响自噬体的产生，却会抑制细胞的运动和成熟。说明紫杉醇药物对细胞自噬体的产生没有明显的影响。经过对比发现，紫杉醇的装载对于 SR4987 细胞中微囊泡的产生也没有明显影响。而且利用电子显微镜分别对从装载有紫杉醇的 SR4987 细胞或者对照 SR4987 细胞中提取的微囊泡进行对比，发现两种细胞中的微囊泡的形态和大小都没有明显区别。这就排除了紫杉醇的装载影响产生微囊泡的数量和质量的可能性，说明微囊泡作为药物排出的载体是完全可行的。接着，研究者用高效液相色谱技术（HPLC）和傅立叶变换红外光谱仪（FTIR spectroscopy）直观地检测到了装载有紫杉醇的 SR4987 细胞分泌的微囊泡中含有紫杉醇，并明确了 SR4987 细胞中的微囊泡作为载体，参与了装载、释放紫杉醇。然后，研究者发现由装载有紫杉醇的 SR4987 细胞分泌的微囊泡对人胰腺癌细胞系 CF-PAC-1 具有显著的增殖抑制作用，进一步明确了微囊泡作为载体，不仅能完成对紫杉醇的装载－分泌这一过程，更重要的是在整个过程中，紫杉醇的活性并没有受到影响。保证药物的活性不受影响，是对 MSC 作为抗肿瘤药物载体的基本要求，该研究证实，SR4987 细胞通过分泌微囊泡做到了这一点。因此，可以认为微囊泡的产生和分泌是 MSC 作为抗肿瘤药物载体装载并释放药物的主要机制。有意思的是，研究者还发现，未装载紫杉醇的 SR4987 细胞分泌的不含抗肿瘤药物的微囊泡居然也具有轻微的抑制肿瘤增殖的作用。尽管这种微囊泡产生的细胞抑制作用和含有紫杉醇的微囊泡产生的肿瘤细胞抑制作用相比显得很微小，但确实存在[12]。这种 MSC 本身存在的通过分泌微囊泡而产生的抗肿瘤作用，我们将在后续章节继续探讨。

2.2　MSC 装载吉西他滨用于胰腺癌治疗

Pessina 团队随后又在 2015 年报道了如何用骨髓或者胰腺来源的 MSC 装载吉西他滨（Gemcitabine）用于抑制胰腺癌的研究[1]。研究者将 MSC 暴露于高浓度的吉西他滨中，使得细胞装载药物成功，发现装载有吉西他滨的 MSC 具有抑制胰腺癌细胞增殖的活性。他们得出结论认为，MSC 能像"特洛伊木马"一样，将抗肿瘤药物带到胰腺癌肿瘤组织的深部，而且装载有药物的 MSC 在肿瘤深部释放的药物浓度远高于通过静脉系统注射药物之后能到达肿瘤深部的药物浓度，不仅能提高药物抗肿瘤治疗的效果，还能有效避免药物通过静脉注射带来的全身或者肿瘤周边正常组织的损伤。

研究者首先在体外进行了骨髓来源 MSC（BMMSCs）和胰腺来源 MSC（pMSCs）的增殖，并对两者进行了鉴定。然后，研究者检测了吉西他滨对 BMMSCs 和 pMSCs 的细胞毒性，发现两种细胞对吉西他滨都有很高的耐受性，保证了两者在和高浓度吉西他滨共培养进行药物装载的时候基本不存在细胞损伤。将装载有吉西他滨的 MSC 与对吉西他滨敏感的胰腺癌细胞共培养，发现 MSC 释放的吉西他滨能有效抑制胰腺癌细胞的增殖，并且其对癌细胞的抑制率依赖于 MSC 的投放浓度。MSC 释放的吉西他滨浓度也完全足够达到甚至远超过抑制胰腺癌细胞的 IC_{50} 值。研究者还发现，装载有吉西他滨的 MSC 还能抑制血管内皮细胞的增殖，因此可能在抑制肿瘤血管生成方面也有作用。

吉西他滨属核苷类抗癌药，主要通过细胞膜上的核苷转运蛋白运送至细胞内，然后在脱氧胞苷激酶的作用下转化为有活性代谢产物，抑制核糖核苷酸还原酶，阻止 DNA 的合成并结合 DNA 阻止其修复。在骨髓来源 MSC 和胰腺来源 MSC 中均发现了较高水平的人类浓缩型核苷转运蛋白 -1（hCNT-1, human concentrative nucleoside transporter-1）的表达，hCNT-1 的高水平表达可能是两种 MSC 能大量摄取吉西他滨的原因。研究者发现，单个 MSC 能释放约 0.076 pg 的吉西他滨，意味着，如果将 MSC 原位注射于体内肿瘤中，仅需 10^6 个 MSC 就能释放约 76 ng 吉西他滨，而这个剂量已经比抑制胰腺癌细胞的 IC_{50} 值高了 100 倍。这也为装载有吉西他滨的 MSC 用于治疗胰腺癌的体内研究提供了理论基础。可惜的是，Pessina 团队并未报道装载有吉西他滨的 MSC 对胰腺癌体内模型的相关研究结果。

事实上，MSC 对胰腺癌的作用是比较复杂的。来源于骨髓的 MSC 可能由于炎症因子信号的作用而迁移到胰腺，构成了胰腺肿瘤间质组织的一部分；而胰腺癌细胞释放到血液中的一些生长因子，例如血小板生长因子、上皮生长因子、血管内皮生长因子等，也是吸引或者引导 MSC 迁移到胰腺癌组织的重要原因。一旦 MSC 到达肿瘤，将会和血管内皮细胞相互作用，通过促进血管内皮生长因子的分泌，达到促进肿瘤血管生长的目的。而且，骨髓来源的 MSC 能促进胰腺癌细胞从上皮表型向间质表型的转化（EMT, epithelial to mesenchymal transition），并使细胞维持间质表型，从而增加癌症细胞的侵袭、转移能力和恶性程度[6]。鉴于 MSC 本身可能促进胰腺癌进展，以及 MSC 作为药物载体能靶向释放抗肿瘤药物的能力，关于 MSC 装载吉西他滨用于胰腺癌治疗的研究，仍需进一步严密、细致的体内实验进行论证。尽管 MSC 也有可能促进胰腺癌的进展，但用其作为吉西他滨的载体不仅载药浓度高，还能精确定位到肿瘤组织，利用高浓度药物高效杀伤肿瘤的同时还能尽量减少副作用，或许不失为一种值得进一步深入研究的抗胰腺癌策略。

第二节 基因工程间充质干细胞治疗肿瘤

MSC 的肿瘤趋向性使其成为抗肿瘤治疗领域的热门工具，尤其是利用其搭载抗肿瘤药物。然而，作为载体，MSC 本身对药物的敏感性、摄取率、释放能力等诸多问题限制了很多抗肿瘤药物的使用。多项研究表明，结合 MSC 的肿瘤趋向性，通过基因工程技术，使 MSC 在迁移到肿瘤组织的同时，表达产生干扰素等明确具有抗肿瘤作用的物质、诱导凋亡的配体或者搭载溶瘤病毒等，或许是一种有效的利用 MSC 治疗肿瘤的策略[13]。其中，α 干扰素（IFN-α）、β 干扰素（IFN-β）、γ 干扰素（IFN-γ）、白介素 -2（IL-2）、白介素 -12（IL-12）、单纯疱疹病毒胸苷激酶（HSV-tk）、胞嘧啶脱氨酶、溶瘤病毒、肿瘤坏死因子相关凋亡诱导配体（TRAIL）等都曾被报道经 MSC 搭载发挥抗肿瘤作用[14-15]。而经过基因修饰的 MSC 被报道能有效抑制黑色素瘤、胶质瘤、前列腺癌、乳腺癌、白血病、肝癌、肺癌、结肠癌、卵巢癌等多种恶性肿瘤[16]。

1 MSC 产生干扰素治疗肿瘤

干扰素是机体在受到病毒感染后由免疫细胞产生的一组结构类似、功能接近的低分子糖蛋白。干扰素除了能有效应对病毒感染并扼制其传播，还影响细胞的分化和增殖，改变细胞表面抗原的表达和免疫调节功能。因此，干扰素不仅有广谱的抗病毒能力，还具有抗肿瘤活性及免疫调节功能。人体比较常见的干扰素主要有三种，分别是：主要由白细胞产生的 α 干扰素（IFN-α）、主要由成纤维细胞产生的 β 干扰素（IFN-β）以及主要由活化的 T 细胞产生的 γ 干扰素（IFN-γ）[17]。α 干扰素和 β 干扰素都属于 I 型干扰素，具有多效抗肿瘤性能，不仅能抑制肿瘤细胞增殖，还能抑制肿瘤血管生成，诱发肿瘤细胞凋亡以及激发宿主对肿瘤的防御能力。IFN-γ 属于 II 型干扰素，主要通过增强免疫刺激、抑制肿瘤细胞生长、诱导肿瘤细胞凋亡的方式发挥抗肿瘤作用。

1.1 利用 MSC 产生 α 干扰素抗肿瘤

英国的 Ponnazhagan 团队曾报道了该领域的研究结果。他们利用基因工程技术将编码 α 干扰素的腺病毒载体在体外转染入小鼠骨髓来源的 MSC，让该 MSC 稳定表达干扰素，然后将表达 α 干扰素的 MSC 经静脉注射入裸小鼠黑色素瘤肺转移模型，发现 MSC 的注射能明显抑制肺部转移瘤的生长，并能延长荷瘤鼠的生存期[18]。而且，通过循环系统注射的表达 α 干扰素的 MSC 能迁移到肺部的肿瘤组织，通过产生、释放 α 干扰素显著地促进肺部转移瘤的细胞凋亡并抑制肿瘤血管的生成，达到抑制肿瘤生长的目的[19]。研究还发现，MSC 表达释放的 α 干扰素仅作用于肺部肿瘤组织局部，对机体全身系统的 α 干扰素水平并无明显影响，而且通过循环系统注射表达 α 干扰素的 MSC 也不影响 CD8+ 和 CD4+T 细胞以及自然杀伤细胞 NK1.1 在肺部的浸润，即对机体的免疫应答不产生明显影响[18]。说明，利用该方法进行抗肿瘤治疗对免疫系统不产生明显的副作用。研究者考虑使用 α 干扰素作为基因工程 MSC 抗肿瘤物质的另一个重要原因是其生物活性的多样性。α 干扰素不仅能增强树突状细胞的抗原递呈、上调共刺激分子、促进淋巴细胞的分化，还能有效刺激免疫系统效应细胞例如细胞毒性巨噬细胞、自然杀伤细胞（NK 细胞）、淋巴因子激活的杀伤细胞（LAK 细胞）、细胞毒性 T 淋巴细胞（CTLs）等的活化。对于肿瘤组织，α 干扰素还能诱导肿瘤细胞凋亡，抑制肿瘤血管生成，从而抑制肿瘤生长[20]。

尽管 α 干扰素优点很多，但其诱导细胞凋亡、抑制血管生成的能力也同样会作用于机体正常组织，产生诸多副作用。一些临床研究中发现，大剂量全身使用 α 干扰素会导致神经系统、血液系统的副作用以及肝脏的损害。相比之下，以 MSC 作为载体，利用其对肿瘤组织特定的趋向性，可以实现对 α 干扰素的精确投放，不仅能提高肿瘤组织局部的干扰素浓度，达到更好的抗肿瘤效果，还能大幅减轻 α 干扰素对正常组织的副作用[21]。利用 α 干扰素治疗肿瘤的另外一个问题是肿瘤细胞耐药性的增加。研究者发现，尽管用产 α 干扰素的 MSC 处理后肿瘤生长受到了抑制，小鼠生存期也得以延长，但肿瘤最终并没有消失，荷瘤鼠仍然无法摆脱肿瘤疾病带来的后果[22]。或许联合肿瘤免疫治疗是解决这一问题的可行方法。因为用 MSC 作为载体表达释放的 α 干扰素仅作用于肿瘤组织局部，对机体全身系统的 α 干扰素水平并无明显影响，而且通过循环系统注射表达 α 干扰素的 MSC 也不影响 $CD8^+$ 和 $CD4^+T$ 细胞等免疫效应细胞的活化，这一结果虽然能有效控制 α 干扰素对正常组织的副作用，却也限制了 α 干扰素可能对机体产生的正向免疫反应，而这一正向的免疫应答很多时候是可以辅助抑制肿瘤的。因此，在利用 MSC 作为载体表达释放 α 干扰素的同时，可以针对肿瘤的特异性抗原设计配套的免疫治疗方案作为辅助，通过增强免疫应答，充分发挥 α 干扰素在增强树突状细胞的抗原递呈、刺激免疫系统效应细胞（细胞毒性巨噬细胞、自然杀伤细胞、淋巴因子激活的杀伤细胞、细胞毒性 T 淋巴细胞）活化等方面的作用，最终达到增强抗肿瘤作用的目的[23]。

1.2　利用 MSC 产生 β 干扰素抑制肿瘤

β 干扰素也属于 I 型干扰素，主要通过诱导细胞分化、导致细胞周期 S 期阻滞以及诱导细胞凋亡而达到抑制肿瘤的目的。在体外细胞水平的实验中，高浓度的 β 干扰素能显著抑制肿瘤细胞的增殖，抑制血管生成，但是在体内的研究中发现，使用过高浓度的 β 干扰素会对正常组织造成较大的损害，还达不到满意的抗肿瘤效果。由于 β 干扰素的半衰期很短，即使以很高浓度经循环系统注射给药，能到达肿瘤部位（以实体瘤为例）的数量也很少，低浓度的 β 干扰素往往很难对肿瘤细胞产生明显的抑制作用，无法抑制肿瘤血管生成，也很难通过增强宿主免疫效应来增强抗肿瘤作用[24]。因此，有研究者提出了以基于 MSC 载体的 β 干扰素递送方式来治疗肿瘤。

美国 Anderson 癌症中心的 Andreeff 的团队于 2002 年首先报道了骨髓来源的 MSC 表达产生的 β 干扰素能有效抑制黑色素瘤的生长及转移[25]。研究者用荧光细胞标记以及溴化脱氧脲嘧啶核苷（BrdUrd）体内标记的方法，验证了骨髓来源的 MSC 不仅能参与构成了黑色素瘤肿瘤间质，还直接参与了肿瘤构成，并在肿瘤组织中找到了 MSC 增殖的证据。然后，研究者构建了肺部的黑色素瘤转移模型，用于验证骨髓来源的 MSC 的肿瘤趋向性[26]。结果显示，静脉注射 MSC 1 d 以后，细胞是随机分布在肺部肿瘤区域或者正常肺组织区域的，但 8 d 以后，情况发生了变化，MSC 基本离开了正常肺组织而主要分布在肺部肿瘤组织中。60 d 以后，仍然只能在肺部肿瘤组织中找到 MSC，而正常肺组织中没有 MSC。这个结果进一步说明，MSC 对转移瘤也存在明确的趋向性，且避开了正常组织。这个特性为利用 MSC 作为产生 β 干扰素的载体治疗黑色素瘤的生长和转移奠定了重要基础。接着，研究者将载有 β 干扰素基因的腺病毒转染入 MSC，使细胞能够稳定表达产生 β 干扰素。体外细胞水平的研究显示，这些表达产生 β 干扰素的 MSC 能直接抑制 A375SM 黑色素瘤细胞的增殖而不需要通过刺激宿主免疫系统应答来完成。体内的研究显示，对于 A375SM 黑色素瘤细胞在裸小鼠皮下形成的肿瘤，如果在肿瘤同侧注射产生 β 干扰素的 MSC，那么即使只有 10^4 个细胞的注射量，也能显著抑制肿瘤生长并延长裸鼠的生存期；然而，如果在肿瘤对侧皮下注射产生 β 干扰素的 MSC，即使数量达到了 50 倍以上（5×10^5 个细胞），或者直接皮下注射人类 β 干扰素（每两天注射 5×10^4 IU），对皮下肿瘤的生长都没有明显影响，也不能延长裸鼠的生存期[26]。这说明，对于黑色素瘤细胞皮下肿瘤模型而言，直接存在于其肿瘤微环境中的 β 干扰素才能起到抑制肿瘤生长的作用，而在远隔部位通过机体全身系统给药的存在于血清中的 β 干扰素似乎对肿瘤不存在抑制作用。随后，研究者紧密结合临床，构建了 A375SM 黑色素瘤细胞的肺部转移肿瘤模型，用于研究产生 β 干扰素的 MSC 对转移瘤的作用。研究结果显示，通过静脉注射的方式使 MSC 进入循环系统后，裸小鼠肺部转移瘤生长受到抑制，小鼠生存期延长，而皮下注射 MSC 对裸小鼠的肺部转移瘤没有明显抑制作用，也未见小鼠生存期的延长。这个结果说明，MSC 能通过循环系统迁移到肺部的转移瘤组织，通过产生 β 干扰素发挥抗肿瘤作用。但是，研究中发现由于 β 干扰素的半衰期较短，其抗肿瘤作用并不持久。因此，实际临床应用中需要利用一个持续稳定的转染体系保证 β 干扰素的不断产生，才能达到持续的抗肿瘤效果。

两年以后，Andreeff 的团队继续报道了他们在乳腺癌肺转移瘤模型上的研究成果。研究者同样用静脉注射的方法建立了乳腺癌细胞 MDA231 的裸小鼠肺转移瘤模型，然后用静脉注射的方式使能表达产生 β 干扰素的 MSC 进入循环系统，三周以后检测肺部肿瘤大小，得到了与上述在黑色素瘤肺转移模型中相似的研究结果，即表达 β 干扰素的 MSC 能显著抑制肺部肿瘤的生长，而正常的 MSC 或者直接将合成 β 干扰素经循环系统给药，都不能抑制肿瘤[26]。

随后，Ponnazhagan 的团队也报道了利用表达 β 干扰素的 MSC 治疗前列腺癌肺转移的研究[19]。研究者构建了载有 β 干扰素基因的腺病毒载体，将腺病毒转染入 MSC，用 ELISA 法检测发现 MSC 能够表达产生的 β 干扰素的量达到 120 pg/mL，相当于单个 MSC 能产生 8×10^{-4} pg 的 β 干扰素。为了验证表达 β 干扰素的 MSC 的抗肿瘤作用，研究者首先进行了体外细胞水平的实验。他们发现，将前列腺癌细胞系 TRAMP-C2 置于表达 β 干扰素的 MSC 的培养液中进行培养后，该培养液中含有的 β 干扰素显著抑制了肿瘤细胞的生长。然后，研究者将前列腺癌细胞 TRAMP-C2 经静脉注射至裸小鼠的循环系统，用以构建前列腺癌的肺转移模型。肺部转移瘤构建成功后，大约 2×10^{5} 个 MSC 被静脉注射至循环系统，结果显示，能表达 β 干扰素的 MSC 能显著抑制肺部肿瘤的生长。除此以外，研究者还进一步研究了表达 β 干扰素的 MSC 对肺部免疫效应细胞 CD8+ 细胞和自然杀伤细胞（NK 细胞）的影响。他们发现，被表达 β 干扰素的 MSC 处理后的小鼠肺部的自然杀伤细胞数量明显高于对照组，而 CD8+ 细胞的数量未见明显改变。说明，表达 β 干扰素的 MSC 不仅能直接抑制肿瘤生长，还能促进自然杀伤细胞的活性，以增强肿瘤抑制作用。

　　2005 年，Lang 的团队报道了用表达产生 β 干扰素的人类骨髓来源 MSC 治疗颅内胶质母细胞瘤的研究[25]。同样，研究者也使用了荧光标记的 MSC 来追踪其位置。但此研究与上述多项肺转移瘤的研究有一个重要的区别，即颅内胶质母细胞瘤位于大脑实质内，与循环系统之间存在血脑屏障的阻挡。很多药物、活性细胞（包括免疫效应细胞等）以及活性蛋白等都难以突破血脑屏障。首先，研究者用人类胶质母细胞瘤细胞系（U87、U251 和 LN229 细胞系）构建了裸小鼠的颅内移植瘤模型，将荧光标记的 MSC 通过颈动脉注射至小鼠体内，结果显示无论是从与颅内肿瘤位于同侧的还是对侧的颈动脉注射，MSC 都能迁移到颅内肿瘤并且仅存在于肿瘤组织中。与之相对，将成纤维细胞或者 U87 细胞通过颈动脉注射后观察到细胞只会散在分布而不像 MSC 那样具有肿瘤专一性。为了进一步验证 MSC 对胶质瘤的趋向性，研究者将 MSC 直接接种在位于裸小鼠颅内移植瘤对侧的大脑半球，结果显示，MSC 仍能迁移到对侧的肿瘤组织中。然后，研究者将表达 β 干扰素的基因装载于腺病毒基因组，利用腺病毒转染 MSC 使之表达 β 干扰素。体外细胞水平的结果显示：表达产生 β 干扰素的 MSC 能明显抑制胶质母细胞瘤细胞增殖。裸小鼠颅内移植瘤模型的研究结果显示：装载有 β 干扰素基因腺病毒的 MSC 能通过颈动脉注射的方式到达小鼠颅内肿瘤中，并通过产生 β 干扰素抑制肿瘤生长，延长小鼠生存期，而通过皮下注射的方式给予同样的 MSC，或者经循环系统直接进行 β 干扰素给药（不使用 MSC 作载体），都无法影响肿瘤的生长和小鼠的生存期。研究者还发现，若要使表达 β 干扰素的 MSC 真正发挥抗肿瘤的作用并让荷瘤鼠的生存期有明显延长，直接肿瘤内注射的 MSC 数量至少要达到 2.5×10^5 个。他们使用 2.5×10^4 个细胞进行肿瘤内注射之后，荷瘤鼠的生存期并没有得到明显改善。而这一结果和 2002 年 Andreeff 团队的研究结果有较大差距，后者的研究结果显示，对于 A375SM 黑色素瘤细胞在裸小鼠皮下形成的肿瘤，如果在肿瘤同侧注射产生 β 干扰素的 MSC，那么即使只有 10^4 个细胞的注射量，也能显著抑制肿瘤生长并延长裸鼠的生存期[26]。造成这一结果差别的原因或许有以下几点：① 实验中使用的不同的肿瘤细胞系对 β 干扰素的敏感性可能有差别；② 不同类别的肿瘤对 MSC 的趋化能力可能不同，造成实际到达肿瘤组织的 MSC 数量有差别；③ 实验中使用的腺病毒载体转染细胞的效率可能不一样，导致没有转染成功的 MSC 数量有差别；④ 用来使 β 干扰素过表达的基因工程技术可能有差别，导致 MSC 实际表达的 β 干扰素的量差别较大。因此，或许在类似的研究中，不能单一地依靠到达肿瘤组织的 MSC 的数量来判断在实际治疗过程中应该注射的细胞数量，而应该通过检测 MSC 在肿瘤组织中实际产生的 β 干扰素的量、每个 MSC 实际能产生的 β 干扰素的量以及实际能到达肿瘤组织的细胞数来决定注射 MSC 的数量。

1.3 利用 MSC 产生 γ 干扰素抑制肿瘤

γ 干扰素属于 Ⅱ 型干扰素，不仅能直接抑制肿瘤细胞增殖，诱导肿瘤细胞凋亡，还能增加肿瘤的抗原性，增强机体免疫效应对肿瘤的抑制作用。γ 干扰素抑制肿瘤的机制是多方面的，例如直接增加肿瘤抑制基因 IRF-1、PKR 等的表达，提高肿瘤坏死受体家族（TNF、Fas 受体等）相关配体的活性并诱导肿瘤细胞凋亡，活化巨噬细胞并诱导非特异性的肿瘤细胞裂解等。除了作用于肿瘤细胞，γ 干扰素还能通过抑制肿瘤血管生成达到抑制肿瘤生长的目的。

中山大学的 Yue Lu 团队于 2006 年报道了利用表达产生 γ 干扰素的骨髓来源的 MSC 抑制慢性粒细胞性白血病患者来源的 K562 细胞的研究[20]。研究者构建了载有 γ 干扰素基因的腺病毒载体，将之转染入人类骨髓来源的 MSC 并令其表达 γ 干扰素，然后与 K562 细胞共培养。结果显示，MSC 产生的 γ 干扰素显著抑制了 K562 细胞的增殖，引起了细胞周期 G1 期阻滞，并诱导了 K562 细胞凋亡。说明产生 γ 干扰素的 MSC 能有效抑制 K562 细胞的生长。可惜的是，该研究只涉及体外细胞水平，并未给出动物模型的体内研究结果。

另一项来自中山大学的 Yang 等的研究则报道了利用表达产生 γ 干扰素的骨髓来源的 MSC 抑制肺癌的结果[17]。与之前研究不同的是，研究者使用了载有 γ 干扰素基因的慢病毒作为载体，将之转染人类骨髓来源的 MSC 并令其表达 γ 干扰素。研究者发现 MSC 表达的 γ 干扰素还能使肿瘤坏死因子相关凋亡诱导配体（TRAIL）的表达明显增加。在体外细胞水平的研究显示，表达 γ 干扰素的 MSC 能诱导 H460、H1299 和 A549 等不同肺癌细胞系产生凋亡，并显著抑制其增殖。而且进一步的机制研究显示，MSC 产生的 γ 干扰素通过促进 TRAIL 的表达活化了 caspase-3，从而诱导了肺癌细胞的凋亡。然后，研究者用 H460 肺癌细胞系构建了裸小鼠的皮下肿瘤模型进行了体内实验研究。结果显示：在皮下肿瘤部位注射表达 γ 干扰素的 MSC 通过 TRAIL 介导的途径显著抑制了肿瘤的生长[27]。

从上述结果可以看出，利用 MSC 表达产生 γ 干扰素用于抗肿瘤的研究似乎并不多见，也不够深入，这或许和 γ 干扰素的特殊性有关。研究表明，γ 干扰素、白介素 -17A 以及转化生长因子 β（TGF-β）等一些细胞因子在不同的微环境下、对不同类型的肿瘤的作用是不同的，它们既可能促进肿瘤的发生、发展以及转移，也可能对肿瘤产生抑制作用。这些我们将在后面的相关小节中进行详细介绍。

2　MSC 通过产生白介素治疗肿瘤

白介素是白细胞介素（IL，interleukin）的简称，是一类细胞因子的统称，现指一类分子结构和生物学功能已基本明确，具有重要调节作用而统一命名的细胞因子。

2.1　利用 MSC 产生白介素 -2 治疗肿瘤

白介素 -2 主要由活化的 $CD4^+$ 和 $CD8^+$ T 细胞产生，以自分泌或旁分泌方式发挥效应。白介素 -2 能通过调节多种免疫细胞的功能达到影响肿瘤生长的目的，例如刺激 T 细胞的增殖，诱导细胞毒性 T 细胞的产生并增强其活性，诱导 T 细胞分泌 IFN-γ、TNF、CSF 等细胞因子，促进自然杀伤细胞的增殖并维持其长期生长、活化并促进淋巴因子激活的杀伤细胞（LAK 细胞）以及肿瘤浸润性淋巴细胞（TIL 细胞）增殖等。日本的 Hamada 团队于 2004 年报道了利用表达

白介素 -2 的 MSC 抑制大鼠颅内胶质肉瘤的研究[28]。研究者提取大鼠 MSC 并在体外对其进行了增殖，发现在体外这些 MSC 虽未经任何修饰也能抑制大鼠 9L 胶质肉瘤细胞系的生长，并且 MSC 能向 9L 细胞进行迁移。然后，研究者进行了体内研究。他们将 9L 细胞接种于大鼠右侧基底节区，并同时在双侧大脑半球都注射了 MSC，14 d 后发现同侧注射的 MSC 基本围绕在肿瘤组织周围或者在肿瘤组织中，而对侧注射的 MSC 也沿着胼胝体向同侧的肿瘤组织迁移，明确了大鼠 MSC 对 9L 肿瘤细胞的趋向性。接着，研究者构建了载有白介素 -2 基因的腺病毒载体，将之转染大鼠 MSC。随后，研究者将表达产生白介素 -2 的 MSC 与 9L 细胞混合，一起接种于大鼠颅内。结果显示，与不表达白介素 -2 的 MSC 相比，表达产生白介素 -2 的 MSC 能显著抑制大鼠颅内肿瘤的生长并延长大鼠的生存期，说明 MSC 产生的白介素 -2 抑制了肿瘤细胞增殖。有意思的是，研究者还发现即使是没有经过修饰的 MSC 也具有抑制大鼠颅内肿瘤生长并延长大鼠生存期的能力。他们认为这和 MSC 产生的神经生长因子（NGF）有关。NGF 能促进肿瘤细胞的分化，抑制肿瘤生长。另外，研究者还认为，MSC 产生的类似于 NGF 的物质除了能直接抑制肿瘤生长，还能保护正常的脑组织，此双重效应使荷瘤大鼠获益，生存期得到了延长，这点也说明选用 MSC 作为载体治疗颅内胶质瘤是比较可行的策略[29]。

2.2 利用 MSC 产生白介素 -12 治疗肿瘤

白介素 -12 主要由巨噬细胞、抗原呈递细胞和 B 细胞等产生的一种具有多种生物学活性的细胞因子，除了具有抗病毒免疫作用，其在抗肿瘤方面的作用尤为受关注。白介素 -12 通常以 T 细胞、自然杀伤细胞（NK 细胞）为靶细胞，促进 T 细胞、NK 细胞的增殖，增强 T 细胞活性和 NK 细胞的细胞毒活性，诱导产生 γ 干扰素、肿瘤坏死因子等其他具有抗肿瘤活性的细胞因子。白介素 -12 还可能通过 γ 干扰素诱导蛋白 -10 途径发挥抑制血管生成的作用。此外，白介素 -12 还可能通过招募、活化巨噬细胞、中性粒细胞等非淋巴细胞的方式发挥抗肿瘤作用。与白介素 -2 相比，白介素 -12 具有抗肿瘤作用强、毒性低、半衰期长等优点，更适用于临床肿瘤治疗。尽管有上述优点，在临床使用白介素 -12 经循环给药治疗肿瘤的过程中仍然存在很多问题，例如：一次用药产生抗肿瘤作用的时间较短、效应不够强，白介素 -12 到达肿瘤组织的有效浓度不够高，对正常组织损伤仍然明显且产生了较明显的副作用等。因此，提出基于 MSC 作为载体的白介素 -12 给药方案，MSC 载体能精确地迁移到肿瘤组织，提高白介素 -12 到达肿瘤部位的浓度并有效避免经循环系统高浓度用药对全身正常组织的副作用[30]。产生白介素 -12 的 MSC 曾被报道用于治疗多种恶性肿瘤，包括：肺癌、肝癌、胶质瘤、黑色素瘤、宫颈癌、肾细胞癌、尤因肉瘤等。

四川大学的 Chen 等首次于 2006 年报道了利用表达产生白介素 -12 的 MSC 预防黑色素瘤、肺癌以及肝癌形成的研究[31]。研究者使用了腺病毒载体装载白介素 -12 基因、转染 MSC 使之表达并产生白介素 -12。研究者采取了预防接种的方式，首先将表达产生白介素 -12 的 MSC 注射至小鼠体内进行"接种"，然后分别尝试用 MSC"接种"成功的小鼠构建 B16 黑色素瘤模型、LLC 肺癌模型以及 HCC 肝癌模型。结果显示，12 只拟构建 B16 黑色素瘤模型的小鼠均没有成瘤，12 只拟构建 HCC 肝癌模型的小鼠中 11 只没有成瘤，而 12 只拟构建 LLC 肺癌模型的小鼠中 10 只没有成瘤，并且对所有未成瘤的小鼠再次种植双倍数量的肿瘤细胞之后，所有小鼠仍无肿瘤生长。这个结果说明，预先给予的表达产生白介素 -12 的 MSC 不仅能预防肿瘤的生成，还能产生类似于疫苗接种的长期肿瘤预防效应。随后，研究者对比了利用产生白介素 -12 的 MSC 和直接注射合成白介素 -12 的副作用。结果显示：用产生白介素 -12 的 MSC 处理的小鼠产生的副作用明显低于直接接受白介素 -12 注射的小鼠，且前组中未见药物毒性引起的死亡。而且用产生白介素 -12 的 MSC 也不会导致肝、肺、肾、脾、脑、心脏、胰腺、小肠以及骨髓等脏器的损害。产生白介素 -12 的 MSC 防止肿瘤发生的机制可能包括：① 诱导产生的 γ 干扰素和 γ 干扰素诱导蛋白 -10 进入淋巴结或者脾脏；② 在肿瘤形成过程中，当瘤巢尚未稳定时，MSC 迁移到其周围通过产生白介素 -12 诱发 Fas/FasL 诱导的凋亡，阻止肿瘤的生成；③ 诱导具有细胞毒作用的淋巴细胞例如自然杀伤细胞、CD4$^+$T 细胞等的活化，限制或者防止癌前病灶向癌症转变，防止肿瘤生成；④ 抑制了癌前病变新生血管的生成，切断了肿瘤生成的营养供应。研究者认为，MSC 作为载体，能迁移到肿瘤细胞周围并持久产生白介素 -12，高效地防止肿瘤的发生并且相对较安全，是值得考虑的肿瘤防治方案。

两年后，Chen 等再次报道了利用表达产生白介素 -12 的 MSC 抑制黑色素瘤、乳腺癌以及肝癌转移的研究[32]。研究者使用的依然是载有白介素 -12 基因的腺病毒载体构建的 MSC。研究者对 MSC 进行了荧光标记，发现静脉注射 MSC 1 周后，细胞主要分布于肿瘤组织的周围，而 5 周以后 MSC 迁移进入了肿瘤组织内，不存在于瘤周以及正常组织内。用 ELISA 法检测了血清以及肿瘤

内白介素 –12 浓度后发现，用 MSC 作为载体，可以使血清白介素 –12 的浓度保持在比较稳定的 25 ~ 35 pg/mL，而肿瘤内白介素 –12 的浓度达到 380 pg/mg或者更高，明显高于对照组（直接静脉注射白介素 –12 后肿瘤内的药物浓度）的 35 pg/mg。然后，研究者发现产生白介素 –12 的 MSC 对转移瘤具有明显的抑制作用，而相比之下，直接静脉注射白介素 –12 虽然能在一开始短暂地抑制转移瘤的形成，但最终生成的肿瘤大小与未用药组没有明显区别。并且直接注射白介素 –12 对荷瘤鼠产生了明显的副作用，而产生白介素 –12 的 MSC 则几乎没有对其他脏器产生损害。说明利用 MSC 作为载体，不仅能精确地将白介素 –12 递送至转移瘤内，还能使白介素 –12 维持较高的浓度，产生持久且较强的抗肿瘤作用。此外，研究者还发现表达白介素 –12 的 MSC 能显著地抑制与肿瘤转移有关的毛细淋巴管的生成，为抑制肿瘤转移提供了佐证。

复旦大学的 Gao 等也于 2010 年报道了利用表达白介素 –12 的 MSC 抑制肾细胞癌的研究[35]。研究者也是利用载有白介素 –12 基因的腺病毒载体构建了基因工程 MSC。他们将肾细胞癌 786-0 细胞系接种于裸小鼠皮下，构建了肾细胞癌的皮下肿瘤模型，然后通过小鼠的尾静脉将表达白介素 –12 的 MSC 注射至循环系统，结果显示：MSC 能迁移到肿瘤部位并在肿瘤组织局部产生白介素 –12，并且通过活化自然杀伤细胞和诱导 γ 干扰素的产生发挥抑制皮下肿瘤生长、延长裸小鼠生存期的作用。

随后，韩国的 Seo 等研究了不同的细胞注射方式对表达白介素 –12 的 MSC在抑制肿瘤生长和转移中的影响[30]。研究者分别用 B16F10 黑色素瘤细胞系和TC-1 宫颈癌细胞系构建了皮下肿瘤和肺部转移瘤模型，用载有白介素 –12 基因的腺病毒载体转染构建了基因工程 MSC。他们首先比较了以 MSC 作为载体和直接将载有白介素 –12 基因的腺病毒（无 MSC 载体）进行肿瘤内注射用于抗肿瘤的区别。结果显示：与直接注射腺病毒相比，以 MSC 作为载体能更稳定地表达产生具有抗肿瘤能力的白介素 –12 和 γ 干扰素，能更好地活化肿瘤特异性的T 细胞免疫反应。然后，研究者又分别比较了皮下注射、肿瘤内注射、静脉注射 MSC 之间的差异，结果显示：尽管在肿瘤对侧进行皮下注射后血清中的白介素 –12 和干扰素水平与肿瘤内注射无明显差别，但无论是对皮下实体瘤还是肺部转移瘤，进行肿瘤内注射 MSC 对肿瘤的抑制作用明显强于皮下注射；尽管静脉内注射能使血清白介素 –12 的水平在短期内达到高峰，但抗肿瘤作用和对肿瘤特异性 T 细胞的激活效应均弱于肿瘤内注射。因此，尽管经静脉注射的 MSC

也能迁移到肿瘤组织中发挥作用，但无论是对免疫细胞的激活作用还是直接对肿瘤的抑制作用，都是肿瘤内注射 MSC 的效果更好。这个结果同时也说明，在抗肿瘤治疗中，血清白介素 -12 的水平并不能作为抗肿瘤作用强弱的指标。

除了上述几项研究之外，表达白介素 -12 的 MSC 还被相继报道用于抑制胶质瘤、尤因肉瘤等恶性肿瘤，研究者也用了类似的方法对 MSC 进行了基因修饰以表达产生白介素 -12，结果显示对胶质瘤和尤因肉瘤均存在显著的抑制作用[34-35]。

3 MSC 产生肿瘤坏死因子相关凋亡诱导配体（TRAIL）治疗肿瘤

肿瘤坏死因子相关凋亡诱导配体（TRAIL）是肿瘤坏死因子超家族中的一员，由活化的 T 细胞表达产生。与其他家族成员 TNF 和 FasL 类似，TRAIL 也诱导肿瘤细胞的凋亡，前两者因对正常细胞也有很强的诱导凋亡作用而难以进入临床应用，但 TRAIL 不仅具有更强和更特异的诱导肿瘤细胞凋亡的能力、抗肿瘤谱更广，还对正常细胞无损害且不会产生严重的全身炎症反应，副作用小。因此 TRAIL 被认为是较为安全且很具临床应用价值的抗肿瘤因子[36]。然而，研究表明将重组 TRAIL 经静脉给药后，其在机体内的药代动力学半衰期很短，到达肿瘤部位的药物浓度低，从而不得不大剂量重复用药，这在很大程度上限制了其临床应用。MSC 具有肿瘤趋向性以及在肿瘤组织中持久存在的特性，利用 MSC 作为载体或许可以解决上述 TRAIL 直接经静脉给药的缺点。目前，表达产生 TRAIL 的 MSC 已被报道能通过诱导肿瘤细胞凋亡抑制肺腺癌[37]、乳腺癌[38]、鳞癌[39]、宫颈癌[39]、胶质母细胞瘤[40]、结肠癌[41]、尤因肉瘤[42]等恶性肿瘤的生长。

上述恶性肿瘤中尤以胶质母细胞瘤最为难治，尽管经过精细的手术、严格的放化疗治疗，胶质母细胞瘤患者的预后仍然非常差。因此亟待开发新的治疗方案以提高胶质母细胞瘤的治疗效果。2008 年，韩国的 Kim 等报道了利用 MSC 产生肿瘤坏死因子相关凋亡诱导配体治疗胶质母细胞瘤的研究[22]。研究者利用人类脐带血来源的 MSC 作为载体，将一种经过改造的 TRAIL 基因装载于腺病毒并转染入 MSC，使之能表达产生一种分泌型的 TRAIL 三聚体 stTRAIL。stTRAIL 是一种由三种功能元件构成的三聚体融合蛋白，包括了一个分泌信号端、一个三聚作用域和一个 TRAIL 基因凋亡诱导序列。与未修饰的 TRAIL 基因相比，stTRAIL 的表达产物具有更强的抗肿瘤活性。因此，研究者将载有 stTRAIL 基因的腺病毒转染入人类脐带血来源的 MSC，研究其对胶质母细胞瘤的抑制作用。结果显示：人类脐带血来源的 MSC 能准确地迁移到位于小鼠大脑一侧的胶质母细胞瘤组织中，并持续产生 stTRAIL，诱导胶质母细胞瘤细胞凋亡，抑制肿瘤生长，但不引起 MSC 的凋亡。经表达 stTRAIL 的 MSC 处理后的荷瘤鼠的生存期也明显长于对照组。然后，研究者评估了 MSC 表达的 stTRAIL 在荷瘤鼠肿瘤中的凋亡诱导能力，结果显示：在 MSC 存在的肿瘤组织中，绝大部分肿瘤细胞都发生了凋亡，而肿瘤周边的正常脑细胞无凋亡发生，说明表达 stTRAIL 的 MSC 能选择性地诱导肿瘤细胞的凋亡而不伤及正常组织。此外，他们还发现 MSC 能追踪离开原发部位向别处侵犯的胶质瘤细胞，并通过表达 stTRAIL 诱导细胞凋亡。基于这些结果，研究者认为，利用 MSC 搭载表达 stTRAIL 的基因可以有效地抑制颅内胶质母细胞瘤的生长，是很有前景的治疗方案，值得进一步开展临床研究。

4　MSC 搭载溶瘤病毒治疗肿瘤

具有特异性感染并杀伤肿瘤细胞的能力的病毒称为溶瘤病毒，其发挥抗肿瘤却对正常细胞无明显影响的机制主要是：溶瘤病毒在蛋白表达异常的肿瘤细胞中可以进行大量扩增导致细胞死亡，而在正常细胞中难以复制[25]。近年来基因工程技术的发展推动了将溶瘤病毒用于抗肿瘤治疗的研究，尤其是针对一些难治性恶性肿瘤的治疗的研究。将溶瘤病毒用于肿瘤治疗之前一般需要用基因工程技术对其进行重组修饰，包括对病毒自身基因的修饰和整合外源基因。通过修饰病毒表面蛋白，调节相关基因的表达可以增强病毒对肿瘤细胞的靶向性，增强细胞毒性；通过整合外源性抗癌基因可以增强病毒的肿瘤细胞毒性。由于腺病毒基因组相对较小，进行基因重组修饰和生产比较容易，因此目前在肿瘤治疗的研究中应用较为广泛。然而，腺病毒复制能力相对较低，在肿瘤细胞中不容易迅速扩增导致其抗肿瘤作用相对较弱，而且腺病毒在肿瘤内或者静脉内注射后消散较快，也无法迁移到远隔部位的肿瘤组织中，限制了其抗肿瘤效应。因此，利用 MSC 的肿瘤趋向性和专一性及其在肿瘤组织中持久存在并增殖的特性，将其作为载体搭载溶瘤腺病毒能显著增强抗肿瘤作用[43]。

大量研究证实了利用 MSC 装载溶瘤腺病毒治疗肿瘤的可行性。MSC 作为载体不仅能很好地支持溶瘤腺病毒的扩增和释放，还能经循环系统将其递送到肿瘤部位（包括转移瘤），发挥显著的抗肿瘤作用，具有较高的临床应用价值和前景。2015 年意大利的 Bufalo 团队报道了将溶瘤腺病毒 ICOVIR-15 和带有自杀基因（inducible caspase-9）的诱导凋亡腺病毒 Ad.iC9 同时装载在于 MSC 中用于抑制非小细胞肺癌的研究，创造性地将两种不同功能的腺病毒同时装载在了 MSC 中发挥抗肿瘤作用[13]。结果显示：ICOVIR-15 和 Ad.iC9 可以被同时装载于 MSC 并有效地扩增。在体外细胞水平，搭载 ICOVIR-15 和 Ad.iC9 的 MSC 能将 iC9 基因成功转入肿瘤细胞中，而且 ICOVIR-15 能促进 Ad.iC9 的扩增使之滴度增高；在 A549 细胞系构建的非小细胞肺癌裸小鼠模型中，MSC 能迁移到肿瘤组织并同时释放两种腺病毒，其中 iC9 在被二聚反应的化学诱导剂（CID, chemical inducer of dimerization）激活后，明显增强了 ICOVIR-15 的抗肿瘤活性，获得了更好的抗肿瘤效果，显著延长了荷瘤鼠的总生存期。研究者认为，尽管将 ICOVIR-15 和 Ad.iC9 同时装载于 MSC 延长了非小细胞肺腺癌荷瘤鼠的生存期，但是并没有达到使肿瘤消灭的最终目的，后续研究中或许可以在 MSC 中加载调节免疫刺激作用的相关信号蛋白以增强抗肿瘤作用。

2016 年西班牙的 Ramírez 团队报道了首项利用患者自体骨髓来源的 MSC 搭载溶瘤腺病毒（CELYVIR）治疗儿童转移性神经母细胞瘤的临床研究[44]。该项研究共纳入了 12 例诊断为难治性神经母细胞瘤的患者，分别给予 4~70 个不等的 CELYVIR 剂量。结果显示：该治疗方案安全性较高，仅有的副作用是 10 例患者出现的轻度自限性的低烧和流感样症状，且 12 例患者无一例出现过 3 级及以上的毒性反应事件。临床试验结局（outcomes）：8 例出现疾病进展，1 例处于疾病无进展维持状态，3 例出现病情缓解，1 例病情完全缓解。其中有 1 例患者在首次接受 CELYVIR 后出现病情完全缓解，但是 6 个月后出现颅内合并颅外（骨和皮肤）部位的肿瘤复发，接受了第二轮的 CELYVIR 治疗后病情获得了部分缓解，故在统计结果时，将该病例算成 2 个病例的结局。研究者根据试验结局将研究对象分成了两组，其中 8 例出现疾病进展的病例为对 CELYVIR 无应答组，其他 5 例则为有应答组。通过外周血的 PCR 检测，研究者发现所有患者外周血中都有明显的 ICOVIR-5 溶瘤腺病毒扩增而且 MSC 能搭载 ICOVIR-5 到远隔转移部位。但是影响 CELYVIR 治疗效果的因素很多，除了 MSC 载体向肿瘤的迁移能力，在溶瘤病毒治疗过程中，溶瘤病毒在体内对肿瘤的溶瘤效果以及免疫系统的作用都会影响治疗效果，甚至较小的样本量也会限制病例数据的统计分析。研究者发现，在 CELYVIR 治疗过程中，MSC 表面表达的黏附分子与细胞的迁移能力密切相关。他们发现 CELYVIR 无应答组的 MSC 表面表达的趋化因子受体 CCR1 和 CXCR1 明显低于 CELYVIR 有应答组。研究者认为若将 MSC 表面表达的黏附分子种类进行合理的调整，使细胞更好地趋向于肿瘤细胞甚至是远隔转移灶，CELYVIR 治疗可能会获得更好的临床效果。研究者还发现，CELYVIR 无应答组的患者循环 T 细胞数量明显低于 CELYVIR 有应答组患者。他们认为，免疫系统状态在 CELYVIR 治疗刚开始的时候非常重要，尤其是 T 淋巴细胞的数量需要达到一定的阈值才能使患者临床获益，因为研究发现，除了 T 细胞数量在两个组别的患者循环中有显著差异之外，其他例如 B 细胞、自然杀伤细胞、中性粒细胞以及单核细胞等数量均未见差异。此外，虽然所有病例都对 CELYVIR 治疗产生了免疫应答，但或许只有拥有更多数量 T 细胞的患者才能产生临床上有效的抗肿瘤免疫应答，而且研究者发现与这一结论相当契合的是，在治疗前，CELYVIR 有应答组的原始 T 细胞数量明显高于 CELYVIR 无应答组。研究者认为，MSC 不仅仅是溶瘤病毒载体，它们还能在 CELYVIR 输注后发挥调控抗病毒和抗肿瘤免疫应答的重要作用。通过检测一些和 MSC 免疫应答相关的分子的表达，研究者发现，当 MSC 对腺病毒感染表现出较低水平的炎症反应时（低水平的 IFN-γ、IL-6、IL-8、IDO 和 VEGF-α），能使临床获益。事实上，在 ICOVIR-5 感染发生后，CELYVIR 有应答组患者的炎症相关基因表达量确实明显低于 CELYVIR 无应答组，而 CELYVIR 无应答组的外周血细胞计数以及终末分化的效应 T 细胞的比例均明显高于 CELYVIR 有应答组，说明在 CELYVIR 治疗中，较低水平的抗腺病毒免疫反应可能也是取得临床获益所必需的。综上所述，尽管这项临床研究样本量很小且获益病例数不足 50%，但是作为第一项被报道的相关领域的临床试验，其结果至少有以下几点重要意义：① 明确了 CELYVIR 治疗方案的安全性；② MSC 不仅是很好的溶瘤病毒载体，可能还有助于抑制机体对溶瘤病毒的免疫反应；③ 如果对 MSC 载体表面黏附分子的表达谱进行适当调整，可能使其更好地趋向于肿瘤，产生更好的治疗效果；④ 通过对 MSC 载体的适当修饰，可能使其很好地调控抗溶瘤病毒免疫反应和抗肿瘤免疫反应，提高治疗效果。

从上述细胞和动物实验的成功以及临床试验结果的不完美，我们不难发现，尽管利用 MSC 作为载体装载溶瘤腺病毒治疗肿瘤的应用前景很美好，但仍有许多问题亟待进一步探索。需要对相关的治疗方案进行改良和完善，纳更多的病例入组，开展更多范围更广的临床试验。

第三节　间充质干细胞来源的细胞外囊泡与肿瘤治疗

机体的细胞与细胞之间有着精密的信息传递机制，使得不同细胞之间能协调统一，维持机体的正常运作。其中，由细胞分泌的微囊泡或者外泌体就是一种重要的信息传递载体。这些由细胞分泌的囊泡中不仅含有胞浆膜，还可能存在有功能的核酸物质以及其他胞浆结构，这些物质传递给其他细胞后仍能发挥其原有的功能。许多类型的细胞包括 MSC 都能分泌囊泡[45]。研究表明，MSC能分泌表面经过修饰、包含 mRNA（信使 RNA）和 miRNA（微小 RNA）的囊泡，其表面的黏附分子例如 CD44、CD29 等有助于使囊泡携带 RNA 进入其他细胞内。这些 mRNA 中就包括了表达间质分化相关表型的 mRNA 以及调节细胞功能相关表型，例如转录调控、细胞增殖、免疫调控等的 mRNA。囊泡携带的 miRNA 则可能参与多器官的发育、细胞存活、细胞分化以及免疫调控等。然而，MSC 分泌的囊泡对肿瘤的影响比较复杂，究竟这些囊泡是促进还是抑制肿瘤生长尚无定论，多项研究的结果不尽相同，这些 MSC 来源的囊泡既可能促进也可能抑制肿瘤生长。从目前已被报道的研究结果来看，似乎 MSC 或者其分泌的囊泡作用于肿瘤细胞的时间点的选择决定了其对肿瘤细胞生长产生何种影响[46]（图 6.2）。

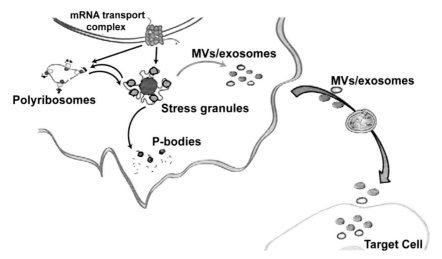

引自：COLLINO F, DEREGIBUS M C, STEFANIA B, et al. Microvesicles derived from adult human bone marrow and tissue specific mesenchymal stem cells shuttle selected pattern of miRNAs [J]. PloS One, 2010, 5（7）：e11803.

图 6.2　MSC 来源的细胞微囊泡 / 外泌体向肿瘤细胞传递信号

江苏大学朱伟等于 2011 年研究了由人骨髓来源 MSC 分泌的外泌体对肿瘤的作用，认为这些由 MSC 产生的表面表达 CD9 和 CD81 的外泌体具有促进肿瘤生长的作用。研究者将 MSC 或者 MSC 分泌的外泌体与胃癌 SGC-7901 细胞混合种植于裸鼠皮下，结果显示：8 d 后，混合种植组的裸鼠就出现了肿瘤生长，12 d 后成瘤率为 100%；而对照组（只种植 SGC-7901 细胞）裸鼠在种植 4 周后都没有成瘤，最后在种植 40 d 后观察，发现只有 50% 的裸鼠皮下有肿瘤。对比两组的肿瘤大小后发现，MSC 或者 MSC 分泌的外泌体与胃癌 SGC-7901 细胞混合种植组的裸鼠皮下肿瘤体积在细胞种植 20 d 后超过了 150 mm^3，而对照组成瘤的裸鼠皮下肿瘤在细胞种植 40 d 后还不足 100 mm^3。说明 MSC 分泌的外泌体能显著促进皮下肿瘤的发生发展。然而，在体外细胞水平的实验中，研究者发现 MSC 分泌的外泌体对胃癌 SGC-7901 细胞的增殖、细胞周期等均无明显影响。研究者将 MSC 或者 MSC 分泌的外泌体与胃癌 SGC-7901 细胞混合种植组的裸鼠皮下肿瘤和仅种植胃癌 SGC-7901 细胞组的裸鼠皮下肿瘤进行对比，发现前者的血管生成和肿瘤细胞增殖活性均明显强于后者，说明 MSC 分泌的外泌体主要通过促进血管生成和肿瘤细胞增殖达到促进 SGC-7901 皮下肿瘤发生发展的目的[47]。

意大利 Camussi 团队于 2013 年报道了与上述不同的研究结果，认为人类骨髓来源的 MSC 分泌的囊泡能显著地抑制 HepG2 肝癌细胞、卡波西肉瘤细胞以及 Skov-3 卵巢癌细胞的增殖，以及由这些细胞构建的裸小鼠皮下肿瘤的生长。研究者首先进行了体外细胞水平的研究，将 MSC 分别与 HepG2 肝癌细胞、卡波西肉瘤细胞以及 Skov-3 卵巢癌细胞共培养，发现三种肿瘤细胞的生长均受到了明显的抑制，而且细胞周期检测显示，人类骨髓来源的 MSC 的共培养能导致肿瘤细胞 G0/G1 期阻滞。研究者进一步研究发现，如果将共培养的培养基中的微囊泡全部去除，则上述 MSC 引起的肿瘤细胞抑制作用就消失了；而如果将提纯的 MSC 微囊泡与肿瘤细胞共培养，则肿瘤细胞的生长受到明显的抑制，并且出现细胞周期 G0/G1 期阻滞，此外研究者还发现这些 MSC 来源的微囊泡能在与肿瘤细胞共培养 24 h 后进入肿瘤细胞。研究者继续研究发现，MSC 分泌的微囊泡能通过激活 caspase-8 诱导 HepG2 肝癌细胞和卡波西肉瘤细胞的凋亡，但是并不能引起 Skov-3 卵巢癌细胞凋亡。随后，研究者分别构建了 HepG2 肝癌细胞、卡波西肉瘤细胞以及 Skov-3 卵巢癌细胞的裸小鼠皮下移植瘤模型用于研究 MSC 分泌的微囊泡在体内水平对肿瘤生长的影响。结果显示：MSC 分泌的微囊泡注射到皮下肿瘤内，能显著抑制肿瘤的生长，并且在肿瘤组织中注射微囊泡的位置能发现大面积的坏死灶，在 HepG2 肝癌细胞和卡波西肉瘤细胞构建的肿瘤中还能发现明显的由微囊泡引起的肿瘤细胞凋亡。最后，研究者针对 MSC 分泌的微囊泡既有可能促进肿瘤又有可能抑制肿瘤的现象做了详细的分析和解释。他们总结了既往的研究结果，发现如果先将 MSC 或者 MSC 分泌的囊泡与肿瘤细胞混合后再接种动物，则会出现促进肿瘤发生发展的结局；而如果先将肿瘤细胞接种于动物成功构建稳定的肿瘤模型后再将 MSC 或者 MSC 分泌的囊泡注射到肿瘤内，则肿瘤的生长会受到明显的抑制[48-49]。发生这一现象的原因可能是：MSC 或 MSC 分泌的囊泡在肿瘤形成的早期能促进肿瘤血管的生成，而在肿瘤已经形成后则会促进血管内皮细胞的凋亡从而发挥抑制肿瘤血管的功能。此外有研究显示，如果将 MSC 通过静脉注射至稳定的肿瘤模型机体循环系统，其不仅能抑制肿瘤血管生成，还能直接抑制肿瘤细胞生长。

第四节　间充质干细胞与肿瘤免疫治疗

目前，治疗肿瘤的方法主要有外科疗法、化学疗法、放射性疗法，传统的中医药治疗，外加现代微创治疗及生物治疗方法。外科疗法（肿瘤根治术）是指在切除肿瘤组织的同时将其周边的可疑组织和淋巴结也一并清除的肿瘤治疗方法，但它不一定能根治肿瘤，因为恶性肿瘤实际上是一种全身性疾病，肿块只是肿瘤在身体局部的表现，切除了肿块并不能消除癌症病源，不能改变患者癌症易患体质。外科疗法是最早应用于肿瘤治疗的方法，也是目前许多早期癌症治疗的首选疗法。化学疗法（简称"化疗"）是指利用化学药物阻止癌细胞的增殖、浸润、转移，直至最终杀灭癌细胞的一种肿瘤治疗方法。化疗主要包括：全身化疗、辅助化疗、新辅助化疗、特殊途径化疗（腔内化疗、动脉插管化疗等）四种方式，虽然化疗已成为临床上常用的肿瘤治疗方法，但其存在不同程度的副作用，诸如恶心呕吐、口干舌燥、食欲缺乏、手脚麻木、毛发脱落、血细胞减少等等，导致患者生存质量普遍下降，甚至因不能耐受而被迫中止治疗。肿瘤放射性疗法（简称"放疗"）是利用放射线（包括放射性同位素产生的 α、β、γ 射线和各类 X 射线治疗机或加速器产生的 X 射线、电子线、质子束及其他粒子束等）治疗肿瘤的一种局部治疗方法。放疗是目前临床上运用最为广泛的恶性肿瘤治疗手段之一，大约 70% 的癌症患者在治疗癌症的过程中需要用放射治疗，约有 40% 的癌症可以用放疗根治。当然，放疗也存在着不可忽视的不良作用即放射性对正常器官的损伤，包括骨髓抑制、过敏反应等全身性反应，以及皮肤反应、黏膜反应、纤维化、放射性骨损伤等。

由于外科疗法、化疗和放疗三大传统的癌症治疗手段疗效有限且存在许多不良反应，因此，目前在临床上还涌现出了一些其他的癌症治疗手段，例如：靶向治疗、中医治疗、免疫疗法等。靶向治疗是指在细胞分子水平上，针对已经明确的致癌位点（可以是肿瘤细胞内部的一个蛋白分子，也可以是一个基因片段）设计相应的治疗药物，药物进入体内后特异地选择致癌位点来发生作用，使肿瘤细胞特异性死亡，而不会波及肿瘤周围的正常组织细胞的一种癌症治疗方式，其优势是创伤小、毒性低、选择性好、适用性好[50]，随着社会和科技的发展，癌症治疗观念正在发生根本性的改变，即由经验科学向循证医学、由细胞攻击模式向靶向性治疗模式转变。应用靶向技术向肿瘤区域精确递送药物的"靶向治疗"和利用肿瘤特异的信号传导或特异代谢途径控制的"靶点治疗"是肿瘤研究的热点。肿瘤的中医药治疗是以中医整体辨证理论为基础，是一种抗癌、保命与治本相结合的治疗方法，中医药治疗肿瘤有 2 000 多年的历史，从"治病必求其本"的原则辨证施治，始终贯穿着"扶正祛邪""标本兼顾""内外合治"等中医根本治疗大法，古代医家还为我们留下的大批应用至今的有效肿瘤治疗方药 / 方剂，如小金丹、西黄丸、大黄、蛰虫丸、六神丸、片仔癀、消瘰丸、桂枝茯苓丸、海藻、玉壶丸、当归龙荟丸，梅花点舌丹等等[51]，此外还包括研究比较多的中药单体如紫杉醇、长春新碱、皂苷、生物碱、黄酮和多酚等。中医药治疗无论是在与放疗、化疗和靶向治疗合并治疗中还是在晚期肿瘤治疗以及肿瘤术后应用中都发挥着重要的作用。

1　肿瘤免疫治疗发展

肿瘤免疫治疗的策略通常是阻断肿瘤免疫逃逸，增强免疫细胞或肿瘤微环境对肿瘤细胞的杀伤力。可分为两种方式：① 主动免疫治疗，增强肿瘤细胞的抗原性，使患者自身免疫系统识别肿瘤并产生针对肿瘤的特异性免疫效应；② 被动免疫治疗，激活非特异性免疫效应，或利用外源性免疫效应物质治疗肿瘤[52]。

肿瘤的免疫治疗是继外科疗法、化疗、放疗、靶向治疗后肿瘤治疗领域的一场革新。免疫系统能够识别和控制肿瘤生长的概念可以追溯到 1893 年，美国医生 William Coley 将活细菌作为一种免疫兴奋剂来治疗癌症，但是由于临床疗效有限，人们对癌症免疫疗法的热情一直较为温和，这个有限的疗效是肿瘤细胞避免免疫系统的识别和消除而导致的[53]。在过去的几十年里，研究者们在癌症是如何躲避免疫系统这一问题上已经取得了巨大进展，进而提供了新的方法来阻止肿瘤细胞发生免疫逃避。近两年来，免疫检查点疗法在癌症临床治疗中取得了一定进展，以细胞毒性 T 淋巴细胞抗原 4（CTLA-4）和程序性死亡受体 –1（PD-1）阻断抗体的使用，以及嵌合抗原受体（CAR）T 细胞为代表的免疫疗法在消除癌细胞的免疫逃避以获得平衡的过程中取得了惊人的效果。临床试验显示了它们在挽救生命中的潜力，因此，"癌症免疫疗法"被评为 2013 年科学研究的突破[54]。此外，这些疗法的成功说明了对基本免疫学进行仔细"解码"的重要性，以便在治疗癌症方面取得成功的临床"翻译"。肿瘤免疫治疗方式主要涉及以下几个方面。

1.1 肿瘤微环境中的免疫抑制性骨髓细胞

大量研究发现，肿瘤生长部位含有大量的浸润性淋巴细胞（tumor infiltrating lymphocytes，TILs），这类淋巴细胞不具有对抗肿瘤的作用，但当它们离开免疫抑制性的肿瘤微环境时，又可以正常增殖并发挥效应作用。而产生这一现象的原因主要是癌细胞有着自己的一套逃避免疫系统识别和清除的机制[56]。肿瘤逃避免疫系统破坏的机制主要包括：下调抗原的合成和表达；抑制性免疫细胞，如调控 T 细胞、骨髓源抑制细胞（MDSCs）和肿瘤相关巨噬细胞的聚集；与免疫抑制相关的可溶性因子，如 TGF-β 和 IL-10 的产生；以及促进能够抑制 TIL 活性的共抑制受体配体的形成，如程序性死亡配体 -1（PD-L1）。

MDSCs 作为一种免疫抑制性的细胞，在癌症中的作用有了新的研究进展[55]。研究发现，MDSCs 除了可以发挥免疫抑制作用，还可以直接支持肿瘤的生长和转移。同时还有研究讨论了 MDSCs 的生物相关性，并强调了这些细胞有望成为肿瘤预后的监测因子和临床治疗目标。Ugel 和他的同事们也阐述了肿瘤相关的髓细胞，包括 MDSCs 和肿瘤相关巨噬细胞在肿瘤中的作用机制[56]。他们解释了肿瘤细胞如何重组髓细胞，从而产生免疫抑制的环境，并通过促进肿瘤干细胞产生、血管生成、上皮 – 间质转化和转移，直接推动肿瘤的发展。他们还讨论了导致肿瘤相关骨髓细胞分化的分子途径以及它们在临床中作为预测 / 诊断生物标记和治疗靶点的潜在作用。

1.2　免疫检查点封闭疗法

肿瘤免疫调节机制在免疫检查点疗法中发挥了重要作用，这一治疗方法是利用 CTLA-4 和 PD-1 的抗体阻断剂来治疗癌症患者。1987 年，Pierre Golstein 发现了 CTLA-4[57]。后来，几个研究团队也证明了无论是在体外还是在基因敲除小鼠中，CTLA-4 都表现出一种抑制性受体的功能[57-60]。这些发现促使 James Allison 在 1996 年获得了开创性成果，他证明了在小鼠体内利用 CTLA-4 抗体阻断剂可消除肿瘤[58]，而这一重大发现为随后的 CTLA-4 目标抗体的临床开发提供了理论依据。2011 年，美国食品和药物管理局批准了用于治疗黑色素瘤的抗 CTLA-4 抗体伊匹单抗（ipilimumab），这标志着癌症免疫疗法新时代的开始。在此之后，Buchbinder 等回顾总结了抗 CTLA-4 疗法的现状，包括临床疗效、相关的毒性，以及放疗、化疗和 PD-1 阻断剂的组合策略，以进一步探讨提高抗 CTLA-4 疗法的疗效[59]。

PD-1 封闭疗法的临床发展依赖于一系列的基础科学发现。1992 年，Tasuku Honjo 率先克隆出了 PD-1 单抗[60]。十年后，由陈列平和 Gordon Freeman 领导的两个研究小组各自独立发现了 PD-1 的配体（PD-L1）[61-62]。陈列平接下来的研究发现在一些人类癌症的发生发展过程中 PD-L1 的表达会上调，而通过抗体阻断 PD-L1/PD-1 的相互作用，则会逆转小鼠肿瘤的发展进程[63]。这些发现为 PD-1 阻断治疗晚期实体肿瘤临床应用的铺平了道路[64-66]。有研究者还集中探讨了抗 PD-1 治疗的历史和当前的发展状况，抗 PD-1 治疗的基本特征以及这种疗法与抗 CTLA-4 治疗方式的区别[67]。

1.3　嵌合抗原受体 T 细胞（chimeric antigen receptor T-cells，CAR-T）免疫疗法

1993 年 Eshhar 和他的同事第一次报道了 CAR 技术，他们将嵌合基因编码的单链抗体与跨膜区域连接并在细胞内域编码 T 细胞受体的信号转导蛋白，转导至 T 细胞内[68]。结果表明，CAR-T 细胞疗法可以将 T 细胞的杀伤作用转移到能够表达相应抗体同源抗原的细胞上。后来，研究表明 CD19 CAR 转导的人外周血 T 淋巴细胞在免疫缺陷小鼠模型中可以根除淋巴瘤和白血病[69]。2010 年，一份病例报告显示，使用 CD19 CAR-T 细胞治疗淋巴瘤患者的结果令人鼓舞[70]。从那以后，CD19 CAR-T 细胞疗法在复发性或难治性 B 细胞恶性肿瘤，包括急性和慢性淋巴细胞白血病患者的治疗中表现出了令人印象深刻的临床结果[71-73]。针对实体肿瘤的 CAR-T 细胞也已经测试过，但到目前为止只取得了有限的进展。

1.4 肿瘤治疗疫苗及肿瘤新抗原

免疫检查点封闭疗法和 CAR 治疗方式治疗肿瘤的临床结果令人惊喜，而具有对抗肿瘤效果的治疗性疫苗的临床效果总体看来是次优的，因为癌症患者的临床疗效在很大程度上被认为是长期存活的结果。Melief 等解释了缺乏根除癌症治疗方法的原因是治疗疫苗的设计还有待改善以及免疫抑制肿瘤微环境的存在[74]。他们进一步讨论了在抗原选择和疫苗设计方面的改进以及逆转免疫抑制以获得更好治疗效果的适当治疗方式。在抗原选择中，由于肿瘤特异性突变而产生的新抗原被认为与接种疫苗时对癌症的控制具有特别的相关性，因为 T 细胞对这些抗原的识别并没有被中枢耐受机制所删除[75]。然而，证明肿瘤新抗原通常是需要消耗大量的时间和劳动力的。Gubin 等讨论了新一代测序和抗原决定簇预测的最新进展，而这一进展使得快速识别肿瘤新抗原成为可能[76]。他们还讨论了肿瘤新抗原在肿瘤免疫疗法治疗癌症过程中的应用。

2 MSC 与肿瘤免疫治疗

2.1 炎症因子对 MSC 介导的免疫调控的影响

MSC 的肿瘤趋向性主要基于肿瘤组织释放的趋化因子、生长因子等。研究表明，当 MSC 被招募至肿瘤组织周围或者肿瘤内，肿瘤微环境（包括肿瘤细胞释放的外泌体、微囊泡等）以及免疫细胞（释放 IL-1β、TNF 等）会影响 MSC 的性质，使其成为肿瘤相关 MSC（TA-MSCs）。肿瘤相关 MSC 的特性与原先的 MSC 相比有了明显的变化，不仅能影响肿瘤细胞的增殖、肿瘤血管的生成，还能通过表达高水平的 CC 趋化因子受体的配体（例如 CCL2、CCL7、CCL12 等）和 CXC 趋化因子受体的配体（例如 CXCL1、CXCL2、CXCL5 等）招募单核细胞、巨噬细胞、髓系来源抑制细胞（MDSCs）等调控免疫环境。因此，MSC 和肿瘤免疫环境的调控是双向的、互相影响的[77]。MSC 以免疫调控的方式对肿瘤发生发展产生的影响也相当复杂，既可能促进肿瘤也可能抑制肿瘤，取决于特定肿瘤微环境下 MSC 与免疫系统相互调控的最终结局。MSC 调控肿瘤免疫反应的方式见图 6.3。

研究表明，在 γ 干扰素、肿瘤坏死因子、白介素 –1、白介素 –17A 等炎症性细胞因子的作用下，MSC 能表达产生具有免疫调控功能的因子或者代谢产物，例如转化生长因子 β（TGF-β）、趋化因子（各类 CXCL、CCL 等）、诱生型一氧化氮合酶（iNOS）、吲哚胺 2，3- 二氧化酶（IDO）及其降解产物等。

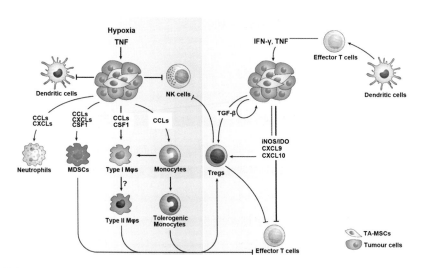

引自：SHI Y, DU L, LIN L, et al. Tumour-associated mesenchymal stem/stromal cells：emerging therapeutic targets［J］. Nature Reviews. Drug Discovery, 2017, 16（1）：35−52.

图 6.3　MSC 调控肿瘤免疫反应

然而，在不同种类的炎症因子或者不同强度的炎症反应的影响下，MSC 既可能抑制抗肿瘤免疫也可能增强抗肿瘤免疫，MSC 对抗肿瘤免疫调控的结局（抑制还是促进肿瘤发生或发展）可能取决于肿瘤微环境中炎症因子的种类以及浓度。研究表明，γ 干扰素、转化生长因子 β、白介素 −17A 等细胞因子会因肿瘤微环境的不同而发挥抑制或促进肿瘤的作用，而 MSC 可能通过免疫调控改变这些因子的抗肿瘤免疫效应[78]。

　　早在 20 世纪 80 年代就已经有研究报道了 γ 干扰素对肿瘤细胞生长的抑制作用和对肿瘤细胞的细胞毒作用。重组 γ 干扰素问世后，大量研究表明 γ 干扰素不仅能抑制肿瘤细胞的增殖，诱导细胞凋亡，还能抑制肿瘤血管生成，至今仍被用于抗肿瘤治疗研究中。γ 干扰素能通过增强肿瘤细胞的免疫原性而发挥对肿瘤的免疫监督作用，抑制肿瘤细胞的免疫逃避。研究表明，大约三分之一的黑色素瘤和肺腺癌细胞系都存在 γ 干扰素通路某些组分的失活突变，这些突变使肿瘤细胞对 γ 干扰素的治疗不敏感从而逃脱 γ 干扰素对肿瘤的免疫监督作用。γ 干扰素还能通过上调主要组织相容性复合体 Ⅰ 类分子（MHC-Ⅰ）的表达提高肿瘤的免疫原性，招募细胞毒性 T 细胞至肿瘤实质，识别并清除肿瘤细胞[79]。临床上曾将 γ 干扰素用于膀胱癌、结直肠癌、卵巢癌、成人 T 细胞白血病以及慢性粒细胞性白血病等，可惜临床疗效并不理想。研究者们还进行过

利用 γ 干扰素治疗黑色素瘤的临床研究，但早期的一些小规模的临床试验结果基本难以明确在临床上 γ 干扰素是否能用于治疗黑色素瘤。随后，由于重组 α 干扰素治疗黑色素瘤的临床研究获得成功，利用 γ 干扰素治疗黑色素瘤的大样本量临床研究得以再次开展。Schiller 等报道了用 γ 干扰素治疗黑色素瘤的 Ⅱ 期和 Ⅲ 期临床试验结果，发现用 γ 干扰素治疗黑色素瘤的患者有较好的预后[80]。但是这项研究显示，患者对 γ 干扰素的反应率仅为 5%，并且副作用非常明显，更重要的是研究发现 γ 干扰素的使用抑制了辅助性 T 细胞的活性，这对肿瘤治疗是很不利的。在此研究之后，还有另外一项利用 γ 干扰素辅助治疗黑色素瘤的临床试验得以开展，却不得不提前终止，因为研究过程中发现接受 γ 干扰素治疗的患者并未受益，且其状况比未接受治疗的患者还要糟糕。研究发现，γ 干扰素除了具有抗肿瘤作用之外也能促进肿瘤发展，也就是说 γ 干扰素对肿瘤的影响具有两面性。在利用 γ 干扰素治疗黑色素瘤的研究中，研究者发现在静脉注射黑色素瘤 B16 细胞之后，γ 干扰素能促进黑色素瘤细胞在肺部定植[81]。用低剂量的 γ 干扰素处理 B16 细胞之后，B16 细胞对自然杀伤细胞的抵抗能力增强，同时也伴有主要组织相容性复合体 Ⅰ 类分子 H-2K^b 和 H-2D^b 的明显上调。而另外一项研究显示，在肿瘤内表达的 γ 干扰素与主要组织相容性复合体 Ⅱ 类分子的表达有关，并且能使黑色素瘤更具侵袭性[82]。很多机制可以用于解释 γ 干扰素的促肿瘤作用。有研究发现 γ 干扰素能通过 MSC 发挥免疫抑制作用，这或许也可以从某个角度解释 γ 干扰素的促肿瘤作用。该项研究显示，γ 干扰素联合肿瘤坏死因子 α、白介素 -1α 或者白介素 -1β 作用于 MSC，使之高表达诱生型一氧化氮合酶（iNOS，inducible nitric oxide synthase），从而产生高水平的一氧化氮；而与此同时，在 γ 干扰素、肿瘤坏死因子 α 和白介素等的作用下，T 细胞迁移至 MSC 附近，且其免疫反应性在 MSC 产生的一氧化氮的作用下受到了显著的抑制[83]。T 细胞的活性在肿瘤免疫治疗中至关重要，此研究虽未直接以肿瘤细胞为研究对象，但由 γ 干扰素、肿瘤坏死因子和白介素等介导的 MSC 产生的免疫抑制作用可能会对肿瘤的免疫治疗产生重要影响，而这一点非常值得深入研究。

　　除了 γ 干扰素之外，转化生长因子 β 也在影响肿瘤生长、转移、血管生成以及肿瘤免疫反应的过程中扮演双重角色。通常情况下，转化生长因子 β 主要发挥免疫抑制作用，然而有研究表明，如果在上述由 γ 干扰素、肿瘤坏死因子等介导的 MSC 所致免疫抑制的体系中加入转化生长因子 β，则结果正好相反，

即转化生长因子 β 能通过依赖 SMAD3 途径的方式下调由 γ 干扰素、肿瘤坏死因子等细胞因子诱导 MSC 上调的诱生型一氧化氮合酶（iNOS）及其产生的一氧化氮（NO），反转由 MSC 引起的免疫抑制，从而发挥促进免疫应答的作用[78]。不难发现，在 MSC 参与的情况下，炎症细胞因子对细胞免疫系统的作用存在不确定性，而这一现象则被称为 MSC 介导的免疫调节的可塑性。鉴于此，有学者建议把 MSC 的免疫调节性质应用于其产品标准化。在肿瘤免疫治疗的临床应用中，也应该把 MSC 所致免疫调节的可塑性可能导致的后果考虑在内，用于指导临床治疗。

2.2 MSC 通过调控 T 细胞影响肿瘤生长

T 细胞来源于骨髓的淋巴样干细胞，在胸腺中发育成熟，也称为胸腺依赖性淋巴细胞（thymus-dependent lymphocyte）。T 细胞在外周淋巴器官与抗原接触后，分化为具有不同效应功能的 T 细胞亚群，按照功能来分类可分为辅助性 T 细胞、细胞毒性 T 细胞和调节性 T 细胞。其中辅助性 T 细胞主要为 $CD4^+$ 细胞，起到辅助调节免疫应答的作用；细胞毒性 T 细胞主要是 $CD8^+CD28^+$T 细胞，对肿瘤细胞具有特异性的细胞毒性作用，也能诱导细胞凋亡，是抑制肿瘤生长的关键；调节性 T 细胞主要是 $CD4^+CD25^+$T 细胞，具有抑制免疫应答的作用[84]。大量研究显示，MSC 能通过抑制效应 T 细胞对肿瘤的抑制作用而促进肿瘤生长。MSC 对效应 T 细胞的抑制作用表现在两个方面：① 诱导具有抑制作用的调节性 T 细胞，使之发挥免疫抑制作用；② 直接抑制辅助性 T 细胞或者细胞毒性 T 细胞，使之丧失免疫活性。

关于 MSC 对调节性 T 细胞的作用，华中科技大学 Hou 团队的研究表明，骨髓来源的 MSC 通过诱导调节性 T 细胞导致免疫抑制，促进了由幽门螺杆菌导致的胃癌。该研究使用了小鼠的幽门螺杆菌胃部感染模型。研究者将骨髓来源的 MSC 移植入小鼠胃部，28 d 后发现 MSC 从浆膜下层迁移到了黏膜层，与此同时，这些发生迁移的 MSC 激活了白介素 -10 分泌型 T 细胞和调节性 T 细胞的活性，使得具有免疫抑制功能的 $CD4^+IL-10^+$T 细胞（1 型调节性 T 细胞，Tr1 cells）以及 $CD4^+CD25^+Foxp3^+$T 细胞（调节性 T 细胞）明显增多，从而抑制了 $CD4^+$ 和 $CD8^+$ 效应 T 细胞（Treg）。因此，MSC 在移植入幽门螺杆菌的小鼠胃部后，造成了一种免疫抑制的微环境，给胃癌的发生发展提供了支持[85]。另一项关于 MSC 调控调节性 T 细胞的研究由美国的 Rameshwar 团队报道。研究者发现，由骨髓来源的 MSC 产生的转化生长因子 β 能通过诱导调节性 T 细胞抑制具有细胞毒性作用的 CD8[+]T 细胞和自然杀伤细胞，从而保护乳腺癌细胞免受细胞毒性免疫细胞的杀伤作用[86]。

MSC 也能直接作用于获得性免疫效应细胞，达到促进肿瘤生长的目的。墨西哥 Montesinos 等报道了一项利用宫颈癌来源的 MSC 抑制 CD8[+]T 细胞活性并影响宫颈癌细胞生长的研究[87]。研究者首先从宫颈癌患者的肿瘤组织中获得了肿瘤来源的 MSC，然后检测了其表面抗原发现有 CD29、CD44、CD49b、CD58、CD166 等黏附分子的表达，以及一些和骨髓来源的 MSC 一样的表面分子，如 CD105、CD73、CD90 和 CD13 等，而且宫颈癌来源的 MSC 表面 I 类人类白细胞抗原 HLA-ABC 呈阳性表达，II 类人类白细胞抗原 HLA-DR 呈阴性。接着，研究者将肿瘤来源的 MSC 和宫颈癌细胞共培养，发现在有 MSC 存在的情况下，宫颈癌细胞表达的 I 类人类白细胞抗原明显下调，而且在此过程中白介素 -10 起到重要作用。通常在肿瘤免疫应答过程中，细胞毒性 T 细胞能识别并杀伤肿瘤细胞主要依赖于 I 类人类白细胞抗原的呈递，因此，MSC 导致的宫颈癌细胞 I 类人类白细胞抗原表达的下调抑制了获得性免疫细胞对肿瘤细胞的识别和杀伤，在某种程度上具有促肿瘤作用。

在上个小节我们已介绍过炎症因子对 MSC 介导的免疫调控的影响，MSC 对抗肿瘤免疫的调控结局（抑制还是促进肿瘤发生或发展）可能取决于肿瘤微环境中炎症因子的种类以及浓度。在 MSC 对 T 细胞的调控中，炎症性细胞因子、趋化因子发挥着重要作用。美国 Rameshwar 团队的一项关于干扰素 γ 调控 MSC 的研究表明，骨髓来源的 MSC 能通过表达主要组织相容性复合体 II 类分子（MHC-II）作为抗原呈递细胞促进免疫效应。而 MSC 表达主要组织相容性复合体 II 类分子受到 γ 干扰素的精密调控。研究显示，MSC 通过自分泌方式产生低浓度的 γ 干扰素，促进其表达主要组织相容性复合体 II 类分子，但是高浓度的 γ 干扰素反而抑制了主要组织相容性复合体 II 类分子的表达。通过调节 γ 干扰素浓度，研究者发现，低剂量的 γ 干扰素能激活骨髓来源的 MSC，使之发挥抗原呈递的作用[88]。加拿大的 Galipeau 团队也报道了一项类似的研究。他们发现 MSC 能通过主要组织相容性复合体 I 类分子以交叉呈递的方式呈递外源性抗原，促进 CD8[+]T 细胞介导的细胞毒性免疫反应。而 MSC 的这种交叉抗原呈递能力也是由 γ 干扰素诱导激活的[89]。另外一项来自上海生命科学研究院 Shi 团队的研究结果也显示，低浓度的 γ 干扰素和肿瘤坏死因子能诱导 MSC 发挥免疫促进作用。这项研究中，研究者发现 MSC 对 T 细胞免疫存在双重作用，最终结果取决于诱生型一氧化氮合酶（iNOS）活性及其产生的一氧化氮（NO）。当 iNOS 活性较强时，MSC 主要发挥免疫抑制作用，而当 iNOS 活性受到抑制、NO 缺乏时，MSC 会促进免疫反应，强烈地刺激 T 细胞增殖并在体内水平促进迟发型超敏反应的发生。而对于人类 MSC，发挥与 iNOS 类似作用的是吲哚胺 2，3- 双加氧酶（IDO），因此，对于 MSC 介导的免疫调节，iNOS 和 IDO 的活性发挥类似"开关"的作用[90]。

1.3　MSC 通过调控其他免疫细胞影响肿瘤生长

MSC 除了调控 T 细胞，还能通过调控单核细胞、中性粒细胞以及髓系来源抑制细胞（MDSCs）等发挥免疫调节作用从而影响肿瘤的生长和转移。以色列的 Berrih-Aknin 团队研究发现，人类 MSC 能使 CD14[+] 单核细胞中的 CD80 和 CD86 共刺激分子消失而表现出致耐受性模式，使 CD8[+]T 细胞的 CD8、CD28 以及 CD44 等表达下降，同时使抑制性效应 T 细胞 ILT-3 和 ILT-4 增加，共同发挥免疫抑制作用[91]。南加州大学的 Shi 团队研究发现，MSC 能诱导巨噬细胞分泌高水平的转化生长因子 β，从而发挥免疫抑制作用。研究者将骨髓来源的 MSC 注射入小鼠体内，发现 MSC 导致了短暂的 T 细胞凋亡，而这一凋亡效应由 FAS/FASL 通路介导。进一步研究发现，FAS 能调控由 MSC 分泌的单核细胞趋化蛋白 -1（MCP-1），并招募 T 细胞，然后通过 FAS/FASL 途径诱导其凋亡[92]。T 细胞的凋亡诱导巨噬细胞产生大量转化生长因子 β，导致 CD4[+]CD25[+]Foxp3[+] 调节性 T 细胞的上调，继而最终引发免疫抑制。由上海生命科学研究院 Shi 团队报道的研究则发现，淋巴瘤来源的 MSC 通过招募巨噬细胞导致免疫抑制，促进淋巴瘤、黑色素瘤以及乳腺癌的生长。研究结果显示，与骨髓来源的 MSC 相比，淋巴瘤来源的 MSC 能更有效地促进肿瘤的生长，但两者对宿主获得性免疫系统的调控作用并无太大区别，因此，研究者考虑 MSC 也可能通过调控先天性免疫系统发挥促肿瘤生长作用。进一步研究发现，淋巴瘤来源的 MSC 能大量分泌 CCR2 受体的配体 CCL2、CCL7 以及 CCL12，更高效地招募表达 CCR2 受体巨噬细胞，并通过巨噬细胞发挥促进肿瘤作用。研究还发现，当骨髓来源的 MSC 受到肿瘤坏死因子 α 刺激后，也能与淋巴瘤来源的 MSC 一样，分泌大量的 CCR2 受体的配体招募巨噬细胞发挥更强的促肿瘤作用。说明巨噬细胞在 MSC 免疫调节过程中发挥至关重要的作用。该团队的另外一项研究显示，与巨噬细胞类似，中性粒细胞也在 MSC 介导的免疫调节过程中发挥重要作用。该研究主要探索了 MSC 对肿瘤转移的促进作用[93]。研究者构建了小鼠的乳腺癌肺转移模型，发现与普通 MSC 相比，经肿瘤坏死因子 α 刺激的 MSC 显著地促进了肿瘤转移。进一步研究显示，肿瘤坏死因子 α 刺激后 MSC 表达的 CCL5 以及 CCR2、CXCR2 配体均显著增加，而且 CCL5 和 CCR2 配体在肿瘤坏死因子 α 激活 MSC 并促进肿瘤转移的过程中是不可或缺的。MSC 在肿瘤坏死因子 α 刺激下表达的 CXCR2 配体 CXCL1、CXCL2 和 CXCL5 使大量 CXCR2$^+$ 中性粒细胞迁移到了肿瘤组织中，而这些中性粒细胞参与了 MSC 介导的对肿瘤转移的促进作用[94-95]。

MSC 除了上述通过巨噬细胞、中性粒细胞对肿瘤生长及转移产生促进作用，还能通过调控髓系来源抑制细胞 MDSCs 发挥肿瘤抑制作用。昆明医科大学的 Zhang 团队报道了一项利用 MSC 减少 MDSCs 抑制肿瘤的研究。研究者发现骨髓来源的 MSC 静脉注射小鼠后，能抑制 H22 肝癌和 B16-F10 肺部转移黑色素瘤的肿瘤形成，并延长小鼠的生存期，但是在体外细胞水平，MSC 并不能促进肿瘤细胞的增殖[96]。进一步的机制研究显示，MSC 抑制了荷瘤鼠外周循环中 Gr-1$^+$CD11b$^+$MDSCs 细胞数量但维持了 IFN-γ$^+$T 细胞数量。MDSCs 能抑制抗原特异性或者非特异性 T 细胞的活性，因而能同时抑制获得性和先天性的免疫反应。因此，MSC 通过减少荷瘤鼠循环中的 MDSCs 细胞维持了 IFN-γ$^+$T 细胞的肿瘤免疫作用，继而抑制了肿瘤生长。

3　MSC 上调肿瘤细胞 PD-L1 抵抗肿瘤免疫治疗

尽管 MSCs 在肿瘤免疫治疗中的作用还尚未充分探讨，但就目前的研究可以初步证明肿瘤相关基质细胞参与了抗肿瘤免疫治疗过程。例如，在胰腺导管癌的小鼠模型中，在促炎微环境的背景下，FAP-α 阳性的肿瘤相关基质细胞可以抵抗免疫治疗药物 CTLA-4 和 PD-L1[65,97]，而这一现象又依赖于由肿瘤相关基质细胞分泌的高水平 CXCL12[98]。近年研究表明 PD-1/PD-L1 是导致肿瘤免疫逃逸的主要调控点分子之一，癌细胞持续性地表达 PD-L1 可能是肿瘤免疫逃逸及抑制免疫疗法的主要因素[99-100]。江苏大学朱伟研究团队发现胃癌组织来源的 MSC（gastric cancer mesenchymal stem cells，GCMSCs）通过旁分泌作用调节胃癌微环境 Th17/Treg 细胞比例及 Treg 细胞 PD-1 的表达[101]，通过分泌 IL-8 活化 STAT3/mTOR-c-Myc 上调胃癌细胞 PD-L1 的表达，抑制免疫细胞的抗肿瘤免疫，促进胃癌的发展[102]。并在免疫系统人源化小鼠胃癌移植模型体内发现 GCMSCs 上清可促进胃癌细胞体内生长和转移，明显抵抗 PD-1 抗体的治疗效果，但 PD-L1 抗体可逆转 GCMSCs 促肿瘤生长作用，GCMSCs 上清处理胃癌细胞组小鼠的外周血和肿瘤组织 Treg 细胞明显增多，肿瘤组织 PD-L1 表达明显增强。表明 GCMSCs 通过调节胃癌细胞 PD-1/PD-L1 的表达，Th17/Treg 细胞比例及功能负性调控抗肿瘤免疫。

第五节　间充质干细胞肿瘤治疗安全性评价

当前，尽管有些方案的临床研究结果很诱人，还有些已经在临床实际使用，但将 MSC 用于肿瘤治疗仍有很多问题没有解决。MSC 的多能性决定了其复杂性，而肿瘤的多样性、复杂性也不亚于 MSC，以当前的技术手段，完全厘清 MSC 和肿瘤之间的相互作用、相互影响似乎很难实现。在 MSC 迁移到肿瘤附近或肿瘤组织中之后，根据肿瘤（类型、级别、所处位置）的不同、肿瘤微环境（炎症反应状态等）的不同，可能出现差别较大的反应，其结局往往也大相径庭。因此，对于基于 MSC 的肿瘤治疗，慎重地根据肿瘤的特性和 MSC 的特性进行预测和选择很重要。综合大量的研究结果进行分析，不难发现，MSC 既能促进又能抑制肿瘤的生长，评价 MSC 肿瘤治疗安全性的最重要的指标应当是：该 MSC 治疗方案是否存在肿瘤促进作用。根据对上述多项研究的介绍，我们认识到 MSC 可能通过多种方式发挥免疫抑制作用，或辅助肿瘤逃避免疫监视，或抑制肿瘤免疫应答，也能直接抑制免疫效应细胞阻止其对肿瘤细胞的杀伤作用，最终结果都是促进肿瘤的发生发展。因此，应用 MSC 治疗肿瘤时，应当充分考虑到其内在的可塑性，利用基因工程技术改造或者用相关细胞因子调控 MSC 的免疫调节活性，使之发挥抗肿瘤的免疫抑制功能或者作为载体运送抗肿瘤物质到达肿瘤部位。

中国医药生物技术协会的胡泽斌等曾于 2013 对干细胞临床应用进行了安全性评估，该评估共纳入了 38 篇关于 MSC 的研究报道。评估认为：无论是自体还是异体来源的 MSC 移植，在临床试验中未见明显的毒性反应和致瘤性报道，无移植物抗宿主病报告。临床上见到的不良反应多数较轻微，短暂发热和注射部位局部疼痛偶有报道，有些不良反应与注射途径和部位有关。但是，该评估纳入的研究报道中仅有一篇涉及了肿瘤治疗。在这项关于治疗血液系统恶性肿瘤的临床试验中，研究者未发现与 MSC 相关的毒性反应，但是使用 MSC 治疗组的血液系统恶性肿瘤复发率（60%）明显高于对照组（20%）。这个结果也提示了 MSC 在肿瘤治疗中可能存在的风险，即促进肿瘤发展。

当前，仍有几项利用 MSC 治疗肿瘤的临床试验正在进行中，例如：利用基因工程改造的自体来源 MSC 治疗晚期胃肠癌的 I / II 期临床试验；利用自体骨髓来源 MSC 治疗晚期卵巢癌的 I 期临床试验；利用自体骨髓来源 MSC 治疗局限性前列腺癌的 I 期临床试验；利用脂肪组织来源的 MSC 治疗复发性卵巢癌的 I / II 期临床试验；利用自体骨髓来源的 MSC 治疗转移性难治性肿瘤的 I / II 期临床试验；利用第三方骨髓来源的 MSC 治疗血液系统恶性肿瘤的 I / II 期临床试验等。但是由于缺乏临床证据的支持，目前尚不能准确地判断将 MSC 用于肿瘤治疗的安全性，仍需等待临床试验的结果。

参考文献：

［1］　BONOMI A, SORDI V, DUGNANI E, et al. Gemcitabine-releasing mesenchymal stromal cells inhibit *in vitro* proliferation of human pancreatic carcinoma cells［J］. Cytotherapy, 2015, 17（12）: 1687−1695.

［2］　ATASHZAR M R, BAHARLOU R, KARAMI J, et al. Cancer stem cells: A review from origin to therapeutic implications［J］. Journal of Cellular Physiology, 2020, 235（2）: 790−803.

［3］　BRUNO S, COLLINO F, DEREGIBUS M C, et al. Microvesicles derived from human bone marrow mesenchymal stem cells inhibit tumor growth［J］. Stem Cells Dev, 2013, 22（5）: 758−771.

［4］　HARRELL C R, JOVICIC N, DJONOV V, et al. Mesenchymal stem cell-derived exosomes and other extracellular vesicles as new remedies in the therapy of inflammatory diseases［J］. Cells, 2019, 8（12）: 1605.

［5］　COLLINO F, DEREGIBUS M C, BRUNO S, et al. Microvesicles derived from adult human bone marrow and tissue specific mesenchymal stem cells shuttle selected pattern of miRNAs［J］. PloS One, 2010, 5（7）: e11803.

［6］　DAVID C J, HUANG Y H, CHEN M, et al. TGF-β tumor suppression through a lethal EMT［J］. Cell, 2016, 164（5）: 1015−1030.

［7］　GUILLOTON F, CARON G, MÉNARD C, et al. Mesenchymal stromal cells orchestrate follicular lymphoma cell niche through the CCL2-dependent recruitment and polarization of monocytes [J]. Blood, 2012, 119 (11)：2556–2567.

[8] DJOUAD F, BONY C, APPARAILLY F, et al. Earlier onset of syngeneic tumors in the presence of mesenchymal stem cells [J]. Transplantation, 2006, 82 (8)：1060–1066.

[9] GALDERISI U, GIORDANO A, PAGGI M G. The bad and the good of mesenchymal stem cells in cancer：Boosters of tumor growth and vehicles for targeted delivery of anticancer agents [J]. World Journal of Stem Cells, 2010, 2 (1)：5–12.

[10] GAO Z B, ZHANG L N, HU J, et al. Mesenchymal stem cells：a potential targeted-delivery vehicle for anti-cancer drug, loaded nanoparticles [J]. Nanomedicine：Nanotechnology, Biology, and Medicine, 2013, 9 (2)：174–184.

[11] PESSINA A, BONOMI A, COCCÈ V, et al. Mesenchymal stromal cells primed with paclitaxel provide a new approach for cancer therapy [J]. PloS One, 2011, 6 (12)：e28321.

[12] PASCUCCI L, COCCÈ V, BONOMI A, et al. Paclitaxel is incorporated by mesenchymal stromal cells and released in exosomes that inhibit *in vitro* tumor growth：a new approach for drug delivery [J]. J Control Release, 2014, 192：262–270.

[13] HOYOS V, DEL BUFALO F, YAGYU S, et al. Mesenchymal stromal cells for linked delivery of oncolytic and apoptotic adenoviruses to non-small-cell lung cancers [J]. Mol Ther, 2015, 23 (9)：1497–1506.

[14] HAN X, YANG Q, LIN L, et al. Interleukin-17 enhances immunosuppression by mesenchymal stem cells [J]. Cell Death Differ, 2014, 21 (11)：1758–1768.

[15] KANEHIRA M, XIN H, HOSHINO K, et al. Targeted delivery of NK4 to multiple lung tumors by bone marrow-derived mesenchymal stem cells [J]. Cancer Gene Ther, 2007, 14 (11)：894–903.

[16] KARP J M, LENG TEO G S. Mesenchymal stem cell homing：the devil is in the details [J]. Cell Stem Cell, 2009, 4 (3)：206–216.

[17] YANG X Y, DU J C, XU X, et al. IFN-γ-secreting-mesenchymal stem cells exert an antitumor effect *in vivo* via the TRAIL pathway [J]. J Immunol Res, 2014, 2014：318098.

[18] REN C C, KUMAR S, CHANDA D, et al. Therapeutic potential of mesenchymal stem cells producing interferon-α in a mouse melanoma lung metastasis model [J]. Stem Cells, 2008, 26 (9)：2332–2338.

[19] REN C, KUMAR S, CHANDA D, et al. Cancer gene therapy using mesenchymal stem cells expressing interferon-beta in a mouse prostate cancer lung metastasis model [J]. Gene Ther-

apy, 2008, 15（21）: 1446-1453.

［20］LI X Q, LU Y, HUANG W L, et al. *In vitro* effect of adenovirus-mediated human Gamma Interferon gene transfer into human mesenchymal stem cells for chronic myelogenous leukemia ［J］. Hematol Oncol, 2006, 24（3）: 151-158.

［21］LI Z Z, FAN D M, XIONG D S. Mesenchymal stem cells as delivery vectors for anti-tumor therapy ［J］. Stem Cell Investig, 2015, 2: 6.

［22］KIM S M, LIM J Y, PARK S I, et al. Gene therapy using TRAIL-secreting human umbilical cord blood-derived mesenchymal stem cells against intracranial glioma ［J］. Cancer Res, 2008, 68（23）: 9614-9623.

［23］KLOPP A H, GUPTA A, SPAETH E, et al. Concise review: dissecting a discrepancy in the literature: do mesenchymal stem cells support or suppress tumor growth? ［J］. Stem Cells, 2011, 29（1）: 11-19.

［24］CHEN X, WANG K W, CHEN S J, et al. Effects of mesenchymal stem cells harboring the interferon-β gene on A549 lung cancer in nude mice ［J］. Pathol Res Pract, 2019, 215（3）: 586-593.

［25］PARKER KERRIGAN B C, SHIMIZU Y, ANDREEFF M, et al. Mesenchymal stromal cells for the delivery of oncolytic viruses in gliomas ［J］. Cytotherapy, 2017, 19（4）: 445-457.

［26］STUDENY M, MARINI F C, DEMBINSKI J L, et al. Mesenchymal stem cells: potential precursors for tumor stroma and targeted-delivery vehicles for anticancer agents ［J］. J Natl Cancer Inst, 2004, 96（21）: 1593-1603.

［27］LOEBINGER M R, EDDAOUDI A, DAVIES D, et al. Mesenchymal stem cell delivery of TRAIL can eliminate metastatic cancer ［J］. Cancer Res, 2009, 69（10）: 4134-4142.

［28］NAKAMURA K, ITO Y, KAWANO Y, et al. Antitumor effect of genetically engineered mesenchymal stem cells in a rat glioma model ［J］. Gene Ther, 2004, 11（14）: 1155-1164.

［29］HAMADA H, KOBUNE M, NAKAMURA K, et al. Mesenchymal stem cells（MSC）as therapeutic cytoreagents for gene therapy ［J］. Cancer Sci, 2005, 96（3）: 149-156.

［30］SEO S H, KIM K S, PARK S H, et al. The effects of mesenchymal stem cells injected via different routes on modified IL-12-mediated antitumor activity ［J］. Gene Ther, 2011, 18（5）: 488-495.

［31］CHEN X C, WANG R, ZHAO X, et al. Prophylaxis against carcinogenesis in three kinds of unestablished tumor models via IL12-gene-engineered MSCs ［J］. Carcinogenesis, 2006, 27

（12）: 2434-2441.

[32] CHEN X C, LIN X J, ZHAO J L, et al. A tumor-selective biotherapy with prolonged impact on established metastases based on cytokine gene-engineered MSCs [J]. Mol Ther, 2008, 16 （4）: 749-756.

[33] GAO P, DING Q, WU Z, et al. Therapeutic potential of human mesenchymal stem cells producing IL-12 in a mouse xenograft model of renal cell carcinoma [J]. Cancer Lett, 2010, 290 （2）: 157-166.

[34] DUAN X P, GUAN H, CAO Y, et al. Murine bone marrow-derived mesenchymal stem cells as vehicles for interleukin-12 gene delivery into Ewing sarcoma tumors [J]. Cancer, 2009, 115 （1）: 13-22.

[35] RYU C H, PARK S H, PARK S A, et al. Gene therapy of intracranial glioma using interleukin 12-secreting human umbilical cord blood-derived mesenchymal stem cells [J]. Hum Gene Ther, 2011, 22 （6）: 733-743.

[36] SASPORTAS L S, KASMIEH R, WAKIMOTO H, et al. Assessment of therapeutic efficacy and fate of engineered human mesenchymal stem cells for cancer therapy [J]. Proc Natl Acad Sci USA, 2009, 106 （12）: 4822-4827.

[37] FAKIRUDDIN K S, LIM M N, NORDIN N, et al. Targeting of CD133$^+$ cancer stem cells by mesenchymal stem cell expressing TRAIL reveals a prospective role of apoptotic gene regulation in non-small cell lung cancer [J]. Cancers（Basel）, 2019, 11 （9）: 1261.

[38] REAGAN M R, SEIB F P, MCMILLIN D W, et al. Stem cell implants for cancer therapy: TRAIL-expressing mesenchymal stem cells target cancer cells *in situ* [J]. J Breast Cancer, 2012, 15 （3）: 273-282.

[39] FAKIRUDDIN K S, GHAZALLI N, LIM M N, et al.Mesenchymal stem cell expressing TRALL as targeted therapy against sensitised tumour[J]. Int J Mol Sci, 2018, 19 （8）: 2188.

[40] CHOI S A, LEE C, KWAK P A, et al. Histone deacetylase inhibitor panobinostat potentiates the anti-cancer effects of mesenchymal stem cell-based sTRAIL gene therapy against malignant glioma [J]. Cancer Lett, 2019，442: 161-169.

[41] ZHANG Z, LI M, CHEN F X, et al. Probe-based confocal laser endomicroscopy for imaging TRAIL-expressing mesenchymal stem cells to monitor colon xenograft tumors *in vivo* [J]. Plos one, 2016, 11 （9）: e0162700.

[42] GUIHO R, BITEAU K, GRISENDI G, et al. TRAIL delivered by mesenchymal stromal/stem cells counteracts tumor development in orthotopic Ewing sarcoma models [J]. Int J Cancer,

2016, 139（12）：2802-2811.

［43］KOMAROVA S, KAWAKAMI Y, STOFF-KHALILI M A, et al. Mesenchymal progenitor cells as cellular vehicles for delivery of oncolytic adenoviruses［J］. Mol Cancer Ther, 2006, 5（3）：755-766.

［44］MELEN G J, FRANCO-LUZÓN L, RUANO D, et al. Influence of carrier cells on the clinical outcome of children with neuroblastoma treated with high dose of oncolytic adenovirus delivered in mesenchymal stem cells［J］. Cancer Lett, 2016, 371（2）：161-170.

［45］RATAJCZAK J, WYSOCZYNSKI M, HAYEK F, et al. Membrane-derived microvesicles：important and underappreciated mediators of cell-to-cell communication［J］. Leukemia, 2006, 20（9）：1487-1495.

［46］SCHOREY J S, BHATNAGAR S. Exosome function：from tumor immunology to pathogen biology［J］. Traffic, 2008, 9（6）：871-881.

［47］ZHU W, HUANG L, LI Y H, et al. Exosomes derived from human bone marrow mesenchymal stem cells promote tumor growth *in vivo*［J］. Cancer Lett, 2012, 315（1）：28-37.

［48］CAVALLARI C, FONSATO V, HERRERA M B, et al. Role of Lefty in the anti tumor activity of human adult liver stem cells［J］. Oncogene, 2013, 32（7）：819-826.

［49］BRUNO S, COLLINO F, IAVELLO A, et al. Effects of mesenchymal stromal cell-derived extracellular vesicles on tumor growth［J］. Front Immunol, 2014, 5：382.

［50］王洪武. 现代肿瘤靶向治疗技术［M］. 北京：中国医药科技出版社，2005.

［51］林洪生，张英. 中医药与肿瘤：历史的积淀与五十年的创新发展［J］. 中国新药杂志，2011, 20（17）：1639-1642.

［52］TURLEY S J, CREMASCO V, ASTARITA J L. Immunological hallmarks of stromal cells in the tumour microenvironment［J］. Nat Rev Immunol, 2015, 15（11）：669-682.

［53］DRAKE C G, JAFFEE E, PARDOLL D M. Mechanisms of immune evasion by tumors［J］. Adv Immunol, 2006, 90：51-81.

［54］COUZIN-FRANKEL J. Breakthrough of the year 2013 cancer immunotherapy［J］. Science, 2013, 342（6165）：1432-1433.

［55］MARVEL D, GABRILOVICH D I. Myeloid-derived suppressor cells in the tumor microenvironment：expect the unexpected［J］. J Clin Invest, 2015, 125（9）：3356-3364.

［56］UGEL S, DE SANCTIS F, MANDRUZZATO S, et al. Tumor-induced myeloid deviation：when myeloid-derived suppressor cells meet tumor-associated macrophages［J］. J Clin Invest, 2015, 125（9）: 3365-3376.

［57］BRUNET J F, DENIZOT F, LUCIANI M F, et al. A new member of the immunoglobulin superfamily-CTLA-4［J］. Nature, 1987, 328（6127）: 267-270.

［58］LEACH D R, KRUMMEL M F, ALLISON J P. Enhancement of antitumor immunity by CTLA-4 blockade［J］. Science, 1996, 271（5256）: 1734-1736.

［59］BUCHBINDER E, HODI F S, CYTOTOXIC T. lymphocyte antigen-4 and immune checkpoint blockade［J］. J Clin Invest, 2015, 125（9）: 3377-3383.

［60］ISHIDA Y, AGATA Y, SHIBAHARA K, et al. Induced expression of PD-1, a novel member of the immunoglobulin gene superfamily, upon programmed cell death［J］. EMBO J, 1992, 11（11）: 3887-3895.

［61］DONG H, ZHU G, TAMADA K, et al. B7-H1, a third member of the B7 family, co-stimulates T-cell proliferation and interleukin-10 secretion［J］. Nat Med, 1999, 5（12）: 1365-1369.

［62］FREEMAN G J, LONG A J, IWAI Y, et al. Engagement of the PD-1 immunoinhibitory receptor by a novel B7 family member leads to negative regulation of lymphocyte activation［J］. J Exp Med, 2000, 192（7）: 1027-1034.

［63］DONG H D, STROME S E, SALOMAO D R, et al. Tumor-associated B7-H1 promotes T-cell apoptosis: a potential mechanism of immune evasion［J］. Nat Med, 2002, 8（8）: 793-800.

［64］WOLCHOK J D, KLUGER H, CALLAHAN M K, et al. Nivolumab plus ipilimumab in advanced melanoma［J］. N Engl J Med, 2013, 369（2）: 122-133.

［65］BRAHMER J R, TYKODI S S, CHOW L Q M, et al. Safety and activity of anti-PD-L1 antibody in patients with advanced cancer［J］. N Engl J Med, 2012, 366（26）: 2455-2465.

［66］TOPALIAN S L, HODI F S, BRAHMER J R, et al. Safety, activity, and immune correlates of anti-PD-1 antibody in cancer［J］. N Engl J Med, 2012, 366（26）: 2443-2454.

［67］CHEN L P, HAN X. Anti-PD-1/PD-L1 therapy of human cancer: past, present, and future［J］. J Clin Invest, 2015, 125（9）: 3384-3391.

［68］ESHHAR Z, WAKS T, GROSS G, et al. Specific activation and targeting of cytotoxic lymphocytes through chimeric single chains consisting of antibody-binding domains and the gamma or zeta subunits of the immunoglobulin and T-cell receptors［J］. Proc Natl Acad Sci USA, 1993, 90（2）: 720-724.

［69］BRENTJENS R J, LATOUCHE J B, SANTOS E, et al. Eradication of systemic B-cell tumors by genetically targeted human T lymphocytes co-stimulated by CD80 and interleukin-15［J］.

Nat Med, 2003, 9（3）: 279-286.

［70］KOCHENDERFER J N, WILSON W H, JANIK J E, et al. Eradication of B-lineage cells and regression of lymphoma in a patient treated with autologous T cells genetically engineered to recognize CD19［J］. Blood, 2010, 116（20）: 4099-4102.

［71］KALOS M, LEVINE B L, PORTER D L, et al. T cells with chimeric antigen receptors have potent antitumor effects and can establish memory in patients with advanced leukemia［J］. Sci Transl Med, 2011, 3（95）: 95ra73.

［72］GRUPP S A, KALOS M, BARRETT D, et al. Chimeric antigen receptor-modified T cells for acute lymphoid leukemia［J］. N Engl J Med, 2013, 368（16）: 1509-1518.

［73］BRENTJENS R J, DAVILA M L, RIVIERE I, et al. CD19-targeted T cells rapidly induce molecular remissions in adults with chemotherapy-refractory acute lymphoblastic leukemia［J］. Sci Transl Med, 2013, 5（177）: 177ra38.

［74］MELIEF C J M, VAN HALL T, ARENS R, et al. Therapeutic cancer vaccines［J］. J Clin Invest, 2015, 125（9）: 3401-3412.

［75］SCHUMACHER T N, SCHREIBER R D. Neoantigens in cancer immunotherapy［J］. Science, 2015, 348（6230）: 69-74.

［76］GUBIN M M, ARTYOMOV M N, MARDIS E R, et al. Tumor neoantigens: building a framework for personalized cancer immunotherapy［J］. J Clin Invest, 2015, 125（9）: 3413-3421.

［77］REN G W, ZHANG L Y, ZHAO X, et al. Mesenchymal stem cell-mediated immunosuppression occurs via concerted action of chemokines and nitric oxide［J］. Cell stem cell, 2008, 2（2）: 141-150.

［78］XU C L, YU P F, HAN X Y, et al. TGF-beta promotes immune responses in the presence of mesenchymal stem cells［J］. J Immunol, 2014, 192（1）: 103-109.

［79］ZAIDI M R, MERLINO G. The two faces of interferon-γ in cancer［J］. Clinical cancer research, 2011, 17（19）: 6118-6124.

［80］KIRKWOOD J M, BRYANT J, SCHILLER J H, et al. Immunomodulatory function of interferon-gamma in patients with metastatic melanoma: results of a phase II-B trial in subjects with metastatic melanoma, ECOG study E 4987. Eastern Cooperative Oncology Group［J］. J Immunother, 1997, 20（2）: 146-157.

［81］LI D Y, TANG Y P, ZHAO L Y, et al. Antitumor effect and immune response induced by local hyperthermia in B16 murine melanoma: Effect of thermal dose［J］. Oncol Lett, 2012, 4

（4）：711-718.

[82] BUETOW K H, MEADOR L R, MENON H, et al. High GILT expression and an active and intact MHC class Ⅱ antigen presentation pathway are associated with improved survival in melanoma [J]. J Immunol, 2019, 203 （10）：2577-2587.

[83] LI W, REN G, HUANG Y, et al. Mesenchymal stem cells：a double-edged sword in regulating immune responses [J]. Cell Death Differ, 2012, 19 （9）：1505-1513.

[84] FREEMAN A J, VERVOORT S J, RAMSBOTTOM K M, et al. Natural killer cells suppress T cell-associated tumor immune evasion [J]. Cell Rep. Cell reports, 2019, 28 （11）：2784-2794.

[85] LIN R, MA H, DING Z, et al. Bone marrow-derived mesenchymal stem cells favor the immunosuppressive T cells skewing in a Helicobacter pylori model of gastric cancer [J]. Stem Cells Dev, 2013, 22 （21）：2836-2848.

[86] PATEL S A, MEYER J R, GRECO S J, et al. Mesenchymal stem cells protect breast cancer cells through regulatory T cells：role of mesenchymal stem cell-derived TGF-beta [J]. J Immunol, 2010, 184 （10）：5885-5894.

[87] MONTESINOS J J, MORA-GARCÍA MDE L, MAYANI H, et al. *In vitro* evidence of the presence of mesenchymal stromal cells in cervical cancer and their role in protecting cancer cells from cytotoxic T cell activity [J]. Stem Cells Dev, 2013, 22 （18）：2508-2519.

[88] TANG K C, TRZASKA K A, SMIRNOV S V, et al. Down-regulation of MHC Ⅱ in mesenchymal stem cells at high IFN-gamma can be partly explained by cytoplasmic retention of CIITA [J]. J Immunol, 2008, 180 （3）：1826-1833.

[89] FRANÇOIS M, ROMIEU-MOUREZ R, STOCK-MARTINEAU S, et al. Mesenchymal stromal cells cross-present soluble exogenous antigens as part of their antigen-presenting cell properties [J]. Blood, 2009, 114 （13）：2632-2638.

[90] LING W F, ZHANG J M, YUAN Z R, et al. Mesenchymal stem cells use IDO to regulate immunity in tumor microenvironment [J]. Cancer Res, 2014, 74 （5）：1576-1587.

[91] BEN-AMI E, MILLER A, BERRIH-AKNIN S. T cells from autoimmune patients display reduced sensitivity to immunoregulation by mesenchymal stem cells：role of IL-2 [J]. Autoimmun Rev, 2014, 13 （2）：187-196.

[92] ATSUTA I, LIU S Y, MIURA Y, et al. Mesenchymal stem cells inhibit multiple myeloma cells via the Fas/FasL ligand pathway [J]. Stem Cell Res Ther, 2013, 4 （5）：111.

[93] REN G, ZHAO X, WANG Y, et al. CCR2-dependent recruitment of macrophages by tumor-

educated mesenchymal stromal cells promotes tumor development and is mimicked by TNFα〔J〕. Cell Stem Cell, 2012, 11（6）: 812-824.

[94] QIAN B Z, LI J F, ZHANG H, et al. CCL2 recruits inflammatory monocytes to facilitate breast-tumour metastasis〔J〕. Nature, 2011, 475（7355）: 222-225.

[95] YU P F, HUANG Y, HAN Y Y, et al. TNFα-activated mesenchymal stromal cells promote breast cancer metastasis by recruiting CXCR2$^+$ neutrophils〔J〕. Oncogene, 2017, 36（4）: 482-490.

[96] XIN H, KANEHIRA M, MIZUGUCHI H, et al. Targeted Delivery of CX3CL1 to Multiple Lung Tumors by Mesenchymal Stem Cells〔J〕. Stem Cells, 2007, 25（7）: 1618-1626.

[97] HODI F S, O'DAY S J, MCDERMOTT D F, et al. Improved survival with ipilimumab in patients with metastatic melanoma〔J〕. N Engl J Med, 2010, 363（8）: 711-723.

[98] FEIG C, JONES JO, KRAMAN M, et al. Targeting CXCL12 from FAP-expressing carcinoma-associated fibroblasts synergizes with anti-PD-L1 immunotherapy in pancreatic cancer〔J〕. Proc Natl Acad Sci USA, 2013, 110（50）: 20212-20217.

[99] VAN BERCKELAER C, RYPENS C, VAN DAM P, et al. Infiltrating stromal immune cells in inflammatory breast cancer are associated with an improved outcome and increased PD-L1 expression〔J〕. Breast Cancer Res, 2019, 21（1）: 28.

[100] BOGER C, BEHRENS H, MATHIAK M, et al. PD-L1 is an independent prognostic predictor in gastric cancer of Western patients〔J〕. Oncotarget, 2016, 7（17）: 24269-24283.

[101] SUN L, WANG Q, CHEN B, et al. Human gastric cancer mesenchymal stem cell-derived IL15 contributes to tumor cell epithelial-mesenchymal transition via upregulation Tregs ratio and PD-1 expression in CD4$^+$T cell〔J〕. Stem Cells Dev, 2018, 27（17）: 1203-1214.

[102] SUN L, WANG Q Q, CHEN B, et al. Gastric cancer mesenchymal stem cells derived IL-8 induces PD-L1 expression in gastric cancer cells via STAT3/mTOR-c-Myc signal axis〔J〕. Cell Death Dis, 2018, 9（9）: 928.

（沈 波、吴剑秋、黄佳圆）